# COGNITIVE REHABILITATION
## An Integrative Neuropsychological Approach

# 高次脳機能障害のための認知リハビリテーション
## 統合的な神経心理学的アプローチ
COGNITIVE REHABILITATION: An Integrative Neuropsychological Approach

**McKay Moore Sohlberg + Catherine A. Mateer** 著

尾関 誠 + 上田幸彦 監訳

上田幸彦 + 大宅顕一朗 + 岡村陽子 + 尾関 誠 + 竹内 愛 + 中島恵子 + 元木順子 訳

協同医書出版社

COGNITIVE REHABILITATION: An Integrative Neuropsychological Approach
by
McKay Moore Sohlberg and Catherine A. Mateer

Copyright © 2001 The Guilford Press.
A Division of Guilford Publications, Inc.

Published by arrangement with Guilford Publication, Inc., New York
through Tuttle-Mori Agency, Inc., Tokyo

本書は，おそらく市販されている神経行動学的治療に関する最良の書籍である．神経科学と認知科学に裏打ちされ，さらに著者らの豊富なリハビリテーションの経験に基づいている．科学的知識は妥当で，方法論は実践的であり，有効であり，患者の尊厳と幸福に敬意を表している．そして取り上げている状況と論点は包括的であり，最新のものである．経験豊富で洞察力に富んだ二人の臨床家が示してくれる本書の知識や技術的アドバイス，実践的な注意から学生も専門家も同様に恩恵を受けるだろう．
　　　　　　　　　　　　──ミュリエル・D・レザック, PhD, オレゴン健康科学大学医学部神経科

著者らの最初の独創的な書籍のように，本書は，最新の理論や研究について明確に言及した体系的で実践的な枠組みを提供している．認知リハビリテーションの最新の情報に加え，本書では行動・情動障害と特殊なニーズのある小児，軽度脳損傷の章を強化している．全ての領域で，現在の最良の実践が，豊富なワークシートや評価・観察ツール，その他の有用な支援材料も含めて記述・併載されている．SohlbergとMateerはこの領域に名著を再び生み出した．亜急性期の脳損傷リハビリテーションサービスにかかわる部署の様々な専門家や学生の手の届くところに置いておくべきものである．
　　　　　　　　　　　　──ジェームズ・F・マレク, PhD, メイヨークリニック教授, NIDRR外傷性脳損傷モデルシステムディレクター

本書は，簡潔でよく構成され，理解しやすい．臨床家や家族が関心を寄せる主だったトピックを網羅してあり，配列は論理的で明快である．SohlbergとMateerは難しい概念を完全に理解でき，理にかなった方法で説明することのできる真の才能を持っている．さらにこうした長所のほかに，本書はバランスのとれた展望と信頼できる理論的背景があるために，この領域の類書の中で際立っている．
　　　　　　　　　　　　──ジル・ワインガードナー, PhD, 神経心理学コンサルタント, カリフォルニア州サンタクルーズ ドミニカ病院

# 著者について

　マッケイ・ムーア・ソールバーグ博士（McKay Moore Sohlberg, PhD）は，外傷性脳損傷リハビリテーションの領域で全米で認められているリーダーである．過去16年の間，彼女は臨床家として，研究者として，そして脳損傷を抱える人々が最高の自立レベルで地域社会に再統合することを援助するプログラム開発の管理者として働いてきた．彼女が開発し，研究してきた介入プログラムの型式は，アメリカ，カナダ，そしてヨーロッパ中のリハビリテーションセンターで採用されるモデルプログラムとなっている．ソールバーグ博士は，脳損傷を負った人々が地域社会に再統合するためのサービスをより効果的に供給するために，専門家の教育や専門機関の援助にも豊富な経験を持っている．彼女は神経組織の損傷後の認知障害の管理について非常に多くの論文，著作，冊子を発表している．ソールバーグ博士は言語聴覚学で修士の学位を，教育心理学で博士号をワシントン大学から授与された．現在はオレゴン大学のコミュニケーション障害学プログラムの准教授である．

　キャサリン・A・マティーア博士（Catherine A. Mateer, PhD）は，臨床評価，臨床介入，基礎・応用の両研究において，有資格の臨床神経心理学者である．彼女は言語，記憶，行為の脳機構だけでなく，子どもと大人の後天性の注意障害，記憶障害，遂行機能障害の評価と管理について，75以上の論文や著作，そして2冊の本を発表している．マティーア博士は外傷性脳損傷を負った人々のリハビリテーションにおいて，その先駆的な業績で世界的に知られている．また彼女は，皮質マッピングを用いた脳と行動の基礎的研究，電気生理学的研究，脳障害の病巣と特定の神経学的障害の神経心理学的影響についての研究でも知られている．マティーア博士はウィスコンシン大学からコミュニケーション障害で修士の学位を授与され，ウェスタン・オンタリオ大学から博士号を授与された．現在は，カナダ，ブリティッシュ・コロンビアのビクトリア大学の心理学教室の教授であり，大学院課程の臨床心理学研究科長である．

# 序　文

　認知リハビリテーションはもはや新しい分野とは言われないだろう．我々の最初の認知リハビリテーションの書籍（Sohlberg & Mateer, 1989）が出版されて以来，この10年間で，認知リハビリテーションには多くの成長と発展があった．過去2年間には，後天性の脳損傷を負った人々へのリハビリテーションを対象とした新しい書籍が多数出版されている．さらに，研究基盤は広がり，用語についての専門家間の合意はおおいに進み，認知機能の理論的な研究が成熟し，幅広い治療的アプローチが明確になってきた．重要で未解決な問題がたくさんあるが，問題の性質は変化してきた．
　リハビリテーション領域を対象とした次の問題は，認知神経心理学の観点からリハビリテーション過程の複雑さをよく表している（Shallice, 2000）．

- 個々の損傷された下位システムや経路の働きは，特定の入力刺激−出力行動の組み合わせの再訓練によって改善させることができるか？
- リハビリテーションで要求されるような新しい行動や思考のスキーマを，患者が習得し，使用することはどの程度容易にできるのか？
- 意識的に行うように要求されている新たに習得したスキーマが，最終的には無意識に効果的に使えるようになるのか？

　これらの疑問および関連した疑問は，我々が本書の中で答えようとしている中核の問題の一部である．今後の研究のための見識や可能な枠組みを概観するのは刺激的である．我々は，認知障害の詳細な記述を提供し，情報処理の流れについて情報を与えてくれる認知心理学者の取り組みを称賛する．また，認知機能の要素を解明することと障害を受けたときの変化に対する影響の受けやすさを評価することの難しさで生じるフラストレーションも我々は共有する．我々は治療アプローチの進展とともにその結果を評価し，文書化する必要性があることに常々気づかされる．しかし認知リハビリテーションは単一のアプローチだと間違って考えられる傾向がある．同様なこととして，例えば，「外科手術は効果的か？」という質問には答えることができない．それは患者や外科手術の種類，執刀医，疾病の性質に依存する．本書は，行動介入や直接的な過程の訓練，環境調整，心理療法の全領域を行う多様なリハビリテーションアプローチを概説する．それらに共通な特徴は，障害を負った人の認知障害の影響を緩和する役に立つというその潜在的な有効性である．
　我々はリハビリテーションについての情報を提供し，リハビリテーションを導く認知理論を使う

ときには，常に大局的な観点にも注意しなくてはならない．認知神経心理学はたいていわずかな時間のレベルの現象を研究する傾向にある（例：単語や文字を読むレベル）．機能的なレベルや文脈に対する現実的な影響はほとんど理解されていない．また認知神経心理学は特定の過程を中心にしっかりと体系化される傾向にあり，注意していないと，治療に影響を及ぼす可能性のある受容の障害，表出の障害，認知障害と関連する多様性を見落としてしまうだろう．認知のモジュールはたくさんの最新の理論モデルに基づいており，この関係はあるシステム（例：言語）でははっきりしているが，他のシステム（例：遂行機能）でははっきりしていないだろう．励みになるのは，我々がこうした警戒をすることができる状態にあるということである．

本書を執筆するうえでの難題の1つは，既存の有効なリハビリテーション技術の補強・構築をすることと同時に，最近発達してきた介入の記録・記述をしたいと望んだことであった．最近のリハビリテーションの流行に飛びつき，有効であり続けているリハビリテーションアプローチの念入りな記述をやめてしまおうかという，ときどき沸いてくる衝動と戦っていた．例えば，注意過程訓練はある種のクライエントの注意集中の障害を管理するうえで非常に有効な方法である．基本技術は我々の初期のテキスト（Sohlberg & Mateer, 1989）の記述とほとんど変わりはない．とはいえ有効なクライエントもいればそうでないクライエントもいるのはなぜなのかを示すアウトカム研究が増えてきており，これらの過程がどのように作用するのかについての多くの情報をもつようになってきた．したがって，注意障害の管理の章では，他のより新しい管理アプローチの記述だけでなく，注意過程訓練を詳しく述べる節を設けている．しかしながら様々な点で，認知リハビリテーションの領域は，完全にニューフェイスである．

たぶんこの領域の最も重要な変化は，リハビリテーションを見る目が広がったことである．最初の書籍は，傷ついた認知機能の治療と代償を重点的に扱った．今日，リハビリテーションは，サービス供給のより生態学的な，生活背景の枠組みで行われている．例えば，かつて我々は頭部外傷の影響は家族全体に及ぶと認識し研究してはいたが，治療は当事者に集中していた．次に我々は家族教育の重要性を認識しはじめた．さらに最近では，家族や介護者とのパートナーシップを協力して作り上げていくことから，リハビリテーション上の恩恵を受けはじめている．

このような，認知障害に取り組む際に切り離せない部分である社会的・情動的・環境的変数への効果的な取り組みに内在している臨床力に対する認識の変化と，加えてコンピュータ技術と神経科学の進歩のために，最初の書籍の第2版というよりも新しい書籍とせざるを得なかった．そして本書が事実上前の書籍にとって代わった．神経行動学的回復，アウェアネスの障害の管理，外的認知補助具，家族との協働，社会的・情動的問題の管理，軽度脳損傷，子どもの脳損傷といった幅広いトピックを網羅した章が本書には含まれている．

知識と経験が増えたことに加えて，サービス供給における変化も認知リハビリテーションの領域に重大な影響を及ぼした．Carl Coelho（1997）は，認知リハビリテーションの歴史をいくつかのはっきりと異なる「時代」に概念化した．我々の最初の書籍は，脳損傷リハビリテーションの「増殖の時代」に出版された．1980年代に，米国では脳損傷リハビリテーションプログラムの数が10から500へと拡大した．消費者運動は，米国全国頭部損傷協会と米国リハビリテーション医学会の脳損傷分科会の設立をもって盛り上がりはじめた．1980年代後半には，脳損傷研究に対する大規模な政府支援がはじめて投入され，米国教育省のリハビリテーション部門は介護の5モデルシステムに資金を提供した．本書が書かれていたときとは背景がおおいに異なっている．

# 序　文

　我々は現在,「整理の時代」に生きている．米国における健康管理改革はよく知られた用語となっている．プログラムの大幅な削減や入院期間の短縮化，外来診療の抑制が行われ，より重度の障害を持った子どもが通常学級に統合されている．しかし臨床サービスを提供する資金は制限されているにもかかわらず，研究資金は投入され続けている．我々は，そうしたサービスから恩恵を受けることのできる多くの人々がサービスを制限されている現状を深く憂慮しており，幅広いサービスを受けられるよう主張し続けている．しかし1つの重要な副産物は，この時代が，研究者に治療介入と機能的アウトカムの間の関係を開発，利用，評価するよう刺激したことである．

　認知リハビリテーション研究は，サービス供給の変化に対応するために，研究者やリハビリテーション専門家というよりも脳損傷の当事者や家族，介護者，教育者といった認知的な介入を提供することのできる人々が参加した実践研究を組み込まなくてはならない．そのためには認知障害の影響がどのようなものかをさらに学び，臨床経験を介入・管理アプローチの開発に活用していく必要がある．この領域は「治療」から「介入」に変わってきている．これらの介入の目標は，脳損傷とその影響についての知識を広げることや，認知障害と行動障害の自己管理能力の自信を高めさせること，当事者と家族，セラピストの間でより活発に議論できるようにすることである．この傾向は，我々自身の研究と意見に大きく影響し，特定の認知能力についての全ての章に，そしてもちろん効果的に家族と協働するための方法を概説した章と脳損傷による行動的・情動的後遺症に取り組むための方法に焦点を当てた章に反映されている．議論されている介入の多くの主な目標は，クライエントと家族の教育であり，アウェアネスの向上，認知能力と行動と気分の自己統制の向上，脳損傷による無数の影響を管理することに関する自己効力感の増強である．

　要約すると，本書の先にある目標は我々の最初の書籍と変わらないままである．我々は，臨床家が，認知的な能力に変化が生じた人々とその介護者が現実に生活している環境の制約の中で彼らを支援するために本書を使えるように，拡張し続けている認知と行動の神経科学をリハビリテーションに応用する橋渡しをしようと試みている．そして理論に基づきながらも実践性の高いハンドブックとなるよう努力している．ときには，認知神経心理学や認知神経科学の領域の人々から，我々の著作は応用が過ぎている，現実世界の変数と混同している，非科学的だ，といった批判を受ける．またときにはリハビリテーション領域の人々からは，理論的過ぎると批判される．これは理論と実践の間にうまく橋渡しができてきていることを意味している，と我々は期待している．

# 謝　辞

　本書は，我々の最初の本を改訂する過程からはじまった．しかし，新しい版には神経因性のリハビリテーションにおける拡大と進歩が必要であることがすぐに明らかになった．この領域の爆発的な勢いでの変化は，多くの脳損傷を負った人々の努力の成果であった．そのためにまず私たちは，この領域に多大な貢献をしてくれた脳損傷に立ち向かった全ての人々，そしてその家族，友人，地域社会の人々に謝意を表明したい．最初の本を執筆してからの12年間で，あなた方は政治活動家，地域の擁護者，リハビリテーション研究者，著者となった．あなた方のおかげで認知リハビリテーションは数多くの進歩を果たすことができた．個人的には，あなた方は我々の専門家としての生き方を強めてくれた．すなわち我々の精神を深めてくれた．我々はあなた方の勇気と忍耐から学び続けるだろうし，そしてあなた方の周囲の人々を教育し続けるだろう．

　また私たちは我々の過去と未来の学生たちにも感謝したい．彼らはこの本に書かれている情報に貪欲であり，そして我々の最良の批判者でいてくれる．あなた方の探究心と認知障害を持った人々と臨床的なパートナーシップを築こうとする熱意は我々を鼓舞してくれる．我々はトーマス・ボイド博士のその際立った編集協力に謝意を表明したい．あなたが与えてくれた希少な知恵と心のコンビネーションは，我々の領域の全ての専門家のモデルであった．

　本を書くというようなプロジェクトは膨大な時間を必要とする．それはそれ以外の責任や楽しみの時間を削ることによってのみ可能となる．マッケイは，編集助手として多くの時間を費やしてくれたこと，多くの家事に寛大に取り組んでくれたこと，彼女がこの領域への情熱に絶え間ない支援を与えてくれたことをオロフに感謝する．あなたは特別な心の友であり，いつも喜びをもたらしてくれた．マッケイはまた，彼女の最愛の娘たちエリカ，タトム，エマにも感謝したい．彼女たちはママの「コンピュータの日」を応援してくれた．あなたたちの不思議な姉妹としての繋がりの中での，驚くべきユニークな発達は，アカデミックな経験から得られること以上に認知と人間の影響力について教えてくれた．マッケイはまた愛する両親と二つの大陸に広がっている偉大な家族に支え続けられている．これは究極のセーフティネットである．

　カティ（キャサリン）は前回の本を出版してから人生における大きな変化を経験した．それはカナダに戻るという誘いを受け入れたというだけではなく，そこは数年前に博士号の研究を完成させた場所であり，そして現在では，将来，臨床家，リハビリテーション専門家，研究者になる学生のためのプログラムと機会の開発にかかわっている場所なのである．ヴィクトリア大学の多くの学生たちは，この本の分担の準備を手伝い，思慮深い議論を交わし，初期の草稿を見直してくれた．ル

イーズ・ペンクマン，サンドラ・ミッシュ，ニック・ボゴッド，ラウラ・ジャンセン，クライレ・シーラ，ジェフ・シーアには特に謝意を表したい．我々のクリニックの素晴らしい経営者であるロリィアンは，カティを常に励まし，執筆できるようにスケジュールを守ってくれた．キャサリン・セント・デニスとパム・ダンカンにはその貴重な編集援助に感謝する．またカティは両親と伯父・叔母にはその変わらぬ愛と支援に感謝し，そしてキムには，かつて想像していた以上の，人生一杯のたくさんの喜びと驚き，冒険をもたらしてくれたこと感謝する．

# 監訳者序文

　原著者のSohlbergとMateerは，日本では特にAPT（Attention Process Training）の開発者として知られているが，2人の前著「Introduction to Cognitive Rehabilitation: Theory & Practice」（1989）も有名である．前著では，視覚処理の障害なども含む比較的幅広い問題を扱っていたが，本書では，より外傷性脳損傷に多い問題に集中している．原著が発刊された2001年は，日本では外傷性脳損傷を中心にした「高次脳機能障害支援モデル事業」が開始され，日本のこの領域にとってはうってつけの書籍であったと言える．

　しかし，この原著の出版から10年以上経って，翻訳本を出す意味があるのか，と疑問に思われるかもしれない．確かに出版された2001年から現在までの間に，国内外で様々な領域で研究が積み重ねられ進展してきている．またICFへの転換，補助具としての可能性を秘めたスマートフォンなどのIT機器の登場といった技術環境に大きな変化もあり，現在では違和感を感じたり，足りないと感じたりする部分もあるかもしれない．

　しかし本書に記された多くのことは時代を超えて共通する事柄や臨床を行ううえで指針となるものである．膨大な研究に裏打ちされたものもあれば，著者らの豊富な経験に基づくものもあるが，脳損傷を負った患者に携わる職種が押さえておくべきことや知りたいこと，疑問に思うことへの回答が数多くが収められ，対応するうえでの基準や技術などすぐ使えるものや理念として持ち続けるべきものもあり，日々の臨床活動に有効であることは間違いない．それでも，確実に10年余りの時間は経過しており，本文中に「過去10年」などの記述があるが，全て原著刊行時の2001年を起点としていることをご承知おき頂きたい．そして本文中に，この領域の研究は少ない，あるいは見当たらない，というような記述があるが，この10年余りの間に変化があったかもしれない．

　本書の翻訳のきっかけは，小児の高次脳機能障害に関する本邦で最初の書籍を共訳した際に，他の先生方との話の中で，監訳者のひとりが「別の良書がある」と提案したことからであった．その時点でもすでに発刊からかなり時間が経っていたため，他の誰かが翻訳してくれてないだろうかと出版を期待していた．その一方で原著を出版後直ぐに購入して以来，国内の書籍や文献からは埋められなかった疑問を原著に当たり，臨床を進めるうちに，この本書がいっそうの良書であるという認識が増していった．そして今からでは時代遅れになる部分もあるかもしれないが，それでも多くは日本の高次脳機能障害の臨床に有益と判断し，現場の臨床家の役に立ち，少しでも患者家族の改善・負担軽減に貢献できればという思いで，協同医書出版社に相談したところ，賛同していただけたため，翻訳がスタートした．

本書の部分的な特徴を挙げることは難しく，全ての章が今なお貴重な文献である．強いて特徴を挙げるなら，タイトル通り"統合的"な書籍であるということであろう．第I部では基本的な考え方から始まり，疾患ごとの臨床像，回復要因，リハビリテーションの基盤となる評価とその在り方といった基礎的な知識をまとめている．第II部では，高次脳機能障害の本体である注意や記憶，遂行機能といった基本的な認知障害の説明と対応だけでなく，国内で正面から扱われることが少なく高次脳機能障害の最大の障壁の1つであるアウェアネスの問題や認知コミュニケーション問題も取り上げている．第III部では，対応の難しい行動障害や精神的な問題の他に，研究の題材としにくいが当事者の回復にとって非常に重要な要因である家族との協働を取り上げ，認知障害を念頭に精神心理的な問題への対処を論じている．また国内では依然として研究発表が少ない小児や外傷性脳損傷を第IV部にまとめている．

また本書には様々な側面での指針が示されている．オーダーメイドとならざるを得ない高次脳機能障害のリハビリテーションにおいては，具体的に何をするかが重要であるが，正解がないことも多く，ひとり一人に対してどのような考え方で対応していくかがより重要かもしれない．したがって本書に示された指針によって具体策を考える起点を持つことができ，これまでの臨床上のもやもやとした思いが氷解することもあるのではないだろうか．さらに臨床上の具体策やすぐに使える実用的なツールも多数掲載されており，大いに仕事がやりやすくなるだろう．

個々の問題への介入はもちろん重要であるが，著者らは全体を通じて，そして注意障害の章（第5章）でさえも，心理社会的支援の重要性を訴えている．脳損傷は，認知的，社会的，行動的，情動的機能に影響し，それらは相互作用するので，どれか1つにのみアプローチするのは不適切（第1章）である．したがって"統合的"に理解し，対応・支援する必要がある．そういった意味からこの領域により多くの心理士が参入してくることを願う．

今回の翻訳は，高次脳機能障害の第一線の臨床現場で活躍した経験を持つ心理士を中心に担当した．翻訳に際しては，「わかりやすく」を心がけたが，多領域にわたる専門用語と原著者の細かな文章表現をできる限り正確に伝えようとしたため，訳出には非常に苦労した．専門用語はリハビリテーション，心理学だけでなく，脳解剖学，神経学，精神医学，行動科学の多領域にわたっており，訳出についてはそれぞれの領域で定訳とされているものを確認しながら採用したつもりであるが，もし誤りがあればそれはすべて監訳者の不勉強の所以である．さらに原著では異なる表現となっている用語も本書では混乱を避けるために統一している．それによって原著者の意図を歪曲しているところがあるとすれば，これもひとえに監訳者の責任である．ご批判・ご指摘頂ければ幸いである．

最後に，翻訳に際し，ご助言・ご指摘いただいた多くの先生方に感謝を申し上げたい．そして特に協同医書出版社の木下攝社長，中村三夫編集長，編集部の川端忠博氏には長期間にわたって格別なご配慮を頂いた．予定を大幅に遅れてしまった我々の翻訳作業を辛抱強く見守って頂き，原著出版社との難しい交渉にも取り組んで頂いた．これらのご支援なくして本書は日の目を見ることはなかった．ここに記して深く感謝を申し上げたい．

2012年4月2日

監訳者

## ■監訳者・訳者一覧

監訳者

尾関　誠（熊本リハビリテーション病院 リハビリテーション部神経心理科）

上田幸彦（沖縄国際大学 総合文化学部 人間福祉学科）

訳　者（五十音順）

大宅顕一朗（特定非営利活動法人 青い鳥）

岡村陽子（専修大学 人間科学部 心理学科）

竹内　愛（東邦大学 教育研究・支援センター）

中島恵子（帝京平成大学 大学院 臨床心理学研究科）

元木順子（慶応義塾大学 医学部 精神・神経科学教室）

# 目 次

著者について　v
序　文　vii
謝　辞　xi
監訳者序文　xiii
監訳者・訳者一覧　xv

## 第Ⅰ部　認知リハビリテーション実践の基礎

### 第1章●認知リハビリテーション序論（尾関　誠・訳）……… 3
　　　　認知リハビリテーションを形成する主要原理　4
　　　　注意と記憶，遂行機能の管理　6
　　　　認知障害に取り組むための理論　8
　　　　有効性とアウトカムの測定　10
　　　　維持と般化を促すための戦略　16
　　　　認知リハビリテーションの原理　16
　　　　要　約　17

### 第2章●認知障害に関係する神経学的疾患（竹内　愛・訳）……… 21
　　　　後天性脳損傷のメカニズム　22
　　　　医学的診断技術の概説　38
　　　　要　約　43

### 第3章●神経学的・神経行動学的回復に関係する要因（岡村陽子・訳）……… 47
　　　　人口統計学的な変数　47
　　　　損傷と関係する変数　53
　　　　心理的な要因　55
　　　　神経の可塑性とシナプスの再構成　56
　　　　訓練プログラムや介入に関係する要因　64
　　　　要　約　66

### 第4章●認知機能障害を持った人々の評価（元木順子・訳）……… 73
　　　　能力と機能障害を測定するためのアプローチ　75
　　　　特定の認知機能の評価　82
　　　　要　約　94

## 第Ⅱ部　認知障害の管理方法

### 第5章 ● 注意障害の管理 (中島恵子・訳) ……… 103

理論の概説　103
注意の評価　106
注意障害の管理アプローチ　109
要　約　124
- 付録5.1　APT-Ⅱ　注意質問紙　128
- 付録5.2　APT-Ⅱ　持続的注意得点票　130
- 付録5.3　APT-Ⅱ　転換的注意得点票　131
- 付録5.4　APT-Ⅱ　選択的注意得点票　132
- 付録5.5　APT-Ⅱ　選択的注意般化票　133
- 付録5.6　患者への配布資料：注意方略　134

### 第6章 ● 介入に応用される記憶理論 (尾関 誠・訳) ……… 135

記憶理論　135
障害管理に対する記憶理論の影響　145
要　約　155
- 付録6.1　展望記憶訓練のデータシート　160

### 第7章 ● 認知リハビリテーションにおける外的補助具の使用 (尾関 誠・訳) ……… 161

外的補助具：一般的で効果が期待される技法　161
外的補助具使用の目標は何か　162
理論の概説　163
外的補助具の選択　164
訓練準備活動　169
訓練方法　173
事　例　177
要　約　180
- 付録7.1　外的認知補助具のための必要性評価（成人患者用）　184
- 付録7.2　外的認知補助具のための必要性評価（生徒患者用）　187
- 付録7.3　訓練実施の得点シート　190
- 付録7.4　記載済みの訓練実施の得点シート例1　191
- 付録7.5　記載済みの訓練実施の得点シート例2　192

### 第8章 ● 遂行機能障害の管理 (中島恵子・訳) ……… 193

前頭葉　193
遂行機能の臨床モデル　196
遂行機能の評価　198
管理アプローチ　201
要　約　216
- 付録8.1　遂行機能管理システム・プロフィール（PRO-EX）集計表　220
- 付録8.2　ウッドロー・ウイルソン・リハビリテーション・センター
遂行機能ルート探索課題（EFRT）　221
- 付録8.3　ブロック適応機能質問紙（BAFQ）：5つのスケールのサンプル項目　224
- 付録8.4　スケジュール作成ワークシート　225

## 第9章 ● アウェアネスの障害の評価と管理（岡村陽子・訳）……… 227

概念的な枠組み　227
アウェアネスの測定　232
アウェアネス評価の系統的な過程　235
アウェアネスの障害の管理　239
症　例　247
- 付録9.1　障害の自己アウェアネスに関する面接　252
- 付録9.2　医療記録の概要　254
- 付録9.3　自己評価と他者評価の比較　256

## 第10章 ● コミュニケーションに関する問題（竹内 愛・訳）……… 259

コミュニケーション障害の種類　259
語用論の評価　262
語用論障害の管理　269
要　約　275
- 付録10.1　語用論プロトコル　279

# 第Ⅲ部　行動的，情動的，心理社会的問題への介入

## 第11章 ● 問題行動の管理（上田幸彦・訳）……… 285

後天性脳損傷後の行動変化のモデル　285
後天性脳損傷後によく見られる行動障害　286
問題行動の多様な原因　288
問題行動へのアプローチ　290
家族とスタッフへの教育と訓練　308
要　約　310
- 付録11.1　怒りの管理尺度の例　312

## 第12章 ● 抑うつと不安の管理（上田幸彦・訳）……… 313

基本用語　313
脳損傷により生じる心理社会的問題の評価　314
後天性脳損傷に共通な情動反応　316
心理療法的介入の原理　318
要　約　330
- 付録12.1　脳損傷を負った人によく見られる精神障害とエピソードの簡単な記述　333
- 付録12.2　最も問題となっている症状のリスト　334
- 付録12.3　非機能的思考の書き込み式記録表の例　335
- 付録12.4　過去と現在と未来の自己と能力の認識を調和させる　336

## 第13章 ● 家族との協働（大宅顕一朗・訳）……… 337

なぜ家族との協働を増やすのか？　337
家族への脳損傷の影響　340
セラピストとクライエント，家族の真のパートナーシップの構築　343
- 付録13.1　年長児用の質問（開かれた質問への回答例つき）　355
- 付録13.2　面接ガイド　357
- 付録13.3　目標の確認過程に対する母親の反応：支援のためのリスト　359

## 第Ⅳ部　特定の層への対応

### 第14章 ● 後天性認知障害を持った子どもたちのリハビリテーション（大宅顕一朗・訳）......... 363
　　　子どもと成人における脳損傷の影響の比較　363
　　　継続した評価の重要性　365
　　　子どものリハビリテーションの状況　366
　　　子どもの認知障害に対するリハビリテーションアプローチ　367
　　　小児介入研究の概説　373
　　　家族および学校への支援　373
　　　要　約　376
　　　　●付録14.1　後天性認知障害を持つ子どもの教室内指導方法　381

### 第15章 ● 軽度外傷性脳損傷のための管理方法（元木順子・訳）......... 383
　　　軽度外傷性脳損傷における生理因性要因と心因性要因の根拠　385
　　　神経心理学的傾向　387
　　　各段階と状況に合わせた介入方法　390
　　　軽度外傷性脳損傷を負った人にかかわるための具体的な技術　393
　　　要　約　401
　　　　●付録15.1　記載済みAPT-Ⅱの注意の失敗記録　406
　　　　●付録15.2　記載済みAPT-Ⅱの注意の成功記録　407

索　引　409

# I

# 認知リハビリテーション実践の基礎

# 認知リハビリテーション序論

　長期に渡って重大な影響を及ぼす後天性脳損傷（ABI: Acquired Brain Injury），特に外傷性脳損傷（TBI：Traumatic Brain Injury）が認識されるようになってからほぼ四半世紀が経とうとしている．その間，そのような損傷による身体，認知機能，行動，情動面への影響の性質はもちろん，損傷のメカニズムにも大きな関心が寄せられてきた．リハビリテーション専門家は注意深く，創造力豊かに，そして精力的にABIを負った人々とその家族に向き合う難問に対処してきた．米国では，少なくともこのような努力のおかげで患者の健康管理在宅サービスや技術に大きな変化がもたらされてきた．

　**認知リハビリテーション**（cognitive rehabilitation）という用語は，たぶん通常，患者の低下した認知能力に対する治療や代償を特に強調した非常に狭い意味で使われていた．しかしむしろ**認知障害を持った人々のリハビリテーション**という用語のほうが，これまでも，そしてこれからも認知リハビリテーションの対象である損傷を負った人個人に重点を置いていることをよく表している．認知能力の改善とその代償行動の獲得を目指すという基本的な目的が，今後もそうした人々に対するリハビリテーションの中心であることに変わりはないが，過去25年間で，こうした障害に関係する他の要因に対する認識が高くなってきた．それは脳損傷によるパーソナリティや情動，社会的影響であり，またこれらの要因と認知機能との相互作用に関する要因である．これらの要因をリハビリテーションの治療計画や目標に組み入れることが強く意識されてきた．脳損傷による持続的な後遺症を抱える多くの人々には，短期的あるいは長期的な情動的・社会的な支援が必要なのである．

　数十年の間この領域では，訓練過程，スキル，機能的能力のどれに集中するのがよいのか，あるいはどのような方法，どのような文脈で訓練を行うべきかについて関係者は悩み続けてきた．その悩みはたぶん完全には払拭されてはいないが，機能的な変化が治療の目標であるに違いないし，そのような機能的変化を促進する方法はたくさんあるということが徐々に認められてきた．何を学ぶにしても，それは型にはまったような一律の方法ではうまくいかないだろう．患者や家族は，受傷からどのくらい時間が経過したかによって，様々な介入に対して多様な反応をする．病前（あるいは受傷前）の機能やパーソナリティ，社会的支援，環境の差し迫った必要性は，回復に強く影響する，非常に数少ない要因である．治療に対するこの多様な反応という点では，認知リハビリテーションは，癌や糖尿病，心臓病，パーキンソン病，脊髄損傷，精神疾患など他の傷病過程への治療と何ら異なることはなく，治療が変われば反応も変わるというのは普通のことである．次に，認知リハビリテーションを支える主要原理のいくつかの要点を述べる．

# 認知リハビリテーションを形成する主要原理

## 神経可塑性に関する新たな視点と知見

　現在では，脳は長い間考えられていたよりもはるかに可塑性に富んだ器官であり，損傷後に機能的回復の基礎を形成するくらい大幅に再組織化できる，ということを研究者は知っている．新しい実験的研究により，局所的な樹状突起の変化は生き残った神経細胞間の結合を増やす，ということが明確に示された（Kolb & Gibb, 1999）．認知リハビリテーションの視点から特に重要なことは，樹状突起の成長と構造化された環境刺激，失われた機能の回復の関係が示されたことである．我々の課題は，この回復を支える原理とその回復を最適にする受傷後の経験の種類を理解することである．神経可塑性の結果として，損傷された脳領域の機能を回復させる潜在能力は本書の第3章でより詳しく論じる．

## 技術の進歩

　新しい技術の急激な進歩は，リハビリテーションに大きな影響を及ぼしてきた．このような影響が感じられる1つの領域は，強力な情報機器の成長と発展であり，これは認知的な制限のある人々に適応することができる．ますます小さく，より強力になるコンピュータとマイクロチップ技術は，手軽に情報を記録・検索できる洗練された器具を次から次へと生み出している．時計，携帯電話，ページングシステム，PDAなどは，身体的あるいは認知的な障害を持つ人が社会とかかわりをもつための手段を拡張するために，それら全てを他のコンピュータやシステムに繋ぐことができる．さらに技術革新が継続しているため，値段が下がりサイズも小さくなり，利便性や柔軟性が向上している．

　既存の技術を新たに応用することで，重度の記憶障害を持った人々のために洗練された追跡装置や誘導装置，合図を出す装置を作ることができる．実際的な状況においてスキルと知識を発揮するための能力は，「仮想現実」環境の利用を通じて，全く新しい方法で実現されつつある．いまでは，重度の身体的な制限のある人（脊髄損傷者でさえ）が，目の動きや，口蓋に設置したキーボードからでも，信号をコンピュータに伝えることで周囲の環境とかかわり，また影響することができる！

　地域で自立向上を支援するためにアパート全体が改修され，インターネットに接続されるようになってきた．安全のために医療機器が監視され，情報の参照や伝達のための柔軟な機器を使えるようになっている．そして装置を改造することで効率的に調理や入浴，掃除，園芸，整容を行えるようになってきている．このような変革は技術の発展のためばかりでなく，社会の高齢者割合の増加も要因となって，ますます活性化されている．変化は急速に起きているので，これからの数年間でさえ自立度向上に技術革新がどのように貢献していくのか予測するのは難しい．

## エンパワーメントの強調

　過去数十年に渡って，自助・自立に焦点が当てられるようになってきた．書籍や雑誌を読み，集団に参加する機会が，健康や適応，喜びへの能動的な取り組みを促進してきた．インターネットの

普及により障害を持った人やその家族，介護者は，情報や社会資源，支援のためのメカニズムを幅広く知ることができる．その結果，彼らはそれほど孤立してはいないと感じはじめている．例えば比較的稀な神経学的障害である相貌失認を負った人々のために，同障害を持った人々によって運営されているウェブサイトがある．この障害は家族の顔でさえ認識する能力に影響を与える．http://www.choisser.com/faceblind/ にアクセスすれば，相貌失認に悩む人が情報を得ることができ，また同じ問題に「直面する」人々と経験を共有することができる．

　数多くのエンパワーメントの原理がリハビリテーションの取り組みを導くはずである．スキルや知識，信念，行動の変化，あるいは独立した機能のある側面を改善するような代償方略の利用を増やすことが，介入の最終的な目標となるはずである．介入はときどき，新しいスキルや問題に取り組む際の危険性と，最大限の安全性とのバランスをとることが必要なことがある．リハビリテーション過程は患者と家族の能力に基づいて行い，彼らを強化するように作用すべきである．患者と家族は，ゴール設定はもちろん，介入計画の選択，展開，参加，評価にもかかわるべきである．認知リハビリテーションにおけるセラピストの役割は教師やコーチの役割に通じる．なぜならどのようなリハビリテーションプログラムでも重要なことは，医師や歯科医によって行われる治療そのものというよりも，教育の提供やアウェアネスの向上，目標の達成だからである．

## 米国における健康管理部門の変化

　リハビリテーション専門家と患者・家族は，他の医療専門家と健康管理の利用者ほど極端ではないにしても，それに類似して医療費削減という問題に直面している．すなわち入院期間の短縮，外来適応範囲の縮小，デイケアプログラムの縮小，補助的支援サービスの制限強化である．全てのリハビリテーション専門家は，前述の全ての費用削減の要請とともに，リハビリテーションの必要性の決定に関するチームの自主性が失われたと感じている．こういった変化のためにリハビリテーションの専門家は可能な限り時間を有効に使い，短期間の，測定可能な機能的アウトカムに集中することを強いられるようになった．長期的なニーズは，家族自身と地域サービス提供者によって応えられなくてはならないだろうから，彼らは脳損傷による影響について教育を受ける必要がある．家族や学校，精神保健機関，地域は間違いなく，重度の脳損傷による生涯続く後遺症を管理する重荷を背負うことになる．復職を含めた自立の増進や自足と地域参加の促進に役立てるために開発・証明された技術の多くには，現在たくさんの人が利用できるほどの資金は全く投入されていない．「医学的治療」に対する健康管理費用の制限は，非常に多くの脳損傷のクライエントとその家族を孤立させ，機能的，心理的，情動的な回復を阻害することになる．米国における前例のないほどの経済的繁栄のなかにありながら，入院，リハビリテーションプログラム，外来通院サービスと心理的サポートの利用が全体的に削減されるか段階的に廃止されつつあるのは皮肉なことである．その一方で，世界のある地域のプログラムは著しい成長を遂げ，人々がこの領域へ参加するようになってきている．振り子が再びまた元に戻ることを願おう．

## 機能性重視

　毎日の生活のなかでの意味のある変化がいつでもリハビリテーションの目標であったが，生活の

多くの側面に幅広い障害を伴う患者に適切な目標と良好なアウトカムを明示したり測定したりするのは，難しい課題だった．しかし機能の重要視は，より生態学的に妥当な評価尺度とツールの発展を促した．脳損傷によって影響を受けた人とその家族は治療目標を確認する最初の段階からかかわるのが現在では一般的である．実際，共通の目標設定とリハビリテーション過程における家族や友人，協力者の関与はいまではかなり一般的に行われている．

## 注意と記憶，遂行機能の管理

問題行動や家族との協働に関する問題，そして情動問題や適応問題に対応するために計画された幅広い範囲の方略にも取り組むために本書の対象範囲を広げてきたが，認知障害の役割を重視することには変わりない．リハビリテーションの教科書にはよくあることだが，注意と記憶，遂行機能を分離したユニットとして考察している．これら3つの認知機能についての理論的背景に関する議論の統合を後押しするいくつかの根拠がある．第1に，これらの領域は一般的に神経心理学的リハビリテーションプログラムの対象となっている．第2に，これらの認知過程それぞれの障害は人間の日常生活機能に壊滅的な影響を及ぼす．最も重要な点は，注意と記憶，遂行機能に関係している認知的要素は重複し，複雑に相互に影響し合っており，そのために他の領域を考慮せずに1つの過程を議論するのは困難になっている．注意と記憶，遂行機能を担っている回路と構造は広く共有されており，ABIによる破壊に特に脆弱である（Finlayson & Carner, 1994; Sohlberg & Mateer, 1989）．特に，これらの機能は一般的に脳の前頭・側頭前部への損傷によって破壊され，こうした領域は加速‐減速力に起因するTBIによって影響を受けやすい．治療効果の総説の多くは，注意，記憶，遂行機能に集中している．例えばCoelhoとDeRuyter, Stein（1996）は，認知‐コミュニケーション障害の治療効果の総説をこの3つの領域にしたがってまとめている．同様に，MateerとKerns, Eso（1996）も注意と記憶，遂行機能の後天性障害を持った児童の管理について論じている．

注意と記憶，遂行機能の障害が日常役割に大きな影響を及ぼしうるということは，十分に立証されている．情報に注意したり，処理，再生あるいは実行したりする能力のわずかな変化でさえ，基本的な日常の課題を効果的に行ううえで大きな影響を及ぼすことがある．例として，食事の準備をやり遂げるために必要とされる認知スキルを考える．メニューを計画し，使う材料を決め，必要物品の買い物リストを作成し，買い物と食事準備に十分な時間を用意しなくてはならない．夕食時に全ての準備が完了するように整然とたくさんの食材の下ごしらえをしていかなくてはならない．軽度の注意障害や遂行機能障害があるだけでも，こうした活動は難しく，非効率的，あるいは不可能にさえなってしまう．

### 相互依存過程としての注意と記憶，遂行機能

注意と記憶，遂行機能は関連し，相互に依存し合っている．その密接な相互依存は，機能的な関係と共有されている神経回路の両方に由来する．ある1つの特定の過程が概念化されることによって，各過程の様々な要素と下位要素が明らかにされるだろうが，どのような理論的枠組みも，非常に多くの部分が重複している．注意と記憶，遂行機能の要素を区分するか定義しようとするときには，研究者は必ず他の2つの過程から概念を借用してくる．例えば，たいていの研究者は注意を下

位要素からなる階層として概念化する．注意分類法における高次は，作動記憶や選択的注意，異なる課題間で注意を転換する能力のような複雑な注意能力である（Posner & Petersen, 1990; Sohlberg & Mateer, 1987; Sturm, Willmes, Orgass, & Hartje, 1997）．このような注意の下位要素は，しばしば遂行機能に帰属されるある特定の能力を反映している．例えば，心的な転換と柔軟な思考に必要な能力は遂行機能の下位要素と考えられている（Lezak, 1993; Stuss & Benson, 1986）．同様に，選択的注意と精神の柔軟性の区別も難しい．

　注意と記憶，遂行機能の基盤となる神経回路を考えると，その重複はより明白になる．例えば，前頭前野の主要な機能は，整然とした目的的な行動に貢献するように，環境からの要求と制約の両方，そして内的な動機と衝動に対応した新しい種類の行動系列の一時的な体系化や統合，形成，実行である（Mateer, 1999）．明らかに，このような前頭葉の機能には，遂行機能と同様に注意と記憶の過程が一体となって関係している．

　機能的には，注意と記憶，遂行機能に関係する働きを独立して評価するのは困難である．非常にはっきりと区別されている1つの認知過程の要素を作動させるような実験室的課題に取り組むときは例外であり，ほとんどの機能的な活動は数種類の過程に関係する．1つの過程のための回路を使う活動を行うと，必然的に他の過程を活性化させるだろう．例えば，食事準備にかかわる行動を計画，体系化する遂行機能スキルを使うとき，記憶と注意の過程も必要とされ使われるだろう．

## 認知能力と他の領域との間の相互依存性

　認知機能が互いに重複しているのと同じように，認知機能は，情動障害（例：怒り，不安，うつ）や行動障害（例：衝動性，欲求不満，不適切行動），身体の問題（例：運動障害，感覚の変化，頭痛，筋骨格痛）と重複し，相互に影響し合う．認知と情動，動機の人為的な区分は着実に減ってきている．しかしリハビリテーションの教科書ではいまだに，認知的な問題は認知リハビリテーションあるいは言語療法で扱われる，と囲み欄の中に入れられるのが普通である．さらに，情動的そして行動的問題はある種の情緒のリハビリテーション治療（例：グループ療法，個別の心理療法）で扱われ，身体の問題は医学的管理を通じて，そして理学療法あるいは作業療法の専門家によって行われる，と書かれている．相互関係治療（interdisciplinary treatment）あるいは相互乗り入れ治療（transdisciplinary treatment）の概念もまた多様なアプローチの橋渡しと調整を試みるものであるが，この哲学を紙面上だけではなく患者を交えてどのように実践するかに関する調査・研究はほとんど見当たらない．さらに健康福祉での実践は，ある状況では多職種による治療（multidisciplinary treatment）やチームワークを強めるというよりも崩壊する傾向にある．

　それでも治療を成功させたいと思うのなら，多種多様な観点から問題に取り組むことはきわめて重要である．例えば難しい認知課題に取り組むことが，実際に，潜在的に転倒の一因となっているバランスや平衡を維持するための高齢者の能力改善にある程度の効果があることが示唆されてきた（Shumway-Cook, Wollacott, Kerns, & Baldwin, 1997）．認知活動と運動を治療で結びつければ，わざわざ別々に異なる治療セッションで行うよりも日常生活に必要なことにより近づくだろう．認知的な作業では，うまくできないなどの失敗経験は破局的な情動反応を引き起こし，恐怖や不安，抑うつとして現れる．これらの経験はさらに認知的な行動を妨げ，患者は自ら否定的な予想のサイクルを形成し，結果として活動回避が条件づけられる．認知的負荷のかからない状況で，抽象的に情動

適応について話をしても，情動反応を引き起こす誘因に対応することはできないだろう．心理士とソーシャルワーカーだけでなく，認知障害を持った患者に携わる全てのリハビリテーション専門家は，フラストレーションと喪失感に対する情動反応に備え，それについての知識と経験をもつ必要がある．実際，このような反応を扱うことは効果的な治療の，補助的ではなく，統合的な一部であると我々は主張している．

このようなニーズを満たすためには，しっかりとしたチームワークが必須である．リハビリテーションの専門家は，他の職種，患者，患者の家族とともに，幅広い長期的な視点や最新の情報，専門技術，目標をもって課題にアプローチする必要がある．介入は，訓練法に焦点を当てるのではなく，人に焦点を当てる必要がある（Ponsford, Sloan, & Snow, 1995）．このことは臨床家が柔軟でありかつ職域に固執しないときに最も良く機能する．強固な職種間のチームワークとコミュニケーションはストレスを低減し，問題状況や問題行動を示す患者に携わることが多い臨床家に動機づけと勇気を与えることができる．またそうすることで異なる視点からアイデアが生まれることもある．リハビリテーション施設に特有の構造次第では，本書で論じる介入は，チームの他の成員が実行することも可能である．それでもやはりチームとして取り組むことがほぼ間違いなくより良いアウトカムを生み出すだろう．

## 認知障害に取り組むための理論

我々は注意と記憶，遂行機能に対して本書の中でそれぞれ別の章を設けたが，我々はこの3つが高度に相互作用し，かつ相互依存する過程であるという事実を認識している．この節では，認知リハビリテーションが基盤とするいくつかの基本的な仮定とモデルについて議論する．

### 基本的仮定

認知障害を持った人の効果的治療を展開するために，臨床家はどのような理論を理解している必要があるだろうか．それらの理論をどのように特定の評価や介入計画に応用できるのか．特定の認知機能を理解するための理論は臨床管理について書かれた章で議論している．ここでは本書での議論を支えている，注意と記憶，コミュニケーション，遂行機能，行動的・情動的制御の障害を管理するための，認知とそのアプローチに関する，いくつかの仮定を確認することからはじめる．各論は後の章で論じる．

1. **リハビリテーション専門家は認知を分離できない．** 脳損傷は認知的，社会的，行動的，情動的機能に影響する．この4つの領域のそれぞれが相互作用する．他には注目せずに，1つの領域の障害，例えば認知機能の障害の管理だけを考えるのは不適切である．
2. **リハビリテーション専門家は折衷主義的管理アプローチを採用する必要があるだろう．** 認知障害の効果的な管理には，行動学，社会学，心理学，神経心理学を含む歴史のある広い範囲の学問領域を活用する必要がある．
3. **リハビリテーション専門家は認知領域を概念化する方法を必要とする．** 障害は，リハビリテーションを受ける前に理解される必要があると我々は考える．認知過程の分類やモデル

から学びとることは，臨床家が評価や治療活動・訓練を計画するうえで役に立つ．

4. **リハビリテーション専門家は認知心理学と神経科学の領域から最新の知識を得る必要がある．** 我々の治療を導くこの2つの領域の知識基盤は急速に拡大している．注意と記憶，遂行機能の理論的基盤を把握すれば，臨床家は効果的な治療を展開できるだろう．例えば，プライミングが保存されるという考えを理解すれば，健忘症の人に記憶補助システムを使いこなす学習を教えるために，どのような手がかりを与えるのが最も良いかがわかるだろう．

5. **リハビリテーション専門家は患者およびその家族とパートナーシップを形成する必要がある．** 家族は自分の家族とその機能についてよく知っており，その知識のうえに築かれた協働に内在する臨床の力を認識することが重要である．家族は認知リハビリテーションの取り組みに対する重要な方向性を与えてくれる．臨床家が患者の家族との関係を形成せずに，注意と記憶機能に意味のある変化をもたらすことは難しい．

## 認知処理のモデル

現在，我々は治療そのものの理論的基盤を構築しはじめている．これは治療計画を裏づけるのに必要な様々な認知過程を概念化するためであり，それにふさわしい1つあるいは複数のモデルを選択することを含んでいる．注意と記憶，遂行機能の性質の探求は，過去数十年，実験心理学者の問題だった．様々な理論的解釈と概念化モデルがこれらの過程それぞれに対して発表されてきた．注意の議論のなかで，KernsとMateer (1996) は4つの異なるタイプのモデルを説明している．すなわち認知処理モデル，因子分析モデル，神経解剖学モデル，注意の臨床モデルである．我々はここで5番目のタイプ，すなわち機能的モデルについても考察する．

**認知処理**モデルは，臨床とは対照的に，実験室的課題を用いて健全に機能する集団からの情報に基づいて目的とする過程を調べることである．しかし次のことは言及に値する．認知心理学者が認知の構造と機能について調べるために，よりいっそう臨床的標本に注意を向けるようになってきており，認知神経科学は最も急速に発展している研究領域の1つであるということである．実際，機能的神経画像技術の出現により，生物学的基盤を考慮せずに，認知機能の研究をするのはますます難しくなってきている．**因子分析**モデルは計量心理学的に認知過程を検討する．認知過程の構築は，注意と記憶，遂行機能を評価すると考えられている心理測定検査の成績を因子分析にかけることから推論される．この同じ認知処理のためのモデルは，それぞれの**神経解剖学的**基盤を確認することによって作られてきた．認知処理と因子分析モデルは共通して1つの過程をたくさんの分離した要素や下位要素に分割している．そして神経解剖学モデルはこれらの要素に寄与する異なる脳領域を明らかにしている．

これまで述べた各モデルは，正常に機能している人からの情報を利用している．認知リハビリテーションという分野の出現によって，障害を受けた集団の臨床上の観察を我々の理論的モデルに組み込むという転換が生じている．臨床モデルは認知心理学と神経心理学，および神経学的障害を持った人の認知機能の詳細な分析の重複した視点から発生してきた．因子分析モデルと同様にたいていの臨床モデルは，注意と記憶，遂行機能を多くの分離できる要素をもつものとして捉えている．この場合にもこれらの要素は，認知心理学者と実験心理学者によって確認された要素と照らし合わせた臨床上の観察に基づいている．

モデル化の5番目のタイプは**機能的**記述であり，これは認知リハビリテーションにきわめて関連している．これには日々の課題をこなすために認知過程がどのように使われるかを記述することが必要である．例えば，**展望記憶**は意図した行動を実行するための能力である．それは非常に機能的な記憶の構成概念である．課題分析により展望記憶は次の要素から成り立っている．(1)意図と行動の形成と符号化，(2)保持間隔，未来に行動を実行しようとする意図と実際に行おうとする課題の両方が記憶に保たれている期間，(3)実施間隔，または意図した行動が再生されるまでの空白時間，(4)意図した行動の開始と実行，(5)実施結果の評価と記憶，これは後でもう1度同じ行動をしてしまうことを防ぐ（Ellis, 1996）．同様のモデルは日常問題解決方略として発展してきている．「日常」注意，「日常」記憶，そして「日常」遂行機能を記述したモデルは，治療を手引きするうえでますます重要になってきている．

様々な認知過程の理論的基盤を次の章で論じているように，我々は認知処理理論を記述し，関係する神経解剖学的基盤を明らかにしていくが，認知機能の臨床的モデルと機能的モデルも利用する．我々は治療の概念化と実施に際し，臨床的，認知的，機能的モデルの組合せを使用してきた．

## 有効性とアウトカムの測定

10年前，我々は有効性研究に関しては全く行われていないと述べたが（Sohlberg & Mateer, 1989），いまではリハビリテーションの有効性についてたくさんの文献がある．前に指摘したように，クライエントも異なれば，治療アプローチも施設も異なるという方法論的問題，そしてこうした研究のほとんど全てが委託による研究というよりも臨床サービスを行う活発なリハビリテーション施設で実施されているという事実，によってこの領域の研究が行われにくいことには変わりない．

それにもかかわらずアウトカムの調査は，患者や介護者，治療者によって消費される時間と資源が正当であると説明するために，そしてサービス提供される必要性と費用を正確に評価し，治療の発展と提供を形作るために重要である．アウトカムの調査の目的は次のようにあるべきである．

1. どの介入が，機能的改善と社会的不利の低減，目標の達成をもたらすのかを決定するため．
2. 時間が経過しても改善が維持されるのか，その場合，それはどの程度なのかを決定するため．
3. 介入は，リハビリテーションが行われない場合に予測あるいは観察されるアウトカムよりも良い結果をもたらすのか，そしてもしそうであるなら，どのように良いのかを突き止めるため．
4. プログラムをより効果的なものに修正するうえで必要な情報を得るため．

治療効果とアウトカムの測定は多数のレベルで行われる．ひとりあるいは小集団に対する特定の介入の有効性は単一事例デザインを使って確かめられる．この場合，安定的なベースラインの成績を収集することに強く依存しており，各対象者自身を対照群として使う．例えば，ある人がグループで会話を開始する回数を4, 5日かけて記録する．そして一度ベースラインのレベルが決められたら，介入を開始（例：教育的アプローチまたは周囲による促し）し，それと同時に行動データを収集し続ける．開始のレベルが介入の開始後に増加したら，その介入が行動に効果を与えると推論でき

る．そのようなデザインは多数存在し，発表された研究において，リハビリテーションの枠組みのなかで介入の効果を調べ，その有効性を支持するために多くのデザインが使用・報告されてきた．そのようなデザインの総説として，SohlbergとMateer（1989）を参照されたい．

　脳損傷リハビリテーションでの個別のアウトカムを測定するもう1つの技法は，目標達成スケール（GAS：Goal Attainment Scaling; Malec, 1999; Malec, Smigielski, & DePompolo, 1991）である．GASを行う最初のステップは，全般的な目標を確認することである．そのうえで個別の目標設定に進む．いったん，3つから6つの個別目標が患者の満足のいくように協議・承認されたら，後日，目標に重みがつけられる．これは全体的な治療計画の各々の重要性を明らかにするためである．3番目のステップは，期間を設定し，その期間終了後に目標の進行状況を評価する．4，5番目のステップは，客観的に「期待されるアウトカム」と行動期間をはっきりさせること，そして他のアウトカムレベルを特定することである．この目標評価は，典型的には「期待された」レベルを0とし，－2から＋2までの5段階評価で行われる．－2は「期待よりもかなり悪い」，そして＋2は「期待よりもかなり良い」である．患者がメモリーノートに情報を記録する回数の割合のような観察可能で外的な行動や，もちろんストレスを管理する対処技法を使用するのに関係する内的な行動を記述するために評価は使われる．6番目のステップは，治療前とフォローアップの特定の時期に患者の状態を治療者と患者が一緒に評価することである．Malecらは，GASはリハビリテーションの特徴を表す，個別に作成された目標に対する進捗状況を測るうえで役立つ方法であると提案している．

　個人レベルで治療の有効性を測定することは重要であるが，1症例のリハビリテーションの広範なアウトカムとより全般的な有効性を測定することは難しい．そもそも症例報告と単一事例デザインにはいくつか独特の側面がある．それらは有用であるが，大多数の患者にどのように対応するかについては教えてくれない．さらに，たいていの人は多様な形態の介入を受けており，その数量化は難しい．アウトカムを数量化するために様々な手段の有効性を開発，評価する計画的な取り組みがなされている．1999年には，リハビリテーションのアウトカムを評価する問題のための全体会議が行われ，雑誌に発表された（例：Fleminger & Powell, 1999を参照）．現在ではアウトカム調査は健康管理施設と認可機関によってより良くデザインされ，サポートされている．

　量的観点からの機能的評価とアウトカム評価の重要性は，リハビリテーションの測定に関する質的研究の方法論の適用の発展と対応してきた．例えば，McCollら（1998）は，脳損傷を負った人々の視点から導き出された地域統合の拡張概念を提供するために質的研究の技術を使っている．計量心理学的手段で意味のある変化を感度良く測る能力に限界を感じている専門家にとっては，質的研究の技術はしばしば介入効果の性質をよりよく捉えているが，そのいくつかは予想されていないものだった．

　多数例に対する治療効果の研究が必要であり，特定のプログラムのアウトカムの包括的な総説がいくつか発表されている．HallとCope（1995）は，TBIのリハビリテーションの効果を調査した，1984年から1994年までに出版された28の研究を再検討した．様々な研究の手法には以下の条件を比較したものが含まれている．あるリハビリテーションを受けた患者とそのリハビリテーションを受けなかった患者のアウトカムの比較，異なる強度あるいは異なる種類のリハビリテーションを受けた患者のアウトカムの比較，急性期以外の群で治療前後の能力の比較，状態を揃えた群でリハビリテーションの開始が早かった群と遅かった群のアウトカムの比較．こうした研究のサンプル数は24から433と幅があった．HallとCopeは，急性期リハビリテーションを受けた患者はそのような

治療を受けなかった患者に比べると，急性期後のリハビリテーション入院の滞在期間は1/3に過ぎなかったと報告した．外来通院とデイケアプログラムのアウトカムは，機能的アウトカムに関して肯定的な結果を示している．機能的アウトカムには，生産的活動への長期的な参加や復職が含まれる．自然回復が緩やかになった後，あるいは止まった後のリハビリテーションによる改善の証拠をいくつかの研究が示している．アウトカムの尺度や標本の特徴，リハビリテーションの実施期間や種類，強度といった研究間の違いのためにしっかりとした結論は下しがたいが，概してリハビリテーションの効果を支持している．

1つのプログラムから得られた最も大規模なアウトカム研究の1つは，PonsfordとOlver, Nelms, Curran, Ponsford（1999）によって提供され，オーストラリア・メルボルンにあるベセズダ・リハビリテーションセンターで行われた研究に基づいている．毎年約120人の患者が入院し，そのほとんどがまだ外傷後健忘の状態であった．そのプログラムは入院リハビリテーション（平均約48日滞在）と外来あるいは地域に根ざした治療形態を提供し，生活移行のための資源と地域チーム（平均約4～5ヵ月滞在）を含んでいる．試験的就労支援や統合的な援助，継続的な個別サポートが資源として利用可能である．中等度から重度の受傷をした合計1,268人が，受傷後2～10年追跡されている．90％以上が日常生活の移動と軽作業では自立したが，その1/3が買い物，金銭管理あるいは家事に継続的な支援が必要だった．以前のように余暇活動が行えたのは45％だけで，多くが社会的に孤立しており，半数以上がうつや不安を抱えていた．受傷後2年では半数が働いていたが，多くは雇用を維持していなかった．Ponsfordら（1999）は次のように述べている．我々地域社会の人間が担う役割は数多く，多様であるということは，リハビリテーションの目標はひとり一人によって大きく異なり，ある人に意味のある尺度が必ずしも別の人に適しているとは限らないということを意味している．地域に根ざした発展や余暇時間重視，よりいっそうの就労状態の監視と支援，適応を手助けするための対処方略の発展のよりいっそうの強調を含めた分析によってプログラムの変化は促進された．

別の治療と比較するか治療しない統制群を用いた，多数の対象者による統制研究はまだかなり少ない．発表された大規模な総説（Chesnut et al., 1999）は3,098の可能性のある論文を確認し，そのうちの600が，「認知リハビリテーションはTBIを負った人の状態を改善させるのか」という疑問に答えていることがわかっている．その後の分析で，彼らの外的・内的基準の全てを満足する論文は32だけだったと著者は明らかにした．この32の論文のなかで，15だけが統制群（無作為あるいは他の条件を一致させた比較）を含んだ研究を報告し，さらにそのうちの6つだけが，間接尺度（例：心理検査に基づく認知状態）ではなく，彼らが「直接」アウトカム尺度（例：健康と就労状態の機能的尺度）と呼ぶものの結果を報告している．

さらに研究が必要なことは確かだが，「何が作用しているのか」についての合意ができつつある．この合意は，TBIを負った人々のリハビリテーションについての米国国立衛生研究所（NIH：National Institutes of Health）合意形成委員会が作成した報告書（1998）によって支持されてきた．そこでは治療効果の問題に触れている．その報告書からの抜粋を次に記す．

> 認知・行動リハビリテーションの目標は，情報を処理・解釈する能力を増進させ，家族生活や地域生活の全ての側面において役割を果たすための能力を改善させることである．回復訓練は特定の認知機能を改善させることに焦点を当てているが，代償訓練は認知障害があることへの適応に焦点を当て

ている．代償アプローチはあるときには回復効果がある……．たくさんの種類の方略やプログラム，介入があるにもかかわらず，認知リハビリテーションプログラムが有効であるというデータは少ない．それは研究されている対象や介入，アウトカムが異なるからである．全体的な「マクロ」レベルの尺度（例：復職する）を用いる研究もあれば，「媒介」尺度（例：記憶の改善）を用いる研究もあるので，アウトカム尺度は特別な問題を提示している．これらの研究も標本数が少ない，自然回復の統制がとれていない，社会的接触による不特定の効果によって限定的である．それにもかかわらず，数多くのプログラムが記述され，評価されている．

　コンピュータ支援方略を含む認知的な訓練は特定の神経心理学的過程，主に注意，記憶と遂行機能のスキルを改善するために使われてきている．無作為統制研究と事例報告の両方が，媒介アウトカム尺度を使ってこのような介入が成功していると報告している…．メモリーノートや電子ページングシステムのような代償補助具は，特定の認知機能を改善することと特定の障害を代償することの両方のために使われる．このような器具を使うための訓練は構造化され，継続し，繰り返し練習する必要がある．このような介入の有効性は証明されてきた．

　心理療法は，包括的リハビリテーションプログラムの重要な要素であり，認知障害に伴ううつや自尊心の喪失を治療するために利用されている．心理療法はTBIを負った人，その家族および重要な他者を含むべきである．この療法に独特の目標は，情動的支援，受傷とその影響の説明，現実的な自己評価のなかで自尊心を取り戻す援助，病状の否認を和らげること，家族や社会とかかわる能力を向上させることである．

このNIHの合意報告は，認知リハビリテーションの包括的な総説（Cicerone et al., 2000）によっていっそう支持された．

　北米のTBIモデルシステム（TBI-MS：Traumatic Brain Injury Model Systems）ネットワークを通じて，TBIリハビリテーションについて複数の施設を対象とした研究を促進する協同作業も行われてきた．このグループ（http://www.tbims.orgを参照）は，有用なアウトカム尺度を突き止め，大規模な介入研究を促進することに取り組んできた．そのような研究は価値のあることだが，損傷部位や重症度，効果に関して非常に多彩である患者群で研究を整理・解釈するのは難しいことに変わりはない．このような変数を揃えたり統制したりしたとしても，依然として個々人で病前の機能，情動，性格気質，そして介入への反応は大きく異なる．単一事例デザインや多層ベースラインデザインを用いた小規模研究は，個々の事例研究や報告と同じように，何が作用するのかを理解するうえでおおいに役立つことに変わりはない．

　アウトカムと治療有効性の測定におけるもう1つのめざましい発展は，いくつかの評価が，脳損傷後のアウトカムの特徴を描出するうえで有用であると証明，開発されたことである．機能的自立度評価表（FIM：Functional Independence Measurement; Granger & Hamilton, 1987）や重度頭部外傷用能力障害評価尺度（Disability Rating Scale for Severe Head Trauma; Rappaport, Hall, Hopkins, Belieza, & Cope, 1982），グラスゴー・アウトカム・スケール（Glasgow Outcome Scale; Jennett & Bond, 1975）のようなADL評価は広く医療施設で用いられているが，そこではセルフケアに重点が置かれており，範囲が限定されているがゆえにABI後の長期的アウトカムの測定には向いていない．情動的，社会的，職業的アウトカムと同様に日常生活スキルを表す尺度は他にもたくさん開発されてきた．それには次のようなものが含まれる．疾病影響プロフィール（Sickness Impact Profile; Bergner, Bobbitt, Carter, & Gibson, 1981），カッツ適応尺度（Katz Adjustment Scale; Katz & Lyerly, 1963），神

経行動学的評価尺度（Neurobehavioral Rating Scale；Levin et al., 1987），ポートランド適応性尺度（Portland Adaptability Inventory；Lezak, 1987），メイヨー・ポートランド適応性尺度（Mayo-Portland Adaptability Inventory；Malec & Thompson, 1994），監視レベル評価尺度（Supervision Rating Scale；Boake, 1996；Boake & High, 1996），クレイグ社会的不利の評価と報告の技術（Craig Handicap Assessment and Reporting Technique；Whiteneck, Charlifue, Gerhart, Overholser, & Richardson, 1992）である．これらは一般的に使用される尺度のなかの一部の例である．このようなアウトカム尺度（第4章でより詳細に考察している）があると，日常機能だけでなく家庭や職場，社会，余暇活動で役割を果たすための能力に臨床家がうまく対応できるようになる．

　情動的・心理学的適応に関係するアウトカムと治療の有効性は，現在も測定しづらいままである．抑うつと不安のレベルを評価する伝統的な尺度の多くは，身体的あるいは自律神経性の徴候を反映する項目に強い重みがかけられている．そのような項目は睡眠障害，疲労感，虚弱，頭痛のような領域を含んでおり，その全ては脳損傷が直接影響するものでもある．そのような尺度への反応の項目分析を行い，被評価者が純粋に身体的徴候を示しているのか，あるいは本当の抑うつなのかどうかを明らかにすることは重要である．身体症候学に関連する項目がほとんどない尺度は，脳損傷後の抑うつに感度が比較的高いのかもしれない（例：リーズ不安・抑うつ自己評価尺度，the Leeds Scales for Self-Assessment of Anxiety and Depression；Snaith, Bridge, & Hamilton, 1976）．

　この領域でも，**障害のアウェアネス**（awareness of deficit）と**統制の所在**（locus of control）のような構成概念が，脳損傷によって影響を受けた人々のリハビリテーションへの参加や進捗具合にどのような影響を与えるかという点から，重要視されるようになってきた．自分の能力がどのように変わったのかを正確に知覚できない人，そのような変化の影響または結果を正しく認識できない人，あるいは変化した能力はないと思っている人は，そうでない人に比べると治療プログラムはあまりはかどらないことが多い（Ben-Yishay & Daniels-Zide, 2000；Prigatano & Ben-Yishay, 1999）．リハビリテーションがうまくいった人たちは，自己認識をもった人か自己の感覚を再編成してきた人であるとBen-Yishayは主張している．彼は学習して**自省する**（self-examine）患者と**順応する**（adjust）患者を区別した．このモデルのよい点は，唯一の重要なアウトカムを考慮しているということである．それは，人生の意味，安心感，社会活動，楽しみと親交のための能力である．これらは等しく重要でありかつ妥当な構成概念であり，同時に目標でもある．

　有効性を測るための新しいモデルは明らかに必要である．様々な介入を支持する多数の研究があるにもかかわらず，認知リハビリテーションの枠組みのなかで，特にどの治療が効果的かについての合意はまだほとんどなされていない．特定の集団に対する**根拠に基づくか経験的に確かめられた**心理学的，心理社会的介入を検証するために用いられてきた基準を採用することで，この領域は進歩するかもしれない（Chambless et al., 1996, 1998；Task Force on Promotion and Dissemination of Psychological Procedures, 1995）．ある治療が経験的に妥当かつ「確立した」あるいは「効果が期待される」と考えられている治療の順に，基準を**表1.1**に列挙する．このような基準にしたがって，抑うつと不安障害の外来患者に対する根拠に基づく特定の治療が最初に確認された．この取り組みは広まり，いまではカップル療法，重度精神疾患の患者に対する介入（統合失調症に対する家族介入を含む），慢性疼痛状態に対する介入，禁煙プログラムが含まれてきた．行動的かつ心理教育的に方向づけられた家族介入のための指示は，服薬管理，ケースマネジメント，再発防止，その他の個別療法では，これらの実証されたプログラムのモデルに基づいていた．このモデルに基づいて，注意スキ

**表1.1. 経験的に妥当な治療の基準**

<u>確立された治療</u>

Ⅰ. 少なくとも2つの優れた群間比較デザイン実験（次の1つ以上の方法で有効性を示す）
   A. 薬剤，心理的プラシーボあるいは他の治療よりも（統計的に有意に）優れている．
   B. 適切な標本数で，すでに実験的に確立された治療に等しい．

または

Ⅱ. 多数（$n>9$）の単一事例デザイン実験で有効性を示す．
   これらの実験は次の条件を満たさなくてはならない．
   A. 優れた実験デザインを採用し，かつ
   B. ⅠAと同様に，その介入と他の治療を比較する．

ⅠとⅡ両方に付随する基準：
Ⅲ. 実験は治療マニュアルまたは詳細な説明を用いて行わなくてはならない．
Ⅳ. 標本対象の特性を明確に特定しなくてはならない．
Ⅴ. 少なくとも2人の異なる調査者あるいは2つ以上の調査チームによって効果を示さなくてはならない．

<u>効果が期待される治療</u>

Ⅰ. 2つの実験で，その治療が対照群に比べて（統計的に有意に）優れていることを示している．

または

Ⅱ. 確立された治療基準のⅤを除く，ⅠAまたはⅠB，かつⅢかつⅣを満たす1つ以上の実験．

または

Ⅲ. 少数（$n>3$）の単一事例デザイン実験で，それ以外はよく確立された治療基準を満たしている．

"Update on Empirically Validated Therapies Ⅱ", D. L. Chambless, M. J. Baker, D. H. Baucom, L. E. Beutler, et al., 1998, The Clinical Psychologist, 51, p.4 より引用. Copyright 1998 by the American Psychological Association. Adapted by permission.

ルを改善し，記憶や体系化システムの代償手段の使用を訓練し，障害のアウェアネスを向上させ，家族または社会統合を改善させる介入である認知リハビリテーションの領域で，根拠に基づく治療が示されるようになった．

　特別専門委員会も，委員が**有効性**（efficacy）と**実効性**（effectiveness）と呼ぶものを調べる2段階アプローチを採用するようになった（Chambless et al., 1998, p.3）．はじめに**有効性**に集中し，「よく統制された治療研究で患者やクライエントに有益な治療」を確認していた．彼らは続けて次のように言及している．「実効性研究も同じように重要である．すなわちそれらには有効な治療によって研究医療施設から地域や私生活状況への復帰がどのくらい良くできるかに関する研究が含まれている」．認知リハビリテーションの領域では，介入研究に重い「立証責任」が課せられている．例えば記憶システムの効果的な訓練でも，それ自体によって自立度が上がったり復職できたりするとは考えられない．そして有効性の測定をそのようなアウトカムに基づいて行うことは，おそらく適切ではない．しかし職場復帰の可能性を高める，一連の行動，スキル，態度，能力のなかで，システムを有効に活用することが最も重要な要素であるだろう．認知障害を持った患者が記憶システムの使用訓練をするうえで，最良の訓練方法を我々が理解する必要はないと言うわけではない．注意スキルの向上，発動性の改善，あるいは不安の低減についても同様のことが言える．より多次元的な機

能的アウトカムをともに導き出すような，スキルの下位要素の訓練の有効性を確立することが，いまでもきわめて必要である．

　要約すると，個人レベルとプログラムレベルの両方で，治療の有効性とアウトカムを調べるためのツールや技術，方略に非常に大きな発展があり，また強い関心が寄せられるようになってきた．アウトカムの尺度はそのアプローチの仕方で，より広範で，より包括的になっている．脳損傷を負った人の短期的，長期的必要性を確認し，どのようなアプローチが効果的かを決定することは進歩してきた．しかし，この領域は今後も堅実な学際研究を必要とする領域であり続ける．

## 維持と般化を促すための戦略

　認知リハビリテーションに関する主要な，そして変わることのない関心は，日常機能の標的とする側面に持続的な改善がもたらされるように，治療で標的とする能力やスキルが維持，般化されるかどうかということである．般化は多様なレベルで測定される．そこには似ているが訓練されていない活動への般化，対応する過程または機能の計量心理学的尺度への般化，その過程におそらく関係しているあるいは寄与している他の能力への般化，構造化された機能的活動への般化，自然発生的な機能的活動への般化が含まれる．例として，高次の作動記憶課題（例：文のアルファベット化）への訓練がうまくいくと，他の高次の作動記憶課題（例：連続減算）の成績や，作動記憶を必要とする計量心理学的尺度（例：PASAT），構造的機能課題（例：小切手帳を帳尻が合うように使う），最終的には自然発生的な機能課題（例：ショッピングカートに入れた品物を買うのに十分なお金を持っているかを瞬時に計算する）などが良くなることが期待される．我々は，セラピストは般化を「期待」すべきではなく，般化のために「プログラム」するべきであるといつも主張している．自然発生的なスキルの般化は，不可能ではないにしても多くのABIを負ったクライエントにとって起こりそうにないということはかなり明確になってきている．しかし段階づけることで般化を促進し，般化を確実にすることができる．般化の可能性を高めるうえで心に留めておくべき原理の一部は次の通りである．

- 訓練は明確に行うが，多様な目標スキルを訓練し，基準以上にクライエントに練習させる（過剰学習）．
- 一般的な方略を訓練し，多様な自然状況でクライエントにその方略を練習させる．
- 新しいスキルと行動をサポートするために環境を変える．
- 重要な他者に援助と積極的参加をしてもらえるようにする．
- 変化の内的帰属を促進させる．
- 維持を難しくする問題点を確認し，危険性の高い状況に備える．
- 挫折からの回復のための計画を立て，訓練効果を促進させるセッションを予定に入れ，長期の維持計画を作成する．

## 認知リハビリテーションの原理

　一部は有効性とアウトカムの文献に基づき，一部は我々の経験に基づいて，我々が開発した，

ABI後に認知的，行動的，情動的，心理社会的障害を示す人々への効果的なリハビリテーションを実施するためのいくつかの原理を次に示す．

- 認知リハビリテーションは，医学的，神経心理学的診断によって成り立つが，身体的，認知的，情動的，社会的な視点から生じてくる絶えず変化するクライエント個人の必要性とその人の問題や能力に基づいている．
- 認知リハビリテーションは，セラピストとクライエント，家族，さらに場合によっては他の介護者との間にしっかりとした治療同盟が必要である．
- 認知リハビリテーションでは，協働と積極的な参加を重視する．
- 認知リハビリテーションは，問題焦点的ではあるが，目標志向的であり，能力を増強するものである．
- 認知リハビリテーションは，第1に教育に焦点を当て，同時にエンパワーメント，自己コントロール，自立に重きを置く．
- 認知リハビリテーションのセッションは構造化されたものであり，治療計画・活動は評価結果と現在の行動データの両方を考慮して作成する．
- 認知リハビリテーションの目標は，認知的・行動的スキルの改善，認知的・行動的制約の代償，機能の変化に対する情動反応を理解し管理できるようにクライエントを援助することである．
- 認知リハビリテーションは，能力と制限をより正確に理解させることや，損傷に関係する機能や生活環境の変化に適応できるようにクライエントを援助する．
- 認知リハビリテーションは折衷的である．すなわち能力を改善し，新しいスキルや代償スキルを教え，行動の制御を促進し，否定的または破壊的な思考や感情・情動の修正をするために様々な技術や方略を用いる．
- 認知リハビリテーションでは，能力や目標，価値観，親族関係，役割，パーソナリティ，行動パターンを含め，クライエントの受傷前または病前のライフスタイルの理解に努める．
- 認知リハビリテーションは，変わりゆく理論やテクノロジーの変化に敏感に対応する．
- 認知リハビリテーションの専門家は，介入の実効性を客観的に評価する必要性を認識し，対応する．
- チームによる認知リハビリテーションは，多くの関連する異なる専門家の観点から問題や好機を考える点で有利である．

## 要　約

　この章では，認知障害を持った人を治療する臨床家が直面している主だった方向性，知見，動向，問題のいくつかを突き止めようと試みた．認知理論や脳損傷の影響についての知識と神経科学，技術は急激に発展しているが，こういった発展を概念化し，サービスに生かせるよう統合する我々の能力には多くの課題が残されている．さらに在宅サービス，医療保険の資金，リハビリテーションサービスの変化によって，こうした我々の能力が損なわれてしまっている．引き続き様々なレベルでアウトカムと有効性の調査をする必要性に迫られている．リハビリテーションをどのよう

に行うかについての見解は，我々が10年以上前に明確に表現したもの（Sohlberg & Mateer, 1989）よりも，より広く，より複雑になってきている．しかし我々が抱いていた原理や信念の多くはいまでも適切であり重要である．治療効果というものは生じるものであり，その効果は複数のレベルで測定されなければならない．そして全てのリハビリテーションの専門家は役割を担い，常にこのとても興味深く刺激的な試みに貢献している．

## 文　献

Ben-Yishay, Y., & Daniels-Zide, E. (2000). Examined lives: Outcomes after holistic rehabilitation. *Rehabilitation Psychology, 45*, 112–129.

Bergner, M., Bobbitt, R. A., Carter, W. B., & Gibson, B. G. (1981). The Sickness Impact Profile: Developmental and final revision of a health status measure. *Medical Care, 19*, 787–805.

Boake, C. (1996). Supervision Rating Scale: A measure of functional outcome from brain injury. *Archives of Physical Medicine and Rehabilitation, 77*, 65–72.

Boake, C., & High, W. M. (1996). Functional outcome from traumatic brain injury. *American Journal of Physical Medicine and Rehabilitation, 75*, 1–9.

Carney, N., Chesnut, R. M., Maynard, H., Mann, N. C., Patterson, P., & Helfand, M. (1999). Effect of cognitive rehabilitation on outcomes for persons with traumatic brain injury: A systematic review. *Journal of Head Trauma Rehabilitation, 14*, 277–307.

Chambless, D. L., Baker, M. J., Baucom, D. H., Beutler, L. E., Calhoun, K. S., Crits-Christoph, P., Daiuto, A., DeRubeis, R., Detweiler, J., Haaga, D. A. F., Johnson, S. B., McCurry, S., Mueser, K. T., Pope, K. S., Sanderson, W. C., Shoham, V., Stickle, T., Williams, D. A., & Woody, S. R. (1998). Update on empirically validated therapies II. *The Clinical Psychologist, 51*, 3–16.

Chambless, D. L., Sanderson, W. C., Shoham, V., Bennett Johnson, S., Pope, K. S., Crits-Christoph, P., Baker, M., Johnson, B., Woody, S. R., Sue, S., Beutler, L., Williams, D. A., & McCurry, S. (1996). An update on empirically validated therapies. *The Clinical Psychologist, 49*, 5–18.

Chesnut, R. M., Carney, N., Maynard, H., Mann, N. C., Patterson, P., & Helfand, M. (1999). Summary report: Evidence for the effectiveness of rehabilitation for persons with traumatic brain injury. *Journal of Head Trauma Rehabilitation, 14*, 176–188.

Cicerone, K. D., Dahlberg, C., Kalmar, K., Langenbahn, D. M., Malec, J., Bergquist, T. F., Felicetti, T., Giacino, J. T., Harley, J. P., Harrington, E., Herzog, J., Kneipp, S., Laatsch, L. L., & Morse, P. A. (2000). Evidence-based cognitive rehabilitation: Recommendations for clinical practice. *Archives of Physical Medicine and Rehabilitation, 81*, 1596–1615.

Coelho, C. A., DeRuyter, F., & Stein, M. (1996). Treatment efficacy: Cognitive–communicative disorders resulting from traumatic brain injury in adults. *Journal of Speech and Hearing Research, 39*, S5–S17.

Ellis, J. (1996). Prospective memory or the realization of delayed intentions: A conceptual framework for research. In M. Brandimonte, G. O. Einstein, & M. A. McDaniel (Eds.), *Prospective memory: Theory and applications* (pp. 1–22). Mahwah, NJ: Erlbaum.

Finlayson, M. A., & Garner, S. G. (1994). *Brain injury rehabilitation: Clinical considerations*. Baltimore: Williams & Wilkins.

Fleminger, S., & Powell, J. (Eds.). (1999). Evaluation of outcomes in brain injury rehabilitation [Special issue]. *Neuropsychological Rehabilitation, 9*(3–4).

Granger, C. V., & Hamilton, B. B. (1987). *Uniform data set for medical rehabilitation*. Buffalo, NY: Research Foundation, State University of New York.

Hall, K. M., & Cope, D. N. (1995). The benefit of rehabilitation in traumatic brain injury: A literature review. *Journal of Head Trauma Rehabilitation, 10*, 1–13.

Jennett, B., & Bond, M. (1975). Assessment of outcome after severe brain damage: A practical scale. *Lancet, i*, 480–484.

Katz, M. M., & Lyerly, S. B. (1963). Methods for measuring adjustment and social behaviour in the community: Rationale, description, discriminative validity and scale development. *Psychological Reports, 13*, 503–535.

Kerns, K. A., & Mateer, C. A. (1996). Walking and chewing gum: The impact of attentional capacity on everyday activities. In R. J. Sbordone & C. J. Long (Eds.), *The ecological validity of neuropsychological testing* (pp. 147–169). Delray Beach, FL: GR Press/St. Lucie Press.

Kolb, B., & Gibb, R. (1999). Neuroplasticity and recovery of function after brain injury. In D. T. Stuss, G. Winocur, & I. H. Robertson (Eds.), *Cognitive neurorehabilitation* (pp. 9–25). Cambridge, England: Cambridge University Press.

Levin, H. S., High, W. M., Goethe, K. E., Sisson, R. A., Overall, J. E., Rhoades, H. M., Eisenberg, H. M., Kalinsky, Z., & Gary, H. E. (1987). Neurobehavioral Rating Scale: Assessment of the behavioral sequelae of head injury by the clinician. *Journal of Neurology, Neurosurgery and Psychiatry, 50*, 183–193.

Lezak, M. D. (1987). Relationship between personality disorders, social disturbances, and physical disability following traumatic brain injury. *Journal of Head Trauma Rehabilitation, 2*, 57–69.

Lezak, M. D. (1993). Newer contributions to the neuropsychological assessment of executive functions. *Journal of Head Trauma Rehabilitation, 8*, 24–31.

Malec, J. F. (1999). Goal Attainment Scaling in rehabilitation. *Neuropsychological Rehabilitation, 9*, 253–275.

Malec, J. F., Smigielski, J. S., & DePompolo, R. W. (1991). Goal Attainment Scaling and outcome measurement in postacute brain injury rehabilitation. *Archives of Physical Medicine and Rehabilitation, 72*, 138–143.

Malec, J. F., & Thompson, J. M. (1994). Relationship of the Mayo–Portland Adaptability Inventory to functional outcome and cognitive performance measures. *Journal of Head Trauma Rehabilitation, 9*, 116–124.

Mateer, C. A. (1999). The rehabilitation of executive disorders. In D. T. Stuss, G. Winocur, & I. H. Robertson (Eds.), *Cognitive neurorehabilitation* (pp. 314–332). Cambridge, England: Cambridge University Press.

Mateer, C. A., Kerns, K. A., & Eso, K. L. (1996). Management of attention and memory disorders following traumatic brain injury. *Journal of Learning Disabilities, 29*(6), 618–632.

McColl, M. A., Carlson, P., Johnston, J., Minnes, P., Shue, K., Davies, D., & Karlovits, T. (1998). The definition of community integration: Perspectives of people with brain injuries. *Brain Injury, 12*, 15–30.

National Institutes of Health (NIH) Consensus Development Panel on Rehabilitation of Persons with Traumatic Brain Injury. (1998, October). *Consensus conference: Rehabilitation of persons with traumatic brain injury* [Online]. Available: http://www.odp.od.nih.gov/consensus/.

Ponsford, J., Olver, J., Nelms, R., Curran, C., & Ponsford, M. (1999). Outcome measurement in an inpatient and outpatient traumatic brain injury rehabilitation program. *Neuropsychological Rehabilitation, 9*, 517–534.

Ponsford, J., Sloan, W., & Snow, P. (1995). *Traumatic brain injury: Rehabilitation for everyday adaptive living*. Hove, England: Erlbaum.

Posner, M., & Petersen, S. E. (1990). The attention system of the human brain. *Annual Review of Neuroscience, 13*, 25–42.

Prigatano, G., & Ben-Yishay, Y. (1999). Psychotherapy and psychotherapeutic interventions in brain injury rehabilitation. In M. Rosenthal, E. R. Griffith, J. S. Kreutzer, & B. Pentland (Eds.), *Rehabilitation of the adult and child with traumatic brain injury* (3rd ed., pp. 271–283). Philadelphia: F. A. Davis.

Rappaport, M., Hall, K. M., Hopkins, K., Belieza, T., & Cope, D. N. (1982). Disability Rating Scale for severe head trauma: Coma to community. *Archives of Physical Medicine and Rehabilitation, 63*, 118–123.

Shumway-Cook, A., Wollacott, M., Kerns, K. A., & Baldwin, M. (1997). The effects of two types of cognition tasks on postural stability in older adults with and without a history of falls. *Journal of Gerontology: Medical Sciences, 52A*, M232–M240.

Snaith, R. P., Bridge, G. W., & Hamilton, M. (1976). *The Leeds Scales for Self-Assessment of Anxiety and Depression.* London: Psychological Test Publications.

Sohlberg, M. M., & Mateer, C. A. (1987). Effectiveness of an attention training program. *Journal of Clinical and Experimental Neuropsychology, 19*, 117–130.

Sohlberg, M. M., & Mateer, C. A. (1989). *Introduction to cognitive rehabilitation: theory and practice.* New York: Guilford Press.

Sturm, W., Willmes, K., Orgass, B., & Hartje, W. (1997). Do specific attention deficits need specific training? *Neuropsychological Rehabilitation, 7*, 81–176.

Stuss, D. T., & Benson, D. F. (1986). *The frontal lobes.* New York: Raven Press.

Task Force on Promotion and Dissemination of Psychological Procedures. (1995). Training in and dissemination of empirically validated psychological treatments. *The Clinical Psychologist, 48*, 13–23.

Whiteneck, G. C., Charlifue, S. W., Gerhart, K. A., Overholser, D., & Richardson, G. N. (1992). Quantifying handicap: A new measure of long-term rehabilitation outcomes. *Archives of Physical Medicine and Rehabilitation, 73*, 519–526.

# 2

# 認知障害に関係する神経学的疾患

　本書の読者は，基礎的な神経解剖学と生理学について何らかのトレーニングをしてきたと思う．脳障害が正常な脳機能を破壊する過程を理解するには，正常な脳構造や脳機能についての基本的学習は不可欠なものである．本章では，認知リハビリテーションの場で遭遇する代表的な神経学的疾患，すなわち外傷性脳損傷（TBI: Traumatic Brain Injury），低酸素脳症，脳炎，その他感染性疾患，脳腫瘍について，その病理生理学やよく見られる機能障害の特徴，自然経過について説明する．これらの神経学的疾患では，中枢神経系（CNS：Central Nervous System）に対してそれぞれ異なる特定の損傷パターンを示し，（しばしば重複するが）異なる身体的，認知的，行動的，情動的障害を合併する．こうした違いや共通性の理解が，リハビリテーションチームにとって，評価と治療計画，目標設定といった一連の過程の促進に影響を与える．

　各疾患には，脳損傷の原因となる2つの段階がある．すなわち (1)機械的な力あるいは病理生理学的なメカニズムの結果生じた脳組織への直接損傷，(2)代謝障害や元来の神経損傷の結果として生じた二次的な脳の合併症である．神経学的損傷で考慮される3つの主側面は，範囲，重症度，損傷原因である病理学の種類である．通常，損傷の範囲は局所性，多発性，び漫性に分類される．

　**局所性損傷**（focal lesions）は，一般的に脳血管性障害（出血や梗塞），新生物や腫瘍，脳膿瘍，ときには貫通創のような局所的外傷（例：銃創）から生じる．局所性損傷の影響は，その大きさや位置，深度が直接関係する．さらに，関係する病理学的過程の種類が損傷の影響，予後，自然経過に重要である．例えば，腫瘍は進行が遅く，その間に神経的代償や再組織化が起こるため，大きくなるまで臨床症状に気づかないことがある．また同じような大きさや領域の損傷でも脳卒中のように突然発症する場合，壊滅的な影響を及ぼすこともある．

　**多発性損傷**（multifocal lesions）は，前述の病理が多数，広範囲に起きることによって生じる．重篤な脳血管障害やTBIなどの多様な医学条件は多発性損傷とみなされる．多発性損傷の場合，機能障害の程度は一般的に，一側性より両側性で重く，また段階的・時差的な場合より同時に発症したほうが重度である．

　**び漫性脳損傷**（diffuse brain injury）は，脳組織の広く拡散した領域に影響を及ぼしうる促進条件がかかわっている場合に生じる．かなり大きな加速減速力が関係するTBIの多くの事例，そして低酸素性虚血性損傷，様々な代謝性・伝染性・炎症性疾患がこれに当たる．こうした損傷の影響は，脳構造と特定の領域への損傷の深度と性質，関係する神経原理によって異なる．

　次節では，脳損傷が生じる代表的な病因を論じ，その回復のパターンと機能的アウトカムについ

て詳細に言及する．本章の後半では，脳損傷を負った患者に用いられる主要な医学診断的方法について説明する．

## 後天性脳損傷のメカニズム

### 外傷性脳損傷

　救急医療サービス（緊急対応サービスを含む）や新しい医学的，外科的，薬理学的介入が重症患者の生存率を高めるにつれて，TBIを負った人が占めるリハビリテーションの病床数は増加してきている．米国では，TBIは10万人に200人あるいは毎年約50万人の割合で発症している．これは脳卒中とてんかんの両方の発症数を上回るものである．TBIの約20%は中等度から重度，残りが軽度レベルに分類される．TBIを引き起こす事故はどの年代にも生じうるが，男性の発症率は女性の2倍であり，また15歳から24歳の年齢層はTBIの発症率が一番高い．青年や若年層では自動車事故が主な原因であり，その約半分がアルコール摂取に関係していると考えられている．小児や老人においては，転落がTBIの主要原因である．一部の都市部や戦時下では，暴行や小火器による損傷がTBIの一般的な原因となっている．

#### ■外傷性脳損傷のメカニズム

　TBIの多くのケースでは，複合的原因によって脳に損傷が起きる．第1に，損傷は機械的な力によって生じる．表面の固いもの（例：野球のバットやフロントガラス）で頭部が叩かれたり，激しく接触した場合，接触部分から頭部へ力が移動する．こうして，頭蓋骨が破砕し，その下の脳組織に局所性損傷が生じる．第2に，頭部は突然停止したものの，脳がそれまでの方向に動き続け，そして反対方向に跳ね返ると，加速減速力が生じる．その結果，頭蓋骨に衝突した脳組織に，挫傷や打撲が生じる．組織の摩擦によって皮質の挫傷が生じ，しばしば局所性の出血や腫脹が伴うこともある．自動車事故では前部座席のシートベルトをしていない搭乗者が前頭部をフロントガラスに打ちつける場合が多い．その衝撃で脳は前に押しやられ，前頭部の脳組織に打撲が生じる．さらに跳ね返りにより，脳の後方領域も挫傷することがある（図2.1参照）．脳の正反対の両側に生じるこの種の損傷は，**直撃**損傷（coup injury），**対側**損傷（contre-coup injury）と呼ばれる．脳の底面が，頭蓋骨底面の粗くでこぼこした骨表面の上で激しく揺さぶられた際にも損傷が生じる．特に前頭葉・側頭葉の眼窩部や外側部の底面はこの種の損傷を受けやすい．脳挫傷はTBIに伴う局所性病理のよくある原因であり，自動車事故や高所からの転落によく見られる．

　局所性損傷のもう1つの原因は，脳血管系の破綻によるものである．前述した加速減速力が，髄膜や脳の表面の微細な血管を引き裂き，脳を取り囲む隙間に血液が流れ込む（例：硬膜外や硬膜下血腫）．隙間に蓄積された血液は脳組織を傷つけ，脳を圧迫していく．神経画像の進歩や救急医療での神経画像の活用により，そのような出血のより迅速な確認と外科的対応が可能になってきている．図2.2は左側開頭した脳のCT画像で，左前頭側頭葉の局所領域の挫傷と，左側から右側にかけての顕著な脳浮腫が認められる．機械的な力や全般性浮腫によって，脳血管系の破綻が起きることもある．動脈断裂により脳内出血が起きたり，あるいは圧迫により血流をしばらく遮断され脳梗塞が

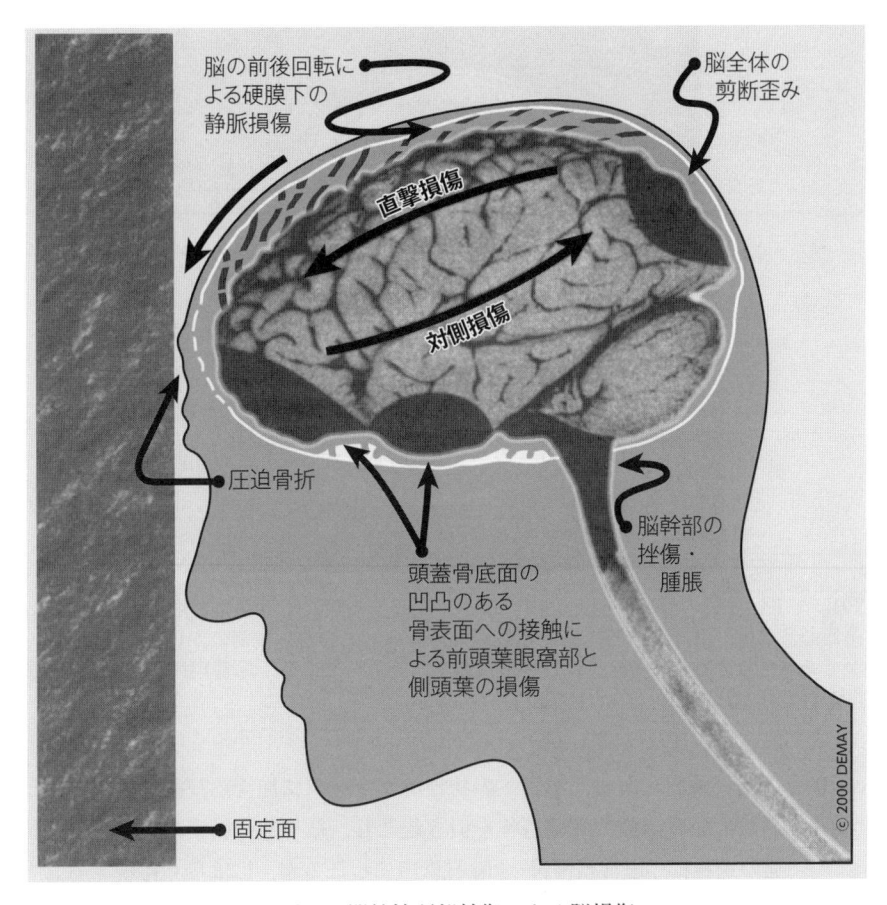

**図2.1** 閉鎖性頭部外傷による脳損傷

生じたりする．これらの病理学的過程は脳の深部への損傷をもたらすが，その臨床症状は脳卒中患者のものと非常に類似している．**図2.3**は両側前頭葉損傷をきたした，右こめかみへの銃創を示している．

　加速減速力は，ニューロンに伸長や変形，剪断の影響を与えることもある．脳をめぐる長繊維束はこうした種類の損傷に最も脆弱である．灰白質は，大部分が皮質と皮質下核にある神経細胞体で構成され，軸索の巨大な束で相互に連絡している．軸索は神経細胞が連絡する神経突起で，しばしば相当に長い．この軸索は通常ミエリンで覆われている．ミエリンは繊維の電気遮断を行い，伝達時間を短縮する脂肪質の物質である．繊維束は白質のような外見である．両手に茹でたスパゲッティの束を持ったところを想像していただきたい．そして，それを素早くぐいっとひねり，ねじるのである．壊れ，伸ばされ，千切れたスパゲッティは，急激で激しい加速減速と回転の力にさらされた結果脳の繊維束に起こった損傷に喩えることができる．剪断と伸張は，神経細胞の軸索に広範だが，まだらな損傷を及ぼすのである．

　この種類の損傷は**び漫性軸索損傷**（DAI：Diffuse Axonal Injury）と呼ばれてきた．軸索が破壊あるいはひどく損傷を受けると，細胞体を含む細胞全体が壊死する．さらに，損傷した細胞の入力に依存してきた他の細胞も壊死する．び漫性軸索損傷の大きさや位置によっては，脳幹とともに大脳半球の広い範囲が障害される．び漫性軸索損傷は周辺大脳皮質での軽い損傷から，中心脳や中脳に

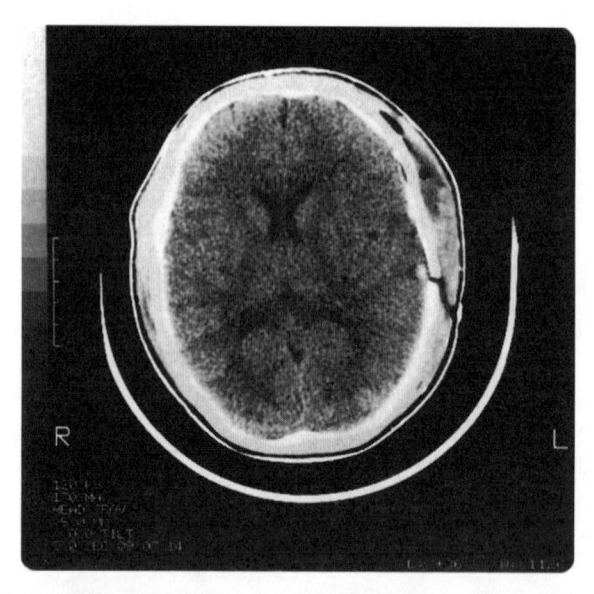

**図2.2** TBI．CTは左側の骨片の開頭欠損を示す．左前頭領域に小さな頭蓋内気腫が見られる．左前頭側頭葉には，局所性の脳挫傷が複数認められる．中心から右側にかけて，浮腫の残存も明らかである．このCTは受傷後8日目に撮影されたものである．頭蓋内圧軽減のために外科的手術が行われた．

及ぶ重篤な損傷まで広い範囲がある．軸索への物理的ダメージに加え，び漫性軸索損傷は不完全な軸索輸送と軸索の腫脹という階段的破壊過程を引き起こし，結果的に軸索の近位端と遠位端の乖離を生じる．この一連の過程は，通常損傷後24時間以内に起こるが，しばらく持続することもある．び漫性軸索損傷の範囲はTBIの総合的重症度や機能的アウトカムに直接関係する．び漫性軸索損傷に関係した外傷は，前頭葉内側面，脳梁，上小脳脚が好発部位とされている．

　挫傷や出血，び漫性軸索損傷といった一次的局所性・び漫性損傷に加え，数多くの関連する二次的現象がさらなる脳損傷をもたらすだろう．これには，大規模な神経脱分極を引き起こし，かつフリーラジカル形成を促進する急激な神経伝達物質の活性化も含まれ，これにより神経組織はさらに損壊される．また，び漫性微小血管損傷も浮腫や脳虚血の原因となる．さらに，小血管の破裂，脳血液関門の破損は，遅発性出血を引き起こしうる．こうした二次的損傷は一次的損傷によるダメージを倍増させてしまう．

　最後に，多発性外傷の場合は，他の身体部位への損傷（胸部破裂や気管への損傷，口腔や咽頭での出血による閉塞，顔面・顎・肋骨・四肢への整形外科的損傷を含む）により，正常呼吸や脳への酸素供給が影響を受ける．外傷による心停止や呼吸器停止もあり，結果的に無酸素症に至ることもある．身体の長骨への破壊損傷は広範囲に脂肪塞栓を引き起こし，肺や動脈を詰まらせたり，酸素の欠乏，大脳組織の梗塞をもたらしたりすることがある．図2.4は，脂肪塞栓による無数の小さな拡散領域を示す．こうした損傷の他にもTBIの遅発障害として，傷ができたことによる発作障害および脳組織の壊死や脳脊髄液の遮断による水頭症がある．

　受傷後の急性期の発作は比較的よく見られるが，持続性の外傷後発作障害はTBIを負った人の約4～7％にのみ発症する．成人に対して小児では，発作障害は重度損傷で多く認められ（11.5％），穿通性の損傷後（35～50％）に発症しやすい（Katz & Black, 1999）．局所性の出血病変ではどのような

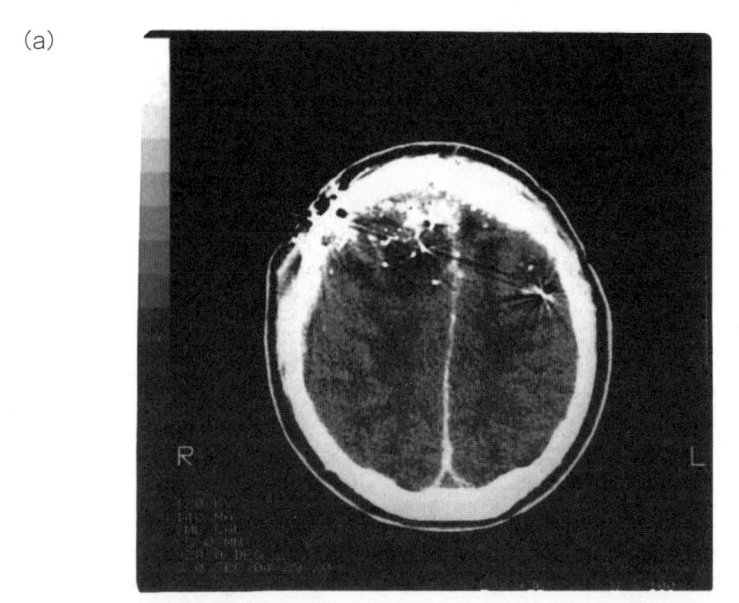

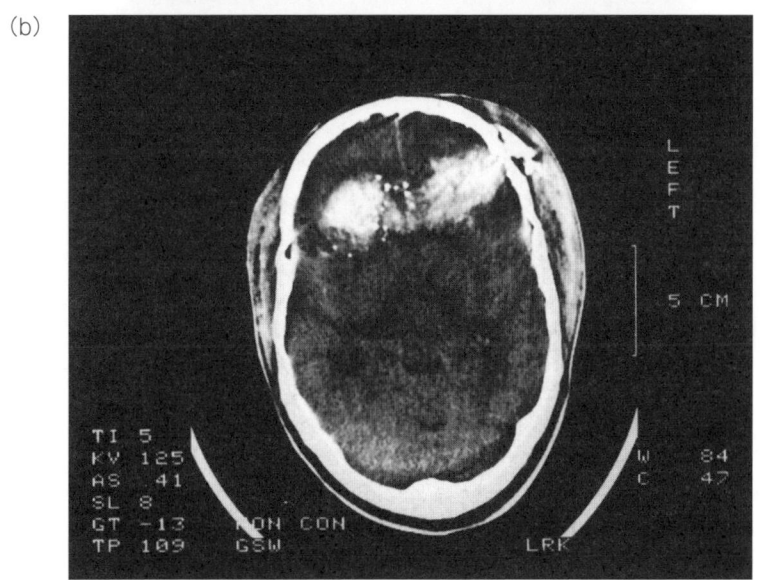

第2章 認知障害に関係する神経学的疾患　25

(a)

(b)

**図 2.3** （a）貫通創の脳損傷．CT は右側頭への銃創を示す．右前頭領域には骨や銃弾の破片による傷とそれに伴った出血，組織損傷が認められる．右側から左側へ脳浮腫がある．脳の中心線を越えた銃弾が内側左前頭領域に留まっているのがわかる．（b）別の銃創のCTで，左側頭から入り，右前頭領域から出ていることがわかる．銃弾の通り道の周りに広範な出血と組織損傷が認められる．

種類でも発作の発現率が高い（35％）．外傷後発作障害の経験のある患者の半数以上は発症後1年以内に発作を起こしており，2年目までに75～80％に達する．発作の種類には，数秒から数分続く典型的なものや焦点運動発作，複雑部分発作や全般性発作がある（このトピックの総説である Yablon, 1993を参照）．発作障害の発現は，その人やリハビリテーションチームにとっては特別な問題である．このような障害は，特に運転，独居，スポーツへの参加などに関して，自立や安全に制約をも

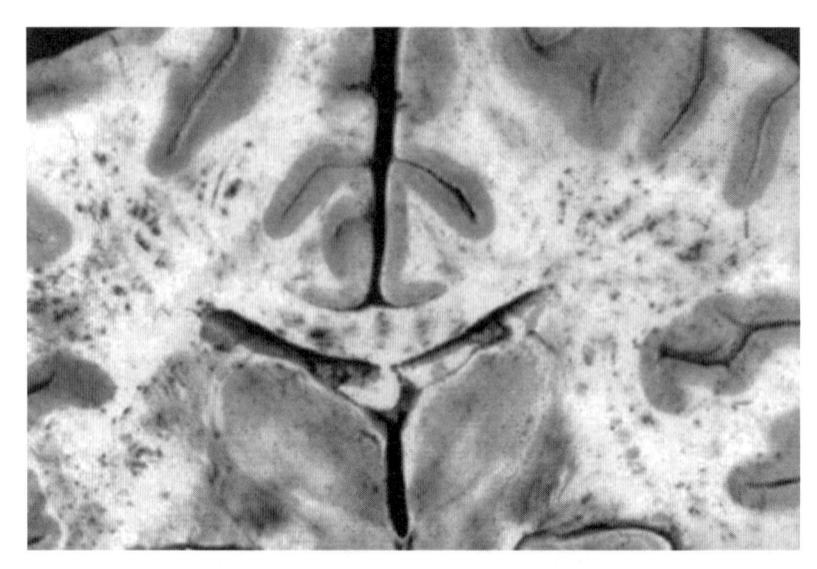

図2.4 大腿骨骨折後の脂肪塞栓による小さな点状出血と二次的梗塞

表2.1 TBIのメカニズム

頭蓋骨折
一次的脳損傷
　脳挫傷
　び漫性軸索損傷
二次的脳損傷
　頭蓋内出血
　頭蓋内圧亢進
　脳浮腫
　呼吸・心不全
　低血圧
　虚血性脳損傷
　感染症
遅発性合併症
　外傷後てんかん
　水頭症

たらす．さらに，発作のコントロールに有効な薬物のいくつかは認知機能に有害な影響を及ぼしうる．一般的に使用される薬物として，カルバマゼピン，ガバペンチン，フェノバルビタール，フェニトイン，バルプロ酸剤などの抗てんかん薬があるが，多くは厄介な副作用をもつうえ，注意覚醒にも影響することがある．

　TBIは非常に多くの異なる病理学的過程を含んでおり（概要は表2.1を参照），重複しつつもきわめて異なる症状群をもたらす．残念なことに，TBIにより典型的に起きる背景病理の多くは微細な構造にかかわっており，現在でも技術の最大を尽くしてさえ画像化が難しい．したがって，医学的・神経学的情報は診断や治療計画において重要であるが，残存し変容していく能力や障害を入念に評価することで補わなくてはならない．

## ■外傷性脳損傷の重症度のレベル

　TBIの重症度は非常に軽度の脳震盪から，死や重度の障害に至る壊滅的な損傷まで連続的である．損傷を**軽度**（mild），**中等度**（moderate），**重度**（severe）に分類するために，受傷から24時間以内の昏睡レベルや外傷後健忘（PTA：PostTraumatic Amnesia）の持続期間が用いられる．**昏睡**（coma）は脳損傷後の意識不明の時期を指す．受傷後数時間の昏睡の深度が，重症度の重要な初期指標であり，一般的にグラスゴー・コーマ・スケール（GCS：Glasgow Coma Scale）と呼ばれる観察法で測定される．この尺度は開眼，最良の運動反応，最良の言語反応を用いて昏睡状態の程度を決定し，昏睡レベルの変化を追い，こうした点が脳機能の回復や低下を反映すると考えている．点数は3～15点であり，GCSで8点以下の場合は重度，9～12点が中等度，13～15点は軽度の損傷を表す（Jennett, Snoak, Bond, & Brooks, 1981 ; Jennett & Teasdale, 1981）（**表2.2**参照）．

　PTAは昏睡状態から，現在起きている出来事に対する患者の記憶が，信頼性，一貫性，正確性が得られるようになるまでの期間を含む．この期間では失見当識，焦燥性興奮，落ち着きのなさも関係しているかもしれない．PTAにおける異なる機能レベルの主特徴を捉えるものとして，ガルベストン見当識・健忘検査（Galveston Orientation and Amnesia Test; Levin, O'Donnell, & Grossman, 1979）がよく用いられる．この質問紙は，患者が人物，場所，時間，状況を正しく判断できるかどうかを評価するために用いられる．典型的に，人物に対する見当識は，場所や状況に対する見当識より早く確立され，時間的見当識はたいてい最後まで安定しない．PTAの期間は後まで残る身体および認知障害と，そして自立レベルや職場復帰ともよく相関することが明らかにされてきた（Dikmen, Ma-

**表2.2** グラスゴー・コーマ・スケール（GCS）

|  | 点　数 |
|---|---|
| 開　眼 | |
| 　自発的に開眼する | 4 |
| 　呼びかけで開眼する | 3 |
| 　痛み刺激に反応して開眼する | 2 |
| 　全く開眼しない | 1 |
| 運動反応 | |
| 　命令に応じた動きをする | 6 |
| 　痛み刺激に対して払いのける | 5 |
| 　痛み刺激から逃避する | 4 |
| 　異常な（除皮質）屈曲反応 | 3 |
| 　異常な（除脳）伸展反応 | 2 |
| 　全く動かない | 1 |
| 言語反応 | |
| 　受け応えができ，見当識がある | 5 |
| 　混乱した会話または見当識障害 | 4 |
| 　発語はあるが，意味をなさない | 3 |
| 　音声のみ，または理解不能な声 | 2 |
| 　全く音声なし | 1 |

JennettとSnoak, Bond, Brooks（1981）より引用．

表2.3 TBIの重症度の分類

| TBIの分類 | GCSスコア | 昏睡の持続期間 | PTAの長さ |
| --- | --- | --- | --- |
| 重 度 | 3～8 | 6時間以上 | 24時間以上 |
| 中等度 | 9～12 | 6時間以内 | 1～24時間 |
| 軽 度 | 13～15 | 20分以内 | 60分以内 |

Lezak（1995）より引用．

chamer, Winn, & Temkin, 1995）．初回のGCSスコアや昏睡の期間・PTAの長さに基づいたTBIの重症度を表2.3に示す．

　確かに共通点もあるが，身体的，認知的，情緒的，社会的機能の後遺症のパターンと同じように，短期的および長期的アウトカムには，TBIの重症度の異なる患者間では著しい違いもある．軽度外傷性脳損傷（MTBI: Mild Traumatic Brain Injury）を負った患者の多くは比較的スムーズに回復し病前の機能レベルを取り戻すが，中等度から重度のTBIを負った患者の多くは，機能的活動に影響を及ぼすいくつかの後遺障害を持っているだろう．MTBI後の持続的影響は，重要ではあるが特殊であるため，MTBIと脳震盪後症候群およびその管理については後の章で論じることとする（第15章）．次項では，中等度から重度のTBIの一般的な回復過程，帰結について説明する．全般的に，中等度から重度損傷では，受傷後6ヵ月は最も急速に改善し，受傷後2年以内は緩やかではあるが回復が続く．その期間を越えると自然回復はさらに緩徐となるが，たとえ受傷から時間が経過しても，障害の代償的介入による効果を享受できる患者は多い．

■中等度から重度の外傷性脳損傷後の回復パターン

　中等度から重度のTBIの生存者は，び漫性軸索損傷やその二次的合併症により引き起こされるび漫性の病理が特徴で，通常特徴的な回復パターンを示す．受傷時やその直後から，多くの人は意識消失や顕著なアウェアネスの変化を経験する．この段階の治療は主として，内科的，外科的あるいは薬理学的なものとなる．他の治療としては，鎮痛剤や十分な栄養確保，皮膚のケア，二次障害の最小化である（例：筋肉拘縮）．

　生存者の多くは，4週間以内に自然に開眼し，睡眠－覚醒のサイクルが発現する．しかし，目的的行動反応や周囲で起きていることに対する明確な理解は得られない．このような患者のうち遷延性意識障害（vegetative）と言われる状態に1年以上留まるのは2％のみである．中等度から重度のTBIの生存者の多くは，言語や運動，行動は不安定で系統的ではないにしろ，この時点から徐々に反応性が増してくる．変化の最初の兆候としてよく観察されるのは，視覚刺激の追視，聴覚刺激の定位である．こうした反応は，初期には自動的あるいは反射的反応として見られるが，徐々に自発的コントロールのもとに現れるようになる．発語がなくとも，患者は指示に対して反応を示しはじめるだろう．この段階では常にではないが，一般的に焦燥性興奮と落ち着きのなさを伴う．この段階での介入は，亜急性期の治療病棟で行われることが多い．環境は過剰な刺激を避けるよう調整されるべきであり，容易に刺激されやすい患者は静かな隔離された治療エリアに置かれるべきである．焦燥感や運動性の落ち着きのなさが収まった後でも，患者は混乱や失見当識，重度注意障害，脱抑制，顕著な記憶障害を呈することが多い．記憶を連続して維持できないことが，外傷後健忘と

して知られる時期の特徴である．このような患者では言語面の回復や表面的な理解は認められても，記憶や新規学習スキルは乏しいままである．

次の段階では，記憶と新規学習の顕著な障害は依然として続いているだろうが，見当識と連続した記憶の回復が特徴となる．このごく一般的な段階の持続期間は，損傷の重症度に関係している．多くの入院・外来患者のリハビリテーションで重点が置かれるのはこの段階である．この時期は，日常生活動作（例：着衣，整容）の訓練と回復・安定化，歩行やその他運動機能に焦点が当てられる．このために，筋緊張の強化や正常化，バランスと姿勢のコントロール，歩行パターンの回復が必要となる．また非麻痺側あるいは車椅子・歩行器などの補装具を用いた代償訓練も含まれる．この段階では，認知機能の障害は依然として顕著で，見当識の安定や効果的なコミュニケーションの促進，注意の改善，記憶障害や混乱と問題解決を伴う後遺症に対して効率的に対応できるようにする，代償方略の使用訓練に労力が注がれる．この時期の多くの患者は自分の能力低下や機能障害がどの程度まで及ぶのか，あるいはどういう意味をもつのかについて，アウェアネスが全くないか非常に曖昧でしかない．これは脳損傷による影響と，病前の生活スタイルを体験する機会が制限されているという影響があるからである．社会的交流は改善するが，脱抑制や語用論的スキルの障害は顕著だろう．すなわち，会話の開始や終了，話題の維持あるいは発話の順序交代に問題を抱える．

入院リハビリテーションからの退院後，TBIを負った患者の大半は自宅に戻る．損傷の重症度や残存している機能障害の程度によるが，多くはある程度の生活動作の自立は可能となる．ただし，最も興味があることへの決断に必要な能力，配偶者・パートナーや子どもの世話，職場や学校への復帰，以前行っていた余暇活動への参加，その他の地域社会への参加は，とり戻すのに困難を伴う．後遺症は注意や記憶など認知機能の広範に及び，目的的行動の体系化や実行，社会的スキル，気分・情動・行動の自己制御などにも認められることが多い．この段階での介入はたいてい，より制約が大きい．

1980年代にはTBIがもたらす当事者や家族への長期的影響についての理解が進んだことにより，自立や地域社会への統合，脳損傷への長期的な社会的，情動的適応を目的とする亜急性期のリハビリテーションサービスが急増した．しかし，少なくとも米国では，リハビリテーションサービス削減量の増加や高齢者医療保険制度の制限，診断関連分類に基づく財源の導入により，多くのサービスやプログラムは終了，もしくは厳しい縮小を余儀なくされた．自立とQOL改善のための適切な尺度と，医学的に必要とされるサービスとの間には倫理的なジレンマがある．しかし，こうしたサービス利用の制約は，TBIから回復した人の潜在的可能性を制限しただけでなく，家族や他の社会的サービス，政府機関の負担を確実に増加させている．この段階で治療的介入が可能な場合は，地域サービスの利用や喪失に対する情動的適応の促進，TBIによく見られる行動制御の問題への援助（例：易刺激性や易怒性）に重点が置かれることが多い．また，損傷を負った人が職場や学校，研修や趣味などの生産活動に復帰する際の援助も重要である．

ランチョ・ロス・アミーゴス認知機能レベル尺度（Rancho Los Amigos Levels of Cognitive Functioning Scale；Hagen & Malkmus, 1979）は，TBI後の様々な段階における行動変化を系統的に追うために開発された．各段階での典型的行動の多くが言語的に記載されているため，リハビリテーションスタッフは回復や低下，および症状の安定状態を意味する行動を正しく判断することができるようになる．他の評価尺度として，もともとはAlexander（1982）によって開発され，後にKatz（1992）が修正した，び漫性軸索損傷回復段階尺度（Stages of Recovery from Diffuse Axonal Injury Scale；

**表 2.4** ランチョ・ロス・アミーゴス認知機能レベル尺度

| | |
|---|---|
| 1 | 反応なし |
| 2 | 一般的反応 |
| 3 | 限定された反応 |
| 4 | 混乱し興奮 |
| 5 | 混乱し不適切な反応 |
| 6 | 混乱しているが適切な反応 |
| 7 | 自動的だが適切な反応 |
| 8 | 合目的的で適切な反応 |

Hagen と Malkmus（1979）より引用．

**表 2.5.** び漫性軸索損傷回復段階尺度

1. 昏睡状態
   反応なし
   閉眼
2. 植物状態
   認知反応なし
   全般的覚醒あり
   睡眠と覚醒の繰り返し
3. 最小意識状態
   随意的覚醒
   命令に従う
   発語なし
4. せん妄状態
   発語の回復
   外傷後健忘
   重度注意障害
   落ち着きがなく低覚醒か不安定な行動，あるいはその両方
5. せん妄後，自立を回復
   外傷後健忘の改善
   認知的改善
   日常生活でのセルフケアが自立
   社会的交流の改善
   自宅での自立を獲得
6. 社会的能力，地域社会への再参加
   認知能力の回復
   目標志向行動，社会的スキル，パーソナリティ
   地域社会での自立を獲得
   学業や職業生活へ復帰

Mills と Cassidy, Kats（1997, p. 116）より引用．Copyright 1997 by Blackwell Scientific Publications. Reprinted by permission.

Mills, Cassidy, & Katz, 1997）がある．いずれの評価尺度も TBI の回復段階を確認し，モニタリングするのに有用である．それぞれ**表 2.4** と**表 2.5** に示す．

### ■外傷性脳損傷による認知障害の特徴

　TBI後による認知障害の範囲や程度は，損傷の重症度や領域によって大きく異なる．大脳構造への局所損傷の場合，失語や失行，半側無視，視空間障害といった脳卒中のような症状を呈する．しかし，典型的にこうした症状はTBIに目立つ特徴ではない．TBIの最も一般的な受傷メカニズムである加速減速力による損傷では，前頭側頭葉の腹側背側面を損傷する危険性が最も高い．TBIによく見られる後遺障害は，これらの領域が担っている作用からまさに予測可能であり，注意，記憶，新規学習，計画，問題解決，発動性，衝動性，気分や情動の自己制御，自己アウェアネスの問題である．まず注意障害は後遺障害としては非常に重度であることが多く，妨害刺激への対処，心的構えの転換，もしくは同時に呈示された刺激への処理や反応に問題を抱える．長期記憶は通常は回復してくるかあるいは無傷であるが，多くのTBIを負った人々は以前のように効率的に学習したり，新しい情報を獲得したりすることに障害を抱え続ける．作動記憶（ワーキングメモリ）は，情報を保持しながら同時に効果的に処理する能力であるが，しばしば障害される．重度の健忘症状を呈し続けるTBIを負った患者もいるが，無酸素や低酸素の期間が併発していた場合は，この状態はさらに起こりやすい．

　いわゆる遂行機能と言われる基本的には前頭葉構造や機能に関連するとされる機能も，TBIを負った人では障害されることが多い．重症の前頭葉損傷を負った人は，活気が感じられず，能力はあっても行動の開始ができない（たいてい外側もしくは内側前頭葉が関与している）．また過剰な行動を示したり，不適切で，反復性の非機能的・非効率的な行動を抑制することができなかったりする．TBIを負った人や前頭葉などを損傷した人の多くは，幅広い能力は保たれるが，機能的目標を達成するために必要な行動の開始，継続，体系化，モニタリングができないようである．情動や行動の自己制御もしばしば乏しく，苛立ちや怒りの爆発の問題は家族や友人からよく報告される．古典的意味での自分勝手とは異なるが，社会行動は適切とは言いがたく，その一方で他者の欲していることや気持ちに気づけないことが示される．最後に，彼らの多くは自分の能力や行動がどう変化したかに関する洞察が制限されているようである．これはしばしば段階的な障害であり，身体的な障害へのアウェアネスは，認知，社会，行動的な障害に対するアウェアネスよりも良好である．このアウェアネスの段階分けは，リハビリテーションや機能的アウトカムの強力な予測因子として注目されてきている．

　本書で論じる認知障害への介入の多くは，TBIを負った人を対象に急性期や亜急性期のリハビリテーションとして開発されてきたものである．1970年代後半や1980年代初期には，TBIの特徴的な認知・行動様式は明確にされていなかったが，その後の研究によりTBIの認知システムの性質や認知・行動障害への効果的介入に関して，数多くの貴重な知見が明らかになってきている．

## 脳卒中

　**脳卒中**や**脳血管障害**（CVA：CerebroVascular Accident）という単語は，いずれも脳内や脳への血液供給が絶たれた結果起きる脳損傷，脳機能不全を説明するものとして用いられる．脳卒中はTBIや認知症と並んで，死や障害をもたらす神経学的3大原因の1つである．米国では死因の第3位に位置する．脳卒中患者のおよそ25％が65歳未満である．

■脳出血

　脳内出血やくも膜下出血は脳卒中の約15％を占める．血管が弱くなり破裂すると，血液は周囲の組織に流出し，細胞を傷つける．これが**脳出血**であり，以下に挙げるいくつかの原因から生じる．(1)アテローム性動脈硬化や高血圧によって傷ついた脆弱な静脈や動脈の破裂，(2)異常発達した血管組織からの出血（先天性動静脈奇形や海綿状血管腫），(3)**アミロイド・アンギオパチー**（amyloid angiopathy）と呼ばれ，血管が徐々に悪くなっていく老化に関連した疾患でアルツハイマー型認知症によく見られる，(4)血液凝固の障害で，血友病のような先天的障害，慢性肝臓病といった後天性障害，もしくはワーファリンやアスピリンといった薬物によって発症するもの，である．脳出血は，一般的に出血領域の局所性損傷だけでなく，血流が妨げられ血液供給が途絶えたことによる「末梢」組織および構造への損傷ももたらす．動脈瘤破裂の好発部位は，後交通動脈や前大脳動脈の血管の接合部や中大脳動脈の基部である．脳出血患者は，急性期での死亡率が高く（30％），これは脳室内の出血や出血領域の大きさに関係している（Jorgenson, Nakayama, Raaschoy, & Olsen, 1995）．

■脳梗塞

　例えば，血の塊（**血栓**［thrombosis］）や動脈硬化のプラークによって血管が遮断されると，血液供給が絶たれた組織は，すぐにダメージを負う．この不適切な血流は**虚血**（ischemia）と呼ばれ，虚血領域で損傷した脳組織は**梗塞**（infarction）を起こしているとされる．梗塞は脳卒中の約85％を占める．損傷領域によっては非常に小さな梗塞でも著しい認知や行動の異常が見られるが，一般的に死亡率（約15％）は梗塞巣の大きさに関係する（Allen, 1984）．脳卒中の再発や心筋梗塞は，脳梗塞の患者にとって危険因子となることが多い．梗塞を引き起こす3つの主要原因は，(1)動脈硬化による動脈の完全なあるいは部分的な閉塞，(2)**脳塞栓**（embolus：血栓や動脈硬化プラーク）による動脈閉塞，(3)**脂肪硝子変性**（lipohyalinosis），あるいは小血管の特異的変性で最終的にラクナ梗塞となるもの，である．

　優れた画像技術の出現により，脳卒中の病因や領域に関する診断プロセスはめざましく進歩し，治療の選択肢は広がり，死亡率や再発率をより正確に判断できるようになってきた．しかし，残念なことに脳卒中の分類を臨床的に診断しても，機能的予後の予測にはほとんど役に立たないことが多い．むしろ，解剖学的位置や損傷の大きさ，年齢や全般的健康，神経学的疾患の既往に関する個人因子，根本的な神経疾患のほうが機能的予後の推測に果たす意味は大きい．次項では血管分類ごとに脳卒中の典型的かつ主要な特徴を示す．

■中大脳動脈の脳血管障害

　脳血管障害（CVA）に最も関与する動脈は，各半球の中大脳動脈である．頸部を起点とし，支流は前頭，側頭，頭頂葉の外側面の広範を灌流する．基礎神経解剖学における，前頭と頭頂皮質を分ける中心溝もしくは大脳縦裂にまたがっている**ホムンクルス**（homunculus），あるいは身体の「地図」を思い出していただきたい．中心溝の前部，すなわち前頭葉の後部に当たるところは身体の反

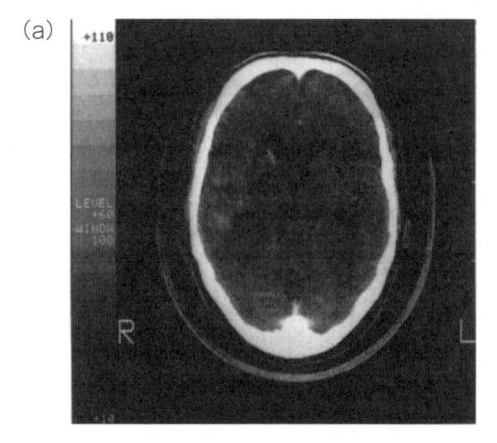

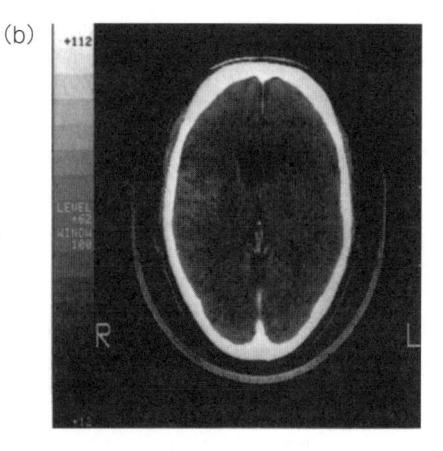

**図2.5** （a）脳血管障害（CVA）　（b）右前頭葉出血のCTスキャン

対側にある組織の運動機能に関係する身体「地図」である．口唇や舌，指の動きにかかわる広い領域が，地図の低位部分を占め，その一方であまり繊細な運動コントロール能力をもたない部分（腕や足など）は脳の頂点にかかる上位部分から，半球間の中間皮質を下る部分を占める．同様に「地図」上で，身体の反対側の感覚入力に鋭敏な領域は，頭頂葉の前部で中心溝のすぐ後ろを占める．図2.5は右側頭葉の出血を示したCT画像である．

　脳卒中に特徴的な身体症状はこうした領域の損傷を反映している．歩行や上肢の麻痺や不全麻痺，対側肢の触覚障害や対側視野にかかわる視覚障害である．左中大脳動脈CVA後の一般的な認知障害は，失語，口腔・四肢の失行，言語学習障害だが，右中大脳動脈CVAでは，視空間障害，非言語性学習障害，障害に対するアウェアネスの障害，コミュニケーションの語用論的側面の障害，注意障害などが生じる．失語症は内包，レンズ核線条体領域，視床，大脳基底核など様々な部位の損傷後に報告されている．しかし，皮質下構造が果たしている役割を特定することは難しい．つまり，脳の部位は相互に強く関連しており，皮質下領域の損傷により，関係する他の皮質下および皮質領域とその領域との間の求心性，遠心性入力は減少してしまう．また，脳卒中の患者にとって，気分の変容も問題であり，特に「うつ」は約36％に見られる．脳卒中が右か左かで発症率に違いはないが，左側の脳卒中患者，特に深部の前頭損傷で重度のうつの比率が高いようである（Starkstein, Robinson, & Price, 1988）．

## ■後大脳動脈の脳血管障害

　後大脳動脈領域の脳卒中は，比較的珍しいと考えられている．この領域の発作の結果生じる症状に運動や感覚の欠損はないので，医療機関に受診しないのだろう．後大脳動脈は後頭葉や側頭葉の内側・下側に血液を供給しており，支流は視床にも到達している．この領域の脳卒中は記憶障害や様々な視床症候群をもたらす．両側性の視床の脳卒中は非常に破壊的であり，重度の注意・記憶障害，作話，自発性の欠如，アパシー，感情の平板化，眼球運動の障害を引き起こし，さらに視床痛症候群を呈することもある．持続性の重度健忘症は両側の前視床梗塞後や両側側頭葉内側面（海馬やその関連部位を含む）の損傷後に報告されている．

## ■前交通動脈の脳血管障害

　前交通動脈は脳の基底の中心線を交差する小さな動脈で，ウィリスの動脈輪の前部領域を形成している．「**交通**（communicating）」と呼ばれるのは，実際に左右の前大脳動脈を連結しているからである．ウィリスの動脈輪から動脈は前部や上部へ延び，帯状回や補足運動野を含む前頭葉の中心部や内側表面へ血液を供給する．前交通動脈は，**動脈瘤**（aneurysm）の好発領域である．動脈瘤とは血管壁が脆くなったり，異常に発達したりするために風船状の構造になったものである．血管構造の異常はおそらく全年齢であり得るが，動脈瘤は年齢や脳血管障害の既往，血圧の上昇とともに大きくなり破裂しやすくなる．この領域で動脈瘤が破裂し出血すると，作話，脱抑制，無関心，重度の前向性・逆向性健忘，遂行機能障害，アウェアネスの障害の問題といった症状群を呈する．病変として前頭葉の内側と前脳基底部が含まれる．

　脳卒中のリハビリテーションは改良を重ねながら，長い歴史を積み重ねてきた．本書の目的を超えるため，失語や失行の治療アプローチについては概説しない．しかし，大切なことは脳卒中を負った患者に対するリハビリテーションは，基本的にTBIを負った人へのリハビリテーションで報告されてきた，注意，記憶，遂行機能への多様な治療法を用いてきたことには留意すべきである．脳卒中のリハビリテーションと回復には，脳卒中の救急治療における「血栓溶解剤」（例：tPA）も，大きな影響を与えてきている．脳卒中と脳卒中症候群に関するリハビリテーションの包括的総説としては，Millsら（1997）のものを参照いただきたい．

## 低酸素・低血圧性脳損傷

　**低酸素脳症**（[cerebral hypoxia]，あるいは無酸素脳症 [cerebral anoxia]，2つの言葉は互換性がある）とは，脳から酸素が欠乏した状態を指す．**低血圧脳症**（cerebral hypotension）とは，脳の酸素量を維持するには血圧や血流が不十分であり，脳の灌流が不適当な状態を指す（血流の不足は前記したように虚血とも呼ばれる）．この2つの状態はしばしば合併する．無酸素・低血圧症は心機能や呼吸機能が正常ではない場合に起こり得る．転機は二極化の傾向がある．軽度の無酸素・低血圧脳症では，多くの場合急速な回復が見られる．一方，重度症例の予後は，昏睡状態が同じ期間持続した後のTBIを負った患者よりさらに悪い．

　無酸素，低酸素には，4つの異なるタイプが確認されている（Mills et al., 1997）．すなわち，

- **無酸素性無酸素症**（anoxic anoxia）　このタイプの無酸素症は酸素供給の不足が原因であり，通常，窒息や溺水，胸部挫滅損傷，他の原因による呼吸停止などから生じ得る．
- **貧血性無酸素症**（anemic anoxia）　このタイプの無酸素症は血液の酸素運搬量の不足が原因であり，例えば大量の失血や重度の貧血，一酸化炭素中毒などが挙げられる．
- **うっ血性低酸素症**（stagnant hypoxia）　これは，脳血流や血圧の危機的な減少が原因とされ，心停止やショック，長期の心臓不整脈，絞殺，心筋梗塞などが挙げられる．
- **中毒性低酸素症**（toxic hypoxia）　これは，酸素消費を妨げ得る毒素や代謝産物が原因であり，シアン化合物中毒や低血糖などが挙げられる．

長時間に渡る低酸素－低血圧状態では脳損傷は広範に渡るが，とりわけ低酸素性虚血性障害に敏感な脳領域がある．後頭頭頂皮質や小脳は選択的に脆く，失認や運動調節の問題を引き起こす．海馬も虚血性障害には影響を受けやすい．結果として，この損傷によく見られるのは，重度の健忘症を含む記憶障害である．主な記憶障害の型は，コルサコフ症候群と同様の前向性健忘であり，海馬への無酸素性虚血性損傷によって生じる可能性が最も高い (Cummings, Tomiyasu, Read, & Benson, 1984; Kuwert et al., 1993; Zola-Morgan, Squire, & Amaral, 1986)．その他に無酸素症に脆弱なことで知られているのが，大脳基底核と視床である．溺水のように，低酸素症の多くの事故の特徴は，個有の変数の組み合わせによって決まる独特な出来事である．したがって，低酸素状態の影響を一般化することは困難である．低酸素症の特定の病因についてはいくぶん特異性が明らかになっている．例として，心停止から回復した155人を追跡調査したRoineとKajaste, Kaste (1993) の研究がある．12ヵ月後の時点で，グループ全体では，種々の神経心理学的検査で良い成績を示すにもかかわらず，患者の30～35％が中等度から重度の記憶障害，計算障害，視覚構成障害を示したのである．

無酸素症はしばしば発症後，昏睡期間が続く．昏睡期間が24～28時間以内である場合予後は良いが，昏睡状態がこれより長引くと死亡率は高く，有意な回復の見込みはきわめて低い．昏睡状態から回復した後は，TBIあるいは前頭葉障害後と同様の混乱と失見当識が認められる．徐々に見当識は回復していくが，しばしば重度の記憶障害が残存する．残念ながら，無酸素性－低血圧性脳損傷後に，おそらく深部の大脳白質の広範な脱髄が関係して，機能が後になって低下することも少なからずある．これは大脳基底核損傷に関連する硬直，震顫，筋失調，舞踏病，チック，ミオクローヌスといった運動障害の発現に関連する．

無酸素性－低血圧性脳損傷を負った人のリハビリテーションを扱った文献はわずかである．最も顕著に残存する認知障害である記憶障害は軽度であるが，他の脳損傷の回復と比べて長期に持続する，と多くの報告は示唆している．しかし，他の認知機能が無傷であるため，患者は効果的な代償的記憶方略を学習し，使用することができる．行動方略や薬物療法が役立つかもしれないが，損傷に伴うアパシーや活動性低下，衝動性といった行動障害の治療はきわめて難しい．

## 脳炎とその他の感染障害

様々な感染障害もまた脳損傷の原因となる．感染因子は脳を覆う髄膜（**髄膜炎**，meningitis）や脳組織そのもの（**脳炎**，encephalitis），もしくは両方（**髄膜脳炎**，meningoencephalitis）に関与していることがある．例外はあるが，脳感染の主な原因はウイルスによるものである．例えば膿瘍は細菌性であることがほとんどで，脳組織もしくは髄膜に生じる．ウイルス感染が緩徐なものやウイルス性の慢性的変性疾患も確認されているが，リハビリテーション領域で出会う感染障害のある患者は，何らかの急性ウイルス感染や感染後脳炎に罹患していることが多い．

単純ヘルペスウイルスは最も一般的な感染因子の1つである．いずれの年齢層でも感染し，北米における急性脳炎の5～10％を占める．また流行性ウイルス，季節性ウイルス，地理が関与したウイルスもいくつかある．流行性，季節性ウイルスは感染した脊椎動物（例：ウマ，ネズミ，トリ）から蚊によって人間に伝染し，夏の終わりや秋によく見られる．

ほとんどのウイルス性感染の脳への影響は予測しがたい．脳全体の複数個所で神経細胞の広範な

破壊が生じるかもしれないし，損傷は微細領域に限定されるかもしれない．対照的に，単純ヘルペス脳炎の臨床像は非常に典型的である．このウイルスは三叉神経節から，前頭蓋窩および中頭蓋窩の髄膜に分布する繊維を経由して広がると考えられている．その結果，多くの場合，下側・内側側頭葉や前頭葉の基底部，眼窩部，島皮質への広範な障害となる．

ウイルス性脳炎の急性期の特徴は，発熱や髄膜障害の症状である．感染の性質や重症度，段階に応じて，頭痛や肩こりから，全般的な神経学的徴候（発作，混乱，せん妄，意識障害など）やより具体的な神経学的徴候（失語，無言症，運動障害，眼振など）に至るまで広範な症状が認められる．感染を克服した患者は，発症後1，2週間で意識回復をはじめ，その後，特有の神経学的障害が顕在化する．ほとんどのウイルス性感染に特徴的臨床症状はないが，全般的な認知，運動，行動障害を認めることは珍しくない．単純ヘルペス脳炎では，典型的に特有の臨床症状を示し，それらは側頭前頭システムが関与する辺縁系と辺縁皮質に直接関連した症状である．海馬を含む内側側頭構造への損傷は，前向性健忘や新規学習の障害をもたらし，前部側頭連合野や島に及ぶ損傷では，逆向性健忘や意味記憶の喪失に至る．前脳基底部にかかわる場合は，前交通動脈のCVA後と同様の行動障害が現れる．具体的には，作話，遂行機能障害，出典記憶の誤り，記憶の符号化・検索障害である．多幸や躁病，攻撃性，易刺激性などの気分障害が単純ヘルペスウイルスに罹患した患者の半数以上に認められる．また両側前頭弁蓋部が関与する症例では，発語や嚥下が不能になる症例も報告されている．

Hokkanenら（1996）の追跡調査は，非単純ヘルペス感染患者の44％が完全に回復するのに対して，単純ヘルペス脳炎では12％に留まることを示している．同じ研究で，非単純ヘルペス感染患者の89％が職場復帰するのに対して，単純ヘルペス脳炎の生存患者の46％が職場復帰していた．しかし，近年は抗ウイルス剤のアシクロビルの登場により，こうした単純ヘルペス脳炎感染の見方が改善してきている点は特筆すべきである．ウイルスの種類だけではなく，昏睡状態の有無や深度，神経病理学の分類，年齢の全てが予後に影響する．

リハビリテーションは，症状発現時から感染後の段階まで広く行われている．この場合，全ての様式の記憶機能（前向性，逆向性，符号化，検索，エピソード性，意味性）の綿密な評価が非常に重要である．こうした評価を行うことで，記憶障害の特定分野に焦点を当てた適切な代償アプローチが実施できる．またこの疾患の場合，注意，遂行機能，行動障害に対処する方略も有効である．

## 脳腫瘍

脳腫瘍（cerebral tumors）とは，頭蓋内の細胞の異常増殖である．**腫瘍**という単語は，異常増殖が新しく発現した場合（**新生物**［neoplasm］）と出生時から見られる場合（**先天性腫瘍**［congenital tumors］）と双方に用いられる．腫瘍は，増殖細胞が他の正常細胞と似ており，比較的ゆっくり成長し，1つの領域に限局している場合は，**良性**（［benign］，もしくは非癌性［noncancerous］）と分類される．腫瘍は関与する細胞の性質により名前がつけられる．例えば，神経膠細胞が関与する**グリオーマ**（glioma，ニューロンの支持細胞）や，星状膠細胞にかかわる**星状膠細胞腫**（astrocytoma），脳を覆う髄膜に関与する**髄膜腫**（meningioma）などである．したがって，髄膜腫は，表面から内部に増殖していき，必ずしも脳組織へ侵入せず脳組織を圧迫していく．**図2.6**は，右前頭部腫瘍のMRI画像である．

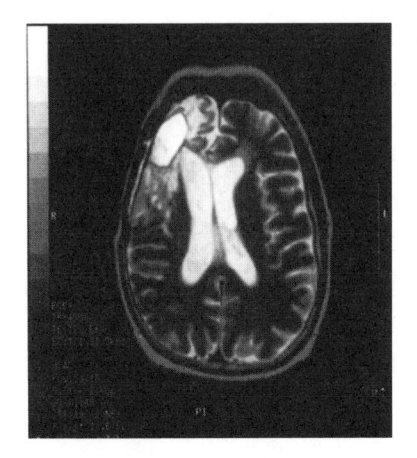

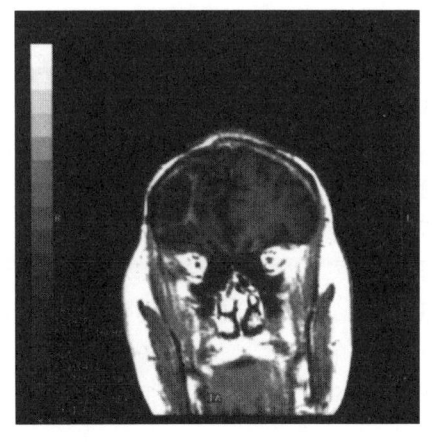

**図2.6** MRIは右前角と右側脳室の圧迫所見を伴う広範な損傷を示している（矢状断と冠状断）

　細胞が正常細胞とはかなり異なり，比較的速く成長し，他の領域に簡単に広がっていく場合，**悪性**（[malignant]，もしくは癌性 [cancerous]）と呼ばれる．脳は頭蓋骨の硬い骨ばった区域に収められており，例え悪性でなくとも，異常な増殖は傷つきやすい組織を圧迫し機能を損なう．また，脳の中枢に近位する腫瘍は重要な生命維持システムを深刻に脅かすことになる．良性腫瘍であっても脳内の重要な血管の近くで増殖した場合は，血流の妨げになるまで大きくさせてはならない．あるいは，良性腫瘍が脳の深部にある場合には，除去手術は生命にかかわる脳中心部を傷つける可能性があるため非常に危険性が高い．その一方で，脳表面近くに位置する腫瘍は外科的に除去することができる．

　脳腫瘍はその大きさ，種類，位置に応じて，驚くほど多様な症状をもたらし得る．特定の脳領域損傷のために，症状はきわめて特異的である．他方，増殖した腫瘍による脳の限られた空間の浸潤や脳脊髄液の遮断によって，頭蓋内の圧力が増加すると症状は全般化する．脳腫瘍の主要症状は，頭痛，発作，悪心，嘔吐，運動障害，バランス障害，視聴覚障害，行動・認知障害などである．

　脳腫瘍の主要な治療法として，外科手術，放射線療法，化学療法の3つが挙げられる．顕微手術，定位手術，レーザー手術，超音波吸引装置などの新しく比較的安全な外科的技術では，他の脳組織に大きな損傷を与えることなく多くの脳腫瘍を治療することが可能である．腫瘍が悪性の場合は，医師は放射線療法あるいは（同時に）化学療法などの付加的治療を勧める．放射線療法では，腫瘍は腫瘍細胞を死滅させるエネルギーの光線によって照射される．しかし，放射線療法は健康な脳組織に損傷が及ぶこともあるだろう．例えば，放射線療法がしばしば記憶に有害な影響を及ぼすといった報告もされている．

## 認知障害に関連する他の神経学的疾患

　認知障害を引き起こす神経学的疾患は，他にも多数ある．入院や外来リハビリテーションではこのような障害を持った人は珍しいが，専門クリニックや神経科クリニックでしばしば出会うことがある．その多くには，本書で説明されている介入や代償方略が有効であろう．多発性硬化症や他の脱髄疾患，原発性の発作障害，中毒性脳炎，パーキンソン病，その他多くの神経学的疾患は，機能

低下の原因となる認知障害をしばしば伴う．症例報告によって，様々な原因による認知・行動障害を持つ患者に対して，その能力を系統的に評価し，認知障害の管理に援助することが有用であると示されてきた．認知症などの進行性の疾患においては，認知的介入が症状の進行を食い止めることは期待できないが，家族教育，記憶や他の認知の障害に対する代償システムの導入という形での初期介入は適切であり，介入により家庭環境での長期的適応はより良好になるであろう．

古典的精神科的症候群に関して解明が進んできたことに伴い，ある認知の症候群に対応する脳システムが同定されてきている．例えば，統合失調症が前頭葉機能の異常に関連し，注意・遂行機能における認知障害が日常生活における機能障害に最も大きく影響しているものだということはよく知られている．臨床家たちは，そもそも後天性の神経学的障害を持った患者のために開発されたいくつかの介入方法を，主に精神科的診断を受けた人に適用し，その実効性を評価しはじめている．

## 医学的診断技術の概説

専門的検査や神経放射線学的方法は，中枢神経系の損傷部位を決定するためや病因の疾患過程に関する情報を得るため，病気の進行や治療への反応性の評価のために用いられてきた．以下では神経学的損傷や疾患の患者に一般的に使用される医学的診断技術について概説し，リハビリテーション専門職に基本的な理解を促したい．

### 腰椎穿刺

腰椎穿刺は，第3，4腰椎間のくも膜下腔に針を刺す方法であり，次に挙げる様々な理由で使用される．(1)髄膜炎や脳炎，くも膜下出血，多発性硬化症，新生物（腫瘍）などの状態を診断するための脳脊髄液のサンプル採取，(2)頭蓋内圧の測定，(3)抗生物質や化学療法の薬品のような薬剤の注入，(4)神経画像の造影剤の注入，(5)脊椎麻酔作用の確認（Guberman, 1994）．

### X線撮影法（Roentgenography; X-Rays）

頭蓋骨や洞を評価する単純頭部X線撮影は，典型的にTBIを負った患者の予備検査段階で用いられる．頭部X線撮影は，TBIを負った患者で意識消失や健忘，神経学的徴候や症状，耳や鼻からの血液・脳脊髄液の流出，頭皮の裂傷，打撲傷，貫通創を示す腫脹がある場合には必須と考えられている（Briggs, 1984）．頭蓋骨折はしばしば頭蓋内の出血や感染の危険性に関係する．頭部X線撮影は骨折の確認にも用いられるほか，石灰化した腫瘍や血管，異物，頭蓋内の腫瘍，頭蓋内圧亢進の確認のためにも使用される（DeGroot & Chusid, 1991）．

### 気脳造影法（Pneumoencephalography; 気脳図，Air Encephalogram）

気脳造影法は，てんかん，脳萎縮，先天性脳損傷，TBIを負った患者の評価に用いられることもある．この技術は，腰椎穿刺を用いて脳脊髄液を空気やガスで置き換えて測定するものである．そのうえで脳のX線撮影を施行すれば，脳室内の閉塞や，位置のずれ，拡大（水頭症など），認知症に

よる萎縮が明らかになる．気脳造影は，従来一般的に行われていたが，近年はその有害な副作用（例：激しい頭痛，悪心，嘔吐）や，さらに脳脊髄圧が上昇した患者への使用は危険が高く，ほとんど行われない．代わって，侵襲性の低い他の画像技術が多く用いられている．

## 血管造影

　血管造影は血管の異常（閉塞や奇形，動脈瘤など）が疑われる場合に，最初に行われる．また，他の頭蓋内組織に関与する血管の位置が正常か，あるいは病的変化があるのかを確認するためにも使われる．血管造影では大脳血管に造影剤や色素を注入し，その度に一連のX線撮影を行う．血管造影によって血管や脳室の変位はもちろん，閉塞や異常（例：血管造影非描出微小動脈瘤），血管の膨張も明瞭に示され，それが腫瘍の存在を示すこともある．血管障害評価での血管造影の使用はコンピュータ断層撮影（CT：Computed Tomography，下記参照）の登場によって少なくなってきてはいるが，治療によっては依然として重要であり，外科的介入で補助的に用いられることもある．

　ここ20年，神経学的診断手続き，特に脳の解剖画像だけでなく脳機能の画像技術は大きな発展を遂げてきた．新しい画像技術に基づいた**静的**画像が，以前は想像だにしなかった生きた脳を解剖学的レベルまで詳細に明らかにしたことは大きな感動だった．まして大変な興奮（と豊富な研究活動）をもたらしたのは，**動的**画像が，生きているだけでなく，感じ，考え，行動する脳の機能的特徴を表すということであろう．下記で，脳構造を画像化する2つの技術（CTと核磁気共鳴画像［MRI：Magnetic Resonance Imagery］），続いて脳機能を画像化する4つの技術（陽電子放出断層撮影［PET：Positron Emission Tomography］，単光子放射線コンピュータ断層撮影［SPECT：Single-Photon Emission Computed Tomography］，機能的MRI［fMRI：functional MRI］と電気生理学的研究）について概説する．

## CT

　1973年の導入以来，CTは神経学的診断に革命をもたらした．CTは非侵襲的で，敏速かつ安全であり，そして痛みを伴わないものである．その登場は侵襲的な神経放射線学的方法（例：気脳造影法，血管造影）の必要性を減らし，様々な神経学的状態の理解に大きく貢献してきた（Guberman, 1994）．CTは，異なった電子密度をもつ組織はX線吸収も異なるという原理に基づいている．CTでは，X線装置が頭の周囲を回転し，身体に幅の狭い放射線を照射し，対側で吸収されなかったX線を検出する．その後，コンピュータが数学的アルゴリズムを応用し，多重線形のX線投射からスライスを作り上げる．2～12mm間隔の脳スライス画像が生み出されると，コンピュータは平面上に構造を表現する三次元画像を再構成する．画像の空間的分解密度を増すために造影剤が用いられることもある．特に主要血管の画像化には造影剤が有用である．

　CTは，骨，脳室，槽やくも膜下腔，眼窩，洞，脈管のみならず，頭蓋内の軟部組織を直接視覚化できる．脳の先天的異常，異常な石灰化，脱髄疾患，脳浮腫，水頭症，様々な腫瘍や嚢胞，血腫，脳血管障害の検査法としては優先的に用いられている．

　TBIを呈する患者に，以下の場合はCTが必須と考えられている．すなわち頭蓋骨折が認められる場合，GCSスコアが24時間以上15点以下である場合，発作がある場合，これらと同時あるいは

単独で局在性の神経学的障害が見られている場合である（ServaDAI et al., 1998; Teasdale, 1990）. 硬膜外血腫や頭蓋内の大病変が受傷後2日以上経過しても顕著な際は、しばしば繰り返しCTを行うことが必要である.

## MRI

過去15年のMRIの使用は、脳の構造や病理の同定における改良や解明を促進してきた. この方法は、無線周波数に誘導され、強い磁場の中で整列されたプロトンの励磁をコンピュータで処理するものである. MRIで、脳や周囲の頭骨の再構築された三次元画像を作成することができる.

CTに比べるとかなり精密な解剖学的構造を提供するので、MRIは、頭蓋内の腫瘍や脳血管の損傷、多発性梗塞、多発性硬化症、脳の変性や変性疾患に関連した萎縮などを調べる第一手段とされている. CTと比較しMRIが優れている点は、脳幹の小さな病変や深部組織を見ることができる点である. さらに、脳卒中に伴う変化を何日も見逃すかもしれないCTとは違い、MRIは発症後わずか数時間の虚血性脳梗塞も表すことができる. 発作障害に伴う瘢痕や神経膠腫領域を探そうとする場合にMRIが選択されることもある. また、MRIでは造影剤を静脈注射するという危険を伴うことなく、中・大動脈や静脈の血流を直接評価することも可能である. MRIの短所は、所要時間が長くかかること、そして強い磁場に曝すために多数の生命維持装置を装着している患者には禁忌ということである. また利用可能な施設も少ない. さらに、検査中の騒音と閉塞感に苦情を申し出る患者も多くいる.

## PET と SPECT

PETとSPECTは、被験者が各種作業に取り組んでいるときの脳内の血流、代謝、その他の化学作用過程を画像化する技術である. この技術は実際、静的というよりむしろ動的と考えられている. それは対象者が様々な形式の運動、感覚、認知的刺激、行動に従事しているときの脳活動の性質と局在についての情報を明らかにするからである. PETは酸素、炭素、窒素、フッ素の放射性同位元素からの陽電子放出を利用する. 患者に放射線で標識したブドウ糖を吸入または注射し、様々な機能的活動を行っているときに、上記の各種複合物からの放出電子をガンマ線検出装置で測定する. 活動性の高い脳領域はブドウ糖を必要とし、放射線もその部分に集中する. PET技術の主な用途は、多様な神経病理疾患の異なる脳領域における代謝活動や神経伝達機能の評価である. またPETは、運動、言語、感覚の課題を施行しているときの健常者の賦活脳領域を特定する研究にも広く使われてきている.

SPECTはPETと同様の原理に基づくが、低費用のため、臨床ではより幅広い場面で用いられている. SPECTは従来の核医学的手段を用いる. 放射性トレーサーの注入後、放出されたガンマ線を、頭皮表面に設置された特別なレセプターで検出する. すでに血液脳関門を通過したトレーサー物質の増加した割合は、血流が増加した領域で明らかである. 様々な脳領域の相対的な活動を示す横断画像が再構成される. SPECTは主に、てんかんの焦点同定や脳病変部位を見つけるために用いられる. 最近は三次元SPECT画像が可能となり、さらに高い空間特性が期待される.

動的画像研究は静的画像研究より、脳機能障害領域を確認しやすい. 1つの理由は損傷領域から

の出入力の減少もしくは誤出入力によって，実際の損傷領域から離れた領域で機能低下が見られるからである．例えば，Neddら（1993）は，軽度から中等度TBIを負った患者16名において，SPECTとCTを比較し，構造的損傷を明らかにするCTに比べるとSPECTのほうが有意に脳血流の違いを表していた（87.5% vs 37.5%）と述べている．両方で異常が示された患者でも，その領域はCTよりSPECTで大きいことが示された．これは，損傷に近接した領域で機能レベルが低下するという考え方に一致する．JacobとPut, Bossuy（1994）は，軽度から中等度TBIの患者において，外傷の重傷度と亜急性期の主観的な症状数や程度が，SPECTの変化とよく相関したことを報告している．

　PETとSPECTは利用が限られているため，いまのところ臨床目的というよりも研究目的で使用されている．その他の制約は，解像度の低さと高い費用である．またどの新技術にも共通するが，その信頼性と実用性の決定にはさらなる時間と研究が必要となる．脳活動には非常に感度が高いが，正常と異常な脳機能を確実に区別するのは困難である．また，賦活領域が直接機能課題に関連しているのか，背景にある未知の活動に関連しているのか，さもなければ興奮性・抑制性の過程に関連するのかを見極めることも難しい．

## fMRI

　初期のMRI技術は脳の鋭敏な画像を表すことはできたが，その構造が実際にどう機能しているのかに関して情報がなかった．しかし，近年核磁気共鳴分光学，MRIの拡散強調画像，MRA（磁気共鳴血管画像）などの高度なfMRIの応用により，機能的脳活動や脳損傷後の機能の動的変化に関して詳細な情報が提供されはじめている．こうしたfMRI技術は，一般的に，身体組織を流れる血流が代謝や機能活動レベルで変化するという事実に基づいている．ある領域の組織の機能的活動は酸素取り込みと密接に関連している．酸素は血液によって組織に供給され，酸素需要が高まると，酸素化した血液の増加でそれを補う．脳代謝や血流は，特定の課題遂行に関与する大脳皮質領域が通常賦活されているときに上昇する．そのため，fMRIを用いて血流の領域変化を調べることで，脳機能の局在化が可能となる．

　PETとSPECTは放射性同位元素の使用が必要であるため，研究や臨床には大きな限界があった．費用も高く，施設も限られ，放射性物質に関連した危険性がいくらかある．さらに，どちらの方法も頻回に繰り返して実施することは勧められない．一方，fMRIは危険性がはるかに低く，繰り返して実施することができる．すでに，当初PETに期待されたような機能的脳画像の役割に大きくとって代わっている．fMRIは臨床群だけではなく，健常群においてもその機能的脳活動の動的指標として広く用いられてきた．健常群の動的機能画像は様々な認知機能の脳体系の性質について重要な洞察を与えてくれる．

　本書の読者にとって興味深いことに，PETとfMRIは脳損傷の回復過程や治療介入後の脳活動の領域や程度の変化を調べるために使われはじめている．例えばWeillerら（1995）は，左シルビウス裂周辺後方領域（ウェルニッケ領域）の二次的損傷で失語を呈した患者の言語ネットワークの再組織化を調べた．患者群と対照群が動詞を生成する課題と偽単語を繰り返す課題中に施行された．対照群はいずれの課題でも左後側頭部の賦活が認められ，動詞生成課題では左下前前頭の賦活が見られたが，右半球の相同領域は最小限の賦活しか認められなかった．患者群では左後方の賦活が認められなかったが，左下前前頭の賦活の増加が示され，右半球の相同領域である前方・後方領域で対照

群よりかなり大きな活動が示された．結果が示すのは，左半球後方領域の損傷後の言語機能回復は，言語ネットワークの左前方領域での変化のみならず，言語機能が正常なときは基礎的役割しか果たさない右半球領域の代償によってもなされ得るということだろう．別の興味深い研究例では，BucknerとCorbetta, Schatz, Raichle, Peterson（1996）が報告しており，彼らは左下前頭部の梗塞で失語が残存した患者を調べた．患者が上手に遂行できた単語の語幹完成課題の最中にPETが施行された．対照群が下前頭皮質での血流増加を呈したのに比べ，その患者は右前前頭皮質の相同領域の賦活が認められた．このことは，右半球により依存した新たな領域の取り入れ，もしくは言語ネットワークの再組織化を示している．

## 電気生理学的研究

電気生理学的研究には，脳波記録法（EEG：ElectroEncephaloGraphy）や誘発電位研究がある．これらの方法は，生理学的脳機能の非侵襲的測定法として，画像技術の補助的な存在である．EEGは頭皮の特定の場所に配置された小さな電極を通して，皮質の電気活動を抽出する．電気活動の変動は電極によって記録され，ポリグラフ上で増幅・表示される．EEGは一般的に脳機能の非特異的指標と考えられてきた．中枢神経系へのいかなる病態生理学的損傷も電気生理学的な変化をもたらし得るとされる．標準的EEGは脳の電気活動の大雑把な測定法と考えられているが，発作障害はEEG異常との関連が認められており，てんかんの診断ではいまでも重要である．

感覚誘発電位の測定は，主として長期間反応がないかコミュニケーションがとれない患者の視覚，聴覚，体性感覚の経路に問題がないかを評価するために使われる．視覚，聴覚，体性感覚刺激によって誘発された非常に低電圧の電位が外部に配置された電極で記録される．多様な誘発電位成分の潜時や増幅が測定され，左右刺激間の比較や健常データとの比較が行われる．特定の感覚経路に問題がないかを確認でき，もし問題があれば情報がどのレベルで処理に失敗したのかを見極めることも可能である．反応性が最小の患者では，EEGによって脳幹，中脳，視床，皮質感覚ネットワークの機能に関する情報を得ることができる．

標準的臨床EEG分析は，MTBIを負った人の有意な異常を指摘することは稀にしかないが，EEG信号のスペクトラル分析もしくは定量分析などの脳電気刺激のよりきめ細かい分析であれば，こういった患者の背景にある異常を示すこともある．この技術は**コンピュータ脳波**（computerized EEG）や**定量脳波**（quantitative EEG, qEEG），**脳マッピング**（brain mapping）などと呼ばれている．これは，EEG痕跡の観察ではすぐに検出できないが，数学的分析にかけると見つかるようなEEG異常を表すことを目的とする．例えばTebanoら（1988）は，3～10日前に軽い頭部外傷を負った患者18人では，年齢と性別を一致させた対照群と比較すると，スロー$\alpha$波の平均量の増加，ファスト$\alpha$波の減少，ファスト$\beta$波の減少が認められたと報告している．こうした変化は標準EEG判読では発見されなかった．この研究はMTBI後の初期の脳機能変化を示し，この時期の認知機能不全を指摘する多くの報告に一致する．しかし，qEEGは臨床的応用の観点からはいまだ議論が多く，現時点では主として研究手段に留まっている．

ここ10年の間，多くの実験的研究と数は少ないが臨床的研究が，かなり多くの経路からの記録を可能にする装置を使用してきた．こうした研究は，多様な認知・言語活動中の脳電気活動の発生源や局所分布について数多くの詳細な情報を提供してきた（これらの技術に関する詳細はPosner &

Raichle, 1994 を参照). 最後に, EEG 活動や P300 誘発電位反応の変化は, 認知的介入後の脳電気活動の変化の指標として用いられてきた (Baribeau, Ethier, & Braun, 1989). 例えば Penkman (2000) は, P300 の潜時の短縮は注意訓練後にのみ見られ, 同等量の支持的カウンセリング後には見られなかったと報告している.

前節で示したように, 脳構造だけでなく, 生きた脳の機能までも画像化する技術は大変な進歩を遂げてきた. 神経疾患の診断や適時かつ効果的な外科的・医学的介入を開始するうえで, こうした進歩の影響は大きい. しかし, 画像技術は依然として脳構造の微細な変化や脳機能の顕微鏡的もしくは神経薬理学的変化には, まだそれほど感度が高くないことは頭に留めておく必要があるだろう. さらに, 多くの顕著な「異常」が神経学的障害を持っていない人に見られることがある. これは脳構造における正常範囲の広さやこの領域にかなりの個人差があることを示唆している.

## 要　約

リハビリテーション専門職にとっては, 脳システムの理解や認知システム構造の正しい認識, さらに多様な神経学的疾患・障害に関連する共通の認知的・行動的特徴についての実用的な知識が重要なツールとなる. もし, こうした側面が各ケース全てで考慮されれば, 予後, 治療計画, 介入方略の選択や開始時期は, より正確に, そして効果的になることだろう. リハビリテーションで出会う全ての人は, 誰一人として同じではなく, 病前の性格と疾患や損傷による変数が絡み合って固有の状態を呈するが, 神経学的症候群を理解しておくことは, 効果的なリハビリテーションを提供するうえでは貴重な財産になる. またカルテを読み返し, 脳損傷の性質や範囲を理解し, 障害されている機能系について情報を得る際には, 医学的診断のための最新技術の知識が役に立つ. 将来的にはこうした技術は, 治療計画するうえでも治療に伴う脳機能の変化を確認するうえでも大きな役割を果たすことになるだろう.

## 文　献

Alexander, M. P. (1982). Traumatic brain injury. In D. F. Benson & D. Blumer (Eds.), *Psychiatric aspects of neurologic disease* (pp. 251–278). New York: McGraw-Hill.

Allen, C. M. C. (1984). Predicting the outcome of acute stroke: A prognostic score. *Journal of Neurology, Neurosurgery and Psychiatry, 47,* 475–480.

Baribeau, J., Ethier, M., & Braun, C. (1989). A neurophysiological assessment of selective attention before and after cognitive remediation in patients with severe closed head injury. *Journal of Neurological Rehabilitation, 3,* 71–92.

Briggs, M. (1984). Guidelines for initial management after head injury in adults. *British Medical Journal, 288,* 983–985.

Buckner, R. L., Corbetta, M., Schatz, J., Raichle, M. E., & Peterson, S. E. (1996). Preserved speech abilities and compensation following prefrontal damage. *Proceedings of the National Academy of Sciences USA, 93,* 1249–1253.

Cummings, J. L., Tomiyasu, U., Read, S., & Benson, F. D. (1984). Amnesia with hippocampal lesions after cardiopulmonary arrest. *Neurology, 34,* 679–681.

DeGroot, J., & Chusid, J. G. (1991). *Correlative neuroanatomy* (21st ed.). Norwalk, CT: Appleton & Lange.

Dikmen, S. S., Machamer, J. E., Winn, H. R., & Temkin, N. R. (1995). Neuropsychological outcome at 1-year post head injury. *Neuropsychology, 9*, 80–90.

Guberman, A. (1994). *An introduction to clinical neurology: Pathophysiology, diagnosis and treatment.* Boston: Little, Brown.

Hagen, C., & Malkmus, D. (1979). *Intervention strategies for language disorders secondary to head trauma.* Atlanta: American Speech–Language–Hearing Association.

Hokkanen, L., Poutiainen, E., Valaane, L., Salonen, O., Livanainen, M., & Launes, J. (1996). Cognitive impairment after acute encephalitis: Comparison of herpes simplex and other aetiologies. *Journal of Neurology, Neurosurgery and Psychiatry, 61*, 478–484.

Jacobs, A., Put, E., Ingels, M., & Bossuy, A. (1994). Prospective valuation of technetium-99m-HMPAO SPECT in mild to moderate traumatic brain injury. *Journal of Nuclear Medicine, 35*, 942–947.

Jennett, B., Snoak, J., Bond, M., & Brooks, N. (1981). Disability after severe head injury: Observations on the use of the Glasgow Outcome Scale. *Journal of Neurology, Neurosurgery and Psychiatry, 44*, 285–293.

Jennett, B., & Teasdale, G. (1981). *Management of head injuries.* Philadelphia: F. A. Davis.

Jorgenson, H. S., Nakayama, H., Raaschoy, H. O., & Olsen, T. S. (1995). Intracerebral hemorrhage versus infarction: Stroke severity, risk factors and prognosis. *Annals of Neurology, 38*, 45–50.

Katz, D. I. (1992). Neuropathology and neurobehavioral recovery from closed head injury. *Journal of Head Trauma Rehabilitation, 7*, 1–15.

Katz, D. I., & Black, S. E. (1999). Neurological and neuroradiological evaluation. In M. Rosenthal, E. R. Griffith, J. S. Kreutzer, & B. Pentland (Eds.), *Rehabilitation of the adult and child with traumatic brain injury* (3rd ed., pp. 89–116). Philadelphia: F. A. Davis.

Kuwert, T., Homberg, V., Steinmetz, H., Unverhau, S., Langen, K. J., Herzog, H., & Feinendegen, L. E. (1993). Posthypoxic amnesia: Regional cerebral glucose consumption measured by positron emission tomography. *Journal of Neurological Science, 118*, 10–16.

Levin, H. S., O'Donnell, V. M., & Grossman, R. G. (1979). The Galveston Orientation and Amnesia Test: A practical scale to assess cognition after head injury. *Journal of Nervous and Mental Disease, 167*, 675–684.

Lezak, M. D. (1995). *Neuropsychological assessment* (3rd ed.). New York: Oxford University Press.

Mills, V. M., Cassidy, J. W., & Katz, D. I. (1997). *Neurologic rehabilitation: A guide to diagnosis, prognosis, and treatment planning.* Malden, MA: Blackwell Scientific.

Nedd, K., Sfakianakis, G., Ganz, W., Uricchio, B., Vernberg, D., Villanueva, P., Jabir, A. M., Vartlett, J., & Keena, J. (1993). TcHMPAO SPECT of the brain in mild to moderate traumatic brain injury patients compared with CT: A prospective study. *Brain Injury, 7*, 469–479.

Penkman, L. (2000). *Rehabilitation of attention deficits in traumatic brain injury.* Unpublished doctoral dissertation, University of Victoria, Victoria, British Columbia, Canada.

Posner, M. I., & Raichle, M. E. (1994). *Images of mind.* New York: Scientific American Books.

Roine, R., Kajaste, S., & Kaste, M. (1993). Neuropsychological sequelae of cardiac arrest. *Journal of the American Medical Association, 269*, 237–242.

Servadei, F., Piazza, G., Seracchioli, A., Acciarri, N., Pozzati, E., & Gaist, G. (1988). Extradural haematomas: Analysis of the changing characteristics of patients admitted from 1980–1986: Diagnostic and therapeutic implications in 158 cases. *Brain Injury, 2*, 87–100.

Starkstein, S. E., Robinson, R. G., & Price, T. R. (1988). Comparison of patients with and without poststroke major depression matched for size and location of lesion. *Archives of General Psychiatry, 45,* 247–252.

Teasdale, G. M., Murray, G., Anderson, E., Mendelow, A. D., MacMillen, R., Jennett, B., & Brookes, M. (1990). Risks of acute traumatic intracranial haematoma in children and adults: Implications for managing head injuries. *British Medical Journal, 300,* 363—367.

Tebano, M. T., Cameroni, M., Gallozzi, G., Loizzo, A., Palazzino, G., Pezzini, G., & Ricci, G. F. (1988). EEG spectral analysis after minor head injury in man. *Electroencephalography and Clinical Neurophysiology, 70,* 185–189.

Weiller, C., Isensee, C., Rijntjes, M., Huber, W., Muller, S., Bier, D., Dutschka, K., Woods, R. P., Noth, J., & Diener, H. C. (1995). Recovery from Wernicke's aphasia: A positron emission tomography study. *Annals of Neurology, 37,* 723–732.

Yablon, S. A. (1993). Posttraumatic seizures. *Archives of Physical Medicine and Rehabilitation, 74,* 983–1001.

Zola-Morgan, S., Squire, L. R., & Amaral, D. G. (1986). Human amnesia and the medial temporal region: Enduring memory impairment following a bilateral lesion limited to field CA1 of the hippocampus. *Journal of Neuroscience, 6,* 2950–2967.

# 3

# 神経学的・神経行動学的回復に関係する要因

　長い目で見ると脳に損傷を負った人が機能的に変化を示すことに疑いはない．変性疾患でなければ，多くの場合，変化とは能力や機能の回復を反映するものである．脳に損傷を受けてから数日，数週間，あるいは数ヵ月のうちに，見当識や，発話，言語能力，記憶が著しく回復することはよくある．しかし，ときには脳損傷後に機能を**低下**させる変化が生じることも実際にある．中枢神経系（CNS: Central Nervous System）内の運動ニューロンが損傷されることによって生じる痙性がその例である．こうした痙性は損傷後すぐには現れないが，移動能力や他の運動機能の回復を大きく制限することになる．リハビリテーションの目標は，自然な回復を促進し導くことと，不適応パターンの進展を抑制すること，機能回復の速度とレベルを上げるような身体的，薬理学的，認知的，行動的な介入をすることである．

　回復についての数多くの一般原理は，状態や程度も様々な脳に損傷を負った人についての研究から明らかにされてきた．いかなる脳損傷も，脳に損傷を負った人も唯一無二であるが，神経学的な損傷後の回復に影響すると思われる多様な要因を正しく理解することは意義のあることである．リハビリテーションの方法を洗練し，改善していくためには，こうした要因を理解することが必須である．回復に特に重要な影響を与える要因のいくつかは次の通りである．

1. 人口統計学的な変数
2. 損傷そのものに関係する要因
3. 心理的な要因，特に，リハビリテーションに取り組み，成果を得るために必要なアウェアネスやレディネス
4. 神経可塑性やシナプス再構成の基礎となるメカニズム
5. 訓練プログラムと介入に関係する要因

## 人口統計学的な変数

### 受傷した年齢

　年齢分布の両端にある年齢層（子どもと高齢者）は，脳損傷によって成人よりも大きな影響を受けると仮定されてきた．子どもの場合，発達途上の神経組織に生じる損傷は幼少期にはそれほど重大

ではないように見えるかもしれないが，成長するにつれて遅れが大きくなり，予期しない問題が生じることが危惧される．高齢者の場合，すでに老化しつつあり，いくらか損なわれてきている状態の脳にさらに損傷が生じるのである．そのため，障害に対処したり代償したりすることがさらに難しくなることが危惧される．以下ではこうした考えについてより詳しく説明する．

## ■乳幼児と子ども

　正常な発達や加齢の間，神経の形状や結合性には大規模な変化が起きる．哺乳類の脳は，一般的に細胞の誕生（有糸分裂），細胞の移動，細胞の分化，軸索と樹状突起の成長，シナプスの形成，細胞とシナプスの死といういくつかの段階を経て発達していく．人間では，神経細胞は生後約1ヵ月までに中枢神経系の適切な場所に移動し終わる．最終的な目的地に到達すると，ニューロンはシナプスを形成する軸索と樹状突起を伸ばしはじめる．樹状突起の成長はおよそ月齢8ヵ月時に最も著しくなる．そして，ほぼ1歳までにはシナプス密度は最大に達する．その後シナプスが消去される刈り込みが生じる．樹状突起とシナプスの数と形は，他の哺乳類（例：ラット）ではその環境や経験の複雑さと質に，そして経験が得られた時間枠に直接関係づけられていることが明らかとなっている．

　ケナードの原則（Kennard principle; Kennard, 1940）として知られる非常に初期の理論は，もし損傷が人生の早い時期に生じたものであれば神経学的な損傷からより良く回復する，というものであった．この理論は，早い時期に受傷した動物は成長してから受傷した動物に比べて良く回復する，という運動野損傷の研究に基づいていた．

　Kennardとは対照的に，Hebb（1949）は，人生の早い時期に受けた脳損傷は，ある環境下では成長してから受けた同じような損傷と比べるとより重度の行動上の問題を引き起こすことになるだろうと仮定した．彼は動物実験において行動的にこの現象を実証したが，最近の研究でこの発見はさらに神経解剖学的にも支持されている．例えば，生後7～10日の時期に損傷を受けたラットに比べ，生後4日という非常に早い時期に前頭葉内側部に損傷を受けたラットは，甚だしい行動の異常を示し，さらには樹状突起の分枝の顕著な萎縮および頭頂葉の樹状突起棘の密度の減少をも示した．樹状突起の成長や樹状突起棘の密度の違いは図3.1に示されている．早期に損傷を受けたラットは学習する能力がなかったし，多くの行動的な検査では成績が悪かった．こうしたことは妊娠の第3三半期に受傷した人間においてときどき見られる精神遅滞を思い出させる．このような子どもたちも樹状突起棘の密度の減少を示している．

　人間の幼児も，重度の障害をもたらす脳組織の大量喪失を示していることが多い硬膜下血腫による損傷に特に影響を受けやすいことが明らかにされている（Duhaime, Bilaniuk, & Zimmerman, 1993）．脳に両側性のび漫性低吸収域が存在する幼児は一様に予後が悪かった．受傷後何年もたっても目が見えない，あるいは言葉が話せない，歩行ができないままであった．重度の障害がなくても，後にてんかんを生じる幼少期の早い時期の両側性あるいはび漫性の損傷のほうが，同様に後にてんかんを生じる一側性の損傷よりも，知的レベルの低さや言語能力の低さと関連があることが明らかになっている（Mateer & Dodrill, 1993）．したがって，「早い時期の受傷ほど良く回復する」という理論は，幼少期の局所的な損傷に関しては真実であるかもしれないが，出生前の受傷や早い時期に受けたび漫性損傷，早い時期に受けた特定の部位への脳損傷は，適応行動の多くの面に対して，

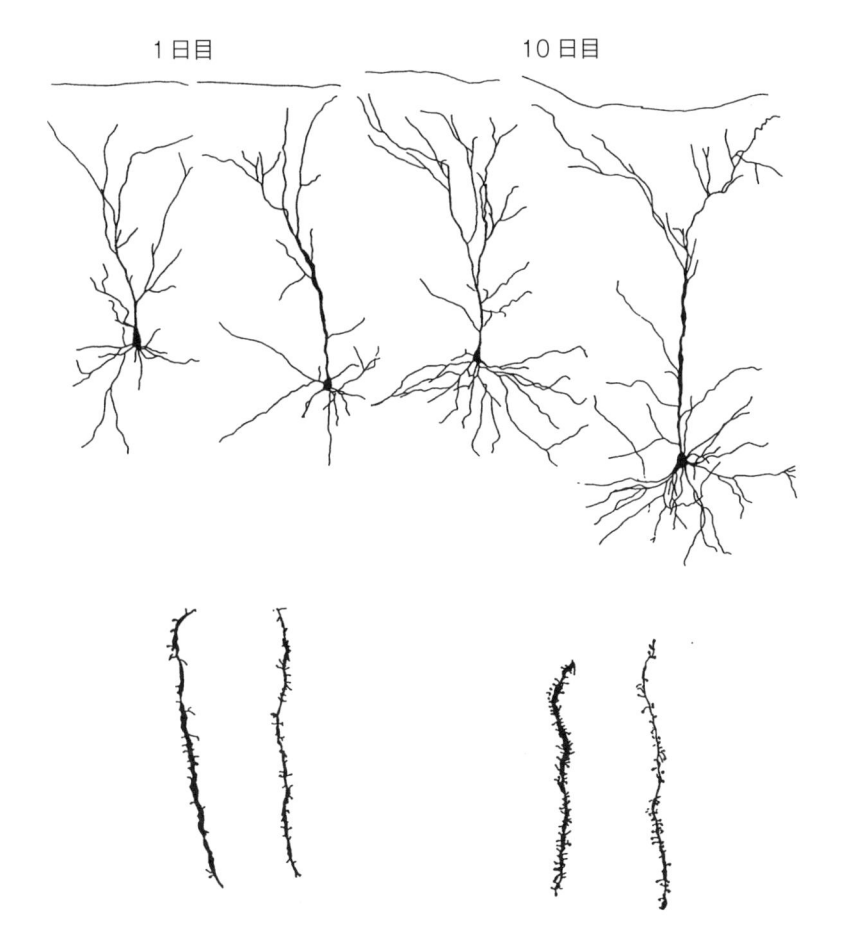

**図 3.1** 上：前頭葉内側損傷を生後1日目と生後10日目に与えられた成体ラットの頭頂葉における典型的なニューロンの図．後から損傷を受けたニューロンは広範に渡る樹状突起の分枝を示している．下：上記で説明されたものと同じ脳から採取した細胞の樹状突起の終端の分節では，樹状突起の密度に明らかな違いがある．
Kolb & Gibb (1999) より引用．Copyright 1999 by Cambridge University Press. Reprinted by permission.

非常に甚大で長期に渡って持続する影響を与えることがある．

実際，重度の発達障害や長期に渡る障害となる早期受傷の例は非常に多く存在する（例：脳性麻痺や髄膜炎）．早期の受傷は，多くの運動的，言語的，認知的，社会的なスキルの獲得や発達に重大な影響を及ぼす．対照的に，スキルを獲得した後に受傷した場合には，スキルに関する皮質上のネットワークがすでに確立しているので，十分な能力の回復に繋がるのかもしれない．外傷に伴う局所的な損傷を受けた子どもたちは受傷後数ヵ月で満足のいく改善を示すかもしれないが，その一方で，四肢に部分的な弱さがあるに過ぎない幼児が成長するにつれて痙性や発育の差といったより重い障害を示すかもしれない．

**回復**が何を意味しているのかついて考えることもまた重要である．非常に良く回復しているように見える場合でも，より注意深く詳細に機能を観察することで重大な障害が明らかになることがある．例えば，子どものときの受傷による左大脳半球切除や，左半球の言語野への損傷があっても，言語能力が十分に発達することがある．しかし，注意深く調べると，脳の残存領域では十分に補償

できないような文法や統語的な機能にまだ障害が残っていることが明らかになることがしばしばある（Dennis & Whitaker, 1977）．同じように，前頭葉への早期の受傷は，非常に多様な社会的スキルや遂行機能の発達に長期に渡る壊滅的な影響を与えることがあるという実証もある（Eslinger & Damasio, 1985）．こういった障害のうちのいくつかは，その能力が発達すると思われるある年齢に達するまでは明らかにならないかもしれない．AndersonとDamasio, Tranel, Damasio (2000)は最近の論文の中で，明らかに認知的，行動的，社会的，情動的に障害を持った成人2人について報告している．2人とも成長後に撮影された画像によって，早期に前頭葉に局所的損傷を受けたことが確認された．その損傷は受傷時には大変な出来事だと認識されていたが，子どものころに2人は急性期のうちに完全に回復したと思われていたのだった．このように，より幼い脳ほど元に戻る可能性をもつことは確かだが，重大な損傷は恒久的な障害となるのである．

## ■青年期

群として見た場合，一貫して若者のほうが高齢者よりも良く回復する．これは，若者と高齢者が比較される場合だけではなく，比較的近い年齢群間の研究でも言える．例えば，Teuber(1975)は，穿通脳損傷を負った兵士について様々な機能の回復度合いを調査した．彼は，17～20歳の群は21～25歳の群に比べて良く回復し，さらに21～25歳の群は26歳以上の群よりも良く回復するということを明らかにした．このパターンは，運動障害や体性感覚の障害，視覚野の障害，失語に関しても同じようなパターンが見られた．印象深いことに，こうした年齢による影響は，この兵士たちが40年後に再調査されたときも維持されていた（Corkin, Rosen, Sullivan, & Clegg, 1989）．

長期に渡る脳損傷への適応のなかでは，損傷後の機能の回復が年をとるとともに部分的に悪化するという形で，年齢の影響が現われることがあるかもしれない．Corkinら（1989）のフォローアップ研究では，30年前に脳損傷を負った人は脳損傷歴のない人よりも大きな成績低下を示した．実際，認知症高齢者群に，脳損傷歴のある人の割合が高いということを示唆する研究がある．

## ■高齢者

外傷性脳損傷（TBI：Traumatic Brain Injury）は，16～25歳の若年成人男性において最もよく発生する（Willer, Abasch, & Dahmer, 1990）が，高齢者もまたリスクの高い年代である（Fields & Coffey, 1994）．しかし，高齢者では交通事故よりも転落が主要な受傷原因である．正常な加齢の研究では，注意，記憶，遂行機能は年齢とともに低下する（Craik, Anderson, Kerr, & Li, 1995）．そのため高齢者の受傷による影響は，年齢に応じた認知機能の維持や低下によって異なることが予想される．さらに，年齢に応じた神経細胞の減少は，前頭葉領域において最も顕著である（Hachinski, Potter, & Merskey, 1987）．そして，この前頭葉領域は外傷によって最も傷つきやすい部分である．正常な加齢において前頭葉は，頭頂葉，後頭葉，側頭葉領域に比べて，顕著な脳の量の減少や神経細胞の消失，血流量の低下を示す．こうした知見と一致して，前頭葉で行われる認知処理能力は他の領域で行われる認知処理能力に比べて，より早くそしてより大きく低下する（Albert, 1994）．

Mazzuchiら（1992）は，受傷後3年までの，様々な重症度のTBIを負った50～75歳の患者の能力を調べた．これらの対象者には高いレベルの認知障害があり，軽度外傷性脳損傷（MTBI：Mild

Traumatic Brain Injury）を負った患者のアウトカムは重度の損傷を負った患者に比べて良いわけではなかった．Richards（2000）は，健常若年者と，MTBIを負った若年者，健常高齢者，MTBIを負った高齢者を対象に，神経心理学的な成績に及ぼすMTBIの単独効果と複合効果を調べた．高齢者群においては，年齢とMTBIの両方の要因が成績に負の影響を及ぼしており，両要因の相互作用というよりはむしろ両要因の相加作用によって成績は低下していた．すなわち，それぞれの要因は独立して成績を低下させていたのであった．加齢に対して脆弱な保護要因としての脳の予備能力というものがあるのかもしれない．**脳の予備能力**とは，臨床的な症状からは保護するが有害な微生物や外的事象による損傷には脆弱であるような，脳の容量の予備を仮定する概念である．別の言い方をすれば，加齢とMTBIは，脳の構造と機能に異なる影響を与えるのかもしれず，その影響はこれら2つの要因の相互作用ではなく相加作用であるということで一貫している．

　全体的に見れば，高齢者は，脳損傷によって障害を受けやすいということをデータは示している．その一方で，リハビリテーションの視点からすれば，高齢者は若年者よりも安定したライフスタイルをもち，良い対処スキルがあり，周囲から支えられていて，人生への要求は少ないものである．このような要素は全て，リハビリテーションの結果に良い影響を与える．そして，高齢者より若年者のほうがある種の基本的な機能の回復は良好であるという証拠はあるが，高齢者は若年者のように障害を代償する手段を学習することができないと考えなければならない理由はない．実際，正常な加齢に伴う認知的低下を代償するやり方を人はいかにして学習するのか（Dixon & Backman, 1995）ということは，非常に興味深い．基底となる過程の回復は高齢者のほうが制限されるかもしれないが，多くの高齢者が非常に効果的な代償スキルを身につけることは明らかにされてきたし，多くの場合，若年者よりも高齢者のほうが神経学的な損傷や疾病による変化によく適応できる．

## 病前の知能と教育レベル

　受傷前の知能や教育レベルは，閉鎖性頭部外傷からどの程度機能的に回復するかに関する重要な指標である（Brooks & McKinlay, 1987; Grafman, 1986）．こうした知見を説明する，障害の程度は受傷前の学習量と関連するという仮説が考えられている．教育的な活動の際の様々な認知的要求をこなすことが，ニューラル・ネットワーク結合の増加に寄与しているかもしれない．実際，JacobsとSchall, Scheibel（1993）は，ウェルニッケ領域の樹状突起の分枝の程度と教育レベルとの間には関係があることを発見した．大学教育を受けた人の死後の脳から採取された皮質の神経細胞は，高校まで教育を受けた人よりも樹状突起が多く分枝していた．さらに高校教育レベルの人の樹状突起量もまた，高校教育未満の人のそれよりも多かった．結合のノードの量は，概念の豊かな理解や概念間の関連の多様性と関係していることが示唆されてきた．教育過程でスキルの練習をすることも，計算するスキルや認知的なスキルをより自動化させることになるだろう．しかし，能力のある人ほどより長く学校生活を継続するのかもしれない．そして，知的な能力は少なくとも部分的には遺伝的に決定されている可能性があるという指摘も確かにある．生得的な能力と様々な経験をしたりかかわったりすることの両方が，機能的な能力と大脳生理に貢献することに疑いはない．頭の良い人やより高い教育を受けた人の回復については，その他の要因もまた考慮しなくてはならない．すなわち，こうした人々は病前に学習能力をより良くまたはより多く練習してきた傾向が強い．そしてリハビリテーションに参加する動機づけがより高いか，家族の支援がより多いか，リハビリテー

ションサービスをより多く利用するか，このいずれか，あるいはその全てという可能性が高い．

## 性　別

　性別が機能の回復に影響する可能性に関する研究は多くはない．回復に影響を及ぼす可能性として，脳の構造は形や大きさの点で男性と女性は異なっているという事実が挙げられる．そしてこうした差が，半球間，半球内両方の性差を引き起こす．さらに，考えられる回復のメカニズム（例えば樹状突起の分枝やシナプスの連結）は，エストロゲンのような性腺ホルモンの変動に影響されるようである．神経学的な損傷に対する性差についての注目すべきデータは，脳卒中の患者から得られたものである．Kimura（1983）は，左半球にのみ損傷がある224人について失語と失行の発生率を調査した．失語は男性により多く発症していた．さらに，女性では脳の後方の損傷よりも左半球前方の損傷によって言語障害と失行をより多く発症していた．しかし男性にはこうしたことは必ずしも当てはまらない．脳の前方部の脳卒中よりも後方部の脳卒中の発生する確率のほうが高いということによるのかもしれないが，全体的に見て，男性よりも女性のほうが左半球損傷の後の回復は良いようである．

　また，血中性関連ホルモンは脳損傷後の回復メカニズムに影響しうるという指摘がある．例えば，エストロゲンのレベルに比較してプロゲステロンのレベルが高いときに前頭葉に損傷が加えられた雌のラットは，エストロゲンのレベルに比較してプロゲステロンのレベルが低いときに損傷を加えられた雌のラットよりも有意に機能的な障害が少ない（Attella, Nattinville, & Stein, 1987）．このことは，ある種のホルモンは，神経学的な損傷という状況下で保護的な影響を与えるかもしれないことを示唆している．他の研究では，RoofとDuvdenvani, Stein（1993）は，深麻酔下で両側性の前頭葉内側部への挫傷が与えられた後では，雄のラットは雌のラットよりもより多くの脳浮腫を起こし，プロゲステロンが非常に高いレベルの雌のラット（偽妊娠）はほとんど浮腫を起こさなかった，ということを発見した．興味深いことに，BassoとCapitani, Morashini（1983）は，前頭葉皮質損傷のある女性の患者は同じ部位に損傷のある男性よりも認知課題に障害を示さないことを報告している．この研究の理論的な発展は，損傷の予防と治療に適用できる．これに関連するさらに興味をひく発見は，RoofとDuvdevani, Braswell, Stein（1992）による研究結果である．両側性の前頭葉内側部挫傷後にプロゲステロンが与えられた雌雄両方のラットは，与えられなかったラットに比べて，損傷後の浮腫が劇的に減少した．この違いは認知的な回復においても認められている（Roof, Duvdevani, Braswell, & Stein, 1994）．プロゲステロンは神経レベルで様々な影響を与えることが示されてきた．それには，神経突起の伸長の増強や新しい髄鞘の形成，γアミノ酪酸受容体の調整が含まれる．γアミノ酪酸受容体は，脳損傷後に生じる興奮性の活動と興奮毒性の活動の継続に影響する．ここではこうした問題について詳細に論じることはできないが，性ホルモンとホルモンの周期が損傷に対する生体の反応に重要な役割を果たしているということは明らかだろう（この研究の最近の総説であるStein, Roof, & Fulop, 1999を参照）．

## 文化的背景

　文化的な背景の違いには，言語の違いだけでなく，集団のアイデンティティや信念，価値観の違いも含まれる（Dana, 1993）．こうしたことは全て，サービスの利用や症状の表現，使われる評価技術，その他のあらゆる治療の側面に影響を与える．多文化的なクライエントは，フラストレーションや誤解，役割の曖昧性，治療の優先順位の違いなどのために，治療が終結する前に治療を止めてしまうことが多いことを文献は示唆している（Sue & Zane, 1987）．個々のアイデンティティや自己概念は，主張性や攻撃性，感情の表現，個人目標の達成か他者の幸福のための自己犠牲かの選択について文化的な影響を受けた規範を含んでいる．病気の基本的な性質や身体的・認知的な喪失の原因を含む，病気とその意味するところについて人が信じているものに，文化的な要因は影響を与えるかもしれない（Raskin, 2000）．西洋の文化では，個人の自立に高い価値が置かれているが，他の文化では自立は必ずしも目標ではない．そういった他の文化では，(1)個人が健康に責任をもちコントロールすることの程度や，(2)病気の際に家族の果たす役割，について異なった考え方をもっている．文化的に妥当で適切な訓練内容や活動を開発することも必要である．同じ文化圏の地域のセラピストを巻き込むことは，特に心理社会的なカウンセリングやその文化固有の伝統的な治療者や治療技術への積極的な取り組みといった側面で有効であろう．

## 病前または現在の薬物やアルコールの乱用

　群として見ると，TBIを負った人は，受傷以前に薬物やアルコールの乱用の割合が高い．実際多くのケースでは，薬物やアルコールといった物質の使用が受傷の一因である．受傷後も物質乱用を続ける人もいるが，物質の使用が増加するという指標はないし，多くの研究では受傷後は物質乱用が減少することが報告されている（Stroup, 1999）．社会経済的な地位の低さや職歴の不安定さのほかに，受傷後のアルコール使用は就職困難という結果を予測させる（Dikman et al., 1994; Stroup, 1999）．飲酒は，脳の機能の損傷をいっそう促進し神経学的な回復のメカニズムを阻害したり，意欲を失わせ，職業の選択肢を狭めたりしてしまう．一般的に物質乱用への対応の成功率が低いことと，脳損傷と物質乱用の二重診断を受けた患者の必要性に合うように計画されたプログラムが不足していることから問題は複雑化している．

# 損傷と関係する変数

## 受傷からの経過時間

　回復の速度は，一般的には脳損傷後の早い段階で最も速い．そして通常，受傷後時間が経つにつれ回復の速度は遅くなる．中等度から重度の損傷では，最初の6ヵ月間が最も回復が速く，そして，続く2年間にゆっくりだが重要な回復が見られる．この後は自然回復は遅くなるが，適応や代償は受傷後いつでも進むし，行われるだろう．基盤となる運動や認知のスキル，例えば注意などは，受傷後数年が経っても構造的な訓練によって改善するという実証もある．軽度の損傷後は回復の速度がさらに速く，損傷を負った者のうち70％は3〜6ヵ月までに症状の回復を示し，受傷後12ヵ月ま

でには85％の者に何の症状も見られなくなる（MTBIのより詳細な記述と参考文献は第15章を参照）．

こうした回復速度の違いが生じるメカニズムは，実際には損傷を受けていない領域が，受傷後すぐに，損傷を受けた領域との神経的な入出力を奪われるためであると考えられている．こうした剥奪は，損傷を受けていない領域の機能を変化させ，広い領域の機能的な障害を引き起こす．Von Monakow (1914) は，**遠隔機能障害**（diaschisis）という用語を紹介している．彼は損傷領域から離れて損傷されていない領域であっても，損傷された領域と機能的に連結していると活動が抑制されることを説明するために，この用語を用いた．こうした損傷されていない領域が他の領域と再連結するにつれ，または損傷部位からの入力がない状態に適応するにつれ，その領域の機能は再開しはじめる．最初のころの非常に重度の機能的障害があるように見える状態からかなりの部分が早期に回復するのは，遠隔機能障害からの回復によるものであると仮定されている．早期の速い回復の他の理由として，この期間は浮腫のような非特異性の要因から回復しやすいということもある．

## 損傷の範囲と重症度

回復の速度と程度は，損傷の重症度によって変わる．比較的軽度の損傷を負った人は通常非常に早く回復するが，重度の損傷を負った人は通常回復が遅い．DikmenとMachamer, Winn, Temkin (1995) は，TBIの重症度と回復予期曲線の間に密接な関係を示す興味深い「用量－反応」曲線を立証した．び慢性損傷よりも局所的損傷後のほうが回復がより急速に生じる傾向があるが，回復は損傷の全体的なサイズにもしばしば関係している．しかしながら，小さい局所的な損傷が機能を代償することができないような重要な脳の領域に作用している場合には，重大で長期間に渡る影響を及ぼすことがある．

遠隔機能障害は回復において疑いなく役割を果たすが，脳損傷のいくつかのタイプや程度によっては，神経回路が非常に消耗し連絡が切断されるので，再連結が生じるほどのシナプスの再構成が起こらないかもしれない．そして実際いくつかのケースでは，ある神経心理学的な障害——失語，健忘，失認，無視，その他の障害——が何十年にも渡って顕著に残ることもある．再連結が起こり機能するためには，機能的に関係する回路網が一定量損傷されていないことが必要かもしれない．小さな損傷は機能の回復ともともとの行動にかなり近い回復という結果になるだろうが，大きな損傷からの回復はより代償や行動の適応に基づいている，とKolb (1995) は主張している．回復したように見える行動を注意深く検査してみると，異なった（そしてあまり効率的ではない）方法で実行されていることが明らかになるかもしれない．

また，以前に損傷を負っている場合には，損傷の影響がさらに強まるという指摘もある．古典的な例として「パンチドランク」現象（**ボクサー認知症**）が挙げられる．これは，ボクシングを長年行い，頭に繰り返し打撃を受け，複合した脳震盪のエピソードがある人に見られる重度の認知障害である．度重なる脳損傷による指数関数的な影響に関する仮説を支持する実際のデータはほとんどない．特に，1回目の脳損傷の後に2回目の脳損傷を受けた場合の影響についてはほとんどない．しかし，前の段落で解説した脳の予備力の理論からすると，すでに一度こうしたことが起こっていれば，脳は再組織化し損傷を補償することがいっそう難しくなる．

## 異なる機能における回復の速さの違い

　比較的単純でかなり慣れていて何度も学習したことのある課題における回復のほうが，より複雑で新しい活動の回復より通常速く進む．複雑な課題は多岐に渡る基本的で相互に繋がりのあるスキルを含んでいるだけでなく，より意識的で柔軟なコントロールを必要とすると考えるならば，こういったことは明らかである．この見解と一致して，努力性の注意，柔軟なプランニング，体系化，問題解決のような前頭葉機能は，び慢性脳損傷の後にしばしば最も永続的な障害となる．回復の違いは損傷の範囲にも関係するだろう．例えば，ウェルニッケ失語やブローカ失語の回復の過程は非常によく似ている．通常完全にではないが，両方とも緩やかに回復を示す．しかしこれらに比較すると，全失語からの回復の過程はかなり抑制されている（Kertesz, Harlock, & Coates, 1979）．さらに，TBI後の失語からの回復は，急速で劇的な回復を示すことが多い．おそらくそれは，主要な言語システムに限局された重大な損傷が少ないからであろう．

## 心理的な要因

　リハビリテーションの過程は，誰かのために，あるいは誰かに対して何かをすることで成り立つべきものではない．そこには相互的なパートナーシップが含まれるべきである．最善の環境では，リハビリテーションとは，クライエント，その家族やサポートする組織，臨床家が一致して協力的に取り組む事業である．理想的には，全ての過程は，尊敬，信頼，責任に基づいている．臨床家は，クライエント同様家族の取り組みへの心構えや対処する能力の程度にも気を配る必要がある．クライエントとともに行う介入過程の成否は，臨床家と家族の協働関係に複雑にかかわっているという証拠がある．多くの要因がリハビリテーションにおけるパートナーシップに干渉することがある．それは障害の影響であったり，クライエントの病前のパーソナリティ特徴や家族，セラピストに関連するものであったり，治療上の関係や訓練計画を取り決めることについての問題に関連するものであったりする．治療上のラポートを築き育むことの重要さは，いくら強調してもし過ぎることはない．これについては他の数章でより詳しく議論する（そこでは家族と協働する原理や方略について，あるいは情動的な苦痛を取り扱う方法について述べられている）．特に抑うつと不安は，TBIや他の後天的な脳損傷の後，非常に一般的に生じる後遺症である．こうした分野の問題は認知的な障害や喪失に起因するが，認知的な効率をよりいっそう失わせることにも繋がり，意欲を低下させ，絶望，自暴自棄，孤立の一因となりうる．長い目で見れば，こうした否定的な感情やその結果として起きる行動パターンは，個人的・社会的適応や社会への再統合を限定してしまう可能性を非常に多くもっている．

　脳損傷を負った人のリハビリテーションにおいて専門家が直面する多くの困難のうち，障害に対するアウェアネスの欠如はより重要な障壁の1つだろう．アウェアネスの欠如したクライエントは，自分の能力の変化を認めず，そして治療の必要性を認めず，多くの場合リハビリテーションの活動に抵抗する．自己アウェアネスの障害は，脆弱な自己モニタリングや自己制御行動と関係していることが多い（Fleming, Strong, & Ashton, 1996）．アウェアネスの欠如は，リハビリテーションの多くの側面で困難を生じさせる．それは，訓練計画にうまく取り組み完了させることであったり，障害を減らすための代償手段の維持であったり，適当な職業選択であったりするだろう（Allen &

Ruff, 1990; Lam, McMahon, Priddy, & Gehred-Schulz, 1988; Melamed, Grosswasser, & Stern, 1992). 第9章では，アウェアネスの評価方法や管理法について概説する．

　障害を適度に認識していても，リハビリテーションの過程に抵抗するクライエントもいる．正当な理由もときにはあるが，リハビリテーションのシステムはそうしたクライエントから強制的もしくは操作的だとみなされることがある．リハビリテーションへの参加に対する怒り，抵抗，拒否は，まさに回復の障壁となる．リハビリテーションに取り組む心構えやそこからの成果は，共通のゴール設定や治療的アプローチや計画を選択し実行する際に，患者や家族とコミュニケーションがよくとれ，双方ともこれらの過程にかかわることによって高められる．後により詳しく考察するが，経験に依存する可塑的な再構成のためには，活動や経験に注意を払うことが必要である．治療の過程に患者（と家族）を効果的に従事させることが重要である．クライエントの治療を選択する権利や能力に焦点を当てたクライエント中心主義運動は，全ての関係者の考えや望みが尊重されるような治療関係という考え方とよく一致する．

　受傷後の早い段階，あるいは非常に重度の障害の後では，クライエントはリハビリテーションの過程に自分からかかわることができないかもしれない．この段階では，そのようなクライエントの環境やその他の影響を修正するうえで，そしてそれによってより効果的な行動調整を可能にするという点で，行動学に基づいた治療が非常に効果的である（第11章参照）．行動のアウェアネスと自己制御が増すにつれ，セラピストは，構造化，動機づけ，支援，誠実さをもたらすリハビリテーションのための効果的な文脈を作り出す責任を負う．薬物療法や支持的な精神療法で抑うつや怒りを管理することもまた，リハビリテーションの努力に対する貴重な補助となる．本書全体を通して，クライエントの認知障害，機能の変化，治療過程それ自体に対する情動的な反応を取り扱う方法について，多くの具体的な提案がある．特に第12章では，障害の結果として情動的な反応を経験している人々に取り組むときの方法について述べている．

## 神経の可塑性とシナプスの再構成

　実際，神経科学と人間の行動観察から，脳は基本的には経験によって変わるだろうということについてはほとんど疑いの余地はない．**神経可塑性**という考え——脳がその構造や機能を変化させ作り変える脳の能力——は，リハビリテーションと自発的にも他発的にも生じる回復過程の理解に特に関連する．神経可塑性の基盤となるメカニズムには，リハビリテーションに関して重要な意味をもつものがある（**表3.1**参照）．こうしたメカニズムの1つである遠隔機能障害は，受傷からの経過時間との関係の中ですでに論じられている．この節では，リハビリテーションへの取り組みに強力な理論的基盤を提供すると思われる，機能の回復と神経可塑性にかかわっている他のメカニズムに関するいくつかの証拠について検討する．そして，リハビリテーションにおける**ボトムアップ**と**トップダウン**処理過程の問題について考察し，将来への方向づけと原理の導入について簡単に要約してこの節を終える．

表 3.1　脳損傷後の神経の可塑性の基本となるメカニズム

| メカニズム | 説　明 |
|---|---|
| 遠隔機能障害 | 障害された領域から離れているが神経的には連絡している領域の機能が失われる（一時的な場合もある）. |
| 機能的再構成 | 全く異なる神経回路，もしくは離れた神経回路が補強されることで，既知の行動が生じること．しかしおそらく全く異なった方法で行われる. |
| シナプス結合の修正 | 残存しているニューロンが回路の他のニューロンから，またはより離れた回路から，情報を受け取るために新しい樹状突起を増やす（または樹状突起の分枝を増やす）. |
| 神経回路への影響 | 構造化された感覚入力は，部分的に分断された神経回路の結合を増やすことができる．自己アウェアネスに関する訓練は，減少が望ましい場合には回路の活動を減少させる. |
| 半球間の競合の影響 | 脳の片側の損傷は機能の本来のバランスを変える．つまり，損傷を受けていない半球が，損傷半球の残された機能や回復中の機能を抑制する. |

## 機能的再構成

　Luria（1973）はKurt Goldsteinの業績を受けついで，損傷後の生き残った神経回路はこれまでとは異なったやり方で行動するよう再構成されるという，**機能的再構成**（functional reorganization）として知られる代償過程を提案した．Luriaは，障害された神経心理学的過程を復元するのではなく代償するのが回復のメカニズムであると強調した．これまでのリハビリテーションでは，障害された機能を最大限に回復しようとすることと同時に，患者が障害された機能を代償することを学ぶよう援助をすることに焦点が当てられてきた．例えば，片側不全麻痺のある人には，障害のある足を強化したり動きの幅を広げたりする努力がなされると同時に，機能的な活動をするために障害されていない足を使う訓練や練習も行われる．こうしたアプローチは全く理にかなっているように思われるが，これらの様々な介入を最も効果的なタイミングで実施したり方向づけたりすることを裏づけるデータや理論はほとんどない．代償は回復の基礎的原理として長い間支持されてきたが，成人の中枢神経系の可塑性に関する知見の最近の進歩は，代償と回復の両方を促進する最も良い方法を組み込んだリハビリテーション治療のための新しいモデルを必要としている．

　行動面での回復にとって，機能的再構成は最も望ましいメカニズムに思われるかもしれないが，ときおり損傷された回路の回復を実際に抑制してしまうこともある，という証拠もある．著しい例として，LeVereとLeVere（1982）は以下のことを明らかにした．学習パラダイムにおいて，視覚皮質損傷のあるラットは，視覚的な手がかりは無視し，視覚的ではない手がかりにのみ反応するようになる．しかし，視覚的ではない手がかりが使えない場合には，ラットは視覚的な手がかりをまだ使うことができた．だが以前よりも効率レベルは落ちていた．その著者らは，障害された視覚系に残されていた予備機能が視覚以外の神経系の機能に抑制され，マスクされ，優先されていたのだと結論づけた．代償システムに依存することは，部分的に損傷を受けた回路の活動を減少させてしまうだけでなく，抑制的な過程が働いて損傷回路の活動を積極的に抑制してしまうことになると彼らは主張した．現在のところ，代償的な適応は有用な短期的メカニズムなのか，それとも実際に回復を抑制する可能性があるのかを決めることは難しい．

## シナプス結合の修正

　成人の脳において，学習や経験が物理的な変化を引き起こすということには明らかな証拠がある．正常な学習と同じ神経的なメカニズムが脳損傷を負った人々においても活性化され，機能の回復に貢献することは疑いがない．神経構造の詳細な顕微鏡的研究は生きている人間では行うことができないので，こうした神経メカニズムに関する証拠の多くは動物の研究によるものである．動物の研究では，様々な領域の損傷後の皮質における樹状突起の出芽や損傷前後の様々な経験に関連した樹状突起の出芽といった神経学的な変化が調査されてきた（Kolb & Gibb, 1999）．

　樹状突起の分枝と，そして程度は少ないが軸索の出芽によるシナプス活動の修正は，継続的な基盤として全ての成人に生じている進行中のプロセスである．損傷されたニューロンから入力されなくなったニューロンは，同じ回路の他のニューロン，もしくはより離れた回路から情報を受け取るために新しい樹状突起または樹状突起棘を伸ばす．こうしたシナプスの可塑性は，回復の過程と通常の学習のどちらにおいても明らかである．重要なことは，シナプスの可塑性は経験と直接関係しており，そして実際に経験次第だということである．システムを動かす入力がないと，こうした新しい結合は形成されない．リハビリテーションに関してこれが重要な意味をなすのは，障害を持った人の経験の多様性は損傷された回路への入力の種類と程度に作用し，そしてそれが回復に影響するだろうということである．

　Hebb（1949）は，シナプス前後のニューロンが同時に活性化されるときにシナプス結合の強化が生じる，ということを仮説として述べた．こうした同時活性化は各シナプスが他の回路に結合されているときに生じるが，それが活性化されると，連結されていないニューロンにおいても同時活性化を生じさせる原因となる．この原理は，「同時に発火し，結合し合う細胞」という言葉に要約される．もちろんこうした発火はニューロンの基本的な生存能力に依存しており，脳損傷の場合に損傷の周辺部で最も効果的に働くメカニズムであると考えられる．最近の研究では，神経結合の場所で再組織化や変化が生じていることから，可塑性は実際にシナプスの特性であるとみなされるようになってきている．

　リハビリテーションでは行動的な意味においてのみ代償が考えられる傾向があるが，神経学的な意味でも同じように考えられるべきである．すなわち，ある課題を遂行する際に古い行動を代償する新しい行動は，全く異なった神経生理学的なシステムを作動させるのである．例として，指の巧緻性課題の訓練を受けたサルに課題を行う際に通常使用する感覚野の領域に損傷を与える実験を示す．訓練を行うとサルはそのスキルを再獲得することができた．そしてこれは感覚野の損傷されていない領域に感覚入力が再分配されることに関係するということが明らかにされた（Xerri, Merzenich, Peterson, & Jenkins, 1998）．感覚野の手に関する部位に腫瘍のある人間では，反対側の手の動きは隣接した運動野の血流量の増加だけでなく，前運動野や頭頂葉の体性感覚野の血流量増加にも関係していた（Seitz et al., 1995）．こうした知見は，関連する回路で回復のための再結合や再構成が行われるのと同様に，全く異なる，あるいは離れた神経回路においても代償的な再構成が生じるという考えを支持している．

　神経の可塑性に関するより発展した考えを支持する研究の大部分は動物の研究から生じているが，人間の回復において同様のメカニズムが機能しているということを支持する研究が確かにある．例えば，失語症のほとんど全ての患者はある程度まで自然回復することは広く知られている

(Wertz, 1996).しかし，失語からの回復の基盤となる神経的な回復のプロセスはほとんどわからないまま残されている．最近では，回復の基盤について検証すべきいくつかの理論を進展させるようなデータも出てきている．例えば陽電子放出断層撮影（PET：Positron Emission Tomography）を使った研究のなかには，回復のプロセスにおける左半球の残された言語領域の役割を支持するものもある．さらに，最初にWernickeによって提唱されたように，脳卒中後の言語機能の回復は反対側にある損傷を受けていない半球の相同領域の代償により成立するようである（Gainotti, 1993）．

Mimuraら（1998）は，単光子放射線コンピュータ断層撮影（SPECT：Single-Photon Emission Computed Tomography）を使用して，左中大脳動脈域における梗塞後の失語からの回復に関する前方視的，後方視的研究を行った．左半球の平均脳血流量は，回復が良好な群と良好ではない群との間に差異はなかった．しかし回復が良好なグループは，右前頭領域と視床領域，左前頭領域においてより多い脳血流量を示した．Mimuraらは，最初の1年以内の言語機能の回復は優位半球の回復に最も密接に関係している，そして損傷に隣接した領域の血流量が増加することが早期の回復にとって重要であると仮説した．しかし，言語機能のその後の回復や長期的な回復では，反対側半球の，特に同位置の前頭領域や視床領域において，ゆっくりと機能が代償されることとより関係しているようだと提唱した．他の血流量に関する研究（Musso et al., 1999）では，言語理解の訓練によって生じる改善は，右上側頭回や左楔前部の後方部の血流量の増加と関係していた．この研究は，訓練期間中の脳に関連する変化を明確に捉えた最初の研究の1つであり，回復における損傷半球の周辺領域と反対側の相同領域の両方の役割を再度示唆している．

## 神経回路への影響

リハビリテーションに関する重大な問いは次の問いである．部分的に切れた神経回路の再結合を促進するためには何をすべきなのか？　特に重要なことは，損傷のない脳でさえ刺激がないと回路の結合が減少することになる（この良い例が，高校時代によく勉強したフランス語の動詞の時制を思い起こそうとしても，15年後のパリ旅行ではほとんど使えないといった問題である）．促通の拡大を説明する1つのモデルは，回路へ付加的に構造化された入力を与えることである．例えば，視覚野を移植されたラットは関係する知覚運動学習の機会を通してその回路が「働いて」，はじめてその移植器官が役に立つようになる（Mayer, Brown, Dunnett, & Robbins, 1992）．同様にNudoとWise, SiFuentes, Milliken（1996）は，サルにおいて手の領域に生じた損傷の結果，はじめのうちは損傷と隣接した損傷のない領域の手の動きの表象も失われることを発見した．手を使う練習や訓練をすることで，隣接組織におけるこうした動きの表象の喪失を免れた．事実こうしたことは，手の動きの表象の広範な領域において生じ，最初の手の動きの表象にかかわる領域をはるかに超えて生じていた．こうした発見は，リハビリテーション訓練のような構造化された感覚入力や活動が，これらのサルにおいてシナプスの再構成や手の機能的な回復を導いたということを示唆している．

左半側空間無視のリハビリテーションに焦点を当てた一連の研究は，神経回路にいかにして影響を与えるのかという問題について説明している．**無視**（neglect）は空間の片側に提示された刺激の知覚が障害され，その刺激への反応が減少するという視空間注意障害であり，一般的には左側が多い．RobertsonとNorth（1992, 1993）は，左半側空間無視のある患者の左腕の活動の訓練効果を調べた．言語的な教示と比較して視空間の左側における左の指の動きは無視を減少させたが，これに

対して，右の指の動きまたは右空間における動きは無視を減少させなかった．この結果に関する1つの仮説は，左手の自発的な動きを創り出すことは体性感覚の回路を活性化し，強め，そして順次パーソナルスペースの左半分における感覚を強めていくというものである．この現象をリハビリテーションで利用したフォローアップ研究で，RobertsonとHogg, McMillan（1998）は，「無視用警報装置」を使用することによって左上下肢の動きを引き出した．その「無視用警報装置」はランダムに音を発生するので，患者は左手でスイッチを押すことによってその音を止めなければならないというものである．無視から生じる移動困難度の日常評価から介入実施後の改善が示されていた．

　いくつかの状況では，回路の活動を減少させることが望ましい場合もある．例えば流暢性失語の発話は，非機能的な連結を増強してしまう可能性を実際に増やしてしまうかもしれない．流暢性失語の患者にはよくあるが，障害された発話に対するアウェアネスが低いときには，話すことを減らすような外的な手がかりもしくは援助を与えることが役立つようである．障害された発話の自己アウェアネスに関する訓練は，リハビリテーションにとって最も適切な目標となるだろう．この例では，訓練は脳の注意や自己アウェアネスのシステムに向けて行われる．こういった全般的もしくは「包括的な」機能は，より焦点的に組織された一次運動野や一次感覚野による機能に調整的な影響を及ぼしていると考えられる．ジャルゴン失語を引き起こす後方領域に損傷のあるクライエントのケースでは，自己モニタリングを改善するために問題のない前頭葉システムが効果的に使われるのだろう．

## 半球間の競合の影響

　回復状況における神経可塑性を理解するもう1つの考え方は，半球間に競合的な関係が多少存在するというものである（Kinsbourne, 1993）．一方の半球への損傷後，反対側に対するもともとの抑制的な影響が失われたり減少するといういくつかの証拠があるので，この関係は重要なものとなる．脳の損傷された回路は，損傷されていない回路からの抑制的な競合のために，さらなる機能の喪失を被ることになると提唱されてきた．片側に脳卒中を起こした患者群の損傷されていない大脳半球は，対照群の大脳半球よりも局所的な血流量が高かったことが示されている（Buckner, Corbetta, Schatz, Raichle, & Petersen, 1996; Grady & Kapur, 1999; Weiller, Chollet, Friston, Wise, & Frackowiak, 1992）（図3.2参照）．そのような増加した活動は代償の獲得に貢献するかもしれないが，損傷された回路が回復する可能性を減らすような抑制的な影響も損傷半球に与えるかもしれない．実際，脳の反対側に2回目の脳卒中が起こった後，矛盾するような成績の改善がときどき生じる．我々が経験した右半球の脳卒中後に左半側無視を発症したあるクライエントでは，数ヵ月後の左半球の脳卒中の後，左半側無視が解消した．おそらくこれは，もともと右半球の損傷回路を過度に抑制していた左側の神経的なネットワークの活動を新しい損傷が減少させたために生じたものと考えられる．

　機能の回復は部分的には損傷回路の抑制が減少する程度，損傷を受けた半球そのものの回路の活性化，もしくは損傷のない半球の活動の減少によって決定されるのかもしれない．RobertsonとNorth（1992, 1993）は，半側無視を減らすための手足の活動に関する研究においてこの例を示している．左半側空間無視は，左半側空間において左上下肢を同時に活動させることによって減少し，これはおそらく右半球の感覚運動回路の活性化によるものと考えられた．しかし，無視に関する左

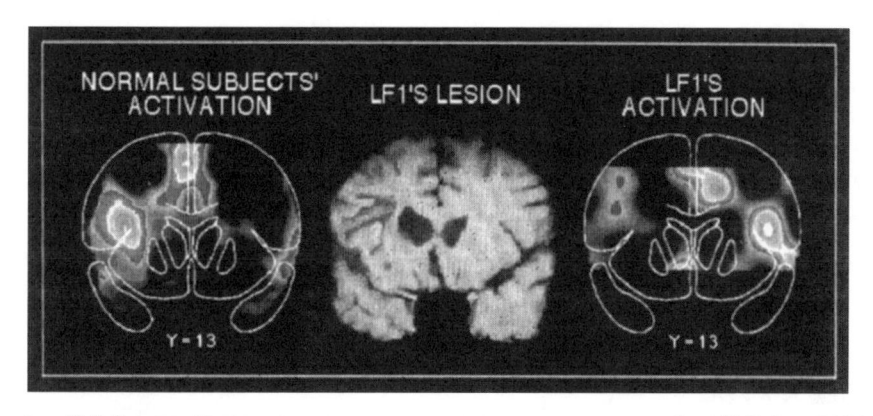

**図 3.2** 左：機能的 MRI（fMRI：functional Magnetic Resonance Imaging）は健常者の発話中の主要な左側頭葉における活性化を示している．中央：画像は脳卒中の結果生じた側頭葉の損傷を示している．右：脳卒中から回復後のこの患者において，発話中に相同する右側頭葉に主要な活性化が示されている．
Buckner, Corbetta, Schatz, Raichle, & Peterson (1996) より引用．Copyright 1999 by Cambridge University Press. Reprinted by permission.

上下肢の活動の有益な効果は，右手が同時に動かされた場合には見られなくなってしまった．その著者らは，左上下肢の活動が右半球の回路を活性化する一方，両側性の運動は損傷されていない左半球の競合回路も同時に活性化し，その結果一側性の運動によって得られたいかなる競合における優位性も打ち消されてしまうという仮説を立てた．おそらく，四肢の両側の活性化の必要性を強調する運動リハビリテーション方略を適用することは，そうした活動が障害されたネットワークを競合的に抑制する回路を増強することになると，実際に回復を妨げてしまうかもしれない．半球間の抑制に加えて，同側半球内で作用する抑制も原因となるかもしれない（Classen et al., 1997 を参照）．

## リハビリテーションにおけるボトムアップ処理とトップダウン処理

RobertsonとMurre（1999）は，リハビリテーションにおける**ボトムアップ処理**と**トップダウン**処理の違いについて述べている（**表3.2参照**）．ボトムアップ処理は，知覚，運動，その他の外界で生成された，あるいは外界から与えられた入力が，障害されたネットワークに供給されることを指していうものである．こうしたことの一例は，運動回復に焦点を当てたリハビリテーション研究にある．障害された手指を非常に多く反復運動させる訓練は，さまざまな運動からなる一般的な手指訓練よりも，手指の機能を大きく改善させた（Butefisch, Hummelsheim, Denzler, & Mauritz, 1995）．その著者らは，反復訓練は障害されたネットワークの中の同じニューロン一式を一貫して活性化するので，速くそしてより効率的にシナプスの再結合が起こったと論じた．

また，上肢に部分的な片麻痺のある人が，障害のない手の使用は抑制し，障害のある手を集中的に活発に反復使用させる訓練プログラムによって障害のある手の機能が改善するということも立証されている（Taub, Uswatte, & Pidikiti, 1999）．受傷後何年経っていても，自然回復が非常に良好であった患者においてさえ，片麻痺のある手に対してたった2週間の練習を行った後，改善が2年以上継続することが認められている．

最近になって，ボトムアップアプローチとみなされる方法を利用した発達的な言語障害を持った

**表3.2** ボトムアップ訓練アプローチとトップダウン訓練アプローチの例

ボトムアップアプローチは，障害があるか機能していないネットワークにパターン化された入力を供給する．
- 反復する動きや練習
- 構造化された感覚刺激
- CI（Constraint-Induced）療法
- 音韻もしくは音響の弁別訓練
- 注意を維持するための外的な手がかりの提供

トップダウンアプローチは，他の機能における処理を修正・調整するために，より高次の機能（例：前頭葉の遂行機能）を「刺激する」．
- 注意スキルの改善
- メタ認知や自己モニタリング方略の訓練

データは，Robertson and Murre (1999) より引用．

子どもへの治療アプローチにかなり関心が向けられるようになってきた．TallalとMerzenichら（Merzenich et al., 1996; Tallal et al., 1996）は，非常によく似た聴覚刺激の時間弁別を行う反復練習を実施することによって，発話の認知，とりわけ音韻の認知が改善されうると提唱している．訓練素材は音響的に修正された刺激で構成されており，子どもは時間的に異なる音響信号の中から連続して似ているものを弁別する．これらの刺激は発話の知覚に必要な長さと似たものであった．この著者らは，反復的な（ボトムアップ）刺激は，時間的な分割や弁別に関する回路の可塑的な再組織化を実際に引き起こすと提唱している．

RobertsonとManly, Andrade, Baddeley, Yiend (1997) は，TBIを負った患者へのボトムアップ入力の別の例を挙げている．持続的注意反応課題（SART：Sustained Attention to Response Task）では，対象者は反応してはいけないある特定の数字以外の数字がスクリーン上に現れる度にキーを押すように要求される．こうした頻度の低い標的を押さないでいるということは，手と反応のモニタリングに関してかなりの注意を必要とする．TBIや右半球損傷を負った患者はSARTを行うことがかなり難しい．しかし，課題を行っている間に場面に応じて外的な聴覚的手がかりが提示されると，エラーは有意に減少する．Robertsonらは，これはこの課題において注意を改善するボトムアップの警戒効果を示唆していると述べている．

ある種の刺激は機能不全の結合を回復させるかもしれないという示唆もいくつかある．SturmとWillmes, Orgass, Hartje (1997) は，脳卒中を起こした患者に注意訓練を行った．対象者は，基本的な注意過程（覚醒や選択的注意）と高次の注意コントロール機能（分割的注意）に関する訓練を受けた．最初に基本的な処理過程に関する訓練を受けた対象者は，基本的な処理過程と高次の機能の両方とも改善した．反対に，最初に高次の課題に関する訓練を受けた対象者は，基本的な処理過程も高次の処理過程も獲得しなかった．そして，いくつかのケースでは機能低下さえ示した．Sturmらは，階層的に順序立てられた訓練を行うことが重要であると論じた．そして，より低いレベルのスキルが安定する前に高いレベルのスキルの訓練を行うことに警告を発した．

トップダウン処理は，前頭葉や視床のような「高次の」脳の中枢はさらなる処理のためにどのような感覚情報を選択したらよいかを決定する役割を果たしている，という実験的な知見に基づいたものである．前頭葉の注意回路は，そのような感覚情報のゲート（門）のように重要であると考えられている．例えば，一次感覚野への血流は刺激が予期されない領域では減少する（Drevets et al.,

1995）．Meyer ら（1991）は，触覚振動刺激が指先に与えられるという研究を行った．振動に注意を向けた対象者は，同じ刺激を受けても注意を向けなかった対象者よりも，手の感覚野が13％多く活性化された．これらの研究は，注意と予期は両方とも内的に生じる処理過程であり，こうした過程が感覚入力に反応して脳の活動を高めるということを示唆している．Robertson と Murre（1999）は，脳内の可塑的な変化の基礎となるシナプスの活動は，このような前頭葉の注意回路によってトップダウン的な方法で調整されると論じている．

　こうした考え方の流れからすれば，機能の回復は少なくとも部分的には前頭葉の注意にかかわる脳機能システムの統合に関連しているはずである．Robertson と Murre（1999）は，前頭葉回路からのトップダウン入力が損傷されていない脳における結合を促進させるのであれば，そうした入力は損傷された脳における再結合や修復もまた促進させるだろうと仮説した．そして実際，前頭葉の注意機能は，脳損傷後の機能回復に関する強力な予測的指標になるという根拠が相当ある．持続的注意は，右半球の機能，特に右前頭葉の機能と強く関係する（Coull, Frith, Frackowiak, & Grasby, 1996）．トーン・カウンティング課題（tone counting task）での持続的注意の能力は，脳卒中後の長期的な左手の運動回復や日常生活機能の有意な指標となる（Robertson et al., 1997）．TBI 後の復職は，受傷後数年が経過していても受傷後の注意機能によって有意に予測される（Brooks & McKinlay, 1987）．実際，脳卒中（Hier, Mondlock, & Caplan, 1983）や，閉鎖性頭部外傷（Bayless, Varney, & Roberts, 1989; Butler, Anderson, Furst, Namerow, & Satz, 1989; Mattson & Levin, 1990; Melamed, Stern, Rahmani, Grosswasser, & Najenson, 1985; Najenson, Grosswasser, Mendelson, & Hacket, 1980; Vilkki et al., 1994; Wilson et al., 1993）からの機能的な回復が前頭葉の遂行機能によって予測されることは，多くの研究が明らかにしている．こうした知見は，感覚と運動の地図における活動に依存した再構成は関連した刺激に対する能動的な注意が必要であり，受動的に刺激されたとしても注意がどこか別のところに分散しているようでは刺激された回路の可塑的な再構成は起こらないということを示した動物研究の結果と矛盾しない．

　こうした知見が明らかに意味していることは，障害された注意は回復中の神経可塑的な変化を妨害し，注意を改善しようという努力は注意そのものに対してだけではなく，様々な機能の回復に広範囲に渡って肯定的に影響するということである．1つの例として，ある研究では持続的注意の活性化によって半側空間無視に有意な回復が生じた（Robertson et al., 1997）ということが見出された．別の研究で我々は，注意訓練後の注意改善が脳損傷を負った患者の学習や記憶再生能力の改善と関係していることを示した（Mateer & Sohlberg, 1988; Mateer, Sohlberg, & Youngman, 1990）．総合的に言えば，これらの証拠は，前頭葉損傷と注意障害は幅広い様々な機能回復の非常に有力な指標となり，リハビリテーションの過程で注意を高めようとする努力は有益であることを示している．

## 神経可塑性：将来的な方向性とそれを導く原理

　この簡単な概説から，神経可塑性と損傷に対する脳の反応に様々な影響を及ぼす要因についての研究が急速に進歩していることは明らかである．我々は次の10年間に，関係する自然過程の理解，およびその過程の操作に大幅な進歩が遂げられることを期待している．受傷後に生じる様々な生化学的変化を改善し，損傷の影響を減少させるような薬理学的な介入の発展に大きな関心が寄せられている．細胞の成長や細胞の結合を刺激する様々な形式の神経移植や細胞移植は，疑いなくより広

く使われるようになるだろう．こうした技術は，もともとパーキンソン病のような変性疾患において研究されていたが，特に幹細胞——（全ての他の器官と同様に）中枢神経系が発生する基本となる細胞——がさらに使えるようになれば，幅広く適用されることは確実だろう．また遺伝子治療（例：遺伝子移植や遺伝子組み換え）や遺伝薬理学的治療に関する興味深い研究（総説としてDickinson-Anson, Aubert, & Gage, 1999を参照）が重要な貢献をするということも考えられる．

　リハビリテーションの実践にとって神経可塑性や回復に関する研究の意味するところは何だろうか？　いくつかの原理がこうした基本的かつ臨床的研究領域から派生し，我々の考え方や介入方略の発展を導くだろう．

- 脳は，人の一生を通じて受傷後も広範囲に渡って神経学的再構成の可能性があるダイナミックな器官である．
- 運動，感覚，認知的な能力は，回復には一般的に時間がかかり，通常ある程度脳損傷の後遺症を残す．しかしながら改善する可能性があり，通常徐々に改善していく．
- 脳の構造的な変化，特に樹状突起やシナプスにおける変化が行動変容の礎となる．シナプス結合には多くのことが影響している．
- 健常な脳でも損傷を受けた脳でも，神経行動学的機能の回復は環境的な刺激や構造化された経験が多いほど進む．
- リハビリテーションには回復的なアプローチと代償的なアプローチ両方に役割がある．
- 機能的再構成は，一般的には損傷の隣接領域や反対側半球の相同領域の動員を含む．
- 行動として現れることは，ボトムアップ処理とトップダウン処理，そして半球間と半球内の影響の複雑な相互作用を反映している．

## 訓練プログラムや介入に関係する要因

　回復は，部分的には損傷後の経験の特徴，質，量に左右されるだろう．したがって，現実的・経済的制約を心に留めながら，効果を最大限にするように，いつどのようにリハビリテーションプログラムを実施するかを考慮することが重要である．臨床家，病院の管理者，保険会社，研究者は，早期に集中的なサービスを提供するのか，それとも集中的ではないがより時間をかけた訓練を提供するのかという問題と戦ってきた．確かにクライエントには回復の異なる段階では異なる必要性がある．受傷後の異なる段階で，より効果的だったり，あるいはより簡単に行えたり補強できたりする，回復の基礎となる神経生理学的なメカニズムが存在することは疑いない．しかし残念なことに，こうしたメカニズムについての情報はいまのところ手に入るわけではない．さらに，社会資源の得やすさや訓練への取り組みの意欲にも制約があることを考慮しなければならない．

　以下に推奨することは，神経学的損傷からの回復の早期段階において特に重要である．

- 患者がよく休めているか確認すること．急速眼球運動（REM: Rapid-Eye-Movement）睡眠と乱れのない睡眠周期のどちらか一方あるいはその両方が学習の強化にとって欠かせないものだろうということがいくつかの研究で示されている．したがって，一般的に睡眠を妨げる薬や睡眠不足は，脳の可塑性に影響するかもしれないし回復を遅らせるかもしれない（Ficca,

Lombardo, Rossi, & Salzarulo, 2000).

- 薬理学的介入の利用についてよく説明すること．薬理学的介入と行動学的介入を組み合わせることは，覚醒を促進させる点で役に立つだろう．しかし注意しなければならないことがある．通常使われている薬には，脳の可塑的変化の可能性を高めるものもあるが減らすものもある．例えば興奮をコントロールするためによく使用されるジアゼパムは，動物では可塑的な回復を障害することが明らかにされている（Stein, Brailowsky, & Will, 1995）．このような薬の使用はリハビリテーションの期間中は最小限に抑えるべきである．
- 覚醒と反応が高まる自然な機会を利用すること．患者は，覚醒していて短時間でもすぐに課題に集中できるときに，介入に最も良く反応するだろう．患者の覚醒が非常に低いか一定していないときには，短時間で断続的な介入が効果的である．
- 患者の注意への負荷を監視しコントロールすること．過剰な刺激があると，効果的な情報処理が行えなくなり，誤りに気づきにくくなる．持続的注意，選択的注意，分割的注意を維持し改善するために計画された方略を使用して，少しずつ系統的に注意の負荷を高めること．確実にこなすことができ，安定的なスキルが確立できるような階層的な方法で，構造化され系統立った課題を使用すること．
- 多くの行動は効果的な言語的，触覚的，視覚的手がかりによって引き出すことができる．動作や言語による促しや援助からより微妙で部分的な手がかりへと移って行く段階的な手がかりを用いること．
- 1回のセッションで集中的に行われる練習よりも，短い期間に何度も行われる練習のほうがおそらくより効果的だろう．これは学習理論や臨床観察とも一致する．

患者がリハビリテーションの過程に積極的に参加できるようになるにつれて，他の多くの原理が重要になってくる：

- 学習理論に基づいたシェイピングや行動学的なチェイニング方略を使うこと．部分的な行動が次第に形成され，行動の構成要素が連結され，より複雑な行動の連鎖を発展し維持していくための土台となる．
- 行動指向的な訓練において，結果事象だけでなく先行事象の修正を重視することは，脳損傷を負った人には特に重要である．
- 脳損傷を負った人の多くは学習の効果が上がらない．患者の学習障害や記憶障害の性質をいったん理解すれば，その患者にとって最も効果的な教育方法を使うことができる．例えば，誤りなし学習（第6章で詳細に述べる）は重度の記憶障害を持った人に新しい情報を学習させるのに非常に効果的である．
- 成功が成功を生み，さらに自尊心や満足感も生み出す．間違った反応の修正に焦点を当てるよりも，むしろ正しい反応の可能性を最大限にしていくこと．
- 処理や反応の速度と効率を上げるようつとめ，その一方で誤りを最小限にすること．
- よりトップダウン的なコントロールを提供するために，心の中でリハーサルと注意の集中を行うこと．多くの行動やスキルの自己制御のために自己教示法を用いることができる．
- 刺激に基づいた訓練にどの障害が反応し，どの障害が反応しないのかを認識すること．例え

ば，注意のスキルは反復や練習にしばしば反応するが，エピソード記憶のスキルは系統立った練習ではほとんど高まらない．エピソード記憶のスキルには代償的なアプローチを用いたほうが効果が高い．
- 患者が日常生活における様々な状況や時間の中で改善を示すためには，効果的な般化方略に習熟し，利用できるようにしておくことが重要である．

## 要 約

多くの異なった要因が脳損傷からの回復に影響する．これらのなかには人口統計学的な要因のように，変動せず操作できないものもある．しかし，我々はクライエントの回復の自然経過についての情報に基づいた予測をするために，そのような要因に関する情報を利用することができる．損傷そのものに関係する要因は通常リハビリテーションの専門家がコントロールできるようなものではないが，主に革新的な薬理学的な介入を通して，医学は確かに脳卒中や外傷によって引き起こされる二次的な損傷を減らすことに一役買っている．我々の脳の可塑性とその根底にあるメカニズムに関する理解はまだ非常に基礎的なものであるけれども，成人の脳における可塑性について，以前に信じられていたよりも多くの重要な証拠が明らかになってきている．我々は，神経の再構成や動的なシナプス結合の特徴について，またこうした自然の力に何が影響し，その力を何が引き出すのかについて，いくらか理解しはじめている．こうしたメカニズムについての意見は，刺激的で新しい理論に基づいたリハビリテーション方略の発展を方向づけていく．同時にこうした新しい発見は，リハビリテーションの取り組み全体の複雑さを強調する．最良の臨床実践とは何か，ときどきわからなくなるが，このことはその領域が新しい情報を吸収し，適応する過程にあるということを表している．回復の生理学的な背景をさらに理解していくことは興味深く，この領域にとってきわめて重要なことであるが，我々の知るリハビリテーション訓練の原理の多くは回復過程を促進するものであることを心に留めておくことも重要である．例えば，リハビリテーションにおいて気分や意欲が果たしている重要な役割や，リハビリテーションの過程に患者が最大限に参加するような治療関係を築くことの重要性を考慮すべきである．この章では，回復に働くメカニズムについて分子レベルから心理社会的なレベルまでの説明を試みてきた．我々はこのように問題を幅広く考えることが重要であり，リハビリテーションについて学際的な研究が増えることが非常に期待されることであり，刺激的なことであると言える．

## 文 献

Albert, M. S. (1994). Age related changes in cognitive function. In M. L. Albert & J. E. Knoefel (Eds.), *Clinical neurology of aging* (pp. 314–328). New York: Oxford University Press.

Allen, C. C., & Ruff, R. M. (1990). Self-rating versus neuropsychological performance of moderate versus severe head-injured patients. *Brain Injury, 4*, 7–17.

Anderson, S. W., Damasio, H., Tranel, D., & Damasio, A. R. (in press). Severe long term sequelae of prefrontal cortex damage acquired in early childhood. *Developmental Psychology*.

Attella, M. J., Nattinville, A., & Stein, D. G. (1987). Hormonal state affects recovery from frontal cortex lesions in adult female rats. *Behavioral and Neural Biology, 48*, 352–367.

Basso, A., Capitani, E., & Morashini, S. (1983). Sex differences in recovery from aphasia. *Cortex, 18*, 469–475.

Bayless, J. D., Varney, N. R., & Roberts, R. J. (1989). Tinker Toy Test performance and vocational outcome in patients with closed-head injuries. *Journal of Clinical and Experimental Neuropsychology, 11*, 913–917.

Buckner, R. L., Corbetta, M., Schatz, J., Raichle, M. E., & Petersen, S. E. (1996). Preserved speech abilities and compensation following prefrontal damage. *Proceedings of the National Academy of Science USA, 93*, 1249–1253.

Brooks, D. N., & McKinlay, W. (1987). Return to work within the first seven years of severe head injury. *Brain Injury, 1*, 5–15.

Butefisch, C., Hummelsheim, H., Denzler, P., & Mauritz, K. H. (1995). Repetitive training of isolated movements improves the outcome of motor rehabilitation of the centrally paretic hand. *Journal of the Neurological Sciences, 130*, 59–68.

Butler, R. W., Anderson, L., Furst, C. J., Namerow, N. S., & Satz, P. (1989). Behavioral assessment in neuropsychological rehabilitation: A method for measuring vocational-related skills. *The Clinical Neuropsychologist, 3*, 235–243.

Classen, J., Schnitzler, A., Binkofski, F., Werhahn, K. J., Kim, Y. S., Kessler, K. R., & Benecke, R. (1997). The motor syndrome associated with exaggeration inhibition within the primary motor cortex. *Brain, 120*, 605–619.

Corkin, S., Rosen, T. J, Sullivan, E.V., & Clegg, R. A. (1989). Penetrating head injury in young adulthood exacerbates cognitive decline in later years. *Journal of Neuroscience, 9*, 3876–3883.

Coull, J. T., Frith, C. D., Frackowiak, R. S. J., & Grasby, P. M. (1996). A fronto-parietal network for rapid visual information processing: A PET study of sustained attention and working memory. *Neuropsychologia, 34*, 1085–1095.

Craik, F. I. M., Anderson, N. D., Kerr, S. A., & Li, K. Z. (1995). Memory changes in normal aging. In A. D. Baddeley, B. A. Wilson, & F. N. Watts (Eds.), *Handbook of memory disorders* (pp. 211–242). Chichester, England: Wiley.

Dana, R. (1993). *Multicultural assessment perspectives for professional psychology.* Boston: Allyn & Bacon.

Dennis, M., & Whitaker, H. A. (1977). Hemispheric equipotentiality and language acquisition. In S. J. Segalowitz & F. A. Gruber (Eds.), *Language development and neurological theory* (pp. 93–106). New York: Academic Press.

Dickinson-Anson, H., Aubert, I., & Gage, F. H. (1999). Intracerebral transplantation and regeneration: Practical implications. In D. T. Stuss, G. Winocur, & I. Robertson (Eds.), *Cognitive neurorehabilitation* (pp. 26–46). Cambridge, England: Cambridge University Press.

Dikmen, S. S., Machamer, J. E., Winn, H. R., & Temkin, N. R. (1995). Neuropsychological outcome at 1-year post head injury. *Neuropsychology, 9*, 98–90.

Dikmen, S. S., Temkin, N. R., Machamer, J. E., Hlubkov, A. L., Fraser, R. T., & Winn, R. (1994). Employment following traumatic brain injuries. *Archives of Neurology, 51*, 177–186.

Dixon, R. A., & Backman, L. (1995). *Compensating for psychological deficits and declines: Managing losses and promoting gains.* Mahwah, NJ: Erlbaum.

Drevets, W. C., Burton, H., Videen, T. O., Snyder, A. Z., Simpson, J. R., Jr., & Raichle, M. E. (1995). Blood flow changes in human somatosensory cortex during anticipated stimulation. *Nature, 373*, 249–252.

Duhaime, A. C., Bilaniuk, L., & Zimmerman, R. (1993). The "big glack brain": Radiographic changes after severe inflicted head injury in infancy. *Journal of Neurotrauma*, 10(Suppl. 1), S59.

Eslinger, P. J., & Damasio, A. R. (1985). Severe disturbance of higher cognition after bilateral frontal lobe ablation: Patient E. V. R. *Neurology, 35*, 1731–1741.

Ficca, G., Lombardo, P., Rossi, L., & Salzarulo, P. (2000). Morning recall of verbal material depends on prior sleep organization. *Behavioral Brain Research, 112,* 159–163.

Fields, R. B., & Coffey, M. D. (1994). Traumatic brain injury. In C. Coffey & J. Cummings (Eds.), *The American textbook of geriatric neuropsychiatry* (pp. 479–508). Washington, DC: American Psychiatric Press.

Fleming, J. M., Strong, J., & Ashton, R. (1996). Self-awareness of deficits in adults with traumatic brain injury: How best to measure? *Brain Injury, 10,* 1–15.

Gainotti, G. (1993). The riddle of the right hemisphere's contribution to the recovery of language. *European Journal of Disorders of Communication, 28,* 227–246.

Grady, C. L., & Kapur, S. (1999). The use of neuroimaging in neurorehabilitative research. In D. T. Stuss, G. Winocur, & I. H. Robertson (Eds.), *Cognitive neurorehabilitation* (pp. 47–58). Cambridge, England: Cambridge University Press.

Grafman, J. (1986). The relationship of brain tissue loss volume and lesion location to cognitive deficit. *Journal of Neuroscience, 6,* 301–307.

Hachinski, V. C., Potter, P., & Merskey, H. (1987). Leuko-araiosis. *Archives of Neurology, 44,* 21–23.

Hebb, D. O. (1949). *The organization of behavior: A neuropsychological theory.* New York: Wiley.

Hier, D. B., Mondlock, J., & Caplan, L. R. (1983). Recovery of behavioral abnormalities after right hemisphere stroke. *Neurology, 33,* 345–350.

Jacobs, B., Schall, M., & Scheibel, A. B. (1993). A quantitative dendritic analysis of Wernicke's area: II. Gender, hemispheric, and environmental factors. *Journal of Comparative Neurology, 237,* 97–111.

Kennard, M. A. (1940). Relation of age to motor impairment in man and in subhuman primates. *Archives of Neurology and Psychiatry, 44,* 377–397.

Kertesz, A., Harlock, W., & Coates, R. (1979). Computer tomographic localization, lesion size, and prognosis in aphasia and nonverbal impairment. *Brain and Language, 8,* 34–50.

Kimura, D. (1983). Sex differences in cerebral organization for speech and practice functions. *Canadian Journal of Psychology, 37,* 19–35.

Kinsbourne, M. (1993). Orientation bias model of unilateral neglect: Evidence from attentional gradients within hemispace. In I. H. Robertson & J. C. Marshall (Eds.), *Unilateral neglect: Clinical and experimental studies* (pp. 63–86). Hillsdale, NJ: Erlbaum.

Kolb, B. (1995). *Brain plasticity and behavior.* Mahwah, NJ: Erlbaum.

Kolb, B., & Gibb, R. (1999). Neuroplasticity and recovery of function after brain injuries. In D. T. Stuss, G. Winocur & I. H. Robertson (Eds.), *Cognitive neurorehabilitation* (pp. 9–25). Cambridge, England: Cambridge University Press.

Lam, C. S., McMahon, B. T., Priddy, D. A., & Gehred-Schultz, A. (1988). Deficit awareness and treatment performance among traumatic head injury adults. *Brain Injury, 2,* 235–242.

LeVere, N. D., & LeVere, T. E. (1982). Recovery of function after brain damage: Support for the compensation theory of the behavioral deficit. *Physiological Psychology, 10,* 165–174.

Luria, A. R. (1973). *The working brain.* New York: Basic Books.

Mateer, C. A., & Dodrill, C. (1993). Neuropsychological and linguistic correlates of atypical language lateralization: Evidence from sodium amytal studies. *Human Neurobiology, 2,* 135–142.

Mateer, C. A., & Sohlberg, M. M. (1988). A paradigm shift in memory rehabilitation. In H. Whitaker (Ed.), *Neuropsychological studies of nonfocal brain injury: Dementia and closed head injury* (pp. 202–225). New York: Springer-Verlag.

Mateer, C. A., Sohlberg, M. M., & Youngman, P. (1990). The management of acquired attention and memory disorders following closed head injury. In R. Wood (Ed.), *Cognitive rehabilitation in perspective* (pp. 68–95). London: Taylor & Francis.

Mattson, A. J., & Levin, H. S. (1990). Frontal lobe dysfunction following closed head injury: A review of the literature. *Journal of Nervous and Mental Disease, 178*, 282–291.

Mayer, E., Brown, V. J., Dunnett, S. B., & Robbins, T. W. (1992). Striatal graft-associated recovery of a lesion-induced performance deficit in the rat requires learning to use the transplant. *European Journal of Neuroscience, 4*, 119–126.

Mazzuchi, A., Cattilani, R., Missale, G., Gugliotta, M., Brianti, R., & Parma, M. (1992). Head injured subjects over 50 years: Correlations between variables of trauma and neuropsychological follow up. *Journal of Neurology, 239*, 256–260.

Melamed, S., Grosswasser, Z., & Stern, M. J. (1992). Acceptance of disability, work involvement, and subjective rehabilitation status of traumatic brain-injured (TBI) patients. *Brain Injury, 6*, 233–243.

Melamed, S., Stern, M., Rahmani, L., Grosswasser, Z., & Najenson, T. (1985). Attention capacity limitation, psychiatric parameters and their impact on work involvement following brain injury. *Scandinavian Journal of Rehabilitation Medicine, 12*, 21–26.

Merzenich, M., Jenkins, W. M., Johnston, P., Schreiner, C., Miller, S. L., & Tallal, P. (1996). Temporal processing deficits of language-learning impaired children ameliorated by training. *Science, 271*, 77–81.

Meyer, E., Ferguson, S. S. G., Zatorre, R. J., Alivisatos, B., Marrett, S., Evans, A. C., & Hakim, A. M. (1991). Attention modulates somatosensory cerebral blood-flow response to vibrotactile stimulation as measured by positron emission tomography. *Annals of Neurology, 29*, 440–443.

Mimura, M., Kato, M., Kato, M., Sano, Y., Kojima, T., Naesar, M., & Kashima, H. (1998). Prospective and retrospective studies of recovery in aphasia: Changes in cerebral blood flow and language functions. *Brain, 121*, 2083–2094.

Musso, M., Weiller, C., Kiebel, S., Muller, S. P., Bulau, P., & Rijntjes, M. (1999). Training-induced brain plasticity in aphasia. *Brain, 122*, 1781–1790.

Najenson, T., Grosswasser, Z., Mendelson, L., & Hackett, P. (1980). Rehabilitation outcome of brain damage patients after severe head injury. *International Rehabilitation Medicine, 2*, 17–22.

Nudo, R. J., Wise, B. M., SiFuentes, R., & Milliken, G. W. (1996). Neural substances for the effects of rehabilitation training on motor recovery after ischemic infarct. *Science, 272*, 1791–1794.

Raskin, S. A. (2000). Issues of gender, socio-economic status and culture. In S. A. Raskin & C. A. Mateer (Eds.), *Management of mild traumatic brain injury* (pp. 269–278). New York: Oxford University Press.

Richards, B. (2000). *The effects of aging and mild traumatic brain injury on neuropsychological test performance*. Unpublished doctoral dissertation, York University, Toronto, Ontario, Canada.

Robertson, I. H., Hogg, K., & McMillan, T. M. (1998). Rehabilitation of unilateral neglect: Reducing inhibitory competition by contralesional limb activation. *Neuropsychological Rehabilitation, 8*, 19–29.

Robertson, I. H., Manly, T., Andrade, J., Baddeley, B. T., & Yiend, J. (1997). Oops!: Performance correlates of everyday attentional failures in traumatic brain injured and normal subjects. The Sustained Attention to Response Task (SART). *Neuropsychologia, 35*, 747–758.

Robertson, I. H., & Murre, J. M. J. (1999). Rehabilitation of brain damage: Brain plasticity and principles of guided recovery. *Psychological Bulletin, 25*, 544–575.

Robertson, I. H., & North, N. (1992). Spatio-motor cueing in unilateral neglect: The role of hemispace, hand, and motor activation. *Neuropsychologia, 30*, 553–563.

Robertson, I. H., & North, N. (1993). Active and passive activation of left limbs: Influence on visual and sensory neglect. *Neuropsychologia, 31*, 293–300.

Roof, R. L., Duvdevani, R., Braswell, L., & Stein, D. G. (1992). Progesterone treatment attenuates brain edema following contusion injury in male and female rats. *Restorative Neurology and Neuroscience, 4*, 425–427.

Roof, R. L., Duvdevani, R., Braswell, L., & Stein, D. G. (1994). Progesterone facilitates cognitive recovery and reduces secondary neuronal loss caused by cortical contusion injury in male rats. *Experimental Neurology, 129*, 64–69.

Roof, R. L., Duvdevani, R., & Stein, D. G. (1993). Gender influences outcome of brain injury: Progesterone plays a protective role. *Brain Research, 607*, 333–336.

Seitz, R. J., Huang, Y., Knorr, U., Tellmann, L., Herzog, H., & Freund, H. J. (1995). Large-scale plasticity of the human cortex. *NeuroReport, 6*, 742–744.

Stein, D. G., Brailowsky, S., & Will, B. (1995). *Brain repair.* Oxford: Oxford University Press.

Stein, D. G., Roof, R. I, & Fulop, Z. L. (1999). Brain damage, sex hormones and recovery. In D. T. Stuss, G. Winocur, & I. H. Robertson (Eds.), *Cognitive neurorehabilitation* (pp. 73–93). Cambridge, England: Cambridge University Press.

Stroup, E. (1999). *Locus of control, awareness of deficit, and employment outcomes following vocational rehabilitation in individuals with traumatic brain injury.* Unpublished doctoral dissertation. University of Victoria, Victoria, British Columbia, Canada.

Sturm, W., Willmes, K., Orgass, B., & Hartje, W. (1997). Do specific attention deficits need specific training? *Neuropsychological Rehabilitation, 7*, 81–176.

Sue, S., & Zane, N. (1987). The role of culture and cultural techniques in psychotherapy. *American Psychologist, 42*, 37–45.

Tallal, P., Miller, S. L., Bedi, G., Byma, G., Wang, X. Q., Nagarajan, S. S., Schreiner, C., Jenkins, W. M., & Merzenich, M. M. (1996). Language comprehension in language-learning impaired children improved with acoustically modified speech. *Science, 271*, 81–84.

Taub, E., Uswatte, G., & Pidikiti, R. (1999). Constraint-induced movement therapy: A new family of techniques with broad application to physical rehabilitation—a clinical review. *Journal of Rehabilitation Research and Development, 36*, 237–251.

Teuber, H. L. (1975). Recovery of function after brain injury in man. In *Outcome of severe damage to nervous system* (Ciba Foundation Symposium No. 34, pp. 159–190). Amsterdam: Elsevier/North-Holland.

Vilkki, J., Ahola, K., Holst, P., Ohman, J., Servo, A., & Heiskanen, O. (1994). Prediction of psychosocial recovery after head injury with cognitive tests and neurobehavioral ratings. *Journal of Clinical and Experimental Neuropsychology, 16*, 325–338.

Von Monakow, C. (1914). *Localization in the cerebrum and the degeneration of functions through cortical sources.* Wiesbaden, Germany: Bergmann.

Weiller, C., Chollet, F., Friston, K. J., Wise, R. J. S., & Frackowiak, R. S. J. (1992). Functional reorganization of the brain in recovery from striato-capsular infarction in man. *Annals of Neurology, 31*, 463–472.

Wertz, R. T. (1996). Aphasia in acute stroke: Incidence, determinants, and recovery. *Annals of Neurology, 40*, 129–130.

Willer, B., Abasch, S., & Dahmer, E. (1990). Epidemiology of disability from traumatic brain injury. In R. L. Wood (Ed.), *Neurobehavioral sequelae of traumatic brain injury* (pp. 18–33). New York: Taylor & Francis.

Wilson, J. T. L., Scott, L. C., Wyper, D., Patterson, J., Hadley, D., & Teasdale, G. M. (1993). *Psychological recovery after trauma and patterns of change on MR and SPECT imaging.* Paper presented at the Second Annual International Neurotrauma Symposium, Glasgow, Scotland.

Xerri, C., Merzenich, M. M., Peterson, B. E., & Jenkins, W. M. (1998). Plasticity of primary somatosensory cortex paralleling sensorimotor skill recovery from stroke in adult monkey. *Journal of Neurophysiology, 79,* 2119–2148.

# 4

# 認知機能障害を持った人々の評価

　認知リハビリテーションの計画を立てる第一歩は，クライエントの認知的な強みと弱みを理解することとこれらをクライエントの以前の機能，現在の機能，そして将来的な機能と合わせて検討することである．脳損傷を負った人の機能レベルは様々な要因に影響される．そしてこれらの要因は適応レベルにも影響する．以下のことがそれらの要因になり得る．

1. 脳損傷に特有の性質とその影響
2. 事故前の認知機能や行動の強みと弱みを含めたクライエントの背景
3. クライエントの現在の住環境や，あるいは職場環境における状況的要求や必要性
4. それぞれの環境の中でクライエントが利用できる援助
5. 発症前のパーソナリティ要因
6. 損傷と後遺症に対しての情動的反応
7. 適応スキルと対処スキル
8. 損傷を負った人とその家族の意見と期待

　リハビリテーションの文脈のなかでの評価の目標は，個人の認知機能と情動機能，人間関係の機能の個々人のレベルを正確に描き出すことである．そしてこのなかには，残存機能や代償機能の強み，日常機能活動を実行する能力，リハビリテーションに参加する能力の判断，学習や認知機能を促進するおそらく最も効果的な手法の提案が含まれている．
　適応機能や適切な治療計画を作ることに影響する無数の要因を整理することは，リハビリテーションチームの多くの専門家によって共有される．通常，神経内科医や脳外科医，リハビリテーション専門医たちが損傷の性質や部位についての情報を提供し，また彼らが医学的な安定（外科的，医学的，あるいは［同時に］薬理学的な管理）を促すための活動も直接行う．損傷の原因についての情報は，原因となっている脳損傷・疾患の性質，回復の段階，短期的・長期的予後，一般的に予測される認知的・行動的症状などについての重要な情報も提供する．主な医学的診断方法については，第2章で説明した．リハビリテーションの入院治療においては，看護スタッフが病棟での覚醒レベル，睡眠周期，行動的機能についての情報を治療スタッフに提供する．理学療法士は，筋緊張，筋力，関節可動域，姿勢制御（座位，立位，歩行）に関する情報を提供する．言語聴覚士は通常，コミュニケーション能力と摂食・嚥下の安全性について評価する．作業療法士は，日常行動を

遂行するための機能や空間認知機能などを評価する．一般的には全てのセラピストが認知機能について何らかの提言はするが，神経心理士は通常，総合的な認知機能の評価を行い，認知的・行動的な評価結果を可能な限り基盤となる脳システムと結びつける役目にある．リハビリテーション心理士は一般的に，情動的支援やカウンセリングをクライエントとその家族に行い，疼痛管理やリラクセーションスキルを習得する援助をしたり，行動学的介入を進めていったりする．多くのプログラムがレクリエーションやアクティビティ，ソーシャルワークサービス，プログラム管理も組み込んでいる．実際には，専門家のこれらの機能を実行する能力は様々であり，それぞれの施設の体制と規模，性質に左右される．リハビリテーションチーム全体がクライエントやその家族と一緒になり，治療計画を生み出し遂行する．

　認知機能の評価過程は，損傷前の個人の機能についての詳細な情報がないことによってしばし妨げられる．成人の認知障害のなかには**特徴的な障害**とみなされるものがある．つまり，それらが脳損傷を直接示唆しているということである（例：頻繁な錯誤性の言い誤りや見当識の低下，重度の記憶障害，左空間無視）．しかしながら，神経疾患や損傷がない人でも多くの認知機能（計画性，問題解決能力，注意の容量，学習能力，情動の制御，対人関係能力）は幅広い範囲に散らばる．損傷前の機能は通常，学校教育からの記録，職歴，クライエントとその家族からの報告によって推測される．損傷前の学習障害や学校教育の経歴や社会的行動の問題の経歴，職歴，アルコールや薬物乱用の経歴，損傷以前のその人の能力のレベル，自立度に関する情報を収集するための丁寧な臨床的面接が必要である．特殊な尺度では，人口統計学的な要因を組み合わせて，損傷前の知的機能レベルを推測することもできる（例：バローナ・インデックス，Barona Index: Barona, Reynolds, & Chastain, 1984）．またいくつかの心理検査は，重篤な損傷後や機能レベルの低下があってもあまり変化しないスキルや能力（例：単語の認知）に基づいている（Blair & Spreen, 1989; Nelson, 1976; Yuspeh & Vanderploeg, 2000）．この章に出てくる検査の詳細や標準化データ，背景となる研究に関しては，神経心理学的検査に関するいくつかの本に掲載されている（Lezak, 1995; Spreen & Strauss, 1998）．

　どのような人でも相対的なスキルや能力の強みと弱みを併せ持っており，我々は日常生活の中でそれなりに自立してうまく役割を果たしている．ときには，何が介入を必要としているのかを判断することが難しい．1980年に世界保健機構（WHO）は，**機能障害，能力障害，社会的不利**の概念を考えるうえでの枠組みを提供した．これは神経疾患を持つ個人の評価の枠組みを提供するために有益だと考えられる．**機能障害**とは，生理的に変化してしまった機能（例：言語，記憶の機能）のことである．また**能力障害**とは，特定の機能的能力（例：要求を伝えることや薬の服用を思い出すこと）への影響のことであり，さらに**社会的不利**とは機能的能力の低下により社会的な役割（例：ひとり暮らしができなくなったり，仕事を続けられなくなる）が変化してしまうことである．1990年代に，このWHOのモデルは修正，拡張され，以下の4つの要素が含まれた（Brickenbach, Chatterji, Badley, & Ostun, 1999）．

- **病態生理学**は，正常の生理学的過程や身体機能，組織が傷害や病気によって妨げられることを意味する．様々な障害が病態生理学の結果生じる．
- **機能障害**は，認知や情動，生理学的機能の損失や障害であり，例えば運動機能や注意，記憶，言語の障害が含まれる．
- **活動・機能制限**は機能障害に起因し，また日常生活活動に与える障害の影響を意味する．活

動制限は，損傷前と比べて制限あるいは欠損した活動を遂行する能力のことである．また，特定課題の遂行の効率性と実効性が低下すること，もしくはさらなる努力が必要になることも含まれる．例えば片麻痺と体系化の障害により，着替えることや電話をかけることや洗濯をすることが困難になることもある．
- **参加**とは，機能障害と活動制限，健康状態，状況要因に関係する個人の生活状況へのかかわりの性質と程度と定義している．これは社会的現象に関することであり，個人の参加の程度と社会の反応（参加を促進したり妨げたりする）の両方を表している．それは機能的な制限から生まれる社会的不利と，個人が年齢や背景，その他の社会・文化的要因に相応な社会的役割を遂行する能力の変化にかかわってくる．参加の7つの領域とは，「セルフケア」，「運動・移動」，「情報の交換」，「社会的関係」，「教育，職，余暇，精神性にかかわる側面」，「経済生活」，そして「市民生活と地域生活」である．

評価とは，これらのそれぞれのレベルを検討し，どのようなレベルの介入が必要なのかを決定することである．認知機能の計量心理学的評価は通常，機能障害のレベルに対応している．この段階での検査は確かに有用で重要ではあるが，検査だけでは個人の機能的能力を十分に理解したり，実行可能で適切なリハビリテーション計画を立てるのに不十分であるという実質的な懸念が持たれてきた．そこで，機能的能力や機能制限をさらに正確に推測できる"生態学的に妥当な"測定ツールや手法を開発することに注目が集まっている．さらに，社会的関与や生活満足度といった側面を把握できる意味のあるアウトカムを測定する尺度の開発の研究も盛んになっている．

## 能力と機能障害を測定するためのアプローチ

ここでは，評価のための様々なアプローチの原理，長所，短所について説明する．まず，歴史的に神経心理士の主要な道具とされてきた計量心理学的アプローチについて論じる．次に，機能的側面から捉える計量心理学的検査，構造化された観察方法，そして構造化されたもしくは半構造化された評価尺度などの機能的評価アプローチについて説明し論じる．

### 計量心理学的アプローチ

脳に損傷を負った大多数の人は，1つ以上の認知的，行動的機能の領域に困難がある．通常評価される認知能力の主要な側面は，覚醒と警戒，注意と集中，記憶と学習，言語とコミュニケーション，運動機能，学力，読み，書き，綴り，計算，物体認知とその他の空間認知機能，推論と問題解決能力，遂行機能である．遂行機能とは様々な能力を含んでいる．それには，開始と抑制，計画と体系化，心的・行動的柔軟性，自己アウェアネスといった能力が含まれる．行動的機能で評価される主要な領域は，適切な行動を開始する能力と不適切な行動を抑制する能力，効果的な対人コミュニケーションができる能力，気分と情動を自己制御する能力である．本書のそれぞれの章では，特定の認知領域と関連している理論と診断について取り上げている．そこで，この章ではそれぞれの認知領域の詳細を扱うよりも，様々な能力を評価する有用なツールについて簡単に説明する．

■計量心理学的検査を使用するに際に考慮すべき重要な点

認知能力の評価は通常標準化された検査を使用する．**標準化された**という言葉には，たくさんの意味がある．まず，その検査が神経疾患のない多くの人に実施されて，このグループを標本として標準データが作られていることである．年齢，性別，教育歴などの重要な変数を考慮しなくてはならない．刊行されている大多数の検査には，少なくともある特定の年齢層ごとの規準がある．中流階級の大学2年の学生たちから得た基準値とカットオフ点を，10年の教育歴をもつ外傷性脳損傷（TBI: Traumatic Brain Injury）を負った52歳の事例にむやみに適用すると，たとえその人が実際には同年代で同じ程度の教育歴をもつ人にとっては正常な範囲内の得点を出したとしても，その人にはTBIの影響によって中等度から重度の障害があることを示すことになってしまう．理想的には（検査のマニュアルか学術的文献から）同じ疾患を持った人々のデータを入手することもできるだろう．2つ目は，検査の実施法や被験者の回答の記録方法，採点の仕方について詳細なプロトコルがあることである．そして3つ目に，検査には重要な計量心理学的特性に関する公表された情報が載せられていることである．

どの計量心理学的検査の臨床的有用性も，個別のクライエントへの適切性にかかっている．そして，科学的な整合性は3つの基本的な計量心理学的特性に表される．それは，信頼性，妥当性，応答性である（**表4.1参照**）．信頼性にはいくつかの意味があり，検査や尺度の項目の内的一貫性（**内的信頼性**），検査や尺度が同じ評価者によって行われた場合の得点の再現性（**検者内信頼性**），もしくは違う評価者によって行われた場合の得点の再現性（**検者間信頼性**），そして被験者の状況・状態が変化していないと仮定した場合に同じか近い点数が出る可能性（**再検査信頼性**）などがある．**妥当性**とは，検査や尺度が，測ろうとしている能力や概念を測定しているかどうかである．これは普通，"専門家"による判断（**表面的妥当性**と**内容妥当性**），もしくは"ゴールドスタンダード"との高い相関（**基準関連妥当性**）により確立される．例えば，被験者が言われたことをどれだけ学習し再生することができるかを知りたい場合に，被験者に何かを読ませる検査は表面的妥当性があまりないと言

**表4.1** 検査の重要な計量心理学的特性

| 特　性 | 定　義 |
| --- | --- |
| 信頼性 | |
| 内的信頼性 | 検査や尺度内の質問項目の内的一貫性 |
| 検者内信頼性 | 検査や尺度が同一の評価者によって行われたときの得点の再現性 |
| 検者間信頼性 | 検査や尺度が異なる評価者によって行われたときの得点の再現性 |
| 再検査信頼性 | その人の状況に変化がない場合，その人が再び検査を受けたときに，同じあるいは近い得点を出す可能性 |
| 妥当性 | |
| 表面的妥当性 | その検査や尺度は，それらが測ろうとしている能力や概念を測っているという，「専門家」による意見の一致 |
| 内容妥当性 | 検査の各質問項目は，その検査が測ろうと意図している領域に対応している |
| 基準関連妥当性 | 検査得点と，ある基準やあるアウトカムとの関係．それらは同じ能力や構成概念を測るために幅広く使われている検査得点であったり，等級分類であったりする |
| 応答性 | 検査や尺度が，臨床的に重要で意味のある変化を検出する能力 |

える．**応答性**とは，検査や尺度の意義のある，また臨床的に意味のある変化（発症前の機能から，または回復の過程で）を探知できる能力を評価する．最低限の応答性を保つには，検査を大集団に実施した場合に検査の得点が正規分布に近い型であるべきであるし，**床効果**，**天井効果**をなくすべきである．正規分布では大多数の健常者（68％）は中心の点数の幅，すなわち平均±1標準偏差以内か，16～84パーセンタイルの間に入る．そうなるためには，検査の項目が易し過ぎて全員が回答できるもの（天井効果）であってはならないし，また難しすぎて誰も回答できないか，ほんのわずかの人しか回答できないもの（床効果）であってもならない．いくつかの項目は易しかったり難しかったりするが，多くの人数の成績を比べた場合に，検査の全体的な成績のばらつきは幅があるものでなくてはならない．

## ■検査の選択と解釈

神経心理学的検査は通常，様々な異なる認知能力と様々な知覚，運動機能を評価するために，複数の検査を用いる．また一般的には，総合的な知的機能や学業達成度，パーソナリティや情動機能を含むこともある．

　検査の選択は，検査者の教育や経験，評価の目的，損傷からの経過時間，包括的なクライエントの状態，利用できる時間による．2つの古典的な検査方法が存在する．1つは**固定化されたバッテリー**によるアプローチ，もう1つは**柔軟な**，**過程を重視した**アプローチである．固定化されたバッテリーもしくは標準的なバッテリーによるアプローチは脳損傷に敏感だと証明され，様々な能力を評価するためにあらかじめ決められた多くの検査の組み合わせを使用する．最も広く使われ知られている固定化されたバッテリーには，ハルステッド・レイタン神経心理学検査バッテリー（HRB：Halstead-Reitan Neuropsychological Test Battery; Reitan & Wolfson, 1993）がある．このアプローチには，非常に大きな基準データベースに基づいていることと，様々な尺度上で脳損傷を負った被験者の検査結果に関してのかなりの情報を得ることができるという長所がある．異なる患者に同じ検査を用いることで個人間や群別での比較をすることができる．HRBなどの固定化されたバッテリーの短所は，ある特定の患者群や検査目的に適当ではない尺度であったり，バッテリーが必要とされる機能の評価を網羅することができなかったりすることである．実際にHRBは，ほとんどの場合，このバッテリーの中では十分に評価されない記憶を含む他の機能を評価するための補足の検査を加えて使用される．さらに，HRBは診断を下すためにも重要となるカットオフ値を重視しているが，それだけではリハビリテーション計画を立てるには十分な情報ではない．

　2つ目の主要なアプローチはより柔軟な，過程を重視したアプローチである（Kaplan, 1988; Lezak, 1995; Spreen & Strauss, 1998）．広範囲に渡る認知能力を評価することに敏感で便利で，計量心理学的に信頼できる，非常に多くの検査がある．神経心理士は，関連のある認知能力や事柄を適切に評価することができる検査を選択する．このアプローチにより，注意や言語，記憶，遂行機能のような特定した機能をより細かく分析することができる．またこの方法は，臨床家が新しい理論的な概念や新しい技術を取り入れたり，新しく改善された認知機能の検査を取り入れたりすることを可能にする．柔軟なアプローチの批判としては，評価に用いられている全ての検査は，それぞれは標準化されているが，統合しては標準化はなされていなかったり，関連する臨床群で標準化されていなかったりすることである．そのため，個人の検査プロフィールの中でその人の認知機能の強みと弱

みのパターンについて結論を下すことは困難である．

　リハビリテーションの文脈では，柔軟性のある，過程重視のアプローチの評価方法が最も実用的であると私たちは感じている．検査は（少なくとも部分的には）患者の示す問題に基づいて選択され，評価中の患者の検査結果によってその後の検査の選択が修正され，認知機能についてさらに詳細な分析をすることができる．柔軟性のある，過程を重視するアプローチを適応することによって，検査者は個々のクライエントの要素（例：身体的状況や運動・知覚機能，コミュニケーションスキル，認知機能の損傷の程度，注意能力）に最も適切な検査を選ぶことができる．このアプローチでは，検査者が新しく理論的な裏づけがあり臨床的にも意味のある検査を採用するのも自由にできる．例えば，HRBのなかでは深く評価されないが，後天性脳損傷（ABI：Acquired Brain Injury）の影響を評価するには重要な注意や記憶，遂行機能を精査するためには，柔軟なアプローチが非常に重要である．実際の臨床では，ほとんどの神経心理士は普段広範囲に渡る認知機能を調べるために比較的固定した標準的なバッテリーを使用し，そして，このバッテリーを補うために必要な尺度を追加する．TBIの場合，固定化されたバッテリーと柔軟性のある尺度の両方を使用する混在モデルアプローチを使うことにより，様々な回復段階やリハビリテーション計画のために，比較的短時間だが適切な評価を行うことができる．選択される検査は根底にある問題を明確にし，時間の経過とともに現れる変化や治療の結果に敏感でなければならない．さらに，もう1つの評価方法はリハビリテーションの文脈のなかから生まれた．それは追跡評価法である．これは時間の経過のうえで鍵となる機能を追跡することに焦点を当て，短時間で実施される，総合的ではない評価方法である．

　計量心理学的心理検査の選択と使用に関してのもう1つの重要な点は，**限界の評価**と**質的解釈**である．リハビリテーションの文脈では特に，検査者はたいてい認知機能の欠損があるかどうかということよりも，どのくらいの障害が存在し，その障害の本質は何なのかということを理解したいのである．クライエントによっては余分な時間を与えれば正しい解答を出すことができたり，もしくは珍しかったり風変わりなやり方で正しい解答に辿り着く場合もある．また，あるクライエントはわずかなヒントや援助，もしくは教示の復唱や最小限の明確化で課題をやり遂げることができるかもしれない．評価の結果がふるわなかったときに，再度課題に取り組ませ正しい解答を導き出せるように教示を繰り返したり，ヒントを与えたりし，その他の援助を与えることで，何が原因でできなかったのかということを理解できるかもしれない．場合によっては，例えば，ある検査を最初は検査室のドアを閉めて行い，そしてその後ドアを開けて再度行うことで，外の雑音がどれだけ影響するかということを観察することも役に立つかもしれない．この分野について広く執筆してきたKaplan（1988）は，特定の過程を明らかにするためにどのように反応するかに詳細に目を配り，そして理解するための検査や検査手続きを開発してきた．このような情報は，根底にある認知障害や限界を明確にして理解するために，非常に貴重である．もし心理士が注意していなかったり，あるいは意味のある行動を観察する訓練を受けていないかそういった技術は持ち合わせていない心理検査士に頼っていると，こういった重要な質的な情報を見逃してしまうことになる．しかしながら脳損傷を負った患者は，身体的，認知的，知覚的，行動的変化に非常に影響されているので，標準化されている評価手順や規準に従うことは不可能なときもあれば実用的でないときも頻繁にあることを理解しなくてはならない．もちろん標準化された検査手順を変更した場合には，基準は適用できなくなる．

　最後に，評価をする際には，全体の認知機能を見ずに狭い範囲だけを評価するといったように焦

点を狭めてはいけないし，重要な障害を見逃してもいけない．さらに，認知能力によっては他の認知機能のプロセスとの兼ね合いに影響される．例えば，基本的な能力（注意など）の障害の結果，他のさらに複雑な機能（学習能力や問題解決能力）も低下することがよくある．これらの問題は，特にTBIの評価のときに重要である．なぜなら，局部の脳損傷があったとしても，TBIの性質として損傷が拡散している傾向があるからである．

### ■基準率現象の認識

計量心理学的検査上で問題が観察されたクライエントを目の前にした場合，観察された問題は疑われている病気や外傷のせいだと解釈しがちである．しかし，**基準率現象**について認識することが重要である．例えばDodrill（1997）は，神経疾患の既往歴がなく平均的な知的レベルをもった健常者でも，HRBの点数の15％が軽度の障害レベルとなり，また3％は中等度から重度の障害レベルになると推定している．この推定量は，被験者の知的レベルが下がると増大する．こういった知見を踏まえると，検査結果の数字に敏感になり，使用した検査の障害に対する基準率を認識していることが重要である．また，ある特定の認知領域において障害があるかどうかを判断する前に，その1つの認知機能領域を評価する複数の検査を実施し，多様な障害の兆候を見出すことも重要である．複数の情報源から根拠を集めることは，認知能力の検査を解釈するうえで重要な原則である（Lezak, 1995）．

### ■検査の鋭敏性

障害を検出する目的のために開発されたかどうかによって，その検査の障害を検出する能力が決まる．主要な神経心理学的検査や検査バッテリーは，TBIを負った人の認知障害や適応障害を明らかにするためだけに作られてはいないと認識することは重要である．多くの検査は，特定の集団によく観察される認知障害を検出するのに十分に敏感でない場合がある．例えば，これまでの計量心理学的検査は遂行機能を評価するには問題があるということはよく知られている（Lezak, 1995）．臨床的経験から，前頭葉機能の障害を持つ多くの人たちは体系化，計画，自己制御に問題があることは明白だが，遂行機能を評価するために作られた計量心理学的検査上では問題がないことが頻繁にある．検査の鋭敏性に関するもう1つの問題は練習効果である．検査の実施を繰り返すことで，その検査の鋭敏性を低下させることがある．TBIを負った多くの患者は，新しい項目や材料を含んで修正されていない同じ検査バッテリーを何度も受けることになる．複数回に渡り同じ検査をクライエントに実施した後のその検査の有用性には疑いがあると言わざるをえない．最後に，気を散らすものがあるなかでの認知の脆弱性のような，脳損傷を負った人がよく訴える多くの認知機能の問題を評価する検査はほとんどない．

### ■計量心理学的評価に影響する認知機能以外の要因

検査の成績を左右するけれども，評価の対象である機能とは全く，あるいは少ししか関係がない要因が数多くある．これらは様々な不特定の要因であり，同定することも難しいうえに計量もし難

い．可能性のある身体的影響は，空腹感や疲労，頭痛，その他の疼痛である．疼痛に関する複雑な要因の1つとして，鎮痛剤にはしばしば情報処理速度や注意能力に負の影響をもたらす沈静効果があることである．検査者は被験者が検査の際にどんな薬物を服用しているかを常に記録し，検査結果の解釈の手助けとすべきである．

　検査成績に多大な影響を与えるその他の身体的要因は，例を挙げれば，視野障害，片麻痺，視力の悪さ，聴覚障害などである．さらに，不安や心配，退屈，検査とは関係のない事に関心をもったり考えたりすることといった情動的要因も検査の成績に影響することがある．もし抗うつ剤や抗不安剤を普段服用している場合には，それらを服用して検査を受けることが望ましい．そうすることによって，その被験者の現在の日常の機能レベルをより正確に推定することができる．特に，賠償や疾病利得がある場合，動機づけの要因（やる気の欠如から意図的な詐病まで）についても考慮する必要がある．このような要因について疑問が生まれたときには，特に動機づけを評価するために開発された尺度が有用である．さらに，検査結果のパターンを綿密に調べると，検査間もしくは検査結果と日常機能の間の疑わしい矛盾が明らかになるかもしれない．このような状況下では，検査結果は非常に注意して解釈する必要がある．前述したような要因はどれも，検査の成績に大きな影響を及ぼすことがある．検査者はこのような要因があるかどうか質問しなければならないし，また追加情報の記録を再確認したり，必要であれば症状の妥当性を計る尺度を使用したり，さらに検査中に被験者の行動や外見をよく観察すべきである（このテーマの最近の評論は，Slick, Sherman, & Iverson, 1999を参照）．クライエントは，症状妥当性に関する疑問も評価されていることを知らされているべきである．この点は評価のなかで重要な領域ではあるが，虚偽や倫理的なジレンマを生み出しかねない．

## 機能的アプローチ

　計量心理学的検査は，検査を構成している課題が典型的な実際の生活の中で要求されることにどれだけ近いか，または遠いかによってかなり違ってくる．例えば，ひと続きの数字を復唱することはオペレーターから言われた電話番号を書きとることと似ている．一方，短い段落を間違えずに再生することやペアになっている単語を口頭で再生することや抽象的なデザインを再生することは，日々の行動とはかけ離れている．しかし，日々の行動とはあまり関係がなくても，記憶能力のいくらかの指針となる．例えば，トレイル・メイキング・テストBは日常の行動とはかけ離れているが，日常の機能レベルを推し量るには十分である（Heaton & Pendleton, 1981）．しかしながら，計量心理学的検査が患者の日常活動の問題やその度合いを測る予測能力に欠けることも度々ある．

　本来，計量心理学的検査はそれぞれの認知機能をその特定の機能について細部まで分析するためにあるが，ほとんどの日常生活の行動は多数の認知機能が組み合わさっているものであり，機能的でよく知られた文脈のなかで行われる．その様な状況では環境からのヒントがあるかもしれないし，弱い機能を補うことも可能である．こういった観点からは，計量心理学的検査には機能不全を**過大評価**してしまう傾向があると言えるだろう．また一般的に，1つの認知機能の検査は短時間の集中しか要しないうえに，課題のルールと目標は明確にされているし，気を散らすものは排除され，やる気を維持するためにヒントや支援が検査者から与えられる．これらの要因は検査の成績を高める傾向があるが，その人の機能的問題のレベルを実際より**過小評価**してしまうであろう．

## ■機能性志向の計量心理学的検査

これまでに挙げたような要因があるため，現在の標準的な計量心理学的評価法では，リハビリテーションのプロセスに検査手順をさらに近づけるようなより自然で準実験的な方法を用いない限り，機能的な能力を正確に予測することができない．より機能的な観点を把握するための検査手順は，自然な文脈のなかで起こる行動により近い課題を用いなくてはならない．例えば，人の名前の再生や個人の持ち物（メガネなど）をどこに置いたかの記憶などが一般的な実生活の中で必要とされる記憶である．検査はこのような「生態学的に妥当な」尺度を含んで発展してきているが，標準実施法，採点方法，手順，そして標準化のデータも明確になってきている．注意，記憶，遂行機能を計測するために開発されてきた機能性を重視した多くの計量心理学的検査を，この章の後半で述べる．

## ■構造化観察と機能評価尺度

より機能的な表面的妥当性をもつ検査の発展は有効であるものの，自然に見える構造化されている課題は実際の生活活動の近似値でしかない．正式な検査環境外での日常の文脈における実際の機能レベルを測る別の方法に頼ることも必要であり，また重要である．この1つの方法として，被験者が実際に日常の活動をしているところを観察し，それらの行動が効率的か否か，またなぜそうなのかを判断することがある．行動は多岐に渡るので，観察データは扱い難く，信頼できないものになるかもしれない．しかしながら構造化された観察評価法は，着替え，食事の支度，公共交通機関の利用やその他の機能的な活動のような複雑な行動を評価するために非常に有効であることがわかっている．このような評価法では活動の基盤である特定の行動を明確化すべきであり，被験者が用いた代償方略や課題をうまく遂行するために必要な手がかりや促しの頻度も明確化すべきである．構造化された観察は，適応行動がいつどのように機能しないかを評価するために使うこともできるし，その人がどのように補助具や援助を使うのか，環境要因（例：気を散らすもの，混乱させるもの，計画を変更しなくてはならない事態）にどのように順応しているのかを評価するためにも使うことができる．この文脈のなかでは，家族やジョブコーチ，同僚，その他の周囲の人たちとの協働が，正確で有用な情報を収集するためにとても価値がある（そして実際に非常に重要である）ことがわかっている．これらのアプローチについての詳細やテクニックについての基盤は**民俗学的評価**と呼ばれ，Simmons-MackieとDamico（1996）の研究のなかに示されている．

実際の場面での直接的な観察は非常に有用であるが，このような方法は現実的でなかったり，費用が高くついたり，実行不可能であることが多々ある．代わりのアプローチとしては，評価尺度を利用することである．評価尺度は，その人がある領域でもっている問題の種類と程度を測定するために用いられる．実際場面で，対象となる人物の適応的行動が実際に機能している場を観察する機会がある第三者が構造化された評価尺度を使い評価してもよい．注意や記憶，語用論スキル，情動の制御，遂行機能，その他の様々な能力についての評価尺度がある．評価尺度は，異なる状況における能力の違いを調べるときに特に有効な方法となる可能性がある．例えば，ある患者の注意は言語聴覚士といるときの一対一で静かな状況においてはとても良好に見えるが，たくさんの気を散らすものがある理学療法の訓練室ではとても悪く見える場合がある．他にも，患者は慣れていない状

況下ではわずかであるか，もしくは全く自発的行動を起こさないかもしれないが，家庭訪問をすると大切にしているペットと自発的に遊んだり，世話をしているといったことがあるかもしれない．セラピスト，教師のアシスタント，もしくはジョブコーチが評価尺度を利用することにより，計量心理学的検査だけを使うよりもさらに正確で総合的な様々な状況におけるその人の能力を知ることができる．特に家族は，家庭でその人がどう働いているかについて貴重な情報を提供することができる．家族の目を通して，慣れた環境のなかでの個人の発動性，様々な活動の自立レベル，気分や情動の制御能力についてさらに豊富な情報を得ることができる．多くの評価尺度は自己評定ができるようにも作られている．患者に自分自身の機能レベルを評定させ，それと家族や介護者，専門家の評定と比較することで，患者の自分自身の機能についてのアウェアネスのレベルを確認することができる（アウェアネスについては第9章を参照）．

　まとめると，機能評価尺度によって機能障害，機能制限，参加が特定されやすくなり，また時間の経過の中での変化や介入に対する反応を監視する道具にすることもできる．しかしながら，これらの尺度は非常に有用ではあるが，評価法としての特徴や心理検査としての特性は十分に確立されていないものが多く，特に観察者バイアスの影響を受けやすいことを認識しておくことが重要である．評価尺度や観察尺度も，信頼性，妥当性，鋭敏性，特異性は計量心理学的検査と同様に精査される必要がある．十分な情報がない場合，それらの尺度だけでは信頼できるものではない．

## 特定の認知機能の評価

　認知能力のどの領域も後天的な神経学的損傷後には影響を受けるが，損傷の性質，部位，程度によっては認知能力の領域がより影響を受けやすくなる．見当識・覚醒，注意，記憶・学習，遂行機能の障害は，広範なABIのなかで最も一般的に見られる障害であり，ここではそれらについて検討する．議論はそれぞれの領域の計量心理学的検査と観察的アプローチ，機能評価法を含んでいる．一般的な知的機能と機能的なアウトカムの評価への取り組みについても同様に議論する．

### 見当識と覚醒

　興奮行動尺度（Agitated Behavior Scale；Corrigan, 1989；Corrigan & Bogner, 1994）は，認知機能の回復の遅い重篤な損傷から回復する人々を連続的に評価する際に有用である．興奮状態や落ちつかない状態の時間に関連したパターンを観察するためにも役に立つ．因子分析的研究によるとそのパターンは，**脱抑制**得点と**攻撃性**得点，**気分の変動**得点で構成されていた．相当のレベルの攻撃性，もしくは衝動性を表す人々には監視（一対一によるものを含む）を増やす必要があり，仕分けとか反復課題のような簡単な課題にかかわることが役に立つかもしれない．動揺や混乱から生じる攻撃性を記録する際に，この尺度が有用である．認知能力が安定した際に，応用行動分析や顕在性攻撃尺度（Overt Aggression Scale；Yudofsky, Silver, Jackson, Endicott, & Williams, 1986）などによって明白な攻撃性をより効率的に測定することができる．

　外傷後健忘（PTA：PostTraumatic Amnesia）は，覚醒状態で表出言語を理解する能力を明らかに持っているにもかかわらず，混乱や失見当識，短期の情報想起が困難という特徴をもった状態である．PTAはTBI後には一般的であり（第2章参照），PTAの期間が長ければ長いほど（1週間以上），

記憶障害が後遺症として残る可能性が高い．ガルベストン見当識・健忘検査（Galveston Orientation and Amnesia Test; Levin, O'Donnell, & Grossman, 1979）は，人物，場所，時間，状況に対するクライエントの見当識を時間の経過に沿って評価，追跡するための質問紙である．

## 一般的な認知的・知的能力

ウェクスラー成人知能検査第3版（WAIS-III：Wechsler Adult Intelligence Scale-III; Wechsler, 1997a）はWAISの最新のもので，一般的な知的能力の検査として間違いなく最も広く使用されているものである．全検査IQは，全般的な知的レベルの包括的な指標である．臨床現場，研究の両方で一般的に利用されている．WAIS-IIIは多数の下位検査を総合したものであり，下位検査は一般的な情報の想起，単語の知識，概念的推理，言語・非言語両方の問題解決能力・推理，暗記したものの再生，精神運動速度といった課題を含む．中等度から重度のABIは高頻度で様々な脳機能に影響し，その結果，受傷前に比べ知的能力を下げることになる．一般的には，言語性下位検査は動作性下位検査に比べ成人のABIにあまり鋭敏ではない．言語性下位検査は，何度も学習され確立された「結晶性」認知的能力を必要とするために，ABIの影響を受けにくい．反対に，動作性下位検査はいままでにない問題解決を必要とする「流動性」能力を測定しており，また時間制限のあるものが多い．速度が遅く，より非効率的な情報処理をする人々はこれらの検査でより成績が悪くなる傾向にある．

WAIS-IIIは4つの因子得点から成り立っている．それらは，言語理解，知覚統合，作動記憶，処理速度である．関連のある研究を統合して発表するには，この検査自体がまだ新しすぎるが，初期の観察からは作動記憶と処理速度の要因がABIの影響に最も鋭敏であるようである．神経学的障害を持つ人々の評価では，一般的には全体のIQスコアよりもそれぞれの下位検査，下位検査間の関係，因子得点に焦点が向けられている．結局，標準範囲のIQは他の認知能力に関してはほとんど情報を提供することができない．実際に，神経学的障害を持つ人の多くは重篤な認知障害を持っているにもかかわらず，知能検査上では大きな低下を示さない．

## 注　意

注意は，注意の直接範囲と焦点的，持続的，分割的注意，情報処理速度を含む幅広い範囲の認知能力で構成されている．それぞれの要素に特化した尺度は次に示すが，ほとんどの注意尺度は多面的であり，明確な要素に簡単に分類することはできない．

### ■注意の直接範囲

順唱・逆唱の検査は，注意を評価するバッテリーの一部とみなされることが多い．順唱は相対的に受動的な検査で，通常即時再生や短期間の持続的注意を測定していると考えられている．逆唱は数的情報の保持と操作を要求する．逆唱に求められる統制的処理や作動記憶のために，ときに分割的注意や作動記憶の検査と考えられることもある．空間性注意範囲の非言語性検査も存在する．

## ■焦点的注意

　焦点的注意の検査では，通常必要な情報に注意を払っている間に必要のない情報を退けることが要求され，そして標的を迅速に走査して認識することを要求する課題からなる．これらは集中力耐久性検査（Concentraion-Endurance Test; d2 Test; Brickenkamp, 1981）やWAIS-IIIの下位検査である記号探し（Wechsler, 1997）のような様々な抹消課題を含む．抹消課題の複雑さはそれぞれだが，通常できるだけ速く抹消する（×をつける）標的が，不規則に散らばっている文字や記号の行列から成り立っている．トレイル・メイキング・テスト（TMT：Trail Making Test; Reitan, 1958; Reitan & Wolfson, 1995）も焦点的注意の検査として使用されている．TMTのパートAはランダムに散らばった数字を小さい数から繋いでいき，パートBはランダムに散らばった数字と文字を順番に交互に繋いでいく（つまり1-A-2-B…，訳註：日本では1-あ-2-い…）．パートBは構えの転換（1つの連鎖から別の連鎖へ）とある程度の分割的注意を要求するため，TMTのパートAとBの相関は高くない．このような理由から，TMTのパートAとBの成績の差異は，パートBで多大に求められる遂行機能要因の結果であると解釈されている．パートBの成績は制限時間のある他の遂行機能検査と密接な関係があることがわかっているので，そのように考えられることが多い．これらは全て，情報処理速度，視覚的走査，迅速な運動反応，そして構えの維持と転換の両方を必要とする多因子課題である．

## ■持続的注意

　持続的注意または覚醒は，通常，聴覚的もしくは視覚的な連続遂行検査によって測定される．そこではある程度の長さの時間内の外的な刺激のなかから決められた標的が発生するのを監視することが求められる．この領域ではコンピュータを用いた課題が広く使われるようになってきた（例：コナーズ持続的注意集中力検査［Conners Continuous Performance Test; Conners & Multi-Health Systems Staff, 1995］，注意変動検査［Test of Variables of Attention; Greenberg, 1998］）．コンピュータを用いた検査では20分以上の持続的注意を要求され，持続的覚醒と高い正答率を要求される比較的退屈な検査である．他の計量心理学的検査では，WAIS-IIIの下位検査の符号（Wechsler, 1997）のような様々な符号置換検査が持続的注意に関連していると考えられている．この検査は，ランダムに並べられた数や文字と対になった空欄の列からできている．例に習って，可能な限り迅速に空欄を記号で埋めていかなければならない．これは持続的注意はもちろん転換的注意や視覚運動速度，協調運動に関係している．

## ■分割的注意

　分割的注意の検査では，2つ以上の認知課題を同時に進めることと，通常高いレベルの作動記憶が要求される．簡易注意検査（BTA：Brief Test of Attention; Schretlin, Bobholz, & Brandt, 1996）では，一連の数字と文字を聴いてそのなかの文字数を数える．その次に，その一連が繰り返され，今度は数字の数を数える．つまりこれは聴き取りと標的の認識という，ある事を心に留めながら目の前のこともするような二重課題である．WAIS-IIIの下位検査の語音整列（Wechsler, 1997）は，文

字と数字の混ざったひと続きを聴いて，まず数字，次に文字を順番に並び替えて言うことを要求される．

## ■情報処理速度

処理速度は，最も一般的には，単純なものと複雑なものの反応時間の検査で測定される．時間を計測される課題（例：TMT のパート A）や，継続して進んでいく刺激についていくことを要求される課題（例：BTA や PASAT）の成績から推測される．定速聴覚性連続加算課題（PASAT：Paced Auditory Serial Addition Task; Gronwall, 1977; Gronwall & Sampson, 1974）は，徐々に速度を上げていく 4 試行のなかで継続的な足し算をすることを要求される．数字が 1 つずつ録音テープによって出される．被験者はたったいま言われた数字を 1 つ前の数字と足していくという，一対の数字の足し算をする．テープを聴いている間，数字を心に留めておかなくてはならず，そして足し算をし，その答えを出さなくてはいけない．数学のスキルに制限がある場合や経験がある場合には，結果を解釈するのが難しいことがある．この検査は脳損傷にかなり鋭敏であり，結果には幅があり，床効果や天井効果があまりない．

これまでにも，注意を評価するためのより日常生活を反映した検査方法を探求する試みがなされてきた．Robertson と Ward, Ridgeway, Nimmo-Smith（1996）は，日常注意検査（Test of Everyday Attention）を作り出した．地図上の検索，エレベーターの中で階を数えること，電話帳での検索，くじ引きの数を聞くことなどといった様々な一般的な活動に密接した課題を用いて，注意が要求されるスキルを測定するように作られている．

さらに，注意を評価する別のアプローチとしては，「自己」と「他者」が注意の機能を評価する尺度を用いることである．Ponsford と Kinsella（1991）は，TBI の患者が注意に関して自己報告する注意評価尺度（Attention Rating Scale）の利用について報告している．その尺度には階層的観点からのよくある注意上の問題が載せられている，患者自身の注意能力に関する認識をスタッフや介護者による評価や機能の直接的な観察と比較することで，注意障害による日常生活上の影響に関して貴重な情報を得ることができる．これからさらに有効なリハビリテーション活動に導くこともできる（付録5.1の注意質問紙を参照）．表4.2にはここで論じた注意尺度のリストを載せている．

## 記憶と学習

臨床神経心理学では，標準的な評価を使って記憶の少なくとも 3 つの側面について評価する．(1)記銘，新しい情報の習得によって推定される，(2)情報の保持，通常遅延再生により評価される，(3)再認，通常新しい項目のなかに散りばめられたすでに与えられた項目が提示されたものかどうかを，はい／いいえで回答することによって評価される．これらの記憶と学習の異なる側面を評価するために頻繁に用いられるアプローチは，言語リストの学習である．例えば，カリフォルニア言語学習検査（California Verbal Learning Test; Delis, Kramer, Kaplan, & Ober, 1987）は，2 つの買い物リストからなり，その項目は 4 つの異なる意味カテゴリーのものである．最初のリストは 5 回読み上げられ，1 試行ごとに即時再生が実施される．それから 2 つ目のリストが読み上げられ，即時再生が実施される．この干渉試行を挟み，最初のリストの自由再生，手がかり再生が実施される．非

**表4.2** 注意，記憶・学習，遂行機能，行動・適応・アウトカムの一般的評価法

<u>注　意</u>

注意の直接範囲
ウェクスラー成人知能検査第3版（WAIS-III）の下位検査：順唱（Wechsler, 1997a）

焦点的注意
ウェクスラー成人知能検査第3版（WAIS-III）の下位検査：符号，記号探し（Wechsler, 1997a）
集中力耐久性検査（Concentraion-Endurance Test; d2 Test; Brickenkamp, 1981）
トレイル・メイキング・テスト（TMT：Trail Making Test; Reitan, 1958; Reitan & Wolfson, 1995）

持続的注意
コナーズ持続的注意集中力検査（Conners Continuous Performance Test; Conners & Multi-Health Systems Staff, 1995）
注意変動検査（Test of Variables of Attention; Greenberg, 1998）
ウェクスラー成人知能検査第3版（WAIS-III）の下位検査：符号，語音整列（Wechsler, 1997a）

分割的注意
簡易注意検査（BTA：Brief Test of Attention; Schretlin, Bobholz, & Brandt, 1996）
定速聴覚性連続加算課題（PASAT：Paced Auditory Serial Addition Task; Gronwall, 1977）
ウェクスラー成人知能検査第3版（WAIS-III）の下位検査：語音整列（Wechsler, 1997a）

情報処理速度
様々な反応速度検査や時間制限課題，一定のペースの課題

混合バッテリー
日常注意検査（Test of Everyday Attention; Robertson, Ward, Ridgeway, & Nimmo-Smith, 1996）

注意評価尺度
注意評価尺度（Attention Rating Scale; Ponsford & Kinsella, 1991）

<u>記憶・学習</u>

一般的記憶検査
ウェクスラー記憶検査第3版（WMS-III; Wechsler, 1997b）

言語学習検査
カリフォルニア言語学習検査（California Verbal Learning Test; Delis, Kramer, Kaplan, & Ober, 1987）
選択的想起検査（Selective Reminding Test; Buschke, 1973）

非言語性記憶検査
レイ複雑図形（Rey Complex Figure）－再生と再認（Rey, 1941）
視覚記銘検査改訂版（Revised Visual Retention Test; Benton, 1974）
触覚動作性検査（Tactual Performance Test）：記憶と位置（Reitan & Wolfson, 1993）

再認記憶
再認記憶検査（Recognition Memory Test; Warrington, 1984）
顔再認検査（Facial Recognition Test; Benton, Sivan, Hamsher, Varney, & Spreen, 1994）

その他の記憶検査
リバーミード行動記憶検査（RBMT：Rivermead Behavioural Memory Test; Wilson, Cockburn, & Baddeley, 1985）
展望記憶スクリーニング検査（PROMS：Prospective Memory Screening Test; Sohlberg, Mateer, & Geyer, 1985）

**表4.2** 注意，記憶・学習，遂行機能，行動・適応・アウトカムの一般的評価法 （続き）

遂行機能

抑制と干渉のコントロール
ストループ検査（Stroop Color and Word Test；Golden, 1978；Stroop, 1935）
子音トリグラム検査（CTT：Consonant Trigrams Test；Kaplan, 1988；Stuss, Stethem, Hugenholtz, & Richard, 1989）

問題解決と計画
ウィスコンシン・カード分類検査（WCST：Wisconsin Card Sorting Test；Heaton, 1981）
カテゴリー検査（Category Test；Reitan & Wofson, 1993, 1995）
レイ複雑図形（Rey Complex Figure）－模写（Rey, 1941）
ポーテウス迷路検査（Porteus Maze Test；Porteus, 1959）

流暢性検査
統制発語連合検査（Controlled Oral Word Association Test；Spreen & Benton, 1977）
ラフ図形描写流暢性検査（Ruff Figural Fluency Test；Ruff, Light, & Evans, 1987）
デザイン流暢性検査（Design Fluency；Jones-Gotman & Milner, 1977）

観察法・評価尺度
遂行機能ルート探索課題（EFRT：Executive Function Route-Finding Task；Boyd & Sauter, 1994）
6要素検査（Six Elements Test；Shallice & Burgess, 1991a）
複数お使い課題（Multiple Errands Task；Shallice & Burgess, 1991b）
ブロック適応機能質問紙（BAFQ：Brock Adaptive Functioning Questionnaire；Dywan & Segalowitz, 1996）
遂行機能管理システム・プロフィール（PRO-EX：Profile of the Executive Control System；Braswell et al., 1993）

遂行機能バッテリー
遂行機能障害症候群の行動評価（BADS：Behavioural Assessment of the Dysexecutive Syndrome；Wilson, Alderman, Burgess, Emslie, & Evans, 1996）
遂行機能インタビュー（Executive Interview；Royall, Mahurin, & Gray, 1992）

行動，適応，アウトカムのための尺度

機能的自立度評価表（FIM：Functional Independence Measure；Granger & Hamilton, 1987）
FAM（Functional Assessment Measure；Hall, Hamilton, Gordon, & Zasler, 1993）
グラスゴー・アウトカム・スケール（GOS：Glasgow Outcome Scale；Jennet & Bond, 1975）
重度頭部外傷用能力障害評価尺度（Disability Rating Scale for Severe Head Trauma；Rappaport, Hall, Hopkins, Belieza, & Cope, 1982）
カッツ適応尺度（Katz Adjustment Scale；Katz & Lyerly, 1963）
疾病影響プロフィール（Sickness Impact Profile；Bergner, Bobbitt, Carter, & Gibson, 1981）
神経行動学的評価尺度（Neurobehavioral Rating Scale；Levin et al, 1987）
ポートランド適応性尺度（Portland Adaptability Inventory；Lezak, 1987）
クレイグ社会的不利の評価と報告の技術（Craig Handicap Assessment and Reporting Technique；Whiteneck, Charlifue, Gerhart, Overholser, & Richardson, 1992）
メイヨー・ポートランド適応性尺度（Mayo-Portland Adaptability Inventory；Malec & Thompson, 1994）
監視レベル評価尺度（Supervision Rating Scale；Boake & High, 1996）

言語性の検査が実施される20分間の遅延の後に，自由再生と手がかり再生が再度行われる．それから，最初のリストにはない単語が混じったリストの提示に対して，「はい」か「いいえ」で回答を求める再認試行が実施される．この検査から即時再生（リストA試行1，リストB），学習効率（試行1から5までの再生の合計），学習曲線，時間の経過とともに保持されている情報の割合，再生対再認の成績，自発的な意味クラスターの使用，意味手がかりを有効に活用する能力，干渉の受けやすさ，回答の一貫性などを含む様々な成績を得ることができる．その他の頻繁に使用される単語リストの学習は，選択的想起検査（Selective Reminding Test；Buschke, 1973）である．非言語性の学習と記憶を評価する類似の検査もある（例：視覚記銘検査改訂版：Revised Visual Retention Test；Benton, 1974）．またHRBにある検査で，目隠しをした状態で様々な形のブロックをパズル形式ではめていくという，触覚による学習と記憶を測定するものもある（触覚動作性検査：Tactual Performance Test；Reitan & Wolfson, 1993）．この検査は偶発的な空間性記憶の検査でもある．

　ABIを負った人々に関する神経心理学的研究からは，様々なパターンの記憶障害が示唆されている．最初の単語リストの提示の後の再生が悪いことはよく見られる．これは記憶における情報保持の問題というよりも（もしくはそれに加えて），課題に対する注意の問題，限られた時間内での適切な情報処理の問題，あるいは記憶容量の問題が影響している．再生や再認の不良は，初期学習の悪さによって引き起こされることもある．あるいは，一度は処理して符号化した情報を記憶に保持する能力に限界があるためだということもある．そのために，全体的に低下した成績が主として記銘の障害なのか，注意の限界なのか，記憶容量の限界なのか，もしくは保持と再認の過程に付随した障害のためなのかを見極められる検査を使用することが重要である．中等度から重度のTBIを負ったクライエントは学習速度が通常遅く，遅延再生と手がかり再生と再認が低下する（Crosson, Novack, Trenerry, & Craig, 1989）．そのうえ，中等度から重度のTBIでは最初に保持した情報を時間が経過した後でも保持している割合は通常低い．これは情報が貯蔵されなかったことを意味する．対照的に，RaskinとMateer, Tweeten（1989）は，軽度外傷性脳損傷（MTBI：Mild Traumatic Brain Injury）の後遺症を持つ人々の大規模グループの研究から，初期再生（リストA試行1）はいくらか低いが，試行5の再生は正常範囲内であったことを報告している．さらに，遅延後の再生で成績が落ちることもなく，再認では正常な成績を見せた．これはMTBIの記憶障害の基盤は本来注意に関するものであり，さらにより重度の損傷を負った人々では注意同様，記憶の保持と再生にも問題があるだろうということを示唆している．確かに最近の研究では，TBIを負った患者と健常者グループを比較した際に初期学習の水準が同等のときには，後の忘却の割合は本質的には同等であったことが示されている（DeLuca, Schultheis, Madigan, Christodoulou, & Averill, 2000）．調査結果は，少なくともTBIを負った若いクライエントにおいては，言語性の学習の障害のほとんどは前頭葉によって媒介されている遂行機能の混乱による情報の自発的な方略的符号化の減少，より非効率的な再生方法もしくは自己の行動を監視する能力の減少によって二次的に生じることを示唆している（Richards, 2000）．

　再認のみの検査も存在する．被験者はまず単語，顔，図を見せられ，その後にこれらと新たにつけ加えられたものを見せられ，そのなかから先に見たものを答えるように言われる．この検査としては再認記憶検査（Recognition Memory Test；Warrington, 1984）や顔再認検査（Facial Recognition Test；Benton, Sivan, Hamsher, Varney, & Spreen, 1994）がある．これらの検査は特に描写や模写に困難があったり，言語的な回答に困難があったりする人々を検査するときに有用である．

記憶の神経心理学的評価において取り上げられる別の側面は，言語性と非言語性の情報の記憶の違いである．異なる種類の情報処理と記憶のネットワークは，異なる半球と脳部位に関連している．言語性の学習は主として左半球が関与しており，通常は単語，文章，単語のリスト，対単語，または短い文節を使って評価される．非言語性の学習と記憶のパラダイムでは，視覚性の図，空間的位置や顔を使用することが多い．記憶が題材によって異なることは根本的に半球機能に違いがあることを示しており，またリハビリテーションの方略を組み立てるための強い機能を特定することも可能にする．同じ意味ではないが関連することは，記憶材料特異の障害はモダリティ特異の障害であることである．これは情報が視覚的に出されたのか，あるいは聴覚的に出されたのかということと関連している．言語性の情報（単語や物語）は，いずれのモダリティでも提示することができることを憶えておくことは重要である．

ウェクスラー記憶検査第3版（WMS-III：Wechsler Memory Scale-III; Wechsler, 1997b）は，これらの記憶の様々な側面を調べるために一般的に用いられる検査である．短い文節や単語リスト，見たことがない顔，抽象図形の即時再生と遅延再生と再認に関する標準化されたデータを提供している．また，数唱，視覚性再生，語音整列を含む，即時再生と作動記憶の尺度も含んでいる．WMS-IIIのもう1つの有用な特徴は，WAIS-III（非常に一般的に使用される）とともに使ったときに，検査間の関係を見ることもできることである．例えば，あるレベルの知能とIQ下位検査の成績のパターンから，記憶のレベルと記憶の強い部分や弱い部分のパターンを計算することができる．これは神経心理学的障害のパターンとその有無，その度合いを決定するために有効である．

日常生活上での記憶の機能をより正確に評価するための検査が数多く作られてきている．リバーミード行動記憶検査（RBMT：Rivermead Behavioural Memory Test; Wilson, Cockburn, & Baddeley, 1985）では，人の名前を覚えたり，隠していたものを要求したり，道順や動作の順番を再生するといった一般的な活動を検査する．Wilsonらは，これまでの記憶や学習の計量心理学的検査に比べRBMT上の成績は社会の中での機能的な自立により関連していることを示している（Wilson, Baddeley, Cockburn, & Hiorns, 1989）．RBMTでは，はっきりとそうするようにとは言わないが，セッションの後半であることをするように覚えておくことを求める課題もいくつか含んでいる．この種類の能力は**展望記憶**と呼ばれ，この概念はこの10年で多大な研究と臨床的な関心を引き起こしている．

我々自身も展望記憶スクリーニング検査（PROMS：Prospective Memory Screening Test; Sohlberg, Mateer, & Geyer, 1985）という，将来の時間と出来事の両方の手がかりに対する反応を調べる展望記憶の臨床検査を開発した．展望記憶は，注意や様々な遂行機能にも関与していることが明らかにされている．特に日々の記憶に必要とされることに直接的に関連する概念であり，そのためにリハビリテーションでは考慮すべき重要な事柄である（詳細と関連した介入方法に関しては第6章，第7章を参照）．この検査の最近の修正版は，実験のために使われている展望記憶検査（Prospective Memory Test; Raskin & Buckheit, 1998）である．この検査は非常に似通っている展望課題をベースにしているが，行為課題と言語課題を含んだより多くの課題を備えており，種類の異なる様々なエラーを採点するシステムも備えている．

この章で論じた記憶の要素に加え，他の多くの異なる種類の記憶が文献に載せられている．それは，**意味記憶とエピソード記憶**，**宣言的記憶**と**手続き記憶**，そして記憶の遂行的な側面（例：**時間のタグ付け**，**作話**，**プライミングソース記憶**，**親近性の記憶**，**メタ記憶**）である．これらの種類の記憶の

多くには標準化された検査は存在しないが，面接や観察による評価過程のなかで検討されるべきことであり，臨床家は文献のなかで説明されている実験的な方法を利用したり適用したりすることが推奨される．

　記憶の機能は，複雑で相互的で広く分散している神経ネットワークに依存している．記憶システムの機能を評価するためには，多くの異なる能力が抽出されなければならない．そうすることで記憶の「プロフィール」は報告されている特定の神経学的疾患や障害のパターンと比較することができる．ここで述べられた主要な記憶の尺度を表4.2に挙げた．また，それぞれの尺度から引き出された情報が記憶障害の治療と管理のための方略を選択し実施するためにどのように用いられるのかについては，第6章と第7章で論じている．

## 遂行機能

　**遂行機能**は，開始，計画性，順序化，体系化，行動制御に関連する認知能力のことを指す（Stuss & Benson, 1986）．これらは自発的な行動を調整し，課題に対する行動の効率と適切さを管理する上位システムを構成する．遂行機能の障害は，しっかりとした反応の構えが出来上がり，結果を監視しながら適切に構えを変更することが求められるような状況下で最も明確に現れる．課題を達成するためには長時間注意を維持しなくてはならなかったり，気が散るものを抑制したり，情報を整理したりすることが求められる際にも遂行機能が強調される．遂行機能はいくつもの異なったスキルをまとめて表す単語であることを認識しておくことは役に立つ．これは，おそらくこの領域の能力は人間の精神能力の分類としては比較的新しいものだからであろう（Lezak, 1993）．作動記憶や抑制機能のような基礎的な能力，そして計画性や体系化，自己モニタリングのような複雑で包括的な能力もこれに含まれる．これらの特徴を含んだ通常使われる検査は，ウィスコンシン・カード分類検査（WCST：Wisconsin Card Sorting Test; Heaton, 1981）や子音トリグラム検査（CTT：Consonant Trigrams Test; Kaplan, Lezak, 1995より引用），言語性・非言語性の流暢性検査，ストループ検査（Stroop Color and Word Test; Golden, 1978; Stroop, 1935; Trenerry, Crosson, DeBoe, & Leber, 1989）である．これらの検査は特に遂行機能を強調する検査であるが，遂行機能障害は保続や脱抑制，転動性，非効率的な方略の選択，構えの喪失，脆弱な反応に対するモニタリングといった形で，様々な課題のなかで現れる（Richards, 2000）．同時に，検査のプロトコルは通常枠組みを与え，課題に必要な行動をはじめたり維持するための手がかりを与え，妨害刺激を最小にし，そして明確な目標を与える．これらの要素があると，その一部あるいは全部が整わない日常生活でクライエントが経験している遂行機能障害の症状を検査上で観察する可能性が低くなる．さらに多くの計量心理学的検査は，前頭葉の遂行機能にいくらかの鋭敏性はあるものの検査としての特異性は乏しい（すなわち，脳の別の部位に損傷を負った人も成績が悪くなる），そしてこれらの検査の鋭敏性は一定していない（すなわち，明確な遂行機能障害があっても良い成績を出すこともあるし，その逆もある）．

　頻繁に利用される遂行機能検査のなかから，いくつかについてここで論じ，そして表4.2に挙げる．CTTでは，無作為に並べられた3つの子音を短時間の妨害課題（ある数字から3を順に引いていく）の後に再生しなければならない．この検査は，短時間のなかで気を散らす課題後の再生というブラウン・ピーターソン・パラダイム（Brown-Peterson paradigm）として説明されることがある．この検査は，日常生活の中であるような記憶が乱れて得たばかりの情報が失われたり混乱したりす

る経験を捉えている．CTTの成績は，記憶はしっかりしているが前頭葉に病変がある人々で低下することが証明されている（Stuss, Stethem, Hugenholtz, & Richard, 1989）．この課題は直接的な注意の統括的維持と干渉刺激のコントロールを必要とし，中等度から重度のTBIはもちろんMTBIにも鋭敏である．

　WCSTは，正答を得るためにどのような規則があるかを見つけることが要求される抽象的問題解決課題である．クライエントは，異なる数，形，色からなるカードを並べ替えていく．これには，抽象的概念を考え出し，認知の構えを変えたり，維持したり，すでに構築した回答パターンを抑制したり，また，フィードバックを利用したりする能力が求められる．中等度から重度のABI後にWCSTの成績が低下するという十分な証拠がある（Anderson, Bigler, & Blatter, 1995; Anderosn, Damasio, Jones, & Tranel, 1991; Segalowitz, Unsal, & Dywan, 1992）．しかし，軽度の脳損傷や回復良好である様々なレベルのABIを負った患者においても，WCSTの成績は認知の構えの喪失，予想以上の保続エラー数の多さが特徴である（Mateer, 1992; Richards, 2000）．カテゴリー検査（Category Test）は，遂行機能の側面だとみなされることが多い推論や問題解決を測るもう1つの検査である（Reitan & Wofson, 1993, 1995）．しかしWCSTもカテゴリー検査も全ての「前頭葉」機能に鋭敏であるわけではなく，重大な遂行機能障害がある人々でも成績が低下しないことがある．

　計画性や問題解決を評価し，抑制も要求される別の検査は，ポーテウス迷路検査（Porteus Maze Test; Porteus, 1959）である．良い成績を出すためには，クライエントはその先に何が起こるかに気を配り，行き止まりに入り込まないようにどう動くかを計画しなくてはならない．計画性は，レイ複雑図形模写再生検査（Rey Complex Figure Copy and Recall tests）でも要求される（Lezak, 1995; Rey, 1994）．被験者は複雑な幾何学的な図形を模写するように言われ，そして後で記憶を元にその図形を描くように言われる．検査者は課題に計画的に取り組むかどうかに着目し，さらに図形の全体と細部の両方の正確さにも注目する．

　ストループ検査（Stroop Test）では時間制限があるなかで，色の名前が書いてある文字のインクの色を読むことで干渉効果を引き起こす．つまり，赤のインクで**青**と書いているものに対しての正しい反応は**赤**である．干渉を含まないコントロール条件では，通常黒のインクで書かれた色の名前読み，色の名前を答える．これらの異なった条件下での成績を比較することで，検査者は優勢となる反応（文字刺激を読む）を抑制する能力と干渉刺激へ対処する能力を測定することができる．

　もう1つの一般的な遂行機能の検査は，言語流暢性検査である．統制発語連合検査（Controlled Oral Word Association Test; Spreen & Benton, 1977）のような音韻流暢性課題では，頭文字（例：F, A, S）からはじまる単語を言っていくが，使ってよい単語の種類にはいくつか規則がある．意味流暢性課題では，意味分類（例：動物）に従って制限時間内にできるだけ速く単語を言っていく．流暢性課題では，長期記憶からの検索と持続的注意が要求される．また特定の手がかりをきっかけに計画性をもって検索すること，同じ単語を繰り返さないために回答を監視すること，そして適当ではない回答を抑制したりして検索の過程を管理的にコントロールすることも必要とされる．音韻流暢性は前頭葉の病変に鋭敏であり（Coslett, Bowers, Verfaellie, & Heilman, 1991），また意味流暢性は側頭葉の病変により鋭敏である（Newcombe, 1969）といういくつかの報告もある．健常者に比べ脳損傷を負った人々は，産出する単語数が少なく，エラーが多い傾向にある（Raskin & Rearick, 1996）．これらの課題の非言語のものは非言語流暢性検査である．これらの尺度はいくらかの規則や制約があるなかで，また時間制限内で可能な限りのデザインを作り出す課題である．これらの課題の例と

しては，デザイン流暢性検査（Design Fluency; Jones-Gotman & Milner, 1977）とラフ図形描写流暢性検査（Ruff Figural Fluency Test; Ruff, Light, & Evans, 1987）などがある．

　これら単独の計量心理学的検査に加え，遂行機能を検査するためにいくつかの課題を集めたバッテリーも数多くある．遂行機能インタビュー（Executive Interview; Royall, Mahurin, & Gray, 1992）はベッドサイドでのスクリーニングのために作られ，重度の機能制限がある人の前頭葉機能を観察するために使用されている．これは，前頭葉解放兆候や運動保続あるいは認知的保続，言語妨害，脱抑制，自発性の欠如，環境への依存性，使用行動をチェックする．遂行機能障害症候群の行動評価（BADS：Behavioural Assessment of the Dysexecutive Syndrome; Wilson, Alderman, Burgess, Emslie, & Evans, 1996）は，体系化，計画性，問題解決など日常生活で起こりうる問題を検査するために作られ，6つの下位検査からなる．BADSは，もともとShalliceとBurgess（1991a, 1991b）が考案した6要素検査（Six Elements Test）の修正版も含んでいる．著者らは，平均から平均以上の知的能力をもち標準化された遂行機能の検査のほとんどで問題がなかった前頭葉の病変があるクライエントのなかには，複数のゴールがあり幾通りもの回答が可能な課題で，非常に成績が低い者があったと報告している．6要素検査は，制限時間内で異なる6つの簡単な課題を自発的に行い，簡単な規則にも従いながら進めていくことを要求される．それぞれの課題は非常に簡単なものであるが，遂行機能障害を持った人々は課題の開始，終了すること，効率的な計画を立てること，規則に従うこと，そして時間制限に気を配りながら進めることに問題をきたすことが多くある．BADSは広い範囲のクライエントに使うことができるが，私たちの経験からは比較的高い機能を有していた人の遂行機能障害には通常鋭敏ではないようである．

　遂行機能を測ることは非常に難しいとわかっているために，より形式的でない，しかし非常に有用ないくつもの観察的アプローチが開発されてきた．これらは課題や一連の活動を見分け，被験者がどう課題に取り組んでいるかの詳細な情報を採点したり記録したりするための枠組みを与えてくれる．このアプローチの例としては，前に述べた6要素検査や複数お使い課題（Multiple Errands Task; Shallice & Burgess, 1991b），遂行機能ルート探索課題（EFRT：Executive Function Route-Finding Task; Boyd & Sauter, 1994）などがある．複数お使い課題では，ショッピングモールのような自然な設定のなかで一連の異なった活動を完了させるように言われる．活動は買い物をしたり情報を見つけたりすることで，そしていくつかのある規則や制限，また制限時間があるなかで，それらをしなければならない．検査者はその人の後をつけて，その人がどう課題に取り組み，どう情報を探し出し，利用したかを系統立てて観察する．

　EFRTは，決められた場所（例：医療機関のなかの特定の部屋）を見つけ出すために他の人にその場所を尋ねることを含んでいる．観察の採点基準は，行動の特徴をそれぞれ4点満点尺度で評価する．評価対象は（1）課題理解，（2）探索情報の活用，（3）教示の保持，（4）誤りの検出（自己モニタリング），（5）誤りの修正，（6）課題遂行中の行動である（EFRTは本書の**付録8.2**に掲載している）．複数お使い課題もEFRTも，機能的な自立度とリハビリテーションからどれだけ利益を得るかの良い予測の指標となると報告されている．

　さらに，遂行機能的能力を推測する別のアプローチは，系統的な評価尺度を利用することである．例えば，BADSの一部（Wilson et al., 1996）に20項目からなる遂行機能障害の質問表（DEX：Dysexecutive Questionnaire; Wilson et al., 1996）があり，クライエントと家族，介護支援者が回答する．DEXの項目は，発動性，計画性，機能的問題解決など，遂行機能の様々な側面を取り上げてい

る．このような尺度のさらに別の例は，遂行機能管理システム・プロフィール（PRO-EX: Profile of the Executive Control System; Braswell et al., 1993）がある．PRO-EX は，スタッフと家族が行動の7つの尺度（目標設定，計画立案・順序化，開始，遂行，時間感覚，アウェアネス，自己モニタリング）において評価する．また別の尺度では，ブロック適応機能質問紙（BAFQ: Brock Adaptive Functioning Questionnaire; Dywan & Segalowitz, 1996）があり，「自己」と「他者」が遂行機能の12側面を評価する尺度である．この尺度の予備調査で，2つの要因が見出されている．1つは計画性と発動性の能力（主として前頭前野背外側部に依存していると考えられている）であり，もう1つは社会的モニタリングと覚醒コントロール（前頭葉眼窩野に媒介されていると考えられている）である．Dywan と Segalowitz（1996）は，BAFQ のスコアは電気生理学的測定法による前頭葉の変化と関連することを報告している．PRO-EX の概要と BAFQ からの項目の例は，第8章の付録に掲載している．最後に，アウェアネスのレベル，変化への動機づけ，リハビリテーションにどれだけかかわれるかを調べるためにいくつかの検査が作られており，変化に対する評価質問紙（Change Assessment Questionnaire; Lam, McMahon, Priddy, & Gehred-Schultz, 1988）や障害の自己アウェアネス面接（Self-Awareness of Deficits Interview; Flemming, Strong, & Ashton, 1996）などがある（アウェアネスについては第9章でより詳細に論じている）．

## 障害とアウトカムに関する全般的検査

　WHO が強調する「参加」と共通して，近年リハビリテーションにおいて信頼性のある機能的アウトカムの尺度と，より総合的な障害への適応指標の開発に関して，劇的な移行があった．障害の自然経過やリハビリテーションの長期的な効果を見るための，さらに妥当性があり有用な方法の開発へ多大な関心が集められている．頻繁に使われている尺度のいくつかをここで論じ，表4.2に挙げる．

　機能的自立度評価表（FIM：Functional Independence Measure; Granger & Hamilton, 1987）は，北米とヨーロッパで最も広く利用されているアウトカム尺度の1つで，様々な日常生活動作を行ううえで必要な手助けのレベルを評価する18項目の順序尺度から成り立っている．7つのレベルの採点方法に基づき，126点（健常状態）から18点（完全に依存）までの点数の幅がある．FIM は移動能力と認知能力を抽出することを意図しているが，概して認知機能の項目は検査全体から見ればわずかしかなく，視覚，言語，嚥下，情緒障害に関しては評価しない．一般的に FIM は，グラスゴー・アウトカム・スケール（GOS：Glasgow Outcome Scale; Jennet & Bond, 1975）やバーセル・インデックス（Barthel Index; Mahoney & Barthel, 1965）のような障害やハンディキャップ尺度と中程度に相関する．これらは全てケアの負担と相関するが，しかしどれもアウトカムの尺度としては非常に鈍い．これらはまた，顕著に床効果と天井効果がある．すなわちこれらは，通常見られる成功したリハビリテーションの後や亜急性期の他の治療的介入後の変化は検出しにくい．また，軽度の障害を持った人々にも適切ではない．多くの状況で FIM は，FIM より12項目拡張され認知機能と心理社会的問題を扱う FAM（Functional Assessment Measure; Hall, Hamilton, Gordon, & Zasler, 1993）と一緒に利用されている．FAM と FIM を併用することでいくらか鋭敏で広範囲に渡る尺度になったが，しかしまだその評価の仕方は非常に粗い．重度頭部外傷用能力障害評価尺度（Disability Rating Scale for Severe Head Trauma; Rappaport, Hall, Hopkins, Belieza, & Cope, 1982）は，GOS よりはるか

に鋭敏でFIMやFAMよりも天井効果は少ない．しかしながら，亜急性期の変化に対する鋭敏性は前の尺度同様に非常に限られている．これらの尺度のほとんどは，急性期の終わりの入院時の認知的，行動的リハビリテーションに最も適している．これらの尺度は個別の患者に使用するのには限界があるが，少なくとも異なったリハビリテーション状況に渡ったアウトカムの大まかな比較には適している．

　その他の障害に関する尺度には，亜急性期と長期間に渡る機能に関して，さらに鋭敏な評価をするものがある．アウトカムを報告するために広く利用されている尺度には，以下のものがある．

- カッツ適応尺度（Katz Adjustment Scale；Katz & Lyerly, 1963）は，脳損傷後のパーソナリティの変化と心理社会的影響をみるために用いられている．この尺度は127の項目からなり，患者と家族の両方が報告する書式からなる．リハビリテーション後の変化を捉えることが示されており（Prigatano et al., 1986），他の社会的なアウトカムの尺度とも良く比較できる．
- 神経行動学的評価尺度（Neurobehavioral Rating Scale；Levin et al., 1987）は，広範囲に渡る認知，行動，精神症状を測定し，ABI後の器質的なパーソナリティ症候群やTBI後のパーソナリティの変化の診断に使われる．時間が経過するなかでの変化や，前頭葉損傷による異なった精神病理の傾向の探知にも鋭敏であることが報告されている．
- ポートランド適応性尺度（Portland Adaptability Inventory；Lezak, 1987）は，脳損傷後の心理社会的予後を判断するために開発された．MalecとThompson（1994）によってメイヨー・ポートランド適応性尺度（Mayo-Portland Adaptability Inventory）と改名された．評価する領域は，気質と情動（例：不安，興奮，抑うつ），活動と社会的行動（例：社会的かかわり，余暇活動，飲酒），身体能力（例：手の使用，構音障害）である．
- 疾病影響プロフィール（Sickness Impact Profile；Bergner, Bobbitt, Carter, & Gibson, 1981；Temkin et al., 1988）は，損傷を負ったその人の観点から生活の多くの側面に病気や損傷が与えた影響を測る尺度である．これは数多くのABIのアウトカム研究において使用されており（例：Dikmen, Ross, Machamer, & Temkin, 1995），含まれている尺度の多くは重要な予後にきわめて直接的な関連がある．しかしながら非常に長く，また身体的な制限に重きが置かれている．
- 監視レベル評価尺度（Supervision Rating Scale；Boake & High, 1996）は，監視のレベルを13に分け，クライエントの安全を確保するために介護者が近くにいることが必要な全ての活動の形態を含んでいる．これは実際にクライエントがどのレベルの監視を受けていて，また必要としているのかを実際よく知っている報告者によって回答される．
- クレイグ社会的不利の評価と報告の技術（Craig Handicap Assessment and Reporting Technique；Whiteneck, Charlifue, Gerhart, Overholser, & Richardson, 1992）は，広範囲の自立性と社会統合にかかわるハンディキャップを扱っている．そのなかには，家庭や職場，社会，余暇活動のなかでの役割を遂行するためのその人の能力が含まれている．

## 要　約

　予後を評価することはまだなお難しい課題として残されている．なぜならそれは損傷を負った

人々だけにではなく全ての人々において，非常に多くの変数が長期的な適応や順応に関与してくるからである．それにもかかわらず，これは重要な課題であり，標準化された測定法を用いることで脳損傷からの自然回復とリハビリテーションの効果をよりよく理解することが可能になるだろう．以下の原則は認知機能障害を持つ人々を評価する際の手引きとなるだろう．

- 検査者は，認知機能のシステムと評価のために使われる測定法に関して熟知していなければならない．
- 検査の手段は，被験者の年齢，教育歴，言語と文化的背景，現在の認知と機能の状況に適切なものでなければならない．
- 検査は，着目する認知機能領域とクライエントが抱える問題の病因に関して，鋭敏性と特異性の両方を兼ね備えているものを選択すべきである．
- 脳損傷の影響は複数の要因によるものであるために，評価は総合的でなくてはならない．受傷前と後の両方の身体的，認知的，情動的，パーソナリティ的，社会的，そして文脈的変数を評価するべきである．
- 計量心理学的検査の組み合わせ，機能的状況下での構造化された観察，クライエント・家族・介護者・セラピストによる標準化された尺度を用いた評価は，現在の機能的な能力について最も正確で完全な情報をもたらすだろう．
- 検査者は，評価に利用する検査の計量心理学的な長所と短所を理解しているべきである．
- 損傷や病気の影響に関する評価結果は，病態生理学的，神経学的，神経心理学的観点から意味のあるものでなければならず，またこれまでの主な研究とも一貫性がなければならない．
- 弱みの領域と機能的限界を特定するだけでなく，強みの領域と機能的能力を特定することも重要である．
- 評価は，総合的で文脈的な展望を達成するために，WHOが特定した機能障害，活動制限，参加にまで広げなければならない．
- 当事者，家族，評価・治療チーム全体を含む協働的な評価を行うことが，リハビリテーションの計画立案のための最も統合的で現実的な評価となるだろう．

　評価の最も難しい側面の1つは，どのくらいの検査をいつ実施するかを決断することである．総合的な評価をするということは重要であるが，少なくとも早期の評価においては，総合的という点では議論がある．なぜならば，患者の状態はすぐに変動し，再評価に適さない尺度（例：記憶検査）もあり，使える検査を「枯渇」させてしまうこともある．早期においては，時間の経過とともに追跡できるいくつかの鍵となる認知の側面を評価するのがたぶん最も有効だろうし，観察的な尺度や評価を利用することがおそらくより有効だろう．より総合的な評価を行うタイミングは，回復が安定したり，重要な移り変わり（例：家庭，学校，職場への復帰）に際しての決断材料として情報が必要なときに行われるべきだろう．評価のタイミングを注意深く決断することで，ある程度入院期間の短縮や医療費削減の影響を軽減することもできる．
　最後に，形式的な，もしくは計量心理学的な評価は，特定の時間と文脈での行動の指標でしかないと理解しておくことが重要である．これは，他の状況や文脈のなかでありえそうなことの推定として役立つ．これらの評価は役に立つし隠れた事実を明らかにする可能性もあるが，決して全体像

は語ることはない．どのような手続きや検査も現実的なものとして扱わず，むしろ，まさに調査や診断の過程にあるたくさんの情報源から情報を集めることが重要である．リハビリテーションでは，評価の過程は常に行われるものである．治療のなかでの系統的観察と評価を併用することは，より形式的な評価過程を発展させたり洗練したりする．評価は，開かれた協働的なアプローチによって促進される．それは，クライエントの障害の性質と，それらから生じる機能的制限と地域参加との関連を理解していく過程にセラピストと家族，その他の介護者，当事者がかかわることである．

## 文　献

Anderson, C. V., Bigler, E. D., & Blatter, D. D. (1995). Frontal lobe lesions, diffuse damage, and neuropsychological functioning in traumatic brain-injured patients. *Journal of Clinical and Experimental Neuropsychology, 17*, 900–908.

Anderson, C. V., Damasio, H., Jones, R. D., & Tranel, D. (1991). Wisconsin Card Sorting Test performance as a measure of frontal lobe damage. *Journal of Clinical and Experimental Neuropsychology, 13*, 909–922.

Barona, A., Reynolds, C. R., & Chastain, R. (1984). A demographically based index of pre-morbid intelligence for the WAIS-R. *Journal of Consulting and Clinical Psychology, 52*, 865–887.

Benton, A. L. (1974). *Revised Visual Retention Test* (4th ed.). New York: Psychological Corporation.

Benton, A. L., Sivan, A. B., Hamsher, K., Varney, N., & Spreen, O. (1994). Facial Recognition Test. In *Contributions to neuropsychological assessment: A clinical manual* (2nd ed., pp. 35–52). New York: Oxford University Press.

Bergner, M., Bobbitt, R. A., Carter, W. B., & Gibson, B. G. (1981). The Sickness Impact Profile: Developmental and final revision of a health status measure. *Medical Care, 19*, 787–805.

Blair, J. R., & Spreen, O. (1989). Predicting premorbid IQ: A revision of the National Adult Reading Test. *The Clinical Neuropsychologist, 3*, 129–136.

Boake, C., & High, W. M. (1996). Functional outcome from traumatic brain injury. *American Journal of Physical Medicine and Rehabilitation, 75*, 1–9.

Boyd, T. M., & Sautter, S. W. (1994). Route-finding: A measure of everyday executive functioning in the head-injured adult. *Applied Cognitive Psychology, 72*, 171–181.

Braswell, D., Hartry, A., Hoornbeek, S., Johansen, A., Johnson, L., Schultz, J., & Sohlberg, M. M. (1993). *Profile of the Executive Control System*. Puyallup, WA: Association for Neuropsychological Research and Development.

Brickenbach, J. E., Chatterji, S., Badley, E. M., & Ostün, T. B. (1999). Models of disablement, universalism and the ICIDH. *Social Science and Medicine, 48*, 1173–1187.

Brickenkamp, R. (1981). *Test d2: Concentration–Endurance Test* (5th ed.). Göttingen, Germany: Verlag für Psychologie.

Buschke, H. (1973). Selective reminding for analysis of memory and learning. *Journal of Verbal Learning and Verbal Behavior, 12*, 543–550.

Conners, C. K., & Multi-Health Systems Staff. (1995). *Conners Continuous Performance Test*. Toronto: Multi-Health Systems.

Corrigan, J. D. (1989). Development of a scale for assessment of agitation following traumatic brain injury. *Journal of Clinical and Experimental Neuropsychology, 11*, 261–277.

Corrigan, J. D., & Bogner, J. A. (1994). Factor structure of the Agitated Behavior

Scale. *Journal of Clinical and Experimental Neuropsychology, 16*, 205–210.
Coslett, H. B., Bowers, D., Verfaellie, M., & Heilman, K. M. (1991). Frontal verbal amnesia: Phonological amnesia. *Archives of Neurology, 48*, 949–955.
Crosson, B., Novack, T. A., Trenerry, M. R., & Craig, P. L. (1989). Differentiation of verbal memory deficits in blunt head injury using recognition trials of the California Verbal Learning Test: An exploratory study. *The Clinical Neuropsychologist, 3*, 29–44.
Delis, D. C., Kramer, J. H., Kaplan, E., & Ober, B. A. (1987). *California Verbal Learning Test: Adult Version*. San Antonio, TX: Psychological Corporation.
DeLuca, J., Schultheis, M. T., Madigan, N. K., Christodoulou, C., & Averill, A. (2000). Acquisition versus retrieval deficits in traumatic brain injury: Implications for memory rehabilitation. *Archives of Physical Medicine and Rehabilitation, 81*, 1327–1333.
Dikmen, S., Ross, B. L., Machamer, L. E., & Temkin, N. R. (1995). One year psychosocial outcome in head injury. *Journal of the International Neuropsychological Society, 1*, 67–77.
Dodrill, C. (1997). Myths of neuropsychology. *The Clinical Neuropsychologist, 11*, 1–17.
Dywan, J., & Segalowitz, S. (1996). Self- and family ratings of adaptive behavior after traumatic brain injury: Psychometric scores and frontally generated ERPs. *Journal of Head Trauma Rehabilitation, 11*, 79–95.
Fleming, J. M., Strong, J., & Ashton, R. (1996). Self-awareness of deficits in adults with traumatic brain injury: How best to measure? *Brain Injury, 10*, 1–15.
Golden, J. C. (1978). *Stroop Color and Word Test*. Chicago: Stoelting.
Granger, C. V., & Hamilton, B. B. (1987). *Uniform data set for medical rehabilitation*. Buffalo: Research Foundation, State University of New York.
Greenberg, L. M. (1998). *Test of Variables of Attention*. Edmonton, Alberta: Universal Attention Disorders.
Gronwall, D. (1977). Paced Auditory Serial Addition Task: A measure of recovery from concussion. *Perceptual and Motor Skills, 44*, 367–373.
Gronwall, D., & Sampson, H. (1974). *The psychological effect of concussion*. Auckland, New Zealand: Oxford University Press.
Hall, K., Hamilton, B., Gordon, W., & Zasler, N. (1993). Characteristics and comparisons of functional assessment indices: Disability Rating Scale, Functional Independence Measure and Functional Assessment Measure. *Journal of Head Trauma Rehabilitation, 8*, 60–74.
Heaton, R. K. (1981). *Wisconsin Card Sorting Test*. Odessa, FL: Psychological Assessment Resources.
Heaton, R. K., & Pendleton, M. G. (1981). Use of neuropsychological tests to predict adult patients' everyday functioning. *Journal of Consulting and Clinical Psychology, 46*, 807–821.
Jennett, B., & Bond, M. (1975). Assessment of outcome after severe brain damage: A practical scale. *Lancet, i*, 480–484.
Jones-Gotman, M., & Milner, B. (1977). Design fluency: The invention of nonsensical drawings after focal cortical lesions. *Neuropsychologia, 15*, 653–674.
Kaplan, E. (1988). A process approach to neuropsychological assessment. In T. Boll & B. K. Bryant (Eds.), *Clinical neuropsychology and brain function: Research, measurement, and practice* (pp. 125–167). Washington, DC: American Psychological Association.
Katz, M. M., & Lyerly, S. B. (1963). Methods for measuring adjustment and social behaviour in the community: Rationale, description, discriminative validity and scale development. *Psychological Reports, 13*, 503–535.
Lam, C. S., McMahon, B. T., Priddy, D. A., & Gehred-Schultz, A. (1988), Deficit awareness and treatment performance among traumatic head injury adults. *Brain Injury, 2*, 235–242.

Levin, H. S., Mattis, S., Ruff, R. M., Eisenberg, H. M., Marshall, L. F., & Tabaddor, K. (1987). Neurobehavioral outcome following minor head injury: A three center study. *Journal of Neurosurgery, 66,* 234–243.

Levin, H. S., O'Donnell, V. M., & Grossman, R. G. (1979). The Galveston Orientation and Amnesia Test. *Journal of Nervous and Mental Disease, 167,* 675–684.

Lezak, M. D. (1987). Relationship between personality disorders, social disturbances, and physical disability following traumatic brain injury. *Journal of Head Trauma Rehabilitation, 2,* 57–69.

Lezak, M. D. (1993). Newer contributions to the neuropsychological assessment of executive functions. *Journal of Head Trauma Rehabilitation, 8,* 24–31.

Lezak, M. D. (1995). *Neuropsychological assessment* (3rd ed.). New York: Oxford University Press.

Mahoney, F. I., & Barthel, D. W. (1965). Functional evaluation: The Barthel Index. *Maryland Medical Journal, 14,* 61–65.

Malec, J. F., & Thompson, J. M. (1994). Relationship of the Mayo–Portland Adaptability Inventory to functional outcome and cognitive performance measures. *Journal of Head Trauma Rehabilitation, 9,* 1–15.

Mateer, C. A. (1992). Systems of care for post-concussive syndrome. *Physical Medicine and Rehabilitation, 6,* 143–160.

Nelson, H. (1976). *The National Adult Reading Test (NART).* Windsor, England: National Foundation for Educational Research.

Newcombe, F. (1969). *Missile wounds of the brain.* London: Oxford University Press.

Ponsford, J., & Kinsella, G. (1991). The use of a rating scale of attentional behavior. *Neuropsychological Rehabilitation, 1,* 241–257.

Porteus, S. D. (1959). *The maze and clinical psychology.* Palo Alto, CA: Pacific Books.

Prigatano, G. P., Fordyce, D. J., Zeiner, H. K., Roueche, J. R., Pepping, M., & Wood, B. C. (1986). *Neuropsychological rehabilitation after brain injury: Theoretical and clinical issues.* Baltimore: Johns Hopkins University Press.

Rappaport, M., Hall, K. M., Hopkins, K., Belieza, T., & Cope, D. N. (1982). Disability Rating Scale for Severe Head Trauma: Coma to community. *Archives of Physical Medicine and Rehabilitation, 63,* 118–123.

Raskin, S. A., & Buckheit, C. A. (1998). *Prospective memory in traumatic brain injury.* Paper presented at the annual meeting of the Cognitive Neuroscience Society, San Francisco.

Raskin, S. A., Mateer, C. A., & Tweeten, R. (1998). Neuropsychological assessment of individuals with mild traumatic brain injury. *The Clinical Neuropsychologist, 12,* 21–30.

Raskin, S. A., & Rearick, E. (1996). Verbal fluency in individuals with mild traumatic head injury. *Neuropsychology, 10,* 416–422.

Reitan, R. M. (1958). The validity of the Trail Making Test as an indicator of organic brain damage. *Perceptual and Motor Skills, 9,* 127–130.

Reitan, R. M., & Wolfson, D. (1993). *The Halstead–Reitan Neuropsychological Test Battery: Theory and clinical interpretation.* Tuscon, AZ: Neuropsychology Press.

Reitan, R. M., & Wolfson, D. (1995). Category Test and Trail Making Test as measures of frontal lobe functions. *The Clinical Neuropsychologist, 9,* 50–55.

Rey, A. (1941). L'examen psychologique dans les cas d'encephalopathie traumatique. *Archives de Psychologie, 28,* 286–340.

Richards, B. (2000). *The effects of aging and mild traumatic brain injury on neuropsychological test performance.* Unpublished doctoral dissertation, York University, Toronto, Ontario, Canada.

Robertson, I. H., Ward, T., Ridgeway, V., & Nimmo-Smith, I. (1996). The structure of normal human attention: The Test of Everyday Attention. *Journal of the In-*

*ternational Neuropsychological Society, 2,* 525–534.

Royall, D. R., Mahurin, R. K., & Gray, K. F. (1992). Bedside assessment of executive dyscontrol: The Executive Interview (EXIT). *Journal of the American Geriatric Society, 40,* 1221–1226.

Ruff, R. M., Light, R. H., & Evans, R. W. (1987). The Ruff Figural Fluency Test: A normative study with adults. *Developmental Neuropsychology, 3,* 37–52.

Schretlin, D., Bobholz, J. H., & Brandt, J. (1996). Development and psychometric properties of the Brief Test of Attention. *The Clinical Neuropsychologist, 10,* 80–89.

Segalowitz, S. J., Unsal, A., & Dywan, J. (1992). CNV evidence for the distinctiveness of frontal and posterior neural processes in a traumatic brain-injured population. *Journal of Clinical and Experimental Neuropsychology, 14,* 545–565.

Shallice, T., & Burgess, P. W. (1991a). Higher-order cognitive impairments and frontal-lobe lesions in man. In H. S. Levin, H. M. Eisenberg, & A. L. Benton (Eds.), *Frontal lobe function and injury* (pp. 125–138). Oxford: Oxford University Press.

Shallice, T., & Burgess, P. W. (1991b). Deficits in strategy application following frontal lobe damage in man. *Brain, 114,* 727–741.

Simmons-Mackie, N., & Damico, J. S. (1996). Accounting for handicaps in aphasia: Communicative assessment from an authentic social perspective. *Disability and Rehabilitation, 18,* 540–549.

Slick, D. J., Sherman, E. M. S., & Iverson, G. L. (1999). Diagnostic criteria for malingered neurocognitive dysfunction: Proposed standards or clinical practice and research. *The Clinical Neuropsychologist, 13,* 545–561.

Sohlberg, M. M., Mateer, C. A., & Geyer, S. (1985). *Prospective Memory Screening (PROMS) and Prospective Memory Process Training (PROMPT).* Puyallup, WA: Association for Neuropsychological Research and Development.

Spreen, O., & Benton, A. L. (1977). *Neurosensory Center Comprehensive Examination for Aphasia (NCCEA).* Victoria: University of Victoria Neuropsychology Laboratory.

Spreen, O., & Strauss, E. (1998). *A compendium of neuropsychological tests: Administration, norms, and commentary* (2nd ed.). New York: Oxford University Press.

Stroop, J. R. (1935). Studies of interference in serial verbal reaction. *Journal of Experimental Psychology, 18,* 643–662.

Stuss, D. T., & Benson, F. B. (1986). *The frontal lobes.* New York: Raven Press.

Stuss, D. T., Stethem, L. L., Hugenholtz, H., & Richard, M. T. (1989). Traumatic brain injury: A comparison of three clinical tests and analysis of recovery. *The Clinical Neuropsychologist, 3,* 145–156.

Temkin, N., McClean, A., Dikmen, S., Gale, J., Bergner, M., & Almes, M. J. (1988). Development and evaluation of modifications to the Sickness Impact Profile for head injury. *Journal of Experimental Epidemiology, 41,* 47–57.

Trenerry, M. R., Crosson, B., DeBoe, J., & Leber, W. R. (1989). *Stroop Neuropsychological Screening Test.* Odessa, FL: Psychological Assessment Resources.

Warrington, E. K. (1984). *Recognition Memory Test.* Windsor, England: National Foundation for Educational Research.

Wechsler, D. (1997a). *Wechsler Adult Intelligence Scale—III.* San Antonio, TX: Psychological Corporation.

Wechsler, D. (1997b). *Wechsler Memory Scale—III.* San Antonio, TX: Psychological Corporation.

Whiteneck, G. C., Charlifue, S. W., Gerhart, K. A., Overholser, D., & Richardson, G. N. (1992). Quantifying handicap: A new measure of long-term rehabilitation outcomes. *Archives of Physical Medicine and Rehabilitation, 73,* 519–526.

Wilson, B. A., Alderman, N., Burgess, P. W., Emslie, H. C., & Evans, J. J. (1996). *The*

*Behavioural Assessment of the Dysexecutive Syndrome.* Burry, St. Edmunds, England: Thames Valley Test Company.

Wilson, B. A., Baddeley, A. D., Cockburn, J., & Hiorns, R. (1989). The development and validation of a test battery for detecting and monitoring everyday memory problems. *Journal of Clinical and Experimental Neuropsychology, 11,* 855–870.

Wilson, B. A., Cockburn, J., & Baddeley, A. D. (1985). *The Rivermead Behavioral Memory Test.* Burry, St. Edmunds, England: Thames Valley Test Company.

Yudofsky, S. C., Silver, S. M., Jackson, W., Endicott, J., & Williams, D. (1986). The Overt Aggression Scale for the objective rating of verbal and physical aggression. *American Journal of Psychiatry, 143,* 35–39.

Yuspeh, R. L., & Vanderploeg, R. D. (2000). Spot-the-Word: A measure for estimating premorbid intellectual functioning. *Archives of Clinical Neuropsychology, 15,* 319–326.

# II

# 認知障害の管理方法

# 5

# 注意障害の管理

　脳損傷の後遺症として記憶障害とともに最も一般的に報告されるのが，注意や集中力の問題（McKinlay, 1981）である．注意障害の症状は軽度な場合でも長引き，長期に渡り機能障害をもたらす傾向にあり，外傷性脳損傷（TBI：Traumatic Brain Injury）や脳卒中を負った人の予後が芳しくないことにも関係している（Brooks & McKinlay, 1987）．この章では，この重要な認知過程の障害を管理する手法に焦点を当てる．まずは注意を理解するうえで重要な仮説的構成概念の説明からはじめる．続いて注意機能の評価を取り上げ，最後に注意に関する諸問題の治療，管理における4つの異なる手法を説明する．

## 理論の概説

### 注意モデル

　注意は，様々なスキル，過程，認知状態を広範に組み合わせたものとして説明されることが多い．脳損傷を負った人々に共通してよく見られるのが，反応時間の低下と情報処理速度の低下である（Gronwall, 1987, 1991; Ponsford & Kinsella, 1992; Stuss et al., 1989; Van Zomeren, Brouwer, & Deelman, 1984）．また後天性脳損傷（ABI：Acquired Brain Injury）を負った患者からも，集中できない，気が散る，物忘れ，同時に2つ以上のことができない（Hinkeldey & Corrigan, 1990; Mateer, Sohlberg, & Crinean, 1987）といった症状が報告されている．

　第1章では，注意などの認知機能を説明するのに用いられている様々なモデルを概説した．注意の因子分析モデル，認知処理モデル，臨床モデルの間では重複する部分が大きい．注意モデルの理論的指向によらず，そのほとんどに含まれるのが，一定時間注意を維持する能力（覚醒），情報の容量，注意の転換，標的以外の情報の選別にかかわる機能である．例えば因子分析モデルについてMirskyとAnthony, Duncan, Ahearn, Kellam（1991）は，注意の因子として次の4つを挙げている．(1)焦点化・実行，(2)維持，(3)符号化，(4)転換である．注意の臨床モデルでMapou（1995）は以下の要素，すなわち注意の配分，容量，干渉に対する抵抗性，精神的操作性を入れている．認知処理モデルでは，覚醒，選択性，二重課題の遂行，自動性の概念が含まれている（Baddeley, 1986）．脳損傷の後遺症として一般的に現れる注意障害の諸症状を考慮して異なる注意モデルを検証した結果，臨床的にも高い妥当性をもち，かつ理論的にも重要な概念として導き出されたのが，維持，注

意の選択性，容量，転換である．

　作動記憶（working memory；ワーキングメモリ）は，注意を概念化するのに不可欠なもう1つの概念である．BaddeleyとHitch（1974）によって提唱されたこの**作動記憶**の概念では，情報の保存と想起がうまくできるのには複数のシステムが寄与するとしている．一言で言えば，作動記憶とは情報を利用または符号化するまで保存し，その情報をいつでも利用可能な状態のままにしておけるようにするプロセスの集合体である．例えば，作動記憶のおかげで，情報を書き留めるまでの間，情報を保持し，一時的に別の課題に注意を逸らした後にでも元の活動に注意を戻すことができる．作動記憶は，リハーサル，符号化，判断，検索方略を動的に制御する過程の集合体と考えられている．これらの過程が情報を符号化することや，一時貯蔵に保持することを働きかける．作動記憶には，情報の貯蔵と検索のみならず，課題の目的に応じた情報の操作も欠かせない．したがって作動記憶は，貯蔵，リハーサル，実行過程からなる．

　BaddeleyとHitch（1974）は，作動記憶との関連のなかで**中央実行系**（central executive）と名づけた構成概念について述べている．この中央実行系が，長期永久貯蔵の記憶と一時的な情報の動的貯蔵である作動記憶との間のインターフェースを構成している．前述のように注意の重要要素である注意の維持，標的情報の選択，情報処理能力の容量，課題間での注意の転換は，この作動記憶と中央実行系の過程に依存している．**図5.1**に，作動記憶が情報の検索および貯蔵にどのように依存しているかを示す．

　様々な注意機能が神経解剖学的に特定されている．PosnerとPetersen（1990）は，作動記憶に加え，3つの，独立しているが相互連絡している脳回路が人間の注意機能を制御すると提唱している．その3つとは，**空間的方向性注意，標的の選択と競合の解消，警戒／持続的注意**である．

　第1の回路である空間的方向性注意は，頭頂葉後部や上丘，視床核外側を含む，**後方領域注意システム**に依存している．これは単純な刺激に対する低次の方向性を司る原始的な注意システムであり，認知介入プログラムに参加できる十分な注意をもったクライエントでは問題にされない．

　第2の回路である標的の選択と競合の解消は，帯状回前部や補助運動野を含む脳の前方領域で行われる．視床は，脳の構造の中で標的情報の選択と密接に関係しているとされてきた．視床核は，

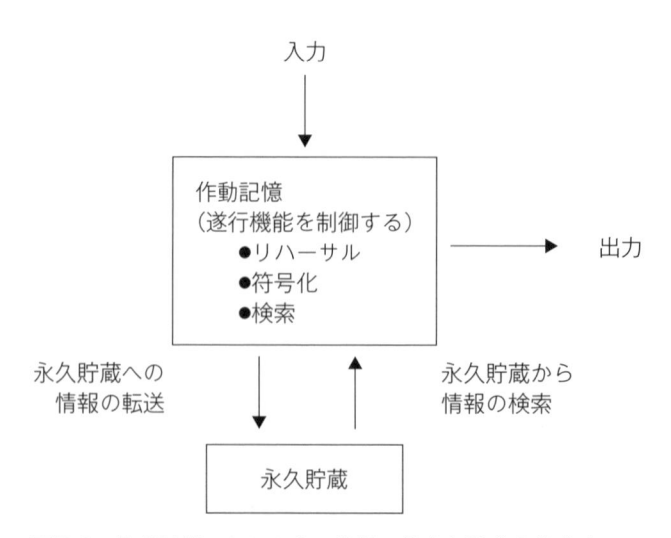

**図5.1** 作動記憶：どのように情報の検索と貯蔵を促進するか

脳幹の上行路から受け取った情報を分析し，そのなかで高次の処理に送るものを選ぶと同時に，皮質から下行してくる情報の中からどれを統合し，さらにどれを分析に送るかを選択する役割を担っている（Mateer & Ojemann, 1983）．注意を移動したり転換したりする能力も関連機能であり，これは帯状回前部の活性化と主に関係している（Bakay, Pragay, Mirsky, Ray, Turner, & Mirsky, 1978）．

警戒と持続的注意のネットワークである第3の回路は，特殊で新たな外部刺激がないなかで，注意を持続しなければならないときに使われる．右半球，特に右前頭前野，およびノルエピネフリン・システムが覚醒を維持するのにかかわっている．

最後に，一時的に情報を保持するのを助ける作動記憶は，脳のネットワークを活性化するとされており，これには言語および空間的機能とは別に局在化されている前頭葉背外側部，および後方領域が含まれる（Awh, Smith, & Jonides, 1995; Cabeza & Nyberg, 1997）．様々な注意機能と神経解剖学の相関関係を改めて見ると，回路の複雑さと多様さには目を見張るものがある．

## 有用な臨床モデル

ここでは，前述の注意の理論的概念や脳損傷を負った人々に見られる注意障害の諸症状を取り入れた注意の臨床的，構成要素型モデルについて記述する．これは課題成績や誤りの状況分析，脳損傷を負った人々の主観的な訴えを基にした合理的なモデルである（Sohlberg & Mateer, 1987, 1989）．これまで何年もの間，他の研究者ら（例：Mapou, 1995; Mirsky et al., 1991を参照）も注意には同様の分類法を使ってきており，次に示す様々な要素に注意を分類する臨床上の有用性を実証的に支持してきた．

臨床モデルでは，注意を表5.1に示した以下の5つの要素に分類し，各要素の概要を示し検討を行う．

1. **焦点的注意**（focused attention）：これは特定の視覚的，聴覚的，触覚的刺激に対し別個に反応するための能力である．ほとんど全ての脳損傷を負った患者は注意のこの段階は回復するが，昏睡状態から覚める初期段階において，しばしば障害されている．はじめのうち，患者は内的刺激（例：痛み，熱）にのみ反応することがある．
2. **持続的注意**（sustained attention）：これは継続して繰り返し行う活動をする際に，行動面で一貫した対応を維持するための能力である．この要素はさらに2つの下位要素に細分化される．その1つには**覚醒**（vigilance）の概念が含まれる．この覚醒が低下すると，患者は1つの課題にしか集中することができない，あるいはほんのわずかの間（例：数秒から数分）

表5.1 注意の臨床モデル

| | |
|---|---|
| 焦点的注意 | 刺激に対する基礎的反応（例：聴覚刺激に対して振り返る） |
| 持続的注意 | ●覚醒：継続的活動の間，一定時間以上注意を持続させる<br>●作動記憶：情報を動的に保持し操作する |
| 選択的注意 | 転導性からの解放 |
| 転換的注意 | 心的柔軟性の能力 |
| 分割的注意 | 同時に2つの課題に対応する能力 |

しか反応を維持することができない，わずかの間にも行動に大きなばらつきが出る（例：注意が移ろいやすい，注意の一時的な低下）などといった形で現れる．持続的注意には，**精神的制御**や，**作動記憶**の概念も包含しており，頭の中で情報を操作し，留めておく課題も関係している．

3. **選択的注意**（selective attention）：このレベルでの注意とは，妨害刺激あるいは競合刺激を前にしたときに行動的，認知的構えを維持するための能力を指す．したがって，**転導性からの解放**という概念を含む．このレベルでの障害を持つ人は，外部からの無関連刺激のために簡単に課題から気が逸れてしまう．外的要因である外の景色や，音，活動に加え，内的要因（心配事や反芻思考）が気を散らす刺激となる．このレベルに支障をきたすと，例えば刺激の多い環境（例：開放型の治療区域）で治療課題を行えない，周りで子どもが遊んでいると食事の支度ができない，という形で表れる．

4. **転換的注意**（alternating attention）：このレベルでの注意とは，注意の焦点を切り替えたり，異なる認知能力が必要とされる課題間で注意を移動し，処理すべき情報を選択し，制御する心的柔軟性をもつ能力を指している．したがって，作動記憶の過程も関与している．このレベルでの問題は，いったん「構え」が形成されたら治療課題を変更できない患者や，新しい課題を覚えたり開始したりするのに余分な手がかりが必要になる患者で明らかになる．現実生活においては，このレベルの注意制御が必要になることがよくある．これは，学生の場合，講義を聴く課題とノートをとる課題の間で注意を移動させなければならず，また秘書は電話の応対，タイプ，問い合わせへの応対の間で絶え間なく注意を切替えていなくてはならないことから考察できる．

5. **分割的注意**（divided attention）：このレベルの注意とは，複数の課題や，複数の課題要求に同時に対応できる能力のことである．2つ以上のことへ対応が求められる場合や，2種類以上の刺激を監視する必要がある場合がある．このレベルの注意は，複数の要求を同時に管理しなくてはならないときにはいつも必要とされる．様々な状況（例：車の運転中にラジオを聴く，食事の準備をしながら会話をする）での行動は，注意を素早くかつ絶え間なく転換することや，複数の課題のうちの少なくとも1つは，無意識下での自動処理に依存していることを反映している．分割的注意を，注意の別個の要素としてモデル化していることからも，リハビリテーションの観点からこれがいかに重要であるかを物語っている．

注意に関するこれら5つの構成要素は，注意の評価を体系立て，治療活動を行っていくための枠組みになる．

## 注意の評価

注意の評価は，より広範な認知評価の一端として行われるのが一般的である．有効な認知評価（第4章参照）は，人の特定の認知特性を詳細に描出し，その特性が実社会の様々な状況において機能的能力に影響を与える行動や環境の変動要因とどのように相互作用するかの指標となる．患者は精密検査による診断（例：神経心理学的評価）を治療の前に受けるだろう．しかし評価と治療の明確な区分があるわけではない．治療自体が診断的であり，評価は介入過程の期間中継続されなければ

ならない．さらに現状ではサービスの提供には制約があり，精密診断には払い戻しがないこともあり，必ずしも選択肢の1つにならない．したがって注意障害に携わる全てのリハビリテーション専門家は，評価の実施について十分に理解していなくてはならない．

評価の過程において有効な手法となるのが，標準化された計量心理学的検査や，評価尺度と質問紙，面接と行動観察である．注意の評価という観点からそれぞれの方法を概説する．

## 標準検査

注意機能を理論的見地から把握することができるとして知られている標準検査法がいくつかある．第4章では，特に脳損傷を負った人々の抱える注意障害を敏感に捉え，かつ前述の注意のいくつかの要素を踏まえた標準検査の一覧表を示している（**表4.2参照**）．これらの検査結果の解釈には，個々の測定についての標準的な統計的根拠と，特に成功・失敗に関する幅広い観察情報を含む患者の検査への取り組み方の双方が考慮されていることに留意すべきである．複数の注意尺度を駆使することにより，注意障害の性質と程度についての情報を得ることができる．

Kinsella (1998) は，多要因をもつ神経心理学的検査を使うことの難しさについて述べ，注意の要素を評価するための標準化された測定方法を提唱している．また評価方法をさらに改善していくために，注意の神経心理学的検査といろいろな注意の理論的要素の関係を追求していくことが必要であるとしている．研究の観点からすると，注意の各々のタイプ（例：持続的注意，選択的注意）を測定する標準化された尺度をもつことにより，脳内で注意機能がどのように作用しているのかについての理解が深まるはずである．臨床的にはそのような手法があれば，背後にある注意障害を的確に把握する助けとなり，介入のための根拠となる．

第4章で取り上げた日常注意検査（Test of Everyday Attention; Robertson, Ward, Ridgeway & Nimmo-Smith, 1996）は，Kinsella (1998) が要約した必要性のいくつかに応えるものである．この検査は，臨床的にも研究的にも注意の評価を改善するために開発された．4つの異なる注意機能（持続的注意，選択的注意，転換的注意，聴覚・言語的作動記憶）の能力を測定するために8つの課題を設けている．これは機能を評価するものではないものの，実社会の活動を模倣した題材を使っている．これまでのデータは，それが十分に信頼に足る，妥当なものであることを示唆している．

標準神経心理学的検査を使った正規の評価は，人の注意機能に関する貴重な情報を提供するとともに，神経学的問題がなかった場合に想定できる結果と比較することも可能である．これらの検査により障害の程度が明確になるだけでなく，障害の性質（例：障害が注意の持続にあるのか，注意の転換にあるのかを明確にする）に関する情報も得られる．さらに注意の標準検査は効率的である．その一方で標準検査の欠点の1つは，人が実社会の活動でどの程度役割を果たせるかを予測するのが困難であるということである．また標準検査と日常の課題の関係が明確に定義されていないために，認知評価の生態学的妥当性が疑問視されることも多い（Sbordonne & Long, 1996）．したがって標準検査を観察や面接と併用することが，障害を特定し治療の優先順位を決めるにあたり不可欠であると言える．

## 評価尺度・質問紙

評価尺度や質問紙の多くは，臨床家が注意機能に関する観察や疑問を系統立てるのに利用することができる．また回答を治療方針の決定に利用することもできる．次に示すのは，注意機能に関係のある3つの質問紙である（第4章では，この2と3は遂行機能の測定方法として説明しているが，注意の測定としても利用できる）．

注意質問紙（Attention Questionnaire；Sohlberg, Johnson, Paule, Raskin, & Mateer, 1994）は，その一部はPonsfordとKinsella（1991）の注意質問紙を基に作られており，様々な注意に支障が生じた頻度を評価するようにクライエントに求めている．これら注意の問題とは，注意の持続，注意の転換と分割と同時に干渉の排除に関するもので，これらの注意機能は理論的にも臨床的にも裏づけられたものである．質問紙は，患者が認識した注意の問題の発生頻度を数値的指針にまとめて示している（付録5.1参照）．

遂行機能障害の質問表（DEX：Dysexecutive Questionnaire）は，遂行機能障害症候群の行動評価（BADS：Behavioural Assessment of the Dysexecutive Syndrome；Burgess, Alderman, Wilson, Evans, & Emslie, 1996）の中の質問紙である．これには通常，脳障害に伴う注意と遂行制御力の低下に関連する20の質問が含まれる．回答者は個々の問題についてその発生頻度で評価する．DEXには自己評価および他者による評価がある．

ブロック適応機能質問紙（BAFQ：Brock Adaptive Functioning Questionnaire；Dywan & Segalowitz, 1996）は68の質問からなり，脳障害を持った患者とその家族が地域ボランティアとして協力する臨床実習のなかから生まれた．これは，対象者に対し異なる5つの行動領域である，計画，開始，注意／記憶，覚醒／抑制，社会的モニタリングにおける特定の機能について困難の度合いを評価するものである．BAFQには自己評価と他者評価がある．

質問紙は，機能についての人それぞれの考え方に一定の指標を示してくれる．質問紙により，クライエントまたは他者が何を最も煩わしく感じているのかを明確にできるため，治療目標の優先順位を決定するのに特に役立つ．しかし忘れてはならないのは，これらの質問紙から得られるのは確実なデータというよりは，むしろ印象に過ぎないということである．例えば，質問紙にある患者の障害領域に対応する質問が評価尺度に含まれていない場合，その障害が同定されずに終わってしまう可能性もある（Sohlberg, McLaughlin, Pavese, Heidrich, & Posner, 2000）．また脳損傷を負った人たちのアウェアネス自体が低下する頻度や家族の抱える課題の特異性を考えると，質問紙から得られたデータは，ときとして誤解を招く可能性さえある（Hillier, 1997）．

## 面接・観察

面接を通して，質問紙のデータからでは明らかにならない情報が得られることがある．Sohlbergら（2000）は，注意介入によって注意機能がどのように変化するかを研究にまとめた．それによると，面接から得られたデータが能力の変化を最も明確に示すことができる情報源であることが実証された．例えば，質問紙のデータでは注意機能に全く変化がないとされた被検者でも，面接で「クリニックに来るようになってからどのような変化を体験しましたか？」と質問されると，注意能力の向上を裏づけるように，機能改善の適切でかつ具体的な例を挙げた．被検者が実社会の中で注意

が関係する活動における変化（例：「運転しながら音楽を聴くことができる」，「電話番号を前より覚えられるようになった」）を報告しはじめるのは，注意の治療後であることが面接の記録から明らかになった．これらの報告された変化は，質問紙のデータからは読み取ることができなかった．これはクライエントにとって特に意味のある日常生活が，必ずしも質問紙の測定用紙で明示されているとは限らないからである．例えば，クライエントが「持続的注意の向上」を「長時間読書を続けられる能力」と結びつけて考えていない場合もあった．クライエントに課題の中でやりやすかったものとやりにくかったものを具体的に説明させることで，重要な情報を得ることができた．したがって，クライエントと重要な他者にも面接を行い，できること・できないことについて各々の見方を聞くことがきわめて役立つ．構造化された面接で得られた反応は期待効果の影響を受けにくいだろう．面接のデータが，今後観察を進めるうえでの最も重要な文脈を示唆している場合もある．

　評価の手段として最も機能的にも適切なのが，おそらく行動観察であると言えるが，これには時間がかかり主観的である．注意障害を解明する最も有益な方法は，できるだけ観察，面接，標準検査を組み合わせて行うことである．臨床家が適切な行動を観察して行う構造化された観察が，最も役立つ方法である可能性が高い．例えば，クライエントが持続的注意に問題があると判断された場合，臨床家は様々な活動の課題に取り組んだ時間の記録をとることもできる．

## 評価の要約

　臨床家が患者との限られた時間の中で，神経心理学的検査バッテリーを全て行い，面接や質問紙を実施し，構造化された観察を常にできるわけではない．臨床家は，クライエントとその家族が立てた治療目標や障害を受けたであろう領域を想定したうえで，評価活動に優先順位をつけていく必要があることも多い．臨床家は，観察や面接のデータから最も問題があると予想される注意障害のタイプに合った検査を行うことができる．臨床的仮説を検証するためには，特定の種類の注意を対象とした調査を重複してでも行うことが有益である．ある仮説（例：「クライエントが最も不自由しているのは，注意の選択性と被転導性である」）が立てられると，臨床家は診断的介入を通して仮説を検証し続けることができ，その際，実社会での活動において見られる変化が介入の効果を計る重要な尺度となる．

　実社会での機能を生態学的手法で測定することのできるような代替評価のパラダイムも必要とされている．第4章ではそのうちのいくつかの有望モデルを取り上げている．例えば，患者の日常生活に及ぼす障害の影響を評価するような解釈的調査法に基づいた評価モデルなども時間がかからなくなれば，非常に役立つ手段になる可能性がある（Simmons-Mackie & Damico, 1996）．

## 注意障害の管理アプローチ

　第1章では，認知障害へのアプローチ方法を支えるいくつかの重要な仮定を概説した．その仮定のうちの1つは，リハビリテーション専門家は認知を切り離して見てはいけないというものである．注意障害に取り組む際，臨床家は認知障害とともにクライエントの社会的，行動的，情動的な問題を考慮する必要がある．またこれに関連する仮定は，折衷的な管理法を採用し，行動学，社会学，心理学，神経心理学を含む幅広い学問分野の手法を生かすことが重要であるとするものであ

る．この節で取り上げている注意障害の管理法は広範な学問分野の上に築き上げられたものである．
　注意の問題に取り組む方法として，次の4つが挙げられる．臨床家は通常これらの手法のなかからいくつかを組み合わせて，患者の回復過程のなかでそれらを同時に，または異なる時期に使っていくこととなる．

- **注意過程訓練**は，注意システムを治療・改善するために開発された認知訓練を活用している．これはおおむね神経心理学的理論に基づいている．
- **方略の活用と環境支援**とは，クライエントが注意障害を補うのに役立てるための自己管理方略と環境調整の両方を含む．自己管理方略には注意障害を治療する働きもある．この管理方略は行動学および神経心理学の手法を生かしている．
- **外的補助具の活用**とは，患者が情報を追跡し統合する際に手助けとなる様々な補助具を指す．この注意管理アプローチは行動学および神経心理学の原理に則している．
- **心理社会的支援**とは，注意障害によってもたらされた，あるいはそれによって悪化した情動や社会的要因に対応していく．この分野における治療方法は社会学および心理学的手法に基づいている．

## 注意過程訓練

　ほとんどの注意過程訓練プログラムは，注意の特定の側面を刺激する機会を与えることで，注意が改善するという概念に基づいている．注意のどの側面に働きかけるかはプログラムによって異なり，またそのプログラムを支えている注意モデルに左右される．治療として，通常患者は一連の反復ドリルや，注意が段階的に求められる課題で練習ができるように作られた演習に取り組む．注意機能のシステムを繰り返し活性化し，刺激することが認知能力の変化を促すと仮定されている（Neimann, Ruff, & Baser, 1990; Sohlberg & Mateer, 1987; Sohlberg et al., 2000; Sturm, Willmes, Orgass, & Hartje, 1997）．

　注意のなかの個々の要素に的を絞って刺激を与えることにより選択的にリハビリテーションを行うことができるとする仮説を基に，いくつかの注意訓練パッケージやコンピュータプログラムが販売されている．その1つに挙げられるのが，脳損傷を負った人のための注意障害の治療用として開発され，幅広く活用されている認知リハビリテーション・プログラムである注意過程訓練（APT：Attention Process Training; Park, Proulx, & Towers, 1999; Sohlberg & Mateer, 1987; Sohlberg et al., 1994, 2000）プログラムである．このAPTの教材は，階層的に体系化された課題群で構成され，持続的，選択的，転換的，分割的注意を含む脳損傷で障害を受けやすい注意の異なる要素を訓練する．プログラムの課題では，段階に応じてより複雑な注意の制御や作動記憶が要求される．

### ■訓練内容

　たいていのAPTプログラムの治療内容は日常的と言えるものではなく，実験室での課題に似たものである．これは日常生活活動（例：食事の献立作り，職業上課題）のほとんどが多面的であり，多くの異なる認知過程の活性化を必要とするからである．個々の注意課題では，注意の要素を個別

に刺激することができる．APTとして，聴覚注意テープを使っての降順数字の聴き取り，口述された文章の中の単語をアルファベット化する，妨害音の中での標的の探索，構えの転換が要求される複雑な意味による分類課題などが例として挙げられる．課題のなかには聴覚と視覚活動を組み合わせたものが多い．

　臨床家は，特定の課題を選定しAPTプログラムを立てる際，その根拠を求めようとする．そのような体系立てられた課題の選定を容易にするのに役立つのが以下の問いである．

1. この課題によって注意のどの要素が活性化されるのか？
2. 他のどのような課題とグループ化して，同じタイプの処理を刺激することができるか？
3. 正確さ，速度，誤りの種類といった結果のパラメーターを客観的および主観的にどのような方法で評価するのか？
4. 実施手順をどのように変更すれば，1つの課題の難易度を変えることができるか，また特定の活動に他のどのような課題を取り入れることで難易度に段階を設けることができるか？

　注意の個々の要素に対応する特定の訓練内容を次に示す．臨床家は，種々の利用可能な治療法やコンピュータプログラムを検証することで，個々の課題がどの種の注意に働きかけるのかを確かめることができる．以下に示す訓練課題はAPTプログラムに含まれるもので，参考例として活用できる．**付録5.2～5.4**は，これら課題の一部について患者の成績を記録するために使われた臨床プロトコルの例である．

### 持続的注意
- 注意テープのなかから標的となる特定の単語や数列を聴き取り，標的が確認された時点でブザーを押す訓練
- 段落ごとの聴理解訓練
- 一連の数字を聴いて，降順または昇順に並べ換える訓練
- 暗算訓練

### 転換的注意
- 注意テープのなかからある種類の標的となる単語や数列を聴き取り，その後で別の種類の単語や数列に標的を切り替える訓練
- 紙と鉛筆を使った課題で，数列またはアルファベットから出題される標的の数字や文字の前や後にくるものを交互に書き出す訓練
- 指定された数字から選択された数の加算と減算を切り替える訓練

### 選択的注意
- 周囲の気が散るような騒音や動きがあるなかで行われる，全ての持続的注意課題
- 紙と鉛筆を使った課題に，視覚的干渉要素（例：気が散る線の描かれた上から被せる透明フィルム）を加えた訓練

**分割的注意**
- 段落単位の読解と標的の単語の探索を同時に行う訓練（例：読書をしながら被験者は'and'の数を数える）
- 持続的注意課題を実施しながら，同時に反応時間を計るコンピュータ課題を行う訓練
- 時間を監視する（経過時間を追跡する必要のある）課題を実施しながら，同時に持続的注意課題を行う訓練

## ■訓練の原則

　APTを遂行するうえで重要な訓練の原則は，どのようにして練習課題を選択したり，いつプログラムを終了させたり，修正したりするかに重点を置いたものである．APTプログラムや，損なわれた注意機能増強のために作られた他の過程指向の訓練（Sohlberg et al., 1994; Sohlberg & Mateer, 1989）の施行を効果的に行うにあたり，次に示す6原則は推奨できるものである．

- **原則1．注意理論に基づいた治療モデルを使用する**．理論的モデルを基にすることにより，使用される治療の階層に理論的根拠ができる．またこれにより訓練を体系的に行うことが容易になる．この章で前に述べた臨床モデル（焦点的，持続的，選択的，転換的，分割的注意）は，理論に基づいた治療モデルの一例である．
- **原則2．訓練は階層的に整理されたものを利用する**．訓練課題を階層的にすることで，標的とする機能に的を絞って繰り返し刺激し，活性化することができるようになる．クライエントの状況が進展するに伴い，同じ要素をより高次なレベルで刺激することができる．
- **原則3．十分な反復を行わせる**．注意処理の改善を促すには，十分な難易度で課題を実施させなければならない．治療日程により十分な反復練習が行えない場合は，決められた臨床時間外での介護者による特別訓練や在宅訓練プログラムが重要になる．
- **原則4．治療における判断は，クライエントの成績のデータを基に行わなければならない**．データを基にした治療では，臨床家は治療プログラムをどの時点ではじめ，終了し，または修正するかの適切な判断を下すことができるようになる．例えば，精度と速度の検査を通して，クライエントがより難易度の低い，または高い活動を必要としていることが明らかになることもある．誤りのパターンを検討することで，全ての誤りが課題のはじめに（あらかじめ準備を整えるのが困難）または課題の終わりに（注意の持続に問題があるか，また疲労がある）起きていることが明らかになるかもしれない．さらにクライエントの成績をグラフにして本人に見せることで，進歩を客観的に，明確に示す手段となる．治療に対する適切な判断は，クライエントの成績を慎重に評価してこそ下すことができるものである．
- **原則5．治療のはじめから積極的に般化を促進する**．臨床家は，注意治療の課題から実社会の活動への般化を計画し，測定しなければならない．クライエントには，再訓練された注意能力を日常活動の中で応用してみる機会を与えなければならない．治療課題は，注意の特定の要素に的を絞るため，様々な認知過程がかかわる実社会の機能活動への般化を積極的に進めることが重要である．例えば，あるクライエントが注意の持続性の課題に取り組んでいる場合，持続的注意が向上した際に改善されると思われる実生活における活動の一覧表（例：

新聞を読みながらクライエントが何分間注意を払っていられるか）を作成するのも1つである．クライエントはこれらの活動に取り組み，変化を観察することができる．臨床家とクライエントは，治療過程の一環として般化活動の成果を検証することができる．治療のはじめから重要な他者を加えておくことが，般化の過程を容易に進めるのに役立つ場合が多い．**付録5.5**に，気を散りにくくするための選択的注意の向上に重点を置いている患者の般化の例を示した．
- **原則6．治療形態の採用には柔軟に対応する．**どのクライエントもどの臨床的背景も，それぞれに異なる．注意訓練は，個別訓練または集団訓練といった様々な形態に合わせることができる．さらに，現状のサービスを提供するうえでの制約もあり，クライエントによっては在宅プログラムが課題を通して十分な刺激を繰り返し受けられる唯一の方法である場合もある．臨床家がクライエントの家族に対して訓練を行い，課題を遂行できるようにするのも一法である．

## ■治療の有効性

　APTの効果を測定する試みには，(1)訓練課題自体，(2)課題に関連した計量心理学的検査，(3)日常機能，といった3つの異なるレベルでの変化を評価することができる．APTの第1段階である訓練課題によってもたらされる改善は，様々な研究を通して実証されている．重度の脳損傷を負った患者でも，課題中の注意の持続，視覚探索の精度・速度，その他のより複雑な刺激への対応が求められる課題での改善が見られている（Ben-Yishay, Piasetsky, & Rattock, 1987; Wood & Fussey, 1987）．しかしこの文献からは，特定の課題における訓練の効果がいかなるものであったか，また訓練が他の分野に般化したかは明確にされていない．

　APTを実用化されていない計量心理学的測定により評価する研究もあるが，その結果はさらにはっきりしていない．研究のなかには，練習重視型の訓練施行後に，注意の標準測定で大幅な改善を報告しているものも多い（Diller et al., 1974; Gray, Robertson, Pentland, & Anderson, 1992; Ruff et al., 1989; Sivak et al., 1984a; Sohlberg & Mateer, 1987; Sturm, Hartje, Orgass, & Willmes, 1993; Sturm et al., 1997）．Sturmら（1997）の研究では，APTが注意の局所的要素の改善に有効であることを支持する結果が示された．神経心理学的検査では，訓練を受けた特定のタイプの注意の結果が向上したことが報告された．さらに，患者の覚醒レベルが高い場合に限って，より複雑な注意の要素に働きかける注意訓練の成果が出ていることを示唆している．

　さらに最近の研究（Park et al., 1999）では，2つの神経心理学的検査（定速聴覚性連続加算課題［PASAT: Paced Auditory Serial Addition Task］と子音トリグラム検査［CTT: Consonant Trigrams Test］）を使い，APTプログラムを受けた脳損傷を負った患者の群と，健常対照群の結果を比較している．両群ともに2度の結果測定を受けたが，対照群は何の訓練も受けなかった．結果は，両方の神経心理学的評価で実験群の結果に改善が見られた．対照群は一方の測定法（PASAT）では改善が見られたが，もう一方（CTT）では改善が見られなかった．CTTにかかわる認知過程はAPTの課題訓練で刺激される機能とは異なり，APTは処理の改善よりは，むしろ新しいスキルの習得に繋がったと筆者らは結論づけている．

　一方で否定的な結論もいくつか報告されている．MalecとRao, Jones, Stubbs（1984）は計量心

理学的に変化を実証することができなかったが，訓練期間は短く，訓練課題数も限られたものであった．PonsfordとKinsella（1988）が重度の頭部外傷を負った患者群に行った注意依存型課題では改善が見られたものの，自然回復のレベルを超えるまでには至らなかった．

　注意訓練の成否を判断する際の最も重要な指針になるのが，日常的機能レベルでの改善の測定である．研究のなかには，注意が変化したかを実社会における指標で見ようと試みているものもある．WoodとFussey（1987）は，治療を行っている期間中，「課題に対する注意」の改善が見られたと報告している．SivakとHill, Olson（1984b）は，知覚スキルおよび注意の訓練を受けた後で運転技能の改善が見られたと報告している．筆者ら（Mateer & Sohlberg, 1988; Mateer, Sohlberg, & Youngman, 1990; Mateer, 1992）が行った一連の研究では，注意訓練により注意，記憶，学習の尺度ばかりか，自立生活，復職といったレベルでの改善が見られた．

　Sohlbergら（2000）はAPTの効果を評価するにあたり，日常生活での課題や覚醒，見当識，遂行機能がかかわる注意ネットワークの能力に与える影響を，ABIを負った患者14人を対象にAPTと脳損傷教育で比較した．全般的な結果として，脳損傷教育の効果が最も現われたのは心理社会的機能に対する自己報告の改善であり，APTの後には認知的改善が促進された．図5.2は，10週間の脳損傷教育と10週間のAPT訓練を受けた後に，対象者に行われた面接で報告された3つの領域における変化の数の平均を示す．以下に示すように，APTは認知機能についての自己報告の改善の程度に影響を及ぼした．

　またAPTは，注意の遂行や作動記憶の一部の尺度にも変化を及ぼしている．遂行機能や高次の注意の改善には，はじめからある一定の警戒レベルが必要なようであった．APTの後に脳損傷教育を受けるのか，または逆の順序で訓練を受けるのかは，対象者の覚醒レベルの高低により2つの群に分けられた．図5.3は注意および遂行機能ネットワークを把握するPASAT（第4章参照）等の検査得点の伸びを示す．結果としては，時間の経過とともにPASATの得点が伸びたこと，その伸びが脳損傷教育後に比べてAPT後のほうが大幅であったことから，APTはPASATで測定した認知

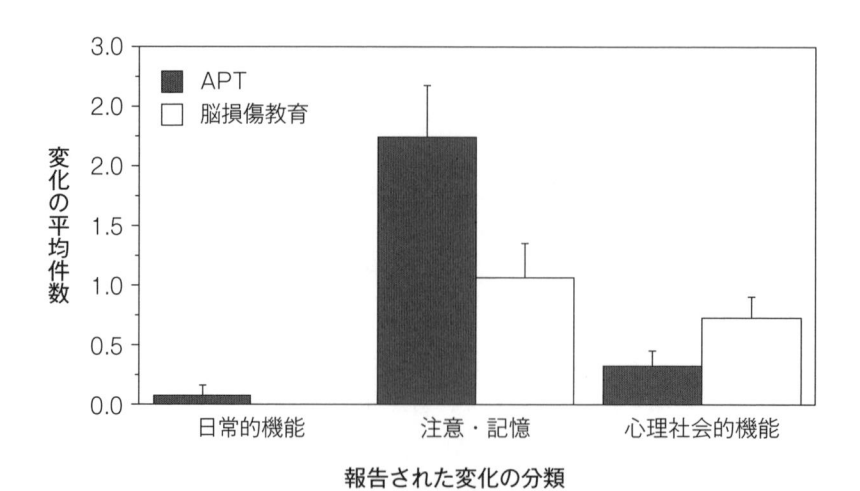

**図5.2**　APTや脳損傷教育施行後に対象者が報告した機能，認知，心理社会的変化の平均件数．APTは認知的変化の自己報告に影響を及ぼしている．
Sohlberg, McLaughlin, Pavese, Heidrich, and Posner (2000) より引用．Copyright 2000 by Swets & Zeitlinger. Reprinted by permission.

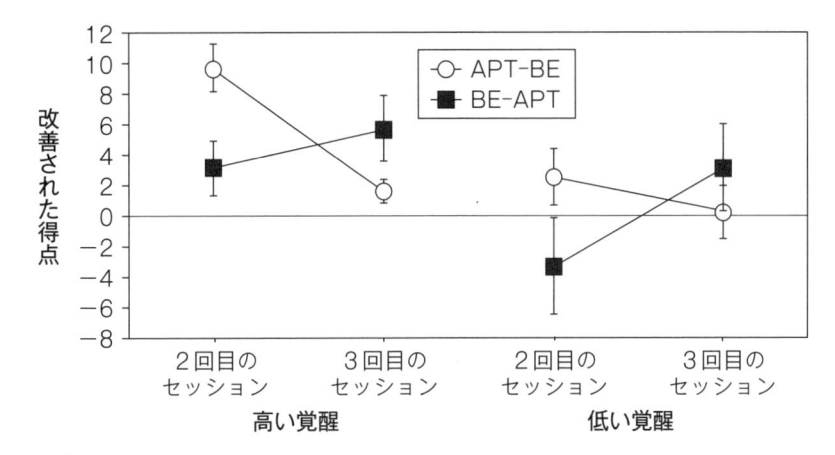

**図 5.3** APT（図の APT）や脳損傷教育（図の BE）施行後に高次および低次覚醒レベルの対象者に見られた PASAT での得点の改善．PASAT で測定した機能に，特に覚醒レベルの高い対象者において，APT が特定の効果を示しているようである．
Sohlberg, McLaughlin, Pavese, Heidrich, and Posner (2000) より引用．Copyright 2000 by Swets & Zeitlinger. Reprinted by permission.

機能に対して一定の効果があったことを示唆している．PASAT の結果は対象者の覚醒レベルにも左右され，覚醒レベルの高い対象者は PASAT の得点も高く，時間の経過とともにより大きな改善を示した．しかし，覚醒レベルにかかわらず，両群ともに脳損傷教育より APT による効果のほうが大きかった．この研究では，臨床家は認知介入を計画する際に個々人の注意のプロフィールを十分に考慮することを推奨している．全体的にこの研究結果は，特定の注意プロフィール（例：覚醒レベルの高低）を持つ患者の特定のタイプの遂行機能や作動記憶の改善に APT が有効であることを示唆している．

　総じて，これまでに発表された研究の大多数のものが APT に関しては肯定的である．この種の治療法がどのタイプの患者にとって最も効果があるかについては，さらに研究していく必要がある．どのようにして，またいつの時点で注意機能が改善するのかについての理解を深めることは研究の重要な焦点である．脳の回復メカニズムについての文献によって，APT が機能の向上にいかに作用することができるかが解明されはじめている．成人の中枢神経系の可塑性（例：Nudo, 1996 を参照）や，シナプス結合の変化による体験依存型の回復過程（Tallal et al., 1996）を示す報告も数多く提出されている．脳機能イメージングの発達により，これらのメカニズムの解明が進む可能性もある．

　APT の重要な臨床的側面をより完全に示すため，注意障害の管理におけるこの選択肢の議論の締めくくりとして，実際の症例を取り上げたい．

## □ APT の症例

　35 歳の男性であるゲイリーは，33 歳のとき，自動車事故に遭い負傷した．コンピュータ断層撮影（CT）と磁気共鳴画像（MRI）から，高速度剪断によるび慢性損傷が疑われた．彼は 11 日間意識を失い，外傷後健忘の期間はおよそ 2 週間と推測された．彼は入院中，理学療法，認知および行動管理のリハビリテーションを受けた．また地域復帰プログラムに 1 ヵ月間参加した．事故当時ゲイリーは小売業に携わっていた．リハビリテーション後に彼はパートタイムで販売の仕事に復帰しようと試みた．しかし主に注意や体系化の

低下，衝動性などの問題から，彼は注文をとったり，同僚たちと適切にかかわったりすることに困難を感じた．彼の雇主は彼の仕事の簡素化を試み，彼の姉は家での家事を手助けした．ゲイリーの仕事での成績の向上にはAPTが役立つものと思われた．

ゲイリーは10週間のAPTを受けた．彼は1回1時間，週3回の治療に訪れた（彼の姉が援助可能な場合，治療1時間と在宅訓練2時間の療法に変更することもできた）．彼は，高次の持続的注意（精神的制御や情報の保持）や，選択的注意（転動性）に最も苦労した．これは神経心理学的評価や面接から明らかになった．

彼のAPTプログラムは，はじめに3つの持続的注意訓練と3つの選択的注意訓練から構成された．持続的注意訓練には，注意テープを聴き，標的語を聴き取り，ブザーを押すものや各種の暗記練習が含まれていた．例えば1つのテープでは，アルファベット文字の順番が前後に入れ替わっている文章を聴き分け，ブザーを押す訓練があった．また口頭で示された単語をアルファベット順に並び換えて回答する訓練も行った．注意の選択性の訓練の1例として挙げられるのが，周囲に騒音のある環境で行われる，段落単位の聴き取り訓練である．ゲイリーの課題における精度や速度が向上するにつれ課題の難易度が引き上げられ，彼のプログラムに新たな注意の持続および選択性の訓練がいくつか追加された．

ゲイリーは臨床家と在宅での般化プログラムを開発した．臨床家とゲイリーはともに，彼が模擬職業的課題（注文票の記入）に座ったままで集中していられる時間を記録する記録用紙を作成し，その時間を延ばすよう努めた．また彼は家で音楽を聴きながら雑用をするときに，彼の転導性のレベルを判定する記録用紙をつけ続けた．治療の期間中これらの活動の成績が報告された．

神経心理学的検査および自己報告の結果の双方から，APT施行後に注意の顕著な改善が示唆された．彼は5つの神経心理学的な注意および遂行機能検査（PASAT，両耳分離聴テスト，ストループ検査，統制発語連合検査，ゴードン診断システム）で標準偏差0.65以上の増加を示した．APTが終了してから10週間後（その間カウンセリングを受けた）に行われた検査の得点が安定していたことから，改善された状況が維持されたことが証明された．

自己報告から日常的課題における能力の改善が示唆された．APT施行の前後に行われた2つの質問紙（前述の注意質問紙やDEX）の双方で得点の改善が見られた．しかし神経心理学的検査結果に見られた改善とは異なり，アンケート報告における改善は，ゲイリーがカウンセリング支援を受け，APTの行われなかった10週間の期間中は維持されなかった．ゲイリーが自らの注意がそれ程高いと認識していなかったという意味でこの臨床結果はあまり好ましいものとは言えないものの，APTと日常生活の改善との相関関係を支持するものである．APTを受けている期間中に限って，彼は質問紙で機能の改善を報告している．彼の場合，より長い訓練期間が必要であった可能性もある．

構造化面接での回答も目を見張るものがあった．APT施行後，ゲイリーは「最近の機能面での変化」の具体例を5つ挙げたが，それらはどれも注意能力の改善を示すものであった．「前より注文書を読んで注意を払うことができるようになったことで，仕事が楽にできるようになった．記憶力も良くなり，処理速度も速くなった気がする」と彼は述べている．

しかし注目すべきことは，APT施行後にゲイリーの雇主は彼の能力が向上したと報告しているものの，依然として彼は課題を終えるのに長い時間をかけたり，記入式チェックリストを使用するといった職務上の便宜が必要であったことである．また彼は自尊心の問題に対処するカウンセリングを受けた．結論としてAPTは，実際に日常機能に般化訓練された認知技能の改善には役立つものとみられる．しかし，これは仕事をするのにゲイリーが必要としていた支援レベルを劇的に変えるほどではなかった．

## 方略の活用と環境支援

　注意障害を管理する別の選択肢として挙げられるのが，代償方略の活用，あるいは同時に行われる環境支援である．方略は，APTと併用して用いられることもある．または患者が家庭や仕事に復帰したときに課題に特異な方略を使うのが適している場合には，回復期の後半に使うのも良い．特定の課題や状況の中で注意の低下が問題となる場合，環境調整のための適切な方略や形態を特定することが問題を軽減する最も効果的な方法になることもある．ここでは議論を自己管理方略（クライエントが主導権をとることを学ぶ）と，環境支援（注意障害の影響を軽減するように環境を何らかの方法で調整する）に分けて論じる．

### ■自己管理方略

　自己管理方略はそのほとんどの場合，患者が課題に注意を集中するのを助ける自己教示の習慣を含む．脳損傷の後遺症として最も一般的なのは，情報を自動的に処理できなくなることである．以前は自動的に行っていた課題（例：運転，読書）も，いまでは意識的に集中する努力をしなければならない．患者は集中するのが難しくなり，情報処理能力が低下したことを体験する．クライエントによっては，注意を意識的に集中することを奨励する方略が役立つ場合がある．この種の技法を以下に示す．

　**指向手続き**：この指向手続きは，注意を持続させたり，妨害刺激を排除したりすることが困難なクライエントに役立つとみられている．この手続きでは，クライエントが意識的に自分自身の活動を監視することで，注意が転導しないようにすることを目指している．一般的な指向手続きとして，クライエントに対して一定の時間に自分自身に指向的問いかけをすることを教える手法が頻繁に用いられる．例えば，クライエントの腕時計が決められた時間に鳴るたびに，次の3つの指向的質問をクライエントは自らに問いかける訓練をする．(1)「私はいま，何をしているのだろう？」，(2)「この前に私は何をしていたのだろう？」，(3)「次に私は何をすることになっているのか？」．この指向的ルーチンが成功すると，クライエントは注意の空白を経験せずに注意を集中させることができるようになる．

　指向手続きは，特定の課題や環境に合わせて作成することができる．例えば運転手続きは，運転中にどこを走っているのかを忘れてしまうクライエントに役立つ．車にメモ帳を備え，車の鍵を回す前にクライエントはメモ帳に次の3つの点を書き記すように訓練を受ける．(1)目的地，(2)予想到着時刻，(3)どこを走っているのかわからなくなった場合に，車を停めて助けを呼ぶまでの妥当な時間．

　課題を特定した指向手続きの例として挙げられるのが，読書ルーチンである．特殊教育の教材の中には研究に裏づけられた方略も多く盛り込まれており，脳損傷を負った患者に応用できるものも豊富にある．WinogradとHare（1988）は，読解方略のディレクト・インストラクション（direct instruction）が，いかに成績を向上させるかを示す7つの研究を概説している．例えば，AdamsとCarnine, Gersten（1982）らは，5年生の生徒を対象に次の6段階からなる効果的な学習方略を教えた．小見出しを下見する，小見出しを読み上げる，質問をする，細部まで気を払いながら読む，小

見出しを読み直す，リハーサルを行う，である．このルーチンを，読書中に注意を維持することに問題のある ABI を負ったクライエントに応用した．

**ペース調整**：注意障害を持ったクライエントは，疲労による困難，あるいは同時にある一定時間以上に集中力を持続することができないといった経験をしばしばする．そのようなクライエントにはペース調整の方略を教えることが役立つことがある．ペース調整の目的には２つの側面がある．まず，クライエントが現実的な期待をもつことができるように手助けをすることが，生産性という観点から重要である．クライエントによっては，脳損傷以前と同じレベルでの活動をしようとするために，常にフラストレーションを抱いている場合がある．次に，ペースを作ることにより，クライエントはより長い期間訓練を継続することができる．クライエントが適切なペースづくりを自ら行えるようにするには，個別訓練が必要である．特定の環境にある場合には，ある一定の時間の間隔で休憩を入れることが効果的なこともある．また課題の完了に合わせて休憩を組み込むという選択肢もある（例：10ページ読むごとに休憩をとる）．より高次の機能をもつクライエントは，疲労感や注意レベルを自ら監視しながら，自分自身が測定した疲労レベルの上昇や，注意の低下に合わせて休憩をとることを学ぶほうが有益であることもある．

１日のうちの時間帯というものも，ペース調整の手がかりとなる要素である．多くの人々は午前中には機能的に良く動けるが，午後になると「疲れ果てる」．午前中に家や職場での骨の折れる課題を済ませ，１日の後半には軽い活動だけを入れて予定を組むことを教えるのも有益である．

適切なペース調整の方略を立てられるかは，注意の問題がいつどこで起きたかを慎重に把握できるかにかかわっていることはいうまでもない．クライエントとその家族のなかの適切な人，雇用者，その他の核となるあらゆる人々が，ペース調整の方略の構築と施行にかかわることが不可欠である．

**主要アイデアの記録**：日常の機能を阻害する別の注意の問題として，複数の課題間で注意の切り替えができないということがある（例：転換的注意）．訴えでよくあるのが，途中で邪魔されたり一時的に他のことに注意を向けたりする必要があると，それまで考えていたことがわからなくなる，またそれまでの活動に戻ることができないということである．この問題に対応する方法としては，大切な質問やアイデアが頭に浮かんだ際に，後で対処することのできるものを簡単に書き記す（またはレコーダーなどに録音する）ことを習得すればよい．こうすることにより，何かを思いつく度に友人や家族のところに行って，そのことについて話し合ってから手元の課題に戻るということをする必要がなくなり，特定の課題を継続して行うことができるようになる．

**方略の成功を増やす**：注意の持続，切り替え，集中の低下を管理するのに役立つような，または様々な状況下で活用できる技法は，無数に考えることができる．方略をより役立つものにするために，以下の注意点がある．

- クライエントの注意における問題の把握に多くの時間をかけることで，役に立つ方略を選択する確率が高まる．いつ，どこで，どのように注意障害が問題になるかを理解することが重要である．これにはきめ細かい観察と面接が必要である．

- 測定方法が計画されていなくてはならない．特定の技法の効果の有無について臨床家やクライエントはどのように知ることができるか？　問題の指標は何か？　改善はどこまで期待が持てるのか？
- 方略の選定および開発には，できる限りクライエントも参加する．採用された方略をクライエントが自分のものとして認識することができるほどに，クライエントが時間を費やして方略を活用することを学ぶ確率が高くなる．
- 方略を構築するということは，新しい習慣を取り入れるための記憶や学習，体系化に障害を持つ可能性のある人を対象に訓練をすることであることを忘れてはならない．習慣形成は認知に伴う障害がなくとも困難である．したがって臨床家は，十分な支援，習慣形成にかかる十分な時間の妥当な予想，習慣の使用は薄れていくので定期的な復習訓練（第6章の記憶障害に向けてのメタ認知方略を活用した訓練と，第7章の外的補助を活用した訓練を参照）が必要となるという予想を体系的な訓練に盛り込んでいかなければならない．

## ■環境支援

　注意障害を管理するなかで，環境支援を追加して盛り込むことが大きな効果をもたらすことがある．環境の詳細な把握は，いかなる認知管理でも計画に含まれなければならない．注意障害の影響を最小限にする環境をどのようにして作り上げるかを考慮することで，機能の大幅な改善がもたらされる．環境支援は，課題管理方略と環境調整の2つに分類される．

　**課題管理方略**：臨床家は面接を行うなかで，注意障害がどの課題に影響を及ぼしているかを把握する．それを基に，クライエントと臨床家はともにそれらの課題に対処する方略を立てることができる．注意障害の1例としてよく挙げられるのが，干渉のある環境で注意を払うことができないということである．クライエントと臨床家はリストを作成し，クライエントにとって「困難」な環境と「協力的」な環境に分けることができる．例えば，このレストランは「騒がしい，または混雑している」，このレストランは「静か」というリストや，この店は迷いやすい（ショッピング・センターなどが典型的），この店はより協力的（通常より小規模の店）という店のリストを作るということである．クライエントは可能な限り，それぞれの状況の中で，より協力的な環境を選ぶように心がけることができる．また，集中力を必要とする課題を行う際に気が散るのを防ぐ方略の例として，テレビやステレオを消す，ドアやカーテンを閉める，イヤフォンを使う，電話や留守番電話の呼び出し音を切るなどが挙げられる．

　**環境調整**：ほとんどの環境調整は，クライエントの注意，記憶，体系化にかかる負担を軽減するために，クライエントの物理的空間を整理することである．ファイリングのシステム化，メッセージボードや請求書の支払いシステムの導入や，戸棚の整理整頓やラベル表示などは，どれも注意障害を持つクライエントの手助けとなりうる環境調整の例である．散らかっているものを減らし，視覚的に注意が散漫になりやすいものを取り除く援助をするだけで，クライエントにとってはかなりの助けになる．

　当事者の環境のなかで，他者への指示を掲示するということも，課題にかかる負担を軽減するこ

とになる．例えば，「do not disturb（邪魔をしないでください）」といった種のサインを掲げることで中断されない時間ができ，活動を行うことができて助かったとするクライエントがたくさんいた．これらの手法は，家庭と職場両方の環境で実践されてきた．

**環境支援を有効にさせる取り組み**：環境調整を構築するには，自己管理方略を作成する場合と同様の計画性が必要である．状況をきめ細かく把握し，成否を測定する方法を設け，クライエントやその他の人を支援に携わらせ，クライエントが支援を使いこなすことに慣れる時間を盛り込むことは，この種の介入の効果を決定的に左右する．クライエントに配布する資料のサンプルは**付録5.6**を参照してほしい．クライエントと臨床家は一緒に配布資料を復習し，個々のクライエントにとって最も有益な方略を選択できる．

方略や環境調整はその性質からしてもそれぞれに異なるため，研究文献は症例を通して特定の方略手順とその成績を報告することに限るものとする（Mateer, 1997）．環境支援と自己管理方略の採用で注意障害に対応したクライエントの症例を以下に示す．

□方略および環境支援を活用した症例
　24歳の大学院生のマットは，18歳のときにスキー事故に遭い，重度の脳損傷を負った．1週間の昏睡状態の後，彼はさらに1週間と推定される外傷性健忘（PTA）の状態となった．CT画像では右前頭葉損傷が示唆され，び慢性軸索損傷が疑われた．マットは大学を1年休学した後復学し，学部課程を修了することができた．彼の成績の平均値はかなり下がり，学業が以前に比べ困難になったと述べた．彼は多くの時間を学業に費やし，課外活動までは手が回らなかった．彼が最も困難を覚えたのは，注意が低下したことと新たなことを学ぶ能力が低下したことによるものであった．また彼は，ややぼんやりとした表情を見せた．事故の前までは彼は成績優秀の学生であった．それまで彼は認知リハビリテーションを受けた経験はなかった．
　マットが1年間の教職の大学院課程に進んだとき，彼は「辛うじて授業について行く」こともできなくなり，認知リハビリテーションを受けるようになった．彼は面接の中で，講義についていくのが最大の困難であると述べた．彼は時折「意識が途切れる」ことがあり，意識を取り戻すころには，講義のうちの10分ほどを聴き逃してしまっていることに気づくことがあった．彼から提出された授業用ノートを，彼と臨床家とで分析した．そこから，情報が途切れてしまうのが授業のはじめに多く起きていることがわかり，また，マットが一度自分を失ってしまうと，その状態から戻るのが難しいことが判明した．彼と臨床家はある方略を試してみることにした．それは，彼が授業に少なくとも10分前までには教室に行き，「準備」を整えるというものであった．彼は教材など必要なもの（ノート，鉛筆，配布資料）を集め，前回の授業ノートやその日の関連資料に目を通した．授業終了時に「意識が途切れる」ことがあったかを記録するために作成された評価表に自ら記入し，いつ，どれくらいの間その状況が続いたかを記録した．マットはこの方略をさほど苦労せずに実行した．しかし2週間後，この方略がマットの「意識が途切れる」回数を減らすことに役立っていないことが判明したため，臨床家とマットは別の新たな方略を試すことにした．
　次の方略では，マットに授業を録音させることにした．彼はマイクロカセット・レコーダーを購入して授業を録音し，自宅で聴き直すことで，意識の空白があればそれを埋めるようにした．マットは，意識の途切れを記録することを続けた．しかし残念なことに，授業外で全ての講義を聴き直すにはあまりにも時間的負担が多く，この方略も成功しなかった．次に臨床家は，マットに「障害を持った学生」としての認定を取り，彼の代わりにノートをとる仲間を確保する手助けをした．しかしマットはその学生のノートと読書教材

をまとめることができず，またもやこの方法は成功に至らなかった．

　臨床家はマットの授業中の様子を観察に出向き，そのうえで彼の授業ノートを検討した．そして彼が授業中かなり多くの質問をすることに気づいた．彼らは，マットが質問をした時間の前後にとったノートが最も完璧なものであったことを発見し，新たな方略を組み立てた．彼は，講義を聴いている最中に，教授にする適切な質問をノートの余白に書き留めるようにした．これにより画期的な改善が見られ，意識が中断する回数も減少し，またその期間も短縮された．学業面での成績を上げることには苦労したものの，彼は授業に出席し続け，進級点をとることができた．

　マットの症例は，きめ細かい状況把握，方略の選定にクライエントを参加させたこと，そして方略がうまくいっているかを測定する方法をもつことが重要であることを示している．

## 外的補助具の活用

　情報を把握し，予定された活動をはじめるのに役立つ外的補助具がいくつかある．第7章では，低下した記憶や遂行機能を補うための外的補助具の選定とその活用訓練の原則および手続きを概説する．外的補助具を使うことで情報に対する反応や追跡が助けられ，注意障害が軽減される人に対してもこの情報は有効である．注意障害を持った人に特に有効な補助具として以下が挙げられる．

- 日程表つき記述式カレンダー
- 記述式チェックリスト
- 電子システム手帳
- 音声メッセージ録音機
- 特定機能補助具：服薬を忘れないようにするための薬ケース，鍵を見つけるための道具，腕時計のアラーム

　これら補助具の詳細やその選択方法，補助具使用の指導法については第7章を参照してほしい．

## 心理社会的支援

　認知障害の管理における心理社会的支援の重要性について過小評価してはならない．情動状態と認知機能の関連は明確に確立されている（Kay, 1992）．人生を変えてしまうような機能の激変を体験した人は，情報処理能力をも左右するような反応（悲しみ，怒り，否認を含む）を現わすことがある．注意障害の原因としては，器質性脳損傷（例：注意を司る神経回路網の変化），心理情動的要因（例：大きな悲しみから適切に情報処理ができなくなる），またはこれらを複合したものが考えられる．

　認知障害の効果的な管理において臨床家に求められるのは，神経認知的介入と併せて心理社会的支援を提供することのできる技能である．心理社会的支援の取り組みには，支持的傾聴，脳損傷教育，リラクセーション訓練，心理療法，悲嘆療法（第12章参照）などが含まれる．

　注意の低下は，神経学的障害と心理社会的要因の相互作用の結果起こることも考えられ，ほんのわずかな症状でさえ患者は混乱してしまうことがある．Kay（1992）は，脳損傷により「自己感覚が揺らぐ」ことで，機能障害に陥る可能性について論じている．彼は「発狂する恐怖」や，自らの行

為に対する「条件づけられた不安」反応に起因する問題について論じている．彼は，ストレス管理，家族システム療法，心理療法などと同様に，神経心理学的リハビリテーションの重要性を認めている．治療プログラムを作成する際には，神経学的障害と心理情動的問題の関係を認識することが重要である．臨床家は，心理社会的問題と神経心理学的機能における変化とを結びつけて考える必要がある．

　近年認知リハビリテーションの領域でも，自己効力感や個人のエンパワーメントの利点が活かされるようになってきた．臨床家は従来の医療モデル（専門家である我々が治療を処方する）から，我々がクライエントと「パートナー」になり，一緒に最善の活動や目標を決定していく治療過程へと徐々に移行してきている（Andrews & Andrews, 2000）．そのようにパートナーを組むことで，患者自身が状況をコントロールし，被害者意識や失望感を軽減できるようにする助けになる（Sohlberg, 2000）．当事者に変化を起こさせるようにする方法としては，行動の記録や自己観察支援などが挙げられる．Sohlberg（2000）は，患者の成功や懸念を追跡する手助けをすることと，セラピストと観察状況について話し合う手助けをすることが，軽度の脳損傷を負った患者にとっていかに大きな効果があるかを述べている．注意機能が中断する状況や，反対に注意がうまく機能している状況をクライエントが捕らえ追跡できるようにすることで，注意が改善しているという認識に繋がることがしばしばある．自己モニタリングが高まることで，人はあまり意識せずに機能が改善していることを示す行動をとることもある．あるいはまた，人は日常生活の中での自らの機能に注意を向けるように援助されることで，コントロールできているとより強く感じるだろう（Sohlberg, Glang, & Todis, 1998）．

　心理社会的支援の有効性は，ABIを負った人における心理社会的支援とAPTの効果を比較した最近の研究のなかで示されている（Sohlberg et al., 2000）．神経心理学的検査結果の大幅な改善や，日常生活レベルにおいて注意機能が改善したとする患者の強固な認識と注意訓練が関連づけて見られている一方で，心理社会的支援が有効だろうとは想定されなかった．脳損傷教育と支持的傾聴からなる心理社会的治療を施行した後に，認知機能に一定の改善が認められたケースもあった．かなりの抑うつ状態にあった人がいたかもしれないと著者らは示唆しており，また脳損傷についての情報を支持的傾聴と併せたことにより，注意低下の一因となりうる抑うつや不安の症状を軽減したのかもしれない．障害の性質についての情報を患者に与えることで，患者自身が障害を補う行動に取り組みやすくなり，症状が軽減したとする別の見解もある．介入が**本当**に効果をもたらしたかを判断をする研究手段としてプラセボ効果を見る従来の認識を変えて，いわゆる「プラセボ効果」を生み出し，その効果を活用する治療法を奨励するほうが医療関係者にとっても有益だろう．患者が状況を理解し，自身で環境調整ができるようにする介入により，驚くような効果が上がるのかもしれない．

　心理社会的支援が注意障害の効果的な介入となり得ることを実際の症例が示している．

□心理社会的支援を活用した症例

　マリアは車両事故によりABIを負った45歳の女性である．彼女は2日間意識を失い，PTAの期間は1週間程と推定された．入院中2週間のリハビリテーションを受け，その後引き続いて外来で7週間の言語療法，作業療法，理学療法を受けた．受傷してから20ヵ月後に「思考障害」のため更なる追加支援を求めた．

当時彼女は失業中で自宅で生活していた．車の運転はできなかった．食料品などの買い物や家事は娘が手伝った．マリアはほとんどの時間をテレビを見たり，ただ座っていたりしていると語った．唯一彼女が行った活動として説明できたのが時折行った料理であったが，それもあまりうまくいくことは少なかったと，本人・娘ともに報告している．事故に遭う前，彼女は同じ医療事務所で15年間受付として勤めていた．

認知検査では，顕著な障害が注意検査で明らかになった．認知リハビリテーションが計画され，はじめに脳損傷教育とマリアの抑うつを改善し自尊心を向上させるための支持的傾聴が行われることとなった．その後本人を交えて自己管理方略を選定し，その実施方法を教えていくというものであった．マリアは1時間の講習を9回受け，そこで自分の脳の損傷について，またそれがもたらす認知的影響について学んだ．また自立が失われたことや，仕事がない寂しさなどといった彼女の気持ちを分かち合える場も設けられた．彼女の思いは日記に綴られた．さらなる支援により，彼女は脳の損傷によって影響を受けなかった箇所を発見することもできた．彼女は，脳損傷を負った人を対象に自分自身が学んだことを啓蒙する資料作りをはじめた．

認知リハビリテーション計画の中の自己管理が行われる前に，再度，神経心理学的検査が実施された．その注意検査で顕著な改善が示された．マリアの得点は，PASAT，ゴードン診断システム，両耳分離聴テストのいずれにおいても1標準偏差以上の伸びを示した．評価尺度においても，認知機能の改善がマリアと彼女の娘によって裏づけられた．

マリアの神経心理学的検査は心理社会的支援の後に実施されたため，その結果に改善が見られるとは予期されていなかった．マリアは受傷後ほとんど支援を受けていなかったために，かなり疎外感を感じていた．また，事故により自分の能力がどの程度変わったかについての理解は認められなかった．治療当初，彼女はいかに友人や仕事を懐かしく思っているかを表したが，娘にいろいろな場所へ連れて行ってもらうために彼女を煩わせることはしたくないと思っていた．また事故の原因を作った飲酒していた運転手に対する怒りを引きずっていた．マリアは抑うつ状態を呈していた．教育と支援が，彼女の抑うつの影響を軽減するのに役立った可能性が高く，このことが結果的に認知機能の改善に繋がったとみることができる．

また彼女の心理社会的状況の改善に，気軽な外出や治療のための通院といったことが大きく貢献した可能性もある．そのことからセラピストは，マリアの娘と協力して地域参加できるものを開拓し，移動手段の問題を減らすよう努めた．

## 個別プログラムの作成

この章ではこれまで注意障害を管理する4つの手法，APT，方略活用訓練と環境支援，外的補助具の活用，心理社会的支援について論じてきた．治療法の選択は，回復段階，診断的治療に対する応答性，認定サービスなどといった患者個人の諸要素によって決定される．多くの場合，いくつかの治療法が組み合わされて実施される．例えば，注意障害の治療法のなかに注意の特定領域（例：持続的注意）に働きかけるAPTと，ペース調整訓練や心理社会的支援（クライエントが行動記録をつけ，注意機能の成功や中断を追跡することから得られる洞察について討議を行うもの）が組み合わされて盛り込まれる．1時間の治療のうちの30分をAPT（在宅プログラムでも補足）に，15分をペース調整訓練に，残り15分を行動記録の検証に当てる．重要なことは，プログラムの作成が個々のクライエントの状態に基づいて行われることである．

## 要 約

　日常機能全てのなかで，注意機能の重要性は明らかである．脳の損傷によって異なった影響を受ける別個の要素に注意を分けることができる（例：焦点的，持続的，選択的，転換的，分割的注意）．注意機構は障害されやすいようだが，治療による修復可能なシステムであるようにもみえる．実際，APTの効果を検証する研究は，認知リハビリテーションに関する文献のなかでも最も説得力のある一領域である．さらに，患者に対し方略の活用訓練を施行し，環境および心理社会的支援を提供するといった方法は，注意障害に対処する有益な手法である．治療の方法が認知過程に直接働きかける方法であろうと，方略訓練であろうと，またはそれらの手法の組み合わせであろうとも，最終的に治療法の成功の尺度は，注意が求められる実社会の活動の中での機能の改善である．

## 文 献

Adams, A., Carnine, D., & Gersten, R. (1982). Instructional strategies for studying content area texts in the intermediate grades. *Reading Research Quarterly, 18,* 27–55.

Andrews, J. R., & Andrews, M. A. (2000). *Family-based treatment in communicative disorders: A systematic approach.* DeKalb, IL: Janelle Publications.

Awh, E., Smith, E. E., & Jonides, J. (1995). Human rehearsal processes and the frontal lobes: PET evidence. *Annals of the New York Academy of Sciences, 769,* 97–117).

Baddeley, A. D. (1986). *Working memory.* Oxford, England: Clarendon Press.

Baddeley, A. D., & Hitch, G. (1974). Working memory. In G. A. Bower (Ed), *The psychology of learning and motivation* (Vol. 8, pp. 47–89). New York: Academic Press.

Bakay Pragay, E., Mirsky, A. F., Ray, C. L., Turner, D. F., & Mirsky, C. V. (1978). Neuronal activity in the brainstem reticular formation during performance of a "go–no go" visual attention task in the monkey. *Experimental Neurology, 60,* 83–95.

Ben-Yishay, Y., Piasetsky, E. B., & Rattock, J. (1987). A systematic method for ameliorating disorders of basic attention. In M. J. Meyer, A. L. Menton, & L. Diller (Eds.), *Neuropsychological rehabilitation* (pp. 165–181). Edinburgh: Churchill Livingstone.

Brooks, D. N., & McKinlay, W. (1987). Return to work within the first seven years of severe head injury. *Brain Injury, 1,* 5–15.

Burgess, P. W., Alderman, N., Wilson, B. A., Evans, J. J., & Emslie, H. C. (1996). The Dysexecutive Questionnaire (DEX). In B. A. Wilson, N. Alderman, P. W. Burgess, H. C. Emslie, & J. J. Evans (Eds.), *Behavioural assessment of the Dysexecutive Syndrome.* Burry, St. Edmunds, England: Thames Valley Test Company.

Cabeza, R., & Nyberg, L. (1997). Imaging cognition: An empirical review of PET studies with normal subjects. *Journal of Cognitive Neuroscience, 9*(1), 1–26.

Diller, L., Ben-Yishay, Y., Gerstman, L. J., Goodkin, R., Gordon, W., & Weinberg, J. (1974). *Studies of cognition and rehabilitation in hemiplegia* (Rehabilitation Monograph No. 50). New York: New York University Medical Center.

Dywan, J., & Segalowitz, S. J. (1996). Self and family ratings of adaptive behavior after traumatic brain injury: Psychometric scores and frontally generated ERPs. *Journal of Head Trauma Rehabilitation, 11*(2), 79–95.

Gray, J. M., Robertson, I., Pentland, B., & Anderson, S. (1992). Microcomputer-based attentional retraining after brain damage: A randomized group controlled trial. *Neuropsychological Rehabilitation, 2*, 97–115.

Gronwall, D. (1987). Advances in the assessment of attention and information processing after head injury. In H. S. Levin, J. Grafman, & H. M. Eisenberg (Eds.), *Neurobehavioral recovery from head injury* (pp. 355–395). New York: Oxford University Press.

Gronwall, D. (1991). Minor head injury. *Neuropsychology, 5*, 235–265.

Hillier, S. L. (1997). Awareness and perceptions of outcomes after traumatic brain injury. *Brain Injury, 11*, 525–536.

Hinkeldey, N. S., & Corrigan, J. D. (1990). The structure of head-injured patients' behavioral complaints: A preliminary study. *Brain Injury, 4*, 115–134.

Kay, T. (1992). Neuropsychological diagnosis: Disentangling the multiple determinants of functional disability after mild traumatic brain injury. *Physical Medicine and Rehabilitation State of the Art Reviews*, 109–127.

Kinsella, G. (1998). Assessment of attention following traumatic brain injury: A review. *Neuropsychological Rehabilitation, 8*(3), 351–375.

Malec, J., Rao, N., Jones, R., & Stubbs, K. (1984). Video game practice effects on sustained attention in patients with craniocerebral trauma. *Cognitive Rehabilitation, 2*, 18–23.

Mapou, R. (1995). A cognitive framework for neuropsychological assessment. In R. Mapou & J. Spector (Eds.), *Clinical neuropsychological assessment: A cognitive approach* (pp. 295–337). New York: Plenum Press.

Mateer, C. A. (1992). Systems of care for post-concussive syndrome. In L. J. Horn & N. D. Zasler (Eds.), *Rehabilitation of post-concussive disorders* (pp. 143–160). Philadelphia: Henley & Belfus.

Mateer, C. A. (1997). Rehabilitation of individuals with frontal lobe impairment. In J. Leon-Carrion (Ed.), *Neuropsychological rehabilitation: Fundamentals, innovations and directions* (pp. 285–300). Delray Beach, FL: GR Press/St. Lucie Press.

Mateer, C. A., & Sohlberg, M. M. (1988). A paradigm shift in memory rehabilitation. In H. Whitaker (Ed.), *Neuropsychological studies of nonfocal brain injury: Dementia and closed head injury* (pp. 202–225). New York: Springer-Verlag.

Mateer, C. A., Sohlberg, M. M., & Crinean, J. (1987). Perceptions of memory functions in individuals with closed head injury. *Journal of Head Trauma Rehabilitation, 2*, 79–84.

Mateer, C. M., Sohlberg, M. M., & Youngman, P. (1990). The management of acquired attention and memory disorders following closed head injury. In R. Wood (Ed.), *Cognitive rehabilitation in perspective* (pp. 68–95). London: Taylor & Francis.

Mateer, C. M., & Mapou, R. L. (1996). Understanding, evaluating and managing attention disorders after traumatic brain injury. *Journal of Head Trauma Rehabilitation, 11*(2), 1–16.

Mateer, C. A., & Ojemann, G. A. (1983). Thalamic mechanisms in language and memory. In J. Segalowitz (Ed.), *Language functions and brain organization* (pp. 171–191). New York: Academic Press.

McKinlay, W. M. (1981). The short-term outcome of severe blunt head injury as reported by relatives of the injured persons. *Journal of Neurology, Neurosurgery and Psychiatry, 44*, 527–533.

Mirsky, A., Anthony, B. J., Duncan, C. C., Ahearn, M. B., & Kellam, S. G. (1991). Analysis of the elements of attention: A neuropsychological approach. *Neuropsychological Review, 2*, 109–145.

Neimann, H., Ruff, R. M., & Baser, C. A. (1990). Computer-assisted attention training in head injured individuals: A controlled efficacy study of an outpatient program. *Journal of Clinical and Consulting Psychology, 58*, 811–817.

Nudo, R. (1996). *Functional plasticity in primate motor cortex: Implications for stroke rehabilitation*. Paper presented at the Towards a New Science of Cognitive Rehabilitation convention, St. Louis, MO.

Park, N., Proulx, G. B., & Towers, W. M. (1999). Evaluation of the Attention Process Training programme. *Neuropsychological Rehabilitation, 9*(2), 135–154.

Ponsford, J. L., & Kinsella, G. (1988). Evaluation of a remedial programme for attentional deficits following closed head injury. *Journal of Clinical and Experimental Neuropsychology, 10*, 693–708.

Ponsford, J. L., & Kinsella, G. (1991). The use of a rating scale of attentional behavior. *Neuropsychological Rehabilitation, 1*, 241–257.

Ponsford, J. L., & Kinsella, G. (1992). Attention deficits following closed head injury. *Journal of Clinical and Experimental Neuropsychology, 14*, 822–838.

Posner, M., & Petersen, S. E. (1990). The attention system of the human brain. *Annual Review of Neuroscience, 13*, 25–42.

Robertson, I., Ward, T., Ridgeway, V., & Nimmo-Smith, I. (1996). The structure of normal human attention: The Test of Everyday Attention. *Journal of the International Neuropsychological Society, 2*, 525–534.

Ruff, R. M., Baser, C. A., Johnson, J. W., Marshall, L. F., Klauber, S. K., Klauber, M. R., & Minteer, M. (1989). Neuropsychological rehabilitation: An experimental study with head injured patients. *Journal of Head Trauma Rehabilitation, 4*(3), 20–36.

Sbordone, R., & Long, C. J. (1996). *Ecological validity of neuropsychological testing*. Delray Beach, FL: GR Press/St. Lucie Press.

Simmons-Mackie, N., & Damico, J. S. (1996). Accounting for handicaps in aphasia: Communicative assessment from an authentic social perspective. *Disability and Rehabilitation, 18*, 540–549.

Sivak, M., Hill, C. S., Henson, D. L., Butler, B. P., Siber, S. M., & Olson, P. (1984a). Improved driving performance following perceptual retraining in persons with brain damage. *Archives of Physical Medicine and Rehabilitation, 65*, 163–167.

Sivak, M., Hill, C. S., & Olson, P. (1984b). Computerized video tasks as training techniques for driving related perceptual deficits in persons with brain damage: A pilot evaluation. *International Journal of Rehabilitation Research, 7*, 389–398.

Sohlberg, M. M. (2000). Psychotherapy approaches. In S. Raskin & C. Mateer (Eds.), *Neuropsychological management of mild traumatic brain injury* (pp. 137–156). New York: Oxford University Press.

Sohlberg, M. M., Glang, A., & Todis, B. (1998). Improvement during baseline: Three case studies encouraging collaborative research when evaluating caregiver training. *Brain Injury, 12*(4), 333–346.

Sohlberg, M. M., Johnson, L., Paule, L., Raskin, S. A., & Mateer, C. A. (1994). *Attention Process Training II: A program to address attentional deficits for persons with mild cognitive dysfunction*. Puyallup, WA: Association for Neuropsychological Research and Development.

Sohlberg, M. M., & Mateer, C. A. (1987). Effectiveness of an attention training program. *Journal of Clinical and Experimental Neuropsychology, 19*, 117–130.

Sohlberg, M. M., & Mateer, C. A. (1989). *Introduction to cognitive rehabilitation: Theory and practice*. New York: Guilford Press.

Sohlberg, M. M., McLaughlin, K., Pavese, A., Heidrich, A., & Posner, M. (2000). Evaluation of attention process training and brain injury education in persons with acquired brain injury. *Journal of Clinical and Experimental Neuropsychology, 22*(1), 656–676.

Sturm, W., Hartje, W., Orgass, B., & Willmes, K. (1993). Computer-assisted rehabilitation of attention impairments. In F. Stachowiak (Ed.), *Developments in the assessment of rehabilitation and brain-damaged patients*. Tübingen, Germany: Narr.

Sturm, W., Willmes, K., Orgass, B., & Hartje, W. (1997). Do specific attention deficits need specific training? *Neuropsychological Rehabilitation, 7*, 81–103.

Stuss, D. T., Stethem, L. L., Hugeholtz, N., Picton, T., Pivik, J., & Richard, M. T. (1989). Reaction time after head injury: Fatigue, divided and focused attention and consistency of performance. *Journal of Neurology, Neurosurgery Psychiatry, 52*, 742–748.

Tallal, P., Miller, S. L., Bedi, G., Byma, G., Wang, X. Q., Nagarajan, S. S., Schreiner, C., Jenkins, W. M., & Merzenich, M. M. (1996). Language comprehension in language-learning impaired children improved with acoustically modified speech. *Science, 271*, 81–84.

Van Zomeren, A. H., Brouwer, N. H., & Deelman, B. G. (1984). Attention deficits: The riddle of selectivity, speed and alertness. In N. Brooks (Ed.), *Closed head injury: Psychological, social, and family consequences* (pp. 74–107). Oxford: Oxford University Press.

Winograd, P., & Hare, V. C. (1988). Direct instruction of reading comprehension strategies: The nature of teacher explanation. In C. Weinstein, E. Goetz & P. Alexander (Eds.), *Learning and study strategies: Issues in assessment, instruction and evaluation* (pp. 121–138). New York: Academic Press.

Wood, R. L., & Fussey, I. (1987). Computer assisted cognitive retraining: A controlled study. *International Disability Studies, 9*, 149–153.

## 付録5.1
## APT-II　注意質問紙

クライエント名＿＿＿＿＿＿＿＿＿＿＿＿＿＿＿＿＿＿＿
評価者氏名およびクライエントとの関係（該当する場合）＿＿＿＿＿＿＿＿＿＿＿＿＿＿＿
療法士＿＿＿＿＿＿＿＿＿＿＿＿＿　　日付＿＿＿＿＿＿＿＿＿

**1. 評価尺度**：あなた（または＿＿＿＿＿＿）の日常機能における注意について最も適切に表しているものにチェック・マークを記入してください．

| 内　容 | 問題なしまたは以前から変化なし | ごくたまに問題になる（1週間に1回以下） | 時々問題になる（週1〜3回） | しばしば問題になる（ほとんど毎日問題になる） | 常に問題である（ほとんどの活動に影響する） |
|---|---|---|---|---|---|
| 1. 活動をする精神力が欠如しているように見える | | | | | |
| 2. 質問されたときや会話に加わっているときの反応が遅い | | | | | |
| 3. 気が散ってしまうため，活動や思考に集中することができない | | | | | |
| 4. 「ぼんやり」としたり「うつろ」な感じがしたりするため活動や思考に集中することができない | | | | | |
| 5. 短い時間しか集中していられない | | | | | |
| 6. 集中力低下により細部を見落とす・ミスを犯す | | | | | |
| 7. 他人が周りでうろうろしていると簡単に気が逸れてしまう | | | | | |
| 8. 周囲の雑音で簡単に気が散ってしまう | | | | | |
| 9. 他にも人がいると会話に注意を払うのが難しい | | | | | |
| 10. 課題や思考が途中で中断されると，戻るところが簡単にわからなくなってしまう | | | | | |
| 11. 課題が複数の要素からなる場合，すぐに圧倒されてしまう | | | | | |
| 12. 一度に1つ以上のことに注意を払うのが難しい | | | | | |

| | | | | | |
|---|---|---|---|---|---|
| 13. | | | | | |
| 14. | | | | | |

評価　a）2列目にチェック・マークが記入された項目数 ×1 ＿＿＿＿＿＿
　　　b）3列目にチェック・マークが記入された項目数 ×2 ＿＿＿＿＿＿
　　　c）4列目にチェック・マークが記入された項目数 ×3 ＿＿＿＿＿＿
　　　d）5列目にチェック・マークが記入された項目数 ×4 ＿＿＿＿＿＿

総合得点：a）〜d）の合計＿＿＿＿＿＿＿

## 付録5.1（続き）

**2. 個別注意障害リスト**：下の空欄に，あなたの注意障害が最も頻繁に起こり，苛立ちを感じる状況を記述してください．1行目には参考例が記入されています．

| 注意がうまく発揮できなかったときのことを記述してください（状況と大まかな頻度）． | うまくいかないときあなたはどうしますか？ |
|---|---|
| 例：私は，食事の支度をしているときに子どもたちが足元や隣の部屋で遊んでいたりすると，気が散って集中することができません．調理の調味料や材料の一部を忘れてしまい，いつもこのくらいの時間になると苛立っています．毎日夕食時になるとこうなります． | しばしば子どもに大声を上げたり，かっとなったり，料理をしながら泣いています．ときどき私は諦めてサンドイッチのような簡単なものを作ります． |
| 1. | |
| 2. | |
| 3. | |
| 4. | |
| 5. | |

註：Sohlberg, Johnsin, Paule, Raskin, and Mateer (1994) より引用. Copyright 1994 by the Association for Neuropsychological Research and Development. Materials now available from Lash & Associates, 708 Young Forest Drive, Wake Forest, NC 27587. Reprinted by permission.

## 付録 5.2
## APT-II 持続的注意得点票

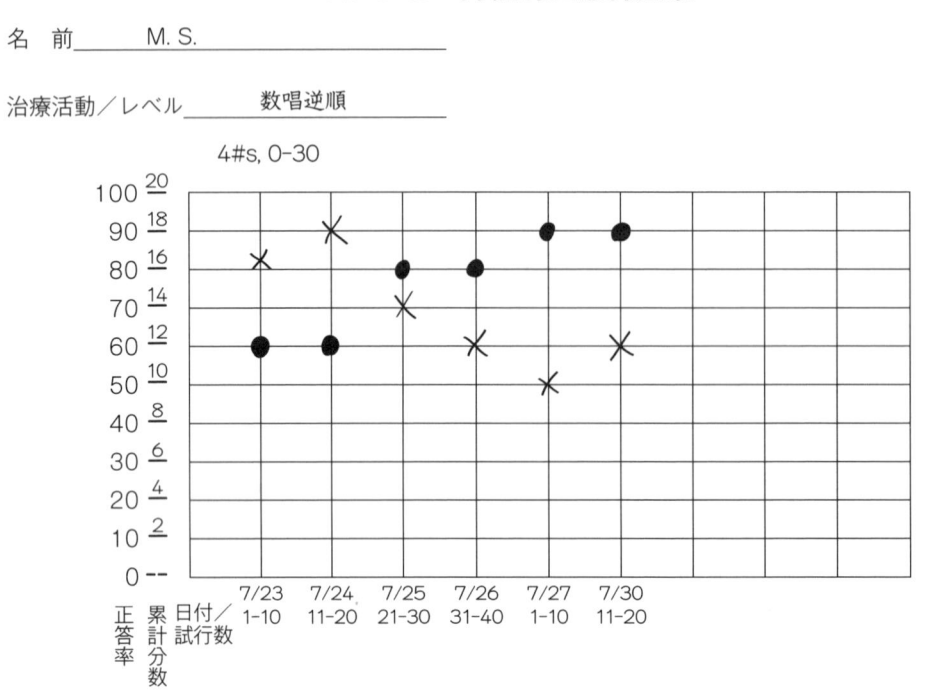

名　前　　M. S.

治療活動／レベル　　数唱逆順

4#s, 0-30

[グラフ：縦軸 左 正答率 0-100、右 累計分数 0-20、横軸 日付／試行数]

| 日付 | 7/23 | 7/24 | 7/25 | 7/26 | 7/27 | 7/30 |
|---|---|---|---|---|---|---|
| 試行数 | 1-10 | 11-20 | 21-30 | 31-40 | 1-10 | 11-20 |
| ● 正答率 | 60 | 60 | 80 | 80 | 90 | 90 |
| × 累計分数 | 16 | 18 | 14 | 12 | 10 | 12 |

コメント：
- 家庭内の問題を話して課題を中断していた。
- 課題の前セッションの最初の5分を家族の近況報告を聞くことにあてた。
- 「注意成功記録」を取り入れ改善に満足。

分類記号
● 10試行の正答率
× 10試行を実施する累計分数

註：Sohlberg, Johnsin, Paule, Raskin, and Mateer (1994) より引用．Copyright 1994 by the Association for Neuropsychological Research and Development. Materials now available from Lash & Associates, 708 Young Forest Drive, Wake Forest, NC 27587. Reprinted by permission.

## 付録5.3
## APT-II 転換的注意得点票

名　前_____L. V._____

治療活動／レベル_____シリアルナンバー（シリーズIIIとIV）_____

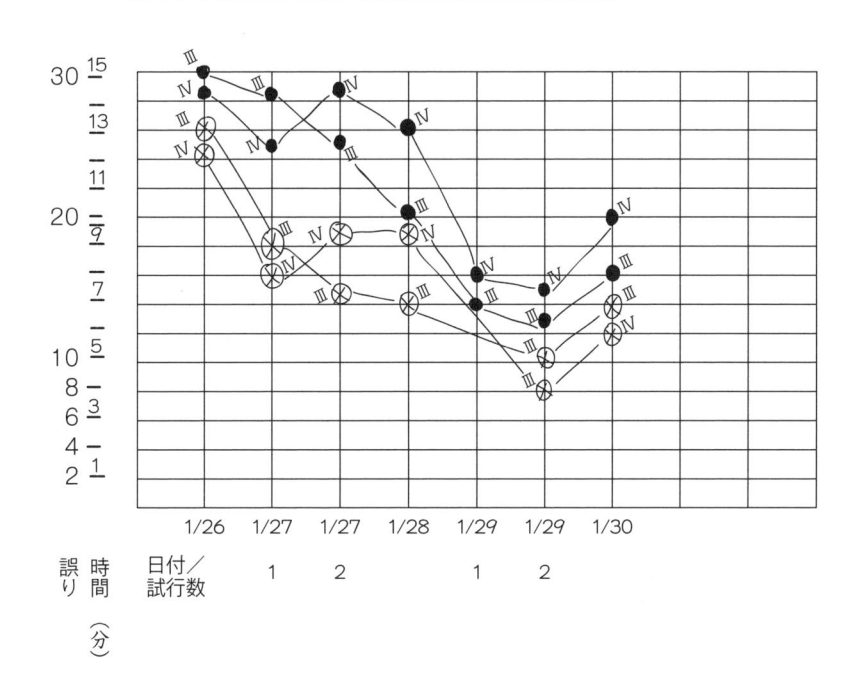

[グラフ：縦軸に時間（分）と誤り数、横軸に日付／試行数（1/26〜1/30）。● 時間（10試行の累計時間）、× 転換の誤り（セットの転換の困難に起因する誤り）をシリーズIII・IVで記録したもの]

コメント：
- 難しすぎる．多くの言葉での手がかりが必要．例 59−4=？　いらいらがつのる．
- 試行1　課題中視覚的手がかりを使い数列2つを書いた．
- 試行2　視覚的手がかりを使用した．
- 1/28　手がかりを取り除くと自発的に言語的媒介を使った（例：計算手がかりを口にした）．
- 1/29　言語的媒介を使った．
- 1/30　計算ルールを言わずに試みるように依頼した．

分類記号
● 時間（10試行の累計時間）
× 転換の誤り（セットの転換の困難に起因する誤り）

註：Sohlberg, Johnsin, Paule, Raskin, and Mateer (1994) より引用．Copyright 1994 by the Association for Neuropsychological Research and Development. Materials now available from Lash & Associates, 708 Young Forest Drive, Wake Forest, NC 27587. Reprinted by permission.

## 付録 5.4
## APT-II　選択的注意得点票

名　前　　　R. D.

治療活動／レベル　　　数学練習問題（電卓を使っての加法，減法）

| 日付 | 4/3 | 4/3 | 4/4 | 4/5 | 4/6 | 4/7 | 4/8 | 4/8 | 4/9 |
|---|---|---|---|---|---|---|---|---|---|
| ページ | pages 4-5 | pg6-7 | pg4-5 | pg6-7 | pg8-9 | pg6-7 | pg8-9 | pg10-11 | pg12-13 |
| 妨害刺激 | なし | なし | APT交通音／テープ6巻 | 交通音6巻 | 交通音6巻 | 交通音6巻 | 断続交通音6巻 | → | 断続交通音6巻 |
| コメント | 問題なし | 問題なし | 騒音は本当に苛立つものだったと言っていた。 | 「今日は騒音を無視できたような気がした」騒音は前より耐えられるものだった。たまに数字を声に出してつぶやいた。 | 難易度を増した　予想できない妨害刺激（テープレコーダーをつけたり消したりした）。 | | 改善（チェックブックを使っての般化課題の準備）。彼女にとって難易度を増した。 | | |

分類記号
● 10試行の正答率
× 10試行を実施した累計分数

縦軸：正答率（0-100）／累計分数（0-20）

註：Sohlberg, Johnsin, Paule, Raskin, and Mateer (1994) より引用．Copyright 1994 by the Association for Neuropsychological Research and Development. Materials now available from Lash & Associates, 708 Young Forest Drive, Wake Forest, NC 27587. Reprinted by permission.

## 付録5.5
## APT-II 選択的注意般化票

般化活動例
- 個別に作成された騒音テープをかけての多段階課題（例：子どもたちの立てる騒音の入ったテープをかけて料理をする，タイプ音・電話音のテープをかけながら事務作業を行う，レストランのテープをかけ家計課題を行う）
- 実際の妨害刺激を背景にしての多段階課題（例：台所で遊ぶ子どもたちがいるなかでの調理，テレビがついたままの状態での請求書の支払い，周囲で関係のない話をしているなかでのコンピュータ入力）

**般化の目標**：ラリーは，子どもたちの遊んでいるテープを最小の音量で流しながら請求書の支払いを毎週行う．デスクに座り通信事務を行う．連続2週間「苛立ち評価」2以下をつける．

| 日 付 | 活 動<br>(静かななかでの成績を記入) | 妨害刺激<br>(例：テープ・音量，他) | 成 績 | コメント |
|---|---|---|---|---|
| 10/2 | (静かな場所：課題に問題なし）請求書の支払い，郵便物の仕分け，通信業務等 | 最小音量での子どもたちのテープ | 苛立ち評価「3」 | 2度立ってテープを止め，そしてまたつけた． |
| 10/9 | ↓ | ↓ | 苛立ち評価「3」 | 1度テープを止めた． |
| 10/16 | ↓ | ↓ | 苛立ち評価「2」 | 前よりよかった．1週間に2回，調理中にテープを使う練習をした． |
|  |  |  |  |  |
|  |  |  |  |  |

ラリーの評価尺度
1. 苛立ちを感じない．
2. 軽度の苛立ちを感じるが中止せずに継続することができる．
3. 中程度の苛立ちを感じる．拳を握り締める，顎に力が入る．たまに課題を中止する必要がある．
4. 極度の苛立ちを感じる．罵る．課題の継続ができない．

註：Sohlberg, Johnsin, Paule, Raskin, and Mateer (1994) より引用．Copyright 1994 by the Association for Neuropsychological Research and Development. Materials now available from Lash & Associates, 708 Young Forest Drive, Wake Forest, NC 27587. Reprinted by permission.

## 付録 5.6
## 患者への配布資料：注意方略

この配布資料には，持続している注意障害を自分で管理するのに有効な方略をリストにして掲載しています．

1. 妨害刺激を減らす
   - 集中しようとしているとき（例：読書をしようとしている），または会話しているときは，ラジオ・テレビ等を消す．
   - 耳栓を使用する．
   - カーテンを閉めて窓の外を眺めたい欲望に駆られないようにする．
   - あなたの環境の「散らかりを片づける」．

2. 人ごみを避ける
   - 買い物や運転をする場合は，混雑時間帯を避けて行うように1日の計画を立てる．
   - 混雑した状況にいなければならないときは，高い集中力を必要とする行動をしないようにする．

3. 疲労の管理
   - 疲れを感じてきたらできるだけ早くに休憩をとる．休憩を早くとればとるほど，行なっていたことに早く戻ることができ，効果も上がる．
   - 忍耐強く，行なっていたことに戻る．
   - 苛立ちを感じるようになるほど熱心にやり過ぎない．
   - 十分な睡眠をとる．夜に眠れないときは昼寝もよい．

4. 中断を避ける
   - 何かをやり遂げようとしているときは，電話のベルを消音にする，または留守番電話にする．
   - 家がにぎやかな場合は「邪魔をしないでください」サインを使用する．

5. 十分な運動をする
   - 最近の研究では，身体がよく動くということは，頭がよく働くということを表していると言われている．
   - 定期的運動は思考力のためにもよい．

6. 助けを求める

# 6

# 介入に応用される記憶理論

## 記憶理論

　注意と同じように記憶も単一の過程ではないが，相互に関係する下位システムの協調のうえに成り立っている．このような関係の理解はたいへん深まってきた．この節では，認知リハビリテーションに特に関係する多数の記憶モデルを考察する．

### 記憶の段階と関連する神経解剖学的対応関係

　我々の記憶の理解が進むにつれて，結果として記憶を段階づけることとなった．この段階を理解することで，記憶評価と治療活動を体系化するのに役立つ用語が使えるようになる．研究者間で違いはあるものの，記憶の段階には，**注意**（attention），**符号化**（encoding），**貯蔵**（storage），**検索**（retrieval）が含まれるということがおおよそ同意されている（Baddeley, Wilson, & Watts, 1995; Huppert & Piercy, 1982; McDowall, 1984; Posner & Petersen, 1990）．このような段階は密接に連結し，相互作用している．記憶の異なる段階に対応する神経解剖学的対応関係は明らかにされており，以下で説明する．

#### ■注　意

　第5章で述べたように，注意の段階は多数の機能を含んでいる．最も基本的なレベルは，警戒（alertness）と覚醒（arousal）である．より高次なレベルでは，ある程度の時間，集中を維持すること（持続的注意），不要な情報に影響されないこと（選択的注意），注意資源を配分できること（転換的注意と分割的注意）が重要である．一時的に情報を保持し続けることができる作動記憶（working memory）の概念は，注意過程の統合的な部分である．注意はどんな記憶モデルでも必須の構成要素である．最初はシステムが入力情報にアクセスすることを許し，最終的にシステムがその情報を利用することを認めるのがこの能力である．

　警戒，覚醒そして持続的注意の低下は，脳幹部構造への損傷あるいはび漫性の両側の皮質下損傷に関係する．選択的注意，転換的注意，分割的注意のような高次の注意の障害は，注意の関門機能を有する高次の視床構造の破壊か注意をコントロールする前頭葉構造の破壊を反映していそうであ

る．閉鎖性脳損傷の二次的なび漫性損傷を負った患者は，典型的に注意障害を示す．注意と作動記憶に関係する理論的，神経心理学的構造は第5章で十分に概説されている．

## ■符号化

　符号化も記憶の初期の段階である．記憶すべき材料に行われる分析のレベルである．言語情報を覚える場合には音韻的性質の符号化に依存し，視覚情報を覚える場合には画像的表象の符号化に依存している．CraikとLockhart (1972) は，再生能力に対する符号化の重要性を強調した．彼らは，「浅い」処理をした情報よりも「深い」処理をした情報のほうがより思い出されやすいという**処理水準仮説**（levels-of-processing hypothesis）を提案した．例えば，意味ベースの質問（「それはジャングルにいる動物ですか？」）をされることで，単語リストを意味的（深いレベルでの分析）に処理した人は，音韻的（「その単語は**犬**と韻を踏んでいますか？」）に処理した人に比べて多く想起できた．最も成績が悪かったのは，単語の視覚的印象に注意を払うことにより単語を表面的に処理するよう言われた人である．深い処理をすることとなる多数の方略によって符号化が促進されると示されている．例えば，情報のチャンキングや分類は，覚えるべき情報を単純に繰り返すよりも効果的なリハーサル方法である．

　機能的神経解剖学の最近の研究は，物体や単語の意味についての情報は脳ネットワークの集合として保存されていることを示している．例えば，異なるタイプや分類の物体（例：動物や道具）は特定の皮質領域に局在する脳ネットワークに関連している（Martin, Wiggs, Lalonde, & Mack, 1994）．異なるカテゴリーの物体を命名する課題は，異なる皮質ネットワークを活性化させる．

　符号化の障害に伴う記憶の問題は，多くの脳構造やネットワークへの損傷の結果生じる．それには間脳構造（例：視床背内側と前頭葉システム）と言語システムや視覚処理をコントロールする半球への一側性損傷が含まれる．そのような損傷は，覚えなくてはならない材料の理解や体制化，分類を混乱させる．このようなシステムに損傷を負った患者は記銘材料を適切に符号化できないので，覚えることが難しくなる．したがってうまく情報を符号化できる状況では，彼らの忘却は正常の率を示す．典型的に符号化の障害を示す患者の古典的な診断は，コルサコフ症候群と両側性視床梗塞である．

## ■貯　蔵

　記憶の**貯蔵**は，永続的な保持かアクセスのための脳のある形態あるいは位置に，一時的な記憶を転送することに関係する．新しい学習が古い学習とどのように関係するかを説明するメカニズムはよく理解されていない．学習過程で干渉を受けると貯蔵が阻害されるということはよく知られている．**逆向干渉**（retroactive interference）は，後続学習材料の提示のために新しい情報の学習に干渉することを表す．**順向干渉**（proactive interference）は，新しい学習に先立って提示された学習材料のために記憶が混乱することを表す．いくつかの理論的構成概念では，新しい記憶は，個々人がすでに持っている認知－言語スキーマに統合することとしている．

　海馬と両側側頭葉内側部構造への損傷を負った人は，たいてい貯蔵が困難である．彼らは情報を適切に分析する（つまりうまく符号化できることを示す）が，貯蔵し続けることができない．彼らの長

期記憶は障害され，提示後保持された情報は劣化していく．言い換えると，異常に急速な割合で忘却する．側頭葉内側面症候群となる診断には，無酸素症やヘルペス脳炎，早期アルツハイマー型認知症による脳損傷が含まれる．電気痙攣療法を受けたことのある人も貯蔵に一時的な問題が生じる．

## ■検　索

　記憶の**検索**とは，既存の記憶痕跡を捜し，活性化させることを表す．貯蔵から引き出す記憶の正確性と適切性のモニタリングが必要である．Tulving (1966) は，検索メカニズムを調べる古典的な実験を行った．彼は，あらかじめ提示された単語リストを再生しようとするだけで学習が促進されることを示した．つまりリストの連続提示により再生されやすくなる．検索はたいてい再認能力と再生能力を比較することで調べられる．あらかじめ提示された情報の再認は，典型的には再生よりも優れている．様々な手がかりを与える方法が再生を促進させるために使われる．

　検索は，たいてい記憶能力に寄与する前頭葉に関連づけられている．前頭葉構造は，方略形成や記憶の時間的順序，自己モニタリング，検索の開始に関係している．外傷性脳損傷（TBI：Traumatic Brain Injury）や関連する前頭葉損傷を負った人は，貯蔵されている情報を効率よく検索する能力に変化を示す．前頭部損傷を負った人々は，記憶の変容や作話といった記憶の間違いを特に起こしやすい．彼らは出典記憶に乏しく，学習の情報源を混乱するかもしれない．そして事実は想起できるが，いつ情報が獲得されたかの状況を想起できない（Shimamura & Squire, 1991）．

　前述したように，脳の様々なシステムや構造が記憶の異なる側面に影響する．TBI後の記憶障害の種類は，病理学の性質および損傷の程度と部位に依存する．たいてい想起の複数「段階」が影響を受けている．貯蔵の障害や検索の障害を選択的に生み出す焦点的な神経病理は普通ほとんどない．

　クライエントの医療記録を見ると特定の脳構造に損傷を受けていることが明らかになるだろう．そうした情報は，予想される記憶障害の性質について仮説を立てるうえで臨床家の役に立つだろう．図6.1に，記憶や新規学習にかかわる主要な神経解剖学的構造を示している．海馬や海馬回や，もちろん海馬傍回と内嗅皮質，側頭葉深部の全ての両側構造が学習に重要である．これらの構造は，意味記憶に重要な領域に貯蔵されるまで半受動的ループとして作動する．新しい知識が入ってくると，脳構造に変化がもたらされると提案する研究者もいる．同じまたは実質的に似ているエピソードの情報処理をたくさん繰り返す過程の後に，新皮質システム（頭頂葉，側頭葉，後頭葉回路を含んだ高次の認知処理にかかわる皮質下神経）のコネクション間にシナプス変化が生じると研究者らは提案している．そのような変化が蓄積されたとき，記憶あるいは認知スキルが獲得されるのかもしれない（McClelland & McNaughton, 1995）．別個の神経システムが異なる種類の記憶を担っているというたくさんの根拠がある（長期記憶と短期記憶）．

　記憶の神経回路についてはさらに多くのことが知られている．例えば，扁桃体と乳頭体の役割は情動的な意味を伴う記憶に重要であると考えられているが，この過程は十分には理解されていない．第5章で言及しているように，注意を配分したり記憶を体系づけたりする前頭葉の非常に重要な役割を研究者らはますます理解するようになってきた．**時間タグ付け**（記憶から情報の時間的順序を検索する能力）と**情報源のモニタリング**（学習した情報の源を思い出す能力）の両方が前頭葉システムに関係していると示されている（Baddeley et al., 1995; Shimamura & Squire, 1991）．

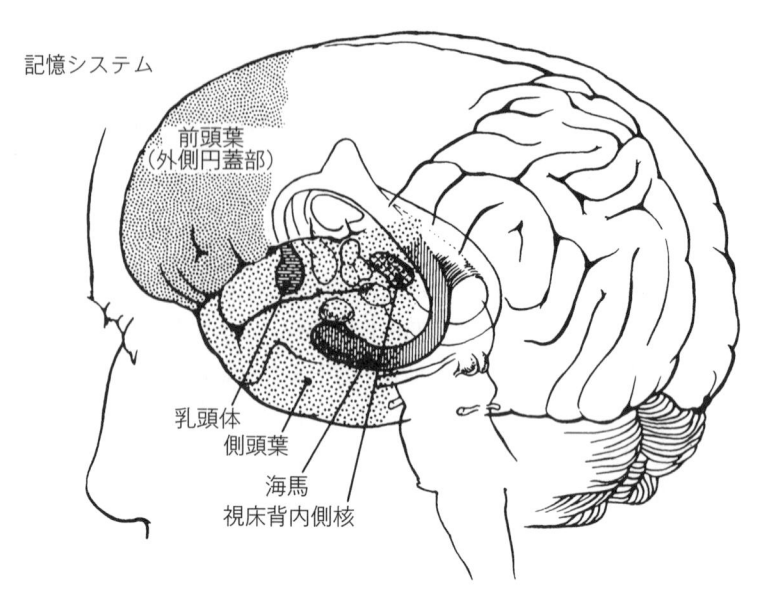

**図6.1** 側頭葉外側面，海馬，視床背内側核，前頭葉を含む記憶や新規学習に関係する主要な神経解剖学的構造
Copyright 1988 by Biomedical Illustrations, Inc. Reprinted by permission.

## 記憶の種類

### ■記憶の時間に基づく分類

　我々はここまで，想起にかかわる異なるレベルや段階およびそれに対応する神経解剖学的対応関係について説明してきた．臨床的に重要なもう1つの分類は，時間に基づいた2種類の記憶，長期記憶と短期記憶に区別している（**表6.1**参照）．この区別は主に，(1)記憶貯蔵の**持続時間**と(2)貯蔵の**容量**に基づいている．持続時間は情報を記憶貯蔵に保存しておく時間の長さに関係し，容量は保存しておく情報の量に関係している．長期記憶（**二次記憶**［secondary memory］とも言われる）は情報を永久貯蔵に保存し，容量に制限はない．情報は積極的な処理をせずとも，最初の提示後数分から何年にも渡って長期記憶に保存することができる．短期記憶（**一次記憶**［primary memory］とも言われる）は，かき消されるまで心に留めておくことができるものである．持続時間は短く，非常に限られた容量しかない．一般的な人はおおよそ3～5項目を短期記憶に保存しておくことができる．

　短期記憶は作動記憶（第5章参照）に似ている．しかし作動記憶は，情報を保持しつつ操作するという力動的な側面も含んでいる．作動記憶は複数のシステムを包含し，認知の中枢部分を構成している．この機能があるおかげで膨大な数の認知的な定型行動を実行することができるし，情報を一時的に貯蔵することができるので認知的な定型行動を行える（Jonides, 2000）．覚えることの貯蔵段階は長期記憶システムを使用し，その一方で覚えることの注意段階は短期記憶により強く依存している．符号化と検索は短期と長期の両方の記憶に依存している．

**表6.1** 記憶の種類

| | |
|---|---|
| 記憶の時間による分類 | |
| 　短期記憶（作動記憶） | 限られた期間（せいぜい数分）に限定的な情報（3～5項目）の貯蔵 |
| 　長期記憶 | 減衰しない無制限の記憶 |
| 記憶の内容による分類（全て長期記憶に関係する） | |
| 　宣言的記憶 | 明確な知識に基づく |
| 　　エピソード記憶 | 時間と場所に関係づけられた出来事の貯蔵 |
| 　　意味記憶 | 事実の貯蔵 |
| 　非宣言的記憶 | 潜在記憶であり，エピソード記憶を必要としない |
| 　　手続き記憶 | 知覚運動スキルおよび規則と順序の学習の獲得 |
| 　　プライミング | 意識的な学習がなくても前もって情報が提示されていると検索の可能性が高まること |
| 日常記憶 | 機能的記憶構造 |
| 　展望記憶 | 意図したことを実行するのを覚えていること |
| 　メタ記憶 | 自身の記憶機能についての認識 |
| 健忘症用語 | |
| 　前向性健忘 | 脳損傷後に新しい情報の獲得ができなくなること |
| 　逆向性健忘 | 脳損傷以前に蓄えた情報を検索できなくなること |
| 　外傷後健忘 | その瞬間その瞬間で出来事を覚えることができない混乱の期間であり，たいてい意識の低下後に起きる |

## ■長期記憶の内容に基づく分類

　さらに長期記憶は処理される情報の種類によって区別することができる．大別して，別々に処理される2つの記憶がわかっている．すなわち，**宣言的**記憶と**非宣言的**記憶（**表6.1**参照）である．記憶が2種類に区別される根拠は，健忘症の患者はある程度学習能力が保存されていることを示す研究からはじまる．非常に重度の記憶障害患者は，繰り返し練習した手続きやスキルを学習することができる．しかし，訓練に参加したことを思い出せなかった（例：Cohen, 1984; Squire, 1992を参照）．この一連の研究により認知心理学者は，学習システムを宣言的記憶システムと非宣言的記憶システム（または**顕在**記憶［explicit memory］と**潜在**記憶［implicit memory］），そしてそれぞれのさらに下位に特有の記憶を分類した．

　**宣言的学習**（declarative learning）　宣言的学習システムは知識の土台をなしている．それには意識的な認識と物事を明確に伝えるための能力を含む．エピソード記憶と意味記憶という2つの下位システムから成り立っている．

　**意味**記憶（semantic memory）は，認知の幅広い領域に関係しており，単語の意味や情報の階層性，事実，思想を含む世界について得られた知識を構成する．過去に学習して知っている情報だが，いつどこでそれを学習したかは思い出せない（Tulving, 1972）．第二次世界大戦の始まった年と終わった年を思い出すことやマンゴーがフルーツの一種だと知っていることが，意味記憶の例である．

**エピソード記憶**（episodic memory）は，時間と場所の情報も含んだ個人的な経験の思い出である．そして人が経験する出来事の記憶である．友人との食事や買い物を思い出すことはエピソード記憶に依存する．意味記憶はコミュニティの成員が共有する記憶からなるのに対して，エピソード記憶は個人に独特のものであり特定の状況に結びつけられる．たいていの記憶理論は，エピソード記憶を意味記憶が作り出されるための1つの媒体とみなしている．一連のエピソード記憶から意味が抽出され，知識や意味記憶を形成するという意見である．したがって意味記憶が貯蔵している情報は，最初は個人的に経験した個別の出来事からはじまっているのだろう（Baddeley et al., 1995）．

エピソード記憶と意味記憶の区別は，認知リハビリテーションにおいて特に重要である．脳損傷後にはたいてい意味記憶は保存されている（昔の知識にアクセスできる）が，エピソード記憶が障害されたために意味記憶を発展させる能力が乏しく，新しい知識を作り出せない．これは，アルツハイマー型認知症の患者の症状とは異なる．彼らはエピソード記憶の障害が著しい一方で，さらに意味記憶が徐々に劣化していくことを経験する．彼らの知識基盤はゆっくり侵食されていく．例えば，認知症の人はボタンのような鮮やかな色をした物を食べ物と間違える．しかし後天性脳損傷（ABI: Acquired Brain Injury）の人は，この種の記憶を失わない．先に述べた，記憶研究（例：Evans et al., 2000; McClelland & McNaughton, 1995 を参照）では，典型的には新規学習はエピソード記憶を経由して行われ，それは海馬と側頭葉内側面が媒介するとしている．重症の脳損傷後には，学習は新皮質結合の強化を通じて行われ，後述する非宣言的記憶システムを利用する．

**非宣言的学習**（nondeclarative learning） 研究により，エピソード記憶に依存しない種類の学習が確認されてきた．それにより，学習を意識的に認識していなくても学習が可能になる．非宣言的学習あるいは潜在学習はスキルの「方法の学習」の部分を含み，反対に宣言的学習は「内容の学習」を含む（Squire, 1992）．

**プライミング**（priming）は，手がかり（情報の部分的な断片）が，その情報は以前に提示されたという意識や記憶がなくとも，正確な想起を促進する現象を表す．語幹完成課題がプライミングの古典的な例である（Tulving & Schacter, 1990）．「chair」という語を含む単語リストを提示し，遅延後に，「ch_ _」という刺激を提示したら，chainや適合しそうな他の単語よりも，見た覚えがなくても，「chair」と回答する可能性が高い．その理論は，情報を先行提示されたことで神経系の何かに変化が起きる（つまりプライムされる）ことである．そしてその情報は，適切な手がかりあるいは促しで引き出される．この能力は健忘症の人でもたいてい損なわれない．すなわち望まれるのは，認知リハビリテーションの取り組みとして機能的目標を達成するために，健忘症の患者のこの保存された能力を活用することである．プライミング効果を利用した技術である間隔伸張法は，この章の後半で議論する．

**手続き学習**（procedural learning）は，スキルや行動パターンの獲得に関係する．重度の記憶障害を持った人は，訓練したことを思い出せなくても，いくつかのスキルを学習することができる．例えば，運動学習（例：コンピュータ操作）や知覚学習（例：変形した文字を読む）がある．宣言的記憶と非宣言的記憶を区別する臨床的な意味は，セラピストは非宣言的記憶を利用し，健忘症患者が一連の機能的手続きを学習する支援をすることができるかもしれないということである．確かに，多くの機能的課題が宣言的要素と非宣言的要素の両方に含まれている．こうした要素の区別をするために，さらに多くの研究が必要である．

**誤りなし学習の潜在的利得**　数々の事例研究が，重篤な健忘症状のある人でさえ，新しい情報を獲得することができるということを示している．この獲得の仕方は健常者とは異なるようである．学習は遅く，多くの繰り返しが必要である．たいてい重度障害を持った人は学習課題を思い出せず，しっかりできるようになったとしてもそんなことは知らないと言うだろう．この種の人々の学習は，比較的に保存された非宣言的学習を活用すべきである（Baddeley, 1992）．

**誤りなし学習**（errorless learning）は，獲得期に誤りを少なくさせる教示方法（Wilson, Baddeley, Evans, & Shiel, 1994）である．この手法の出現により，記憶機能の理解が深まり，臨床家は重度記憶障害を持った人に対する教示がより体系的にできるようになった．ある種の対象とある種の課題に対して，はじめて課題を学習するときに誤る機会を取り除くことで学習が改善することを文献は示唆している．

Wilsonら（1994）は，記憶障害を持った5人に対して誤りなし条件と誤りあり条件を比較した．それぞれ異なる課題，すなわち物体の名称，人の名前，電子記憶補助具をプログラムする手順，見当識情報，一般的知識を学習した．全ての事例で，誤りなし条件が学習の正確さや効率でより効果的だった．

HunkinとSquires, Aldrich, Parkin（1998a）は，ワープロソフトの使用を教えるプログラムに対する誤りなし学習を評価しようとした．重度記憶障害の被験者にパソコンのワープロソフトの使用を教えるのに成功したことを彼らは示した．訓練は複数の段階からなり，基本的な誤りなし学習，誤りなしの認知，誤りなしの探索と認知，教示されながらの練習を含む．重度の前向性の記憶障害があっても，被験者は手続きを学習し，教示なしでも教示されたときと同じくらい速く実施できた．このことは，誤りなし学習はコンピュータスキルを学習するのに応用できるということを示している．

さらに最近になると，Evansら（2000）は，誤りなし学習はクライエントや課題によって有効性が決まると主張した．手がかり再生と自由再生の両方を含む様々な実験で，手がかり再生条件の名前学習課題で誤りなし学習の有効性を見出した．しかし彼らは，電子手帳を使う手順を教えるときに誤りなし学習が有効であると示したWilsonら（1994）の知見を再現できなかった．Evansらは，誤りなし学習の有効性は手がかり再生（潜在記憶）か自由再生（顕在記憶）かという再生条件によって決まると結論した．それでもHunkinとSquires, Parkin, Tidy（1998b）の研究は，誤りなし学習は手がかり再生と自由再生条件のどちらでも学習を改善させるという結果を示した．これらの研究者らは，残存している顕在記憶を使うことになるので，誤りなしの方法は学習を促進させると主張している．

誤りなし学習の数少ない実験研究の結果は，課題要求（例：覚える項目の数や手続き課題と意味的課題）や再生条件のばらつき（手がかり再生と自由再生や手がかりの性質）のために解釈が困難である．また機能的課題というよりも実験的課題に力を入れている（例：実際的な活動と単語リストの記憶）．さらに，訓練と検査の間の時間が短い傾向にある．そして訓練と検査は基本的には同じ日に行う．臨床的意味が非常に大きいので，誤りなし学習はさらに研究する必要のある重要な領域である．最近の文献での比較的はっきりした知見によると，誤りなし学習は幅広い課題で有効であり，より重度な記憶障害を持った人に最も有効である．

この領域に研究を集中させるもう1つの理由は，誤りなし学習は現行のリハビリテーション訓練とやや相反するためである．多くの臨床家は，伝統的な「試験と訂正」法で患者を訓練し，教授し

ている．すなわち臨床家は，標的課題をしているクライエントを観察し，最小限の手がかりを与え，間違ったときにクライエントの行動を正す．答えるときにクライエントに「推測」させ，正しい情報を提供するのが，情報の教え方の常套手段である．しかしこれまで説明してきたように，最近の実験的研究は，明らかに誤りなし条件を使った従来とは異なる訓練技法を支持している．すなわち初期の獲得期には体系的な指導を行うことで，臨床家はクライエントに間違いをさせない．例えば，クライエントが見当識の質問紙に答える学習をしている場合，クライエントが手助けなしに正しく反応することができると臨床家が判断するまで，クライエントは正しい答えを教えられる．別の例としては，できるようになるまで，クライエントに対して特定の手順あるいは手続きをモデルとして示し，それを模倣させる．考え方としては，間違った反応を反復練習しないようにするために，初期の学習期に間違いを避けるというものである．反復練習は，たいていの人が学習するときに行う常套手段である．

## その他の記憶障害の側面

　ここまでは，記憶の潜在的な障害を分類するための2つの方法について述べてきた．第1に，記憶障害は情報処理の特定の段階の機能に変調をきたしたことによるものと理解できると言及した（つまり注意と符号化，貯蔵，検索）．第2に，記憶障害はどのタイプの学習システムが保存・破壊されているかを見ることによって記述される（手続き vs 宣言的学習）．記憶障害を理解するためには，他のいくつかの区別が重要である．以下に論じるとともに**表6.1**に要約した．

### ■前向性と逆向性の記憶の喪失

　**前向性**の記憶の喪失は，記憶に問題が生じた時点**以後**に起きた出来事を覚える能力に影響する．ここまで論じてきた記憶障害についてのほとんどは，障害された情報処理のような前向性の記憶の側面の障害に関係している．**逆向性**の記憶の喪失は，損傷または受傷**以前**の出来事の記憶の喪失を表す．逆向性の記憶の喪失は，逆向性健忘（RA：Retrograde Amnesia）と呼ばれることが多く，一時的なものである．そして人生の出来事の記憶は，脳に損傷を負った出来事の直前までのある時点まで徐々に埋まっていく．これは普通，**縮小逆向性健忘**（shrinking retrograde amnesia）として知られている．TBI直前の出来事の短期のRAはよく起こる．たいてい事故前あるいは事故の間の出来事を思い出せない．なぜなら，この情報は短期記憶に残っており，まだ長期記憶に転送されていないからである．

　永続的な長期のRAはあまり多くはなく，ある程度の前向性の記憶障害だけを伴って起きる．一般的に，RAはいろいろな程度でエピソード記憶と意味記憶の両方に影響する．たいてい時間勾配がある．すなわち，古いものに比べ，最近の新しい記憶のほうが強く影響される（Kapur, 1993）．研究者らは異なるタイプのRAを提案し，関係する神経病理学を正確に定位しようと試みてきた．大多数が古典的なRAが存在するということで同意しており，貯蔵と検索の過程の両方に影響を与える前向性の記憶障害とは区別される（Kapur, 1993; Schmidtke & Vollmer, 1997）．RAがあると，クライエントだけでなく，家族をもおおいに混乱させる．我々はひとりの症例を思い出す．重度の閉鎖性頭部外傷後に，彼は自身の離婚家庭を思い出せなかった．そして彼の妻とはもはや婚姻関係にな

いということを知り，困惑した．回復と治療の提案は，失われた履歴とそれに関連した昔の自己感覚の喪失に対する患者の反応におおいに影響される．

　前頭葉損傷を負ったクライエントの場合，RA は，実際の遠隔記憶の喪失というよりも時間との関連や出典記憶に問題がある．**重複記憶錯誤**（reduplicative paramnesia）は，記憶の（喪失というよりも）独立した神経学的障害の別の例である．これはたいてい前頭葉損傷後に起きる．この場合，患者は慣れ親しんだ場所や人が二重に存在していたと思い込む．重複記憶錯誤例の神経心理学的分析によると，情報を統合する能力の障害と同じように，知覚障害と記憶障害が合併していることを表していると示唆している（Patterson & Mack, 1985）．RA や重複記憶錯誤のような症状は，記憶は単一の機能ではなく，高次に統合された認知システムの一部であることを臨床家に気づかせる．

## ■外傷後健忘

　**外傷後健忘**（PTA：PostTraumatic Amnesia）は，前向性健忘の特殊なタイプであり，その状態の間はその都度出来事を記憶しておくことができなくなる．昏睡後に生じる意識障害または失見当識の期間であり，日をまたぐどころか数分をまたいで情報を貯蔵・想起できなくなるという特徴がある．PTA の期間は，昏睡の長さよりも優れた予後の指標と思われる（Levin, Benton, & Grossman, 1982）．しかし PTA の期間の測定は簡単ではない．いつ PTA がはじまったのか，その測定は前方視的に行うのか後方視的に行うのかについての定義は研究によって異なっている（Ahmed, Bierley, Sheikh, & Date, 2000）．リハビリテーションサービス機能をもつたいていの医療センターは，現在，いくつかの標準化された手法を用いて PTA の期間を記録しようとしている．ガルベストン見当識・健忘検査，健忘症絵画検査，ウェストミードスケール（第4章参照）は全て，いつ記憶が戻ってきているのか決めるのを助けるために，著しい脳損傷後の早い時期に使われている．

## ■記銘材料特異の記憶障害

　記憶障害は，言語あるいは非言語材料にだけ起きることがある．多くの記憶検査は，言語性と非言語性の記憶課題の成績を比較することで記憶障害を評価している．この区別は，言語に基づく情報（文字，単語，名前，短文）の記憶は簡単には言語的にラベルづけできない情報（抽象的なデザイン，図形，メロディー，顔，空間配置）とは別々に符号化と貯蔵がされているということを意味している．局所損傷を負った人はび漫性損傷を負った人に比べ，記銘材料特異の記憶障害が現れやすい．例えば，左側頭葉損傷は単語に記憶障害が生じ，その一方で右側頭葉損傷は視覚情報に記憶障害が生じやすい（Milner, 1970）．

　多くの記憶検査のデザインのために，記銘材料特異の記憶障害の診断が強調されすぎているかもしれない．言語的記憶と非言語的記憶の検査での成績の違いは，符号化の障害として前述した，言語情報と非言語情報を分析する患者の潜在的な能力の違いを反映していることがよくある．しかしケアは，患者が提示される情報をどのように符号化，処理あるいは分析するのかについて推定したうえでなされるべきである．例えば，クライエントは視覚的な描写を言語的に符号化するかもしれない（例：抽象画に「クモの巣」とラベルづける）．しかしクライエントが言語情報あるいは非言語情報に限って学習や想起に顕著な障害を示しているとしたら，この情報は治療方針におおいに影響を

与えることになるだろう．

## ■日常記憶能力の変化

　結局は，各個人の記憶障害の機能的な影響が治療計画の方向を左右する．我々が本書の至るところで強調しているように，全ての神経心理学的リハビリテーションプログラムの目標は，認知障害によって生じる日常機能の問題を改善させることである．このために"日常記憶"の視点を組み込むように記憶モデルは拡張されてきた．**展望記憶**（prospective memory）は，おそらく日常記憶のなかで最も実用的な側面である（Winograd, 1988）．それは意図したことを実行しようと覚えている能力である．例えば，展望記憶は服薬することや折り返し電話することを覚えていることを含む．展望記憶課題の成績は，伝統的な想起課題の成績よりも日常機能と高い相関を示す（Raskin & Sohlberg, 1996; Wilson, 1986）．

　過去10年の間にあまり多くはないが，ある程度の研究が，意図したことを覚えておくことの性質を探求しはじめた．そして我々の展望記憶の理解を深め，体系づけるためのモデルが試案されるようになってきた（概略は，Brandimonte, Einstein, & McDaniel, 1996を参照）．展望記憶は独特の記憶だが，認知操作の複雑なまとまりを含んだ広範なタイプの記憶であるという研究者間の合意がある．そこには，回想（想起）と展望的（未来）な記憶の機能を含んでいる．展望記憶機能に関連する認知機能の多くは，本書の注意，記憶，遂行機能の理論の文脈で説明されている．

　DobbsとReeves（1996）は，展望記憶に関連する認知機能を明らかにし，展望記憶は記憶課題の**種類**ではなく，一連の**過程**であると説明した．我々が意図したことを実行するのを助けるために相互作用する要素を，彼らは次のように説明した．すなわち(1)メタ知識（特定の意図した課題についての知識），(2)計画立案（うまく実行できるように手順を組み立てること），(3)モニタリング（その課題をする必要があるということをときどき思い出し，適切な環境の評価をすること），(4)内容想起（実際に意図した行動の想起），(5)出力モニタリング（行動が実行されたかどうかを思い出すこと），である．これらの機能を刺激する展望記憶訓練が，記憶リハビリテーション技術として採用された．それについてはこの章で詳細に検討されている（Raskin & Sohlberg, 1996）．

　**メタ記憶**（metamemory）または自分自身の記憶機能の理解も，日常記憶の重要な側面である．たいていの人は記憶や学習に関する自分の長所と短所を認識しており，この認識が行動に影響する．例えば，記憶のちょっとしたミスをしないようにするためにやらなくてはならない行動があることを知っている（例：メモをする，道順を書きとる，買い物リストを使う，スケジュール帳を持ち歩く）．さらに我々は知っているというある種の感覚をもっている．「先月あなたが話していたあの本のタイトルは何だった？」と誰かに聞かれ，それを忘れていたとしても，それに覚えがあることはわかっている．そのような，知っていることの正確さについての判断と正しい情報を覚えているという確からしさは，**既知感**（feeling of knowing）と呼ばれている（Howieson & Lezak, 1995）．記憶に問題のある人はメタ記憶が障害されており，自分の記憶障害の程度や性質がわかっていない．彼らはどんな行動が記憶の問題を軽減させるのに役立つかという感覚をもっていないだろうし，既知感に変化があるのかもしれない．

# 障害管理に対する記憶理論の影響

## 管理の選択肢

　研究活動により，記憶のどの側面が選択的に障害を受け，そして保存されているのかについての知識は向上してきた．そのため様々な記憶管理技術が発展してきた．この技術は大別すると，(1)多様な課題と文脈を使って記憶能力を回復あるいは改善させることを意図した方法，(2)領域特異的な方法あるいは特殊スキルや一連の情報を教えることを目的とした方法，の2つになる．この2つのカテゴリーの異なる方法の例を次に列挙し，この章の残りで考察する．

　　回復的／全般的記憶介入アプローチ
- 記憶練習ドリル
- 記憶術訓練
- 展望記憶訓練
- メタ記憶訓練

　　領域特異的記憶介入アプローチ
- 特定情報のための記憶術訓練
- リハーサル間隔の拡張（間隔伸張法）
- 保存されているプライミングの利用（手がかり漸減法）
- 個人史の作成（逆向性健忘の管理のため）

　記憶管理の3つ目のカテゴリーは外的補助具の使用訓練であるが，上記2つの領域のどちらにもはっきりとは当てはめがたい．ある外的補助具は領域特異的である．なぜなら，こうした外的補助具は記憶障害の影響を受けないようにして，特定の課題をやり遂げるのに役立つ．すなわち他の文脈で記憶を改善させるような般化を想定していない．例えば，アラーム機能つきの薬ケースの使用訓練が領域特異的訓練の例である．またある外的補助具は，多くの文脈に渡って幅広い記憶障害に役立てようと意図されたものである．例えば，多機能電子手帳は，過去の出来事の情報を記録し，将来やろうと思っていたことを開始する手がかりを出すことでエピソード記憶と展望記憶の障害を補ってくれる．外的記憶補助具を継続的に使用するかどうかは，用具の慎重な選択と体系的な教育と学習，記憶についての我々の知識の具体化にかかっている．この情報は第7章に示されている．

## 記憶管理技術の選択

　臨床家の課題は，利用可能な選択肢から最も有効な記憶管理技術を選択することである．記憶課題は普通，認知活動の組み合わせからなり，他の認知機能から必要な記憶過程を分離することは困難である．記憶障害を呈する脳損傷を負った患者の大多数は，他の認知障害も併せ持つ．クライエント個人の経歴とリハビリテーションを行う文脈を調べることで，どこから訓練をはじめたらよいかがわかるだろう．ある認知リハビリテーションの計画では他の認知リハビリテーション技術と同

様，2つ以上の記憶介入アプローチを同時に使用するだろう．選択過程は認知評価の結果（記憶評価手法は第4章に記述されている）によって容易になるだろう．認知評価は，どの記憶過程が保存され，どの過程が障害されているかを明らかにし，最も困っている記憶の問題を突き止めることの助けになるだろう．また注意深い評価は，長期記憶に関する必要性を予測することの助けになることもある．

記憶評価の情報が適切な介入選択にどのように適用できるのか，いくつかの例を考えてみよう．クライエントが注意や符号化によって記憶に明らかな障害を示し，うまく符号化できたときには情報を思い出せるとしたら，注意過程訓練（第5章参照）を試すのが最も有効かもしれないし，符号化の問題に対処すること（例：符号化問題を迂回するための言語処理療法や代償システムの構築）が有効かもしれない．しかしクライエントが健忘症で新しい記憶を統合や形成，貯蔵することができないときには，残存していると思われる手続き学習に焦点を当てるのが最良の治療方針かもしれない（例：手がかり漸減法や間隔伸張法）．クライエントが記憶の検索に最も障害があるときには，臨床家は体制化やメタ認知略治療（第8章参照）に焦点を当てるのを推奨するだろう．

多くの場合，記憶管理アプローチを選択する最良の方法は，診断的治療を試行し，特定のアプローチに対してクライエントが好ましい反応をするかどうかを判断することである．記憶治療に対する反応に多くの変数が影響し，そのうちのあるものはクライエントに特有のもの（例：クライエントの情緒状態）であり，またあるものは治療がどのように行われるかに特有のもの（例：促しや練習の段取りや種類）である．適切な変数についての議論は，特定の記憶治療の記述の中で活発に行われている．WilsonとMoffat（1992）は，記憶障害を持つクライエントにかかわるときに情報処理を促進させるためのいくつかのガイドラインを提案している．これらのガイドラインは，どのような介入アプローチを行う場合でも，記憶に問題のある人とかかわる臨床家にとって有用である．

- 情報の**簡略化**：教示を明確かつ簡潔にする．
- 覚えてもらう情報の量を**減らす**．
- 理解したかを**チェック**する．
- 覚えるべき情報を既存の情報に**関連づける**よう助ける．
- **分散練習**するよう管理する．1時間の練習を1日1回よりも，数分の練習を1日数回のほうが学習はうまくいく．
- 覚えるべき情報を**体制化**するように援助する．
- わかりやすい言い換えやリハーサル，質問するなどの意味処理を促進させるコミュニケーション技術を利用できるように**訓練**する．

## 回復の方法

この節は回復のための4種類の記憶介入について議論する．すなわち記憶練習ドリルと記憶術訓練，メタ記憶訓練，展望記憶訓練である．

## ■記憶練習ドリル

　障害された記憶を改善するために記憶ドリルを使うということは，記憶は筋肉と同じように鍛えることができるということを暗に示している．10年以上前に，実験研究により記憶する練習をしても記憶機能に全般的な改善を示せなかった（Schacter & Glisky, 1986）．このアプローチを経験的に支持するものはないが，コンピュータ・プログラムやワークブックを使った記憶練習療法が豊富にあるということは，記憶ドリルがまだ臨床で使われていることを示している．「記憶練習」後にクライエントの成績に改善があるとしたら，注意能力の向上の可能性が高いと我々は提案している．第5章で議論したように，注意の個別要素がドリル指向の注意練習で選択的に改善しうることを示す実験研究がある（Sohlberg, McLaughlin, Pavese, Heidrich, & Posner, 2000; Sturm, Willmes, Orgass, & Hartje, 1997）．

　クライエントは実際に，注意障害の次に記憶障害を訴えるだろう．我々はクライエントに注意過程訓練を行い，「記憶」障害を軽減させるという治療をした（Sohlberg & Mateer, 1989）．このとき我々は，なぜ注意過程のほうが記憶機能よりもドリルにうまく反応するのか理解していなかった．注意は脳の中で広範囲で成り立っているようで，その障害は様々な神経学的疾患や外傷後に最も頻発する認知障害である．脳の注意過程の構造が，我々が注意のいくつかの関連のある個別の構成要素（例：選択的注意）を区別して扱ってきた事実を加味して，なぜ記憶訓練よりも注意訓練のほうが成功してきたかの説明になるのだろう．認知課題の実行中の神経学的機能を測定する我々の能力が進歩したら，回復メカニズムをさらに良く理解し，治療結果をさらに良く説明する助けになるだろう．

## ■記憶術訓練

　記憶介入の初期の文献は，クライエントに記憶術を教えることに集中していた．記憶術の例には，視覚イメージ法や言語体制化方略（例：頭字語を形成する，覚えようとする語と対連合を作る），意味的精緻化（例：覚えようとする語や考え方を物語に関連づける）を含む．最もよく行われ，徹底的に研究された記憶術は視覚イメージ法である（Wilson, 1986）．クライエントに視覚イメージを形成するよう教えるか，覚えるべき情報とイメージを関連づけさせることで，効果がある人もいた（例：Cermak, 1975; Wilson, 1982を参照）が，記憶障害を持ったクライエントには全く効果がなかった（例：Baddeley & Warrington, 1973; Crovitz, Harvey, & Horn, 1979を参照）．記憶術は人工的な実験室状況では非常にうまくいくが，実生活の状況ではほとんど効果がない（Miller, 1992）．重度の記憶障害を持つ人は，方略を学習することも，自然にそれを使いこなすのも難しいようである．また彼らは訓練状況以外で方略を維持あるは般化させられないようである（Cermak, 1975; Crovitz et al., 1979; Miller, 1992）．

　GliskyとSchacter（1986）は，脳損傷を負った人がなぜ自然に記憶術を使うようにならないのかの2つの可能性のある原因を提案した．1つは，自然場面で技術を使う機会が限られていると彼らは提案している．例えば，たいていの人は単語リストを学習しようとする必要がない．記憶術を使うような機能的な活動はそれほど多くは起きない．もう1つの原因は，記憶術の学習は脳損傷を負った人にかなりな認知的負荷が掛かるということである．こうした記憶術は学習するのが難し

く，このような患者の場合には一般的に障害されている記憶，抽象的な概念，努力を要する処理能力を必要とする．

記憶術の一般的な有効性は限られているが，記憶術を教えることが特定の課題をうまくできるようになることの助けになる，特殊なケースがあるかもしれない．例えばWilson (1986) は，4人の重度記憶障害を持った人たちに名前を教えるため，視覚イメージ法をうまく使った．方略は特定の名前のリストを教えるのに有効だった．同様にObergとTurkstra (1998) は，2人の青年に対して学校で必要とされる特定の語彙を教えるための精緻化技術を評価した．その技術では，覚えるべき語に対して被験者独自の意味的関係を形成し（例：個人的に関連する例を考える），同義語と定義の再認課題を実施するように求められる．被験者は2人とも扱った単語を学習し，1ヵ月間知識を維持していた．しかし彼らは，臨床家の支援なしには精緻化技術を採用できなかった．これらの介入の両方は特定の情報を学習するためだけに有効なので，領域特異的と考えられる．

臨床家が記憶術を使う他の状況は，軽度認知障害を持った患者を治療する場合である．この層は，たいてい重度記憶障害を持った人たちに比べ，方略を上手に学習・般化することができる (Glisky & Schacter, 1986)．メタ認知の定型行動の訓練については，第8章で議論される原理がこのグループに記憶術を教えるうえで適用できる．

## ■展望記憶訓練

展望記憶訓練は，脳損傷を負ったクライエントが繰り返される展望記憶課題を処理していく介入プログラムである．そのような訓練に関係するプログラムの1例は，我々の展望記憶過程訓練 (PROMPT：Prospective Memory Process Training; Sohlberg, Mateer, & Geyer, 1985) である．この種の訓練では，臨床家はクライエントに特定の数分間，指定された課題を行うことを覚えているように依頼する．クライエントが繰り返し成功したら，時間を特定間隔で伸ばしていく．訓練課程を通じて臨床家は，クライエントが指示された課題を記憶し，実行するまでの時間を系統的に長くしていく．

展望記憶訓練パラダイムで変更される課題変数には次のものが含まれる．すなわち，(1)展望記憶課題の種類（例：1段階の運動の要求と多段階の機能的課題），(2)遅延時間（例：課題開始から実行までの間の分数），(3)遅延時間の間の妨害課題（例：静かに座って時間を監視する場合と数学の練習帳を行う場合や会話を行う場合），(4)課題を開始するための促し（例：アラームとひとりで時間を監視するために必要なもの），である．治療プログラムを開始するにあたり臨床家がどの変数を使うかは，クライエントの機能の現在のレベルによって決まる．例えばクライエントが30秒間教示を保持できないとしたら，臨床家は最初の訓練期にはある種の促しを使ってもよいだろう．我々のPROMPTプログラムの研究 (Sohlberg, White, Evans, & Mateer, 1992b) では，研究者はクライエントが教示を覚えられるまで「時間と課題を覚え続けてください」と促した．

臨床家は一度に1つの課題変数を変化させ，効果を観察し，改善が安定するまで待ってから他の変数を変える．例えば，覚えていなくてはならない課題を複雑にするのなら，間の遅延時間を一定にする．プログラムの全般的目標は，クライエントの展望記憶の保持時間が長くなるにつれて計画的に干渉となる遅延時間を増やしていくことである．これらの各変数の成績をどのように記録すべきかを示す臨床的プロトコルを**付録6.1**に示す．

展望記憶の障害を管理する最も一般的な方法は，スケジュール帳のような外的補助具の利用を教えることである（外的補助具の使用訓練は第7章で議論する）．その一方で展望記憶訓練は，展望記憶の機能を改善させるために，あるいは関連機能を改善させるために設計された特定の回復技術である．

いくつかの記述的，実験的研究が展望記憶訓練を評価している．Furst（1986）は，機能的展望記憶課題を使った6週間の訓練プログラムを設計した．課題には決まった時間にタイムレコーダーでカードを記録することが含まれる．その結果，研究に参加した脳損傷を負った12人の成人の正答率は改善した．筆者ら（Raskin & Buckheit, 1998; Raskin & Sohlberg, 1996; Sohlberg, White, Evans, & Mateer, 1992a, 1992b）は，我々が考案したPROMPTプログラムを評価した．脳損傷を負った患者に未来の決められた時間に行動を開始してもらう，展望記憶課題（主に1段階の運動）を繰り返し行った成績の結果を調べた．最初の遅延時間は患者の現状のスパンを基に選択された．場合によって，間に妨害課題が挿入された．こうした研究のそれぞれで，訓練課題には展望記憶の改善を示したが，実生活での課題への般化や関係する神経心理学的検査のレベルには差があった．

RaskinとSohlberg（1996）による実験では，2人の被験者に対する展望記憶訓練後の展望記憶課題の成績と記憶ドリル後の同じ課題の成績を比較した．展望記憶訓練とともに2人の被験者の展望記憶は改善していたことを，彼らの結果は示した．そして展望記憶訓練を受けた後には，割り当てられた課題を実行するのを思い出せる時間の長さが増加したことを示した．そのうえ，クリニックに電話をするという宿題と日常の家事からなる機能的課題の成績が重要な他者がつける日誌に記録されたものとして残っており，治療に関連して改善した．実験期間終了後，注意と作動記憶の神経心理学的検査である程度の改善が認められた．しかし遂行機能と時間推定の検査では変化はなく，再生能力にわずかながらの変化が認められた．このような知見は後の研究で再現され，拡張された．脳損傷を負った10人の被験者が展望記憶訓練と記憶ドリル訓練を受けた（Raskin & Buckheit, 1998）．全ての被験者が展望記憶課題を思い出せる時間が延びたが，記憶ドリルで改善を示した者はひとりもいなかった．日誌の調査と展望記憶の質問紙によって測定された日常生活場面での展望記憶機能には，有意な改善があった．

展望記憶訓練は単に行動やスキル（例：時間のモニタリング）を教えているだけなのか，それとも意図した未来の行動を媒介する過程に改善があるのかを判断するのは難しい，と展望記憶訓練の有効性を調べる研究の著者らは認めている．行動のための記憶の繰り返し練習は，言語説明のための記憶に比べて強い効果があるだろう．そのような問題を解明するにはさらに研究していく必要がある．最初の実験で文脈や課題を越えて般化しそうだということが示唆されたので，我々は展望記憶訓練を回復アプローチの1つとして含めている．

この技術が有効なクライアントには，情報を符号化できるが保持しておけない，そして手続き学習は保たれている重度記憶障害を持つ人々が含まれている．我々は，外的記憶システムをうまく使いこなせないクライアントにこの技術を使う．彼らは外的記憶システムに記入するのに十分長く情報を保持することができないからである．情報を保持する時間を30秒から5分に長くすることで，外的補助具の利用がうまくできるようになる．

## ■メタ記憶訓練

　記憶障害の性質と影響の理解を向上させることが有効な記憶障害のクライエントがいる．第9章で詳述するアウェアネス訓練についての情報は，記憶障害についての認識を向上させるのに用いられる．自分の記憶障害について学習する「教育的」アプローチを通じて，認識が向上するかもしれない．また保存されている記憶と障害されている記憶の影響を「経験する」助けが必要なクライエントもいるだろう．

　メタ記憶機能を改善させるのに特に関連のあるメタ認知訓練法には予測訓練がある．これは，クライエントが予測する成績と実際の成績を比較できるように助けることである．これは簡単に記憶課題用に改変することができる．例えば，RebmannとHannon（1995）は課題成績の予測の精度を向上させるよう強化した．記憶検査の予測した成績と実際の検査スコアの差は時間とともに減少した．同様にSchlund（1999）は，個人情報の再生成績を予測したクライエントにフィードバックを与え，評価した．その結果，予測した再生の精度に対してフィードバックを与えることで，成績の自己報告と再生の間のばらつきは減少した．

　別のメタ認知訓練は，記憶機能を改善させるのに役立つ定型的な自己教示や自己モニタリング（つまり遂行方略）を教えることである．覚えるべき材料の復習に方略を使うことができ，そうすることで再生しやすくなるだろう．このアプローチは第8章で検討する．

## 領域特異的知識を教えるための方法

　実験論文は，重度記憶障害を持った人が新規情報を学習し，この学習を転移することができることを示してきた（例：Evans et al., 2000; Glisky & Schacter, 1989を参照）．これは領域特異的知識あるいは特定の機能に関連する知識の獲得で最も成功してきた．GliskyとSchacter（1989）は，領域特異的訓練を明確にする3つの特徴を説明している．

- 目標は，記憶過程を回復することや全般的記憶機能を改善させるというより，記憶障害に関連する特定の問題を軽減することである．
- 教示技術を使って学習した情報は，クライエントにとって現実的な価値をもっている．
- 領域特異的知識の獲得の目的は，クライエントに情報や自力で入力・実行することのできる手順を教えることである．

　領域特異的と考えられる課題例は次の通りである．

　　車椅子の移乗動作の手順
　　歩行器の操作の手順
　　コンピュータ操作の手順
　　関節可動域訓練
　　服薬スケジュール
　　人や物の名前

学校の授業科目に特有の語彙
道順や部屋の位置．例えば学校のロッカーや教室の位置
学業上の手順（例：綴りの規則，数学のアルゴリズム）
失書に対する文字の書き方
見当識情報
嚥下手順
筋力強化と協調運動を増強するための口腔運動訓練

　領域特異的知識を教えるときには，記憶術が最もよく使われると前述した．他の3つの記憶障害に対応した領域特異的記憶アプローチを以下に説明する．間隔伸張法とプライミングの使用，個人史の形成である．

## ■拡張型リハーサル

　間隔伸張法（SR：Spaced Retrieval）は，拡張型リハーサルを用いた介入方略である．次第に時間間隔を長くしていきながら，情報をうまく思い出す訓練をする．この手法は，徐々に間隔を空けていきながら，写真提示によって名前と顔の連合学習を教えられる実験的課題に基づいている．そして最初から2回目の再生までの間隔が長いほど，3回目の再生がうまくいきやすいことをこの研究は示した（Bjork, 1988）．
　BrushとCamp（1998a, 1998b）は，SR法を用いて記憶障害を持つクライエントに特定の情報を教えるための臨床的手続きを表した．SR訓練の間は，クライエントははじめに覚えるべき情報を言われ，そしてすぐにその情報を再生するように求められる．次の試行で，クライエントは時間間隔を空けた後に情報を再生するように求められる．この時間間隔は訓練の進行とともに2倍にしていく．再生までの間は，会話や治療活動といった別の事をさせる．クライエントが間違った反応をしたときには，臨床家は正しい情報を与え，すぐに再生するように求める．そしてクライエントが正しく回答できた最後の時間間隔まで戻る．間違えたら間隔をゆっくり広げていく．訓練の重要な要素は，誤りをさせないようにすることである．これらの著者らは，患者に情報や手順を教えるうえでSR法を使うときに，臨床家が守るべき次のチェックリストを提示している．

- 学習は楽にできるようにする（その過程が患者にとって面倒であれば，適切な方法ではない）．
- 教える情報や手順は具体的にする．
- 誤りはできるだけさせないようにする．
- ひとまとまりの情報は一度に教える．
- 間隔を把握するためにデータシートを用いるが，間隔の長さは必ずしも正確である必要はない．
- クライエントが6セッション後になっても6分以上目標情報を再生できないのなら，保持の可能性は限られている．

　SR法を説明する治療例と治療プロトコルは，それぞれ**コラム6.1**と**6.2**で説明する．

---

> **コラム 6.1　嚥下手続きを教えるための SR 手順**
>
> **目　標**
>
> 　プログラムの目標は，長期介護施設に入所している認知症の 86 歳男性に嚥下ができるように教えることである．全てのセッションは食事時間に行われた．
>
> **治療セッション 1・2**
>
> 　食事の開始時に，食べ物を一口飲み込むたびに飲み物を一飲みするように書かれた手がかりカードが採用された．セラピストはカードを読み上げた後，クライエントに「食べ物を飲み込んだ後に何をしますか？」と問い掛けた．クライエントが正しく答えたら，飲み物を一飲みするように言う．SR を使い，セラピストはクライエントにカードの情報を再生し，徐々に長い時間間隔（1, 2, 4, 8, 16 分）で行動をするように求めた．この過程の間に，手がかりカードは徐々に見せないようにする．SR 訓練は食事中の小休止しているときに合わせて自然に行われた．
>
> **治療セッション 3〜13**
>
> 　クライエントは手順を覚えた．しかし彼が間違えて，飲み物を一飲みしないで次の食べ物を口に入れたとき，「食べ物を飲み込んだ後には何をすべきでしたか？」とだけ尋ねられた．彼は間違った反応の後に行われる SR 訓練にはいつも正しく反応した．クライエントは実施の 95％，そして食事ごとに 1 回の合図で嚥下技術を思い出すことができた．
>
> Brush and Camp (1998b) より引用．Copyright 1998 by Haworth Press. Adapted by permission.

　SR 法を使って学習した行動の例を次に示す．

　　嚥下方法（Brush & Camp, 1998b）
　　主だった名前の学習（Brush & Camp, 1998a）
　　名前と顔の連合学習（Carruth, 1997）
　　外的記憶補助具使用の手順（Stevens, O'Hanlon, & Camp, 1993）
　　物の名前の学習（Moffat, 1989）

　SR 法が効果的なのは，理論的観点から道理にかなっている．クライエントはほとんど努力することなく情報を学習し，以前にその課題を行ったことを必ずしも思い出せなくとも訓練で改善していく．SR 法は，非宣言的記憶に強く依存する，ある種のシェイピング手続きである（Schacter, 1992）．前述のように，非宣言的記憶は経験したことを意識的に思い出す必要はない．研究者ら（例：Brush & Camp, 1998a, 1998b）は，学習には誤りがないので，クライエントは間違った反応を想起することが難しいと言っている（本章の誤りなし学習の記述を参照）（訳注：「間違った反応を想起することが難しい」という部分は原文では "do not have difficulty with remembering error responses" に相当するが，意味的に "do not" が必要ないものと判断した）．

## コラム6.2　名前を教えるためのSR治療プロトコル

1. クライエントは，ものを覚える練習を受けることと，最初に練習する項目はセラピストの名前であるということを説明される．「私の名前は，＿＿＿＿＿＿＿です．私の名前は何ですか？　その通りです．覚えてくれてうれしいです」
2. 少し間をおいて，臨床家は「さあ，もう一度練習しましょう．私の名前は何でしたか？」と言う．
3. クライエントが名前を覚えていたら，臨床家は次の長い間隔に進む（手順4）．反応が正しくなかったら，臨床家はもう一度その間隔で繰り返す．クライエントが最初の間隔で3回連続して正しく覚えられなかったら，治療を中止し，後日再度試す．
4. 3番目の間隔は約10秒間あり，その間に次のように言う．「よくできました．今日はもう少しがんばってみましょう．さあもう一度．私の名前は何でしたか？」
5. 正しい回答をしたら，手順6に進む．間違った反応をしたら，臨床家はクライエントに正しい回答を与え，手順2に戻る．
6. 4番目の間隔は約20秒間あり，その間に次のように言う．「よくできました．あなたは私の名前をよく覚えていますね．もっと長い時間が経っても覚えていますよ．そうそう，その調子．もっとずっと長い時間覚えていられるようになって，いつも思い出せるでしょう．練習したらすぐに毎回1回私の名前を尋ねます．私の名前は何でしたか？」
7. 正しい回答をしたら，臨床家は手順8に進む．間違った反応をしたときは毎回，臨床家は次のように言う．「実は，私の名前は＿＿＿＿＿＿＿です．私の名前は何ですか？」．こうすることで，クライエントはうまく試行を終えられる．そして臨床家は，うまく再生できた最後の間隔でその情報を尋ねる．
8. 臨床家はさらに長い時間間隔（2分，4分，8分，16分など）の後に，クライエントにセラピストの名前を思い出してもらうことを続ける．

Brush and Camp (1998b) より引用．Copyright 1998 by Haworth Press. Adapted by permission.

## ■プライミングの活用

　重度記憶障害を持った患者は，一般的な反復プライミング効果を示す．これは，部分的手がかりを与えることで，記憶障害のない人と同じように以前に接した情報の再生がしやすいということを意味する．しかし，はじめて情報に接した出来事そのものを再生できない．幾人かの研究者は，この保存された学習能力を利用し，**手がかり漸減法**（method of vanishing cues）と呼ばれる記憶介入技術を開発した（Glisky, Schacter, & Tulving, 1986a）．この手がかりをフェイディングする技術は，日常生活で使われる複雑な知識や行動を教えるために使うことができる．患者は最初に正しい反応ができるように十分な情報が与えられ，そして学習試行を重ねるごとに患者が受け取る手がかりが少なくなっていくよう，情報の一部を徐々に取り除いていく．

　手がかり漸減法を評価する研究の大半が，コンピュータの用語と手順を教えることに対して行われていた（Glisky & Schacter, 1988; Glisky, Schacter, & Tulving, 1986a, 1986b）．この一連の研究によって，記憶障害を持った人は学習できるということが示された．すなわちコンピュータ用語を6週間保持し，簡単なプログラムを書き，編集することができた．そしてディスクへの保存とディスクか

らの読み込み操作の実施は1ヵ月間保持し，さらに基本的なデータ入力スキルは9ヵ月間保持された．全ての研究での課題は非常に特殊であり，問題解決を必要としなかった．研究者らは一貫して，クライエントはゆっくり情報を獲得するということに注目した．

緊急時の情報を教えるために，手がかり漸減法をどのように実施するかの例を以下に示す．覚えるべき情報の1例は次の住所である．

123 Elk Ridge Drive

カードまたはコンピュータ・プログラムで情報を列挙する．全ての情報は最初の試行で提示され，クライエントには長時間（例：10〜15秒）示される．この情報のはじめの1文字が，文字数を示すブランクとともに提示される．クライエントが10〜15秒以内に情報を回答できないときには，次の文字が追加される．

**試行1の提示**

123 Elk Ridge Drive

（クライエントが10秒間反応しない場合）
1 _ _  _ _ _  _ _ _ _ _  _ _ _ _ _
（クライエントが10秒間反応しない場合）
12 _  _ _ _  _ _ _ _ _  _ _ _ _ _
（クライエントが10秒間反応しない場合）
123  _ _ _  _ _ _ _ _  _ _ _ _ _
（クライエントが10秒間反応しない場合）
123 E _ _  _ _ _ _ _  _ _ _ _ _
（クライエントが10秒間反応しない場合）
123 El_  _ _ _ _ _  _ _ _ _ _
（クライエントが正しい反応をする）

次の試行では，情報は前の試行のクライエントの成績次第になる．情報は文字の数だけ下線を伴い，10〜15秒間提示される．そして文字数は，いつも前の試行でクライエントが正答するのに必要な文字数より1つ少ない．コンピュータ用語を教えたはじめの研究では，コンピュータ・プログラムが被験者の成績を記録した．

Wilson（1992）は，原法を修正するよう勧めた．すなわち彼女は，再生すべき単語の最初の文字を最後まで提示しないでおくことを提案している．クライエントはたいてい，自然に最初の文字を思い出すことができる．そうすることで，クライエントが再生のきっかけとしての最初の文字を提供されることへの依存を防げる．最初の文字は他の文字よりも強力な再生のためのきっかけである（Glisky et al., 1986b）．

記憶のリハビリテーション技術として，反復プライミングは，関連のない情報を覚える必要のある重度記憶障害を持った人に対して広く応用できるが，それを使った報告は少ない．練習とセッションの配分を管理する手続きはよく調べられておらず，いっそうの研究が必要である．

記憶理論の記憶リハビリテーション訓練への応用を促進させる1つの方法は，プライミングの特徴とSRの特徴を組み合わせることである．Hunkinら（1998a）は，前述のワープロソフトの使い方

を教えるための誤りなし学習を評価する研究で，これら両方の方法論の原理を使った．彼らは，重度記憶障害を持った対象者にワープロソフトの使用方法を教えるのに成功した．その訓練は，クライエントが覚えるべき情報に十分に接した後に徐々に減らすように手がかりを与えていく（反復プライミングの原理）．そしてそれはSR法で使われる誤りなしの反復再生を含んでいる．重度の前向性の記憶障害にもかかわらず，彼らの被験者は手順を学習し，教示なしのときでも教示ありのときと同じように素早く操作できた．このことは，誤りなし学習はコンピュータスキルの学習に適用できるということを示している．

### ■個人史の作成

逆向性健忘を持つ患者は，受傷前の人生の出来事の記憶を失っている．彼らはたいてい，新しい情報を学習することにも同時に障害を持っている．逆向性健忘が広範に渡っている場合には，治療計画に彼らの個人史の再学習を補助する方法も含める必要がある．この節で前述した方法のように，基本的な情報を教えるために保存されている非宣言的記憶を有効活用することが大切だろう．

たいていの重い逆向性健忘を持つクライエントはたぶん治療しても「思い出す感覚」を経験しないだろうし，実際に思い出すことと教えられたことを区別し続けるだろう（Kapur, 1993）．プライミングや拡張型リハーサル訓練のどちらも個人史の個別の事実を教えるのに使うことができる．

重要な情報を教えるのに加えて，個人史を作成するのは非常に役立つだろう．これは，家族によってまとめられた写真入りの人生エッセイや生活歴の文章，重要な人物のビデオ合成，メモリーノートに挿入した単純な見当識のページといった形態をとる．個人史を構成するときに友人や家族を巻き込むことそれ自体が治療になりうる．個人史の作成を促すうえで，次のことを考慮することが大切である．

- 形式をクライエントの能力と障害に合わせる．例えば，クライエントが写真の下にラベルづけられた文字を読むのか，視聴覚形式のものが役立つのか検討するのは重要なことである．
- クライエントは自己の歴史に接する機会が必要である．クライエントがその歴史を知りたいと思ったときに使えるような形態でないと，役に立たないかもしれない．例えば，ビデオプレーヤーを簡単に使いこなすことができないなら，ビデオテープ形式の歴史は効果的とは言えない．
- クライエント自身はもちろん，家族や友人といったクライエントの歴史を作成する全ての人の興味や意見，強みを利用する．

我々は，クライエントが何ヵ月も何年にも渡って何度も見返す個人史の開発を進めてきた．彼らは，容易に参照できる形式で編集されている客観的な個人史を持つことで安心すると報告している．

## 要　約

この章は，記憶の段階と関係する神経解剖学的対応関係の記述からはじめた．覚えることに関係する異なる段階が密接に連結し，相互に作用している．それには注意や符号化，貯蔵，検索が含ま

れる．異なるタイプの記憶にも区別がされている．認知リハビリテーションに特に関係する区別の1つは，宣言的記憶（顕在記憶）と非宣言的記憶（潜在記憶）である．

　記憶機能低下を管理するための患者を支援する多数のアプローチが存在する．記憶介入の1つの広いカテゴリーは，基盤となる過程を改善させるか，あるいは広い範囲の課題や文脈で使うことのできるスキルを教えることで，記憶機能全般を改善しようとデザインされた技術からなる．このアプローチの例は，クライエントが時間間隔を徐々に広げられながらも特定の課題を行うように言われる展望記憶訓練である．意図した行動を思い出す能力が特定の時間間隔でできるようになってきたら，間隔を広げていく．記憶介入のもう1つの広いカテゴリーは，特定の機能的課題で成績が改善することを重要視している．このような技術は，残存している手続き記憶や非宣言的記憶を利用している．例えばSR法は，徐々に時間間隔を広げつつ失敗しないように特定の情報（例：名前や手順）を思い出すように練習する介入方略である．手がかり漸減法は，徐々に手がかりが減らされていく技術である．はじめはクライエントが正しい反応をするために十分な情報が与えられ，患者が最小限の手がかりで覚えようとした情報を思い出せるようになるまで，学習試行の進展に伴い情報の一部が少しずつ減らされていく．

## 文　献

Ahmed, S., Bierley, R., Sheikh, J. I., & Date, E. S. (2000). Post-traumatic amnesia after closed head injury: A review of the literature and some suggestions for further research. *Brain Injury, 14*(9), 765–780.

Baddeley, A. D. (1992). Implicit memory and errorless learning: A link between cognitive theory and neuropsychological rehabilitation? In L. R. Squire & N. Butters (Eds.) *Neuropsychology of memory* (2nd ed., pp. 309–313). New York: Guilford Press.

Baddeley, A. D., Wilson, B. A., Watts, F. N. (Eds.). (1995). *Handbook of memory disorders*. Chichester, England: Wiley.

Baddeley, A. D., & Warrington, E. K. (1973). Memory coding and amnesia. *Neuropsychologia, 11,* 159–165.

Brandimonte, M., Einstein, G. O., & McDaniel, M. A. (Eds.). (1996). *Prospective memory: Theory and applications*. Mahwah, NJ: Erlbaum.

Bjork, R. A. (1988). Retrieval practice and the maintenance of knowledge. In M. M. Gruneberg, P. E. Morris, & R. N. Sykes (Eds.), *Practical aspects of memory: Current research and issues* (pp. 283–288). Chichester, England: Wiley.

Brush, J. A., & Camp, C. J. (1998a). Using spaced retrieval as an intervention during speech–language therapy. *The Clinical Gerontologist, 19*(1), 51–64.

Brush, J. A., & Camp, C. J. (1998b). Spaced retrieval during dysphagia therapy: A case study. *The Clinical Gerontologist, 19*(2), 96–99.

Carruth, E. K. (1997). The effects of singing and the spaced retrieval technique on improving face–name recognition in nursing home residents with memory loss. *Journal of Music Therapy, 34*(3), 165–186.

Cermak, L. S. (1975). Imagery as an aid to retrieval for Korsakoff patients. *Cortex, 11,* 163–169.

Cohen, N. (1984). Preserved learning capacity in amnesia: Evidence for multiple memory systems. In L. R. Squire & N. Butters (Eds.), *Neuropsychology of memory* (pp. 83–103). New York: Guilford Press.

Craik, F., & Lockhart, R. (1972). Levels of processing: A framework for memory research. *Journal of Verbal Learning and Verbal Behavior, 11,* 671–684.

Crovitz, H. F., Harvey, M. T., & Horn, R. W. (1979). Problems in the acquisition of imagery mnemonics: Three brain damaged cases. *Cortex, 15,* 225–234.

Dobbs, A. R., & Reeves, B. M. (1996). Prospective memory: More than memory. In M. Brandimonte, G. O. Einstein, & M. A. McDaniel (Eds.), *Prospective memory: Theory and applications* (pp. 199–226). Mahwah, NJ: Erlbaum.

Evans, J. J., Wilson, B. A., Schuri, U., Andrade, J., Baddeley, A. D., Bruna, O., Canavan, T., Della Salla, S., Green, R., Laaksonen, R., Lorenzi, L., & Taussik, I. (2000). A comparison of "errorless" and "trial-and-error" learning methods for teaching individuals with acquired memory deficits. *Neuropsychological Rehabilitation, 10*(1), 67–101.

Furst, C. (1986). The memory derby: Evaluating and remediating intention memory. *Cognitive Rehabilitation, 4,* 24–26.

Glisky, E. L., & Schacter, D. L. (1986). Remediation of organic memory disorders: Current status and future prospects. *Journal of Head Trauma Rehabilitation, 1,* 54–63.

Glisky, E. L., & Schacter, D. L. (1988). Long-term retention of computer learning by patients with memory disorders. *Neuropsychologia, 26,* 173–178.

Glisky, E. L., & Schacter, D. L. (1989). Extending the limits of complex learning in organic amnesia: Computer training in a vocational domain. *Neuropsychologia, 27,* 107–120.

Glisky, E. L., Schacter, D. L., & Tulving, E. (1986a). Learning and retention of computer-related vocabulary in amnesic patients: Method of vanishing cues. *Journal of Clinical and Experimental Neuropsychology, 8,* 292–312.

Glisky, E. L., Schacter, D. L., & Tulving, E. (1986b). Computer learning by memory-impaired patients: Acquisition and retention of complex knowledge. *Neuropsychologia, 24,* 313–328.

Howieson, D. B., & Lezak, M. D. (1995). Separating memory from other cognitive problems. In A. D. Baddeley, B. A. Wilson, & F. N. Watts (Eds.), *Handbook of memory disorders* (pp. 411–426). New York: Wiley.

Hunkin, N. M., Squires, E. J., Aldrich, F. K., & Parkin, A. J. (1998a). Errorless learning and the acquisition of word processing skills. *Neuropsychological Rehabilitation, 8*(4), 433–449.

Hunkin, N. M., Squires, E. J., Parkin, A. J., & Tidy, J. A. (1998b). Are the benefits of errorless learning dependent on implicit memory? *Neuropsychologia, 36*(1), 25–36.

Huppert, F., & Piercy, M. (1982). In search of the functional locus of amnesic syndromes. In L. S. Cermak (Ed.), *Human memory and amnesia* (pp. 123–137). Hillsdale, NJ: Erlbaum.

Jonides, J. (2000, February). *Working memory and the brain.* Paper presented at the International Neuropsychology Society, Denver, CO.

Kapur, N. (1993). Focal retrograde amnesia in neurological disease: A critical review. *Cortex, 29,* 217–234.

Levin, H. S., Benton, A. L., & Grossman, R. G. (1982). *Neurobehavioral consequences of closed head injury.* New York: Oxford University Press.

Markowitsch, H. J. (1998). Cognitive neuroscience of memory. *Neurocase, 4,* 429–435.

Martin, A., Wiggs, C. L., Lalonde, F. L., & Mack, C. (1994). Word retrieved to letter and semantic cues: A double dissociation in normal subjects using interference tasks. *Neuropsychologia, 32,* 1487–1494.

McClelland, J. L., & McNaughton, B. L. (1995). Why there are complementary learning systems in the hippocampus and neocortex: Insight from the success and failures of connection of models of learning and memory. *Psychological Review, 102*(3), 419–457.

McDowall, J. (1984). Processing capacity and recall in amnesic and control subjects.

In L. R. Squire & N. Butters (Eds.), *Neuropsychology of memory* (pp. 63–66). New York: Guilford Press.

Miller, E. (1992). Psychological approaches to the management of memory impairments. *British Journal of Psychiatry, 160,* 1–6.

Milner, B. (1970). Memory and the medial temporal regions of the brain. In K. J. Pribram & D. E. Broadbent (Eds.), *Biological bases of memory* (pp. 29–50). New York: Academic Press.

Moffat, N. J. (1989). Home-based cognitive rehabilitation with the elderly. In L. W. Poon, D. C. Rubin, & B. A. Wilson (Eds.), *Everyday cognition in adulthood and late life* (pp. 659–680). Cambridge, England: Cambridge University Press.

Oberg, L., & Turkstra, L. S. (1998). Use of elaborative encoding to facilitate verbal learning after adolescent traumatic brain injury. *Journal of Head Trauma Rehabilitation, 13*(3), 44–62.

Patterson, M. B., & Mack, J. L. (1985). Neuropsychological analysis of a case of reduplicative paramnesia. *Journal of Clinical and Experimental Neuropsychology, 7*(1), 111–121.

Posner, M., & Petersen, S. E. (1990). The attention system of the human brain. *Annual Review of Neuroscience, 13,* 25–42.

Raskin, S. A., & Buckheit, C. (1998). *Investigation of P300 as a measure of efficacy of prospective memory.* Paper presented at the meeting of the Society for Cognitive Rehabilitation, Chicago.

Raskin, S. A., & Sohlberg, M. M. (1996). The efficacy of prospective memory training in two adults with brain injury. *Journal of Head Trauma Rehabilitation, 11*(3), 32–51.

Rebmann, M. J., & Hannon, R. (1995). Treatment of unawareness of memory deficits in adults with brain injury: Three case studies. *Rehabilitation Psychology, 40*(4), 279–287.

Schmidtke, K., & Vollmer, H. (1997). Retrograde amnesia: A study of its relation to anterograde amnesia and semantic memory deficits. *Neuropsychologia, 35*(4), 505–518.

Schacter, D. L. (1992). Understanding implicit memory. *American Psychologist, 47,* 559–569.

Schacter, D. L., & Glisky, E. L. (1986). Memory remediation: Restoration, alleviation, and the acquisition of domain-specific knowledge. In B. P. Uzzell & Y. Gorss (Eds.), *Clinical neuropsychology of intervention* (pp. 257–282). Boston: Nijhoff.

Schlund, M. W. (1999). Self awareness: Effects of feedback and review on verbal self reports and remembering following brain injury. *Brain Injury, 13*(5), 375–380.

Shimamura, A. P., & Squire, L. R. (1991). The relationship between fact and source memory: Findings from amnesic patients and normal subjects. *Psychobiology, 19,* 1–10.

Sohlberg, M. M., & Mateer, C. A. (1989). *Introduction to cognitive rehabilitation: Theory and practice.* New York: Guilford Press.

Sohlberg, M. M., Mateer, C. A., & Geyer, S. (1985). *Prospective Memory Process Training (PROMPT).* Wake Forest, NC: Lash & Associates.

Sohlberg, M. M., McLaughlin, K., Pavese, A., Heidrich, A., & Posner, M. (2000). Evaluation of attention process training and brain injury education in persons with acquired brain injury. *Journal of Clinical and Experimental Neuropsychology, 22*(1).

Sohlberg, M. M., White, O., Evans, E., & Mateer, C. A. (1992a). Background and initial case studies into the effects of prospective memory training. *Brain Injury, 6*(2), 129–138.

Sohlberg, M. M., White, O., Evans, E., & Mateer, C. A. (1992b). An investigation into the effects of prospective memory training. *Brain Injury*, 6(2), 139–154.

Squire, L. R. (1992). Declarative and nondeclarative memory: Multiple brain systems supporting learning and memory. *Journal of Cognitive Neuroscience*, 4, 232–243.

Stevens, A. B., O'Hanlon, A. M., & Camp, C. J. (1993). Strategy training in Alzheimer's disease: A case study. *The Clinical Gerontologist*, 13, 106–109.

Sturm, W., Willmes, K., Orgass, B., & Hartje, W. (1997). Do specific attention deficits need specific training? *Neuropsychological Rehabilitation*, 7, 81–103.

Tulving, E. (1966). Subjective organization and effects of repetition in multi-trial free-recall learning. *Journal of Verbal Learning and Verbal Behavior*, 5, 193–197.

Tulving, E. (1972). Episodic and semantic memory. In E. Tulving & W. Donaldson (Eds.), *Organization of memory* (pp. 381–403). New York: Academic Press.

Tulving, E., & Schacter, D. L. (1990). Priming and human memory systems. *Science*, 247, 301–306.

Wilson, B. A. (1982). Success and failure in memory training following a cerebral vascular accident. *Cortex*, 18, 581–594.

Wilson, B. A. (1986). *Rehabilitation of memory*. New York: Guilford Press.

Wilson, B. A., Baddeley, A., Evans, J. J., & Shiel, A. J. (1994). Errorless learning in the rehabilitation of memory impaired people. *Neuropsychological Rehabilitation*, 4(3), 307–326.

Wilson, B. A., & Moffat, N. (Eds.). (1992). *Clinical management of memory problems*. San Diego, CA: Singular.

Winograd, E. (1988). Some observations on prospective memory. In M. M. Gruneberg, P. E. Morris, & R. N. Sykes (Eds.), *Practical aspects of memory: Current research and issues* (Vol. 1, pp. 349–353). Chichester, England: Wiley.

# 付録6.1
## 展望記憶訓練のデータシート

| 日付／<br>試行数# | P.M.課題 | 時 間 | 間の活動 | 結 果<br>（正反応／適正時間*） |
|---|---|---|---|---|
| 5/4 #1 | 立ち上がる | 1分 | 静かにしている | ＋／＋ 時計を見ていた |
| #2 | 手を叩く | 1分 | 静かにしている | ＋／＋ 〃 |
| #3 | 本を閉じる | 1分 | 静かにしている | －／＋ 立ち上がった |
| #4 | 本を閉じる | 1分 | 静かにしている | ＋／＋ 時計を見た |
| #5 | またたく | 1分 | 静かにしている | ＋／＋ 〃 |
| #6 | 指を鳴らす | 1分 | 静かにしている | ＋／＋ 〃<br>（3回行い，まだ続けようとしていた） |
| #7 | 指で叩く | 90秒 | 静かにしている | －／－ 時間も課題も忘れてしまった |
| #8 | 足踏みをする | 90秒 | 静かにしている | －／－ 時間も課題も忘れてしまった |
| #9 | ウィンクをする | 90秒 | 静かにしている | ＋／＋ 「時間と課題を保持させる」ために15秒ごとに手がかりを与えた |
| 5/5 #1 | 引出しを開ける | 90秒 | 静かにしている | ＋／＋ 「時間と課題を保持させる」ために15秒ごとに手がかりを与えた |
| #2 | 舌を突き出す | 90秒 | 静かにしている | ＋／＋ |
| #3 | 指さす | 90秒 | 静かにしている | ＋／＋ 「時間と課題を保持させる」ために30秒ごとに手がかりを与えた |
| #4 | うなずく | 90秒 | 静かにしている | ＋／＋ 30秒ごとの手がかり |
| #5 | 口を開ける | 90秒 | 静かにしている | ＋／＋ 30秒ごとの手がかり |
| #6 | 眉を上げる | 90秒 | 静かにしている | ＋／＋ 45秒ごとの手がかり |
| #7 | 微笑む | 90秒 | 静かにしている | ＋／－ 45秒ごとに手がかりを与えたが課題を忘れた |
| 約2週間後 | | | | |
| 5/21 #1 | 指を鳴らす | 4分 | 静かにしている | ＋／＋ |
| #2 | 震える | 4分 | 静かにしている | ＋／＋ |
| #3 | しかめ面をする | 4分 | 静かにしている | ＋／＋ （3回行い，まだ続けようとしていた） |
| 約2週間後 | | | | |
| 6/5 #1 | 立ち上がる | 4分 | 簡単な計算問題 | ＋／－ 時間が過ぎた後に時計を見るよう手がかりを与えた |
| #2 | 座る | 4分 | 簡単な計算問題 | ＋／－ 〃 |
| #3 | 足を組む | 3分 | 簡単な計算問題 | ＋／＋ |

* 設定時間の±10％以内

# 7

# 認知リハビリテーションにおける外的補助具の使用

## 外的補助具：一般的で効果が期待される技法

　外的記憶補助具の使用は，記憶や注意，遂行機能障害を管理するための一般的なリハビリテーションの方法である．いくつかの研究により，外的補助具は能力低下のある人とない人の両方に好まれる代償方法であるということが明らかにされている．Harris(1980)は，脳に損傷を負っていない人も情報を思い出そうとしたときには外的補助具に頼るということを明らかにした．同じようにWilson(1991)は，神経学的な機能低下をきたした患者は内的な認知方略よりも自作したリスト，カレンダーや図表に頼っているということを示した．

　外的補助具は一般的であるばかりでなく，記憶障害を軽減させるのに有効であることをいくつかの研究が示している．初期の認知リハビリテーションの文献を調べると，GliskyとSchacter(1986)は，外的補助具は記憶ドリルや記憶術のどちらよりも優れていると結論づけた．ZenicusとWesolowski, Burke (1990)は，4つの記憶改善方略を比較した．その4つとは，繰り返し書く，繰り返し声に出す，頭字語を作る，メモリーノートの記入，である．脳損傷を負った6人に対して行った彼らの研究により，授業内容を思い出すうえで最も有効な方法はメモリーノートの記入ということが示された．それに続く実験で，彼らは，脳損傷を負った4人にメモリーノートの使用を教え，宿題を行うこととスケジュールの約束を守ることに改善があったことを示した（Zenicus, Wesolowski, & Burke, 1991）．後天性脳損傷（ABI：Acquired Brain Injury）後の認知障害を補うための外的補助具をうまく使いこなした多数の症例報告がある（Burke, Danick, Bemis, & Durgin, 1994; Fluharty & Priddy, 1993; Kerns & Thompson, 1998; Kim, Burke, Dowds, & George, 1999; Kim et al., 2000; Sohlberg & Mateer, 1989）．

　これらの研究者は臨床的な有効性をアピールしているが，脳損傷を負った人に外的な記憶や体系化の補助具の使用を身につけさせるには多くの問題がある．例えば読字能力や書字能力の低下や外的補助具の紛失，補助具を見ればよいと思い起こせないこと，などの関連する認知的問題が含まれる．しかしこのような問題の多くは技術的なものであり，体系的，効果的訓練によって対応することができる（Donaghy & Williams, 1998）．

　ABIを負った人に外的補助具の使用法を身につけさせるための特別な方法を記した訓練手順は，認知リハビリテーションの文献にもあまり多くは見当たらない．数年前我々（Sohlberg & Mateer, 1989）は，3段階の行動的訓練手順を概説した．第1期の**習得**は，一問一答形式を使って患者がメモ

リーノートに慣れ親しんでいくためにデザインされていた．第2期の**活用**は，メモリーノートに情報を書き込み，参照することを患者に教える．第3期の**適応**は，自然状況でメモリーノートを使用することを患者に教える．最近の報告では，この訓練プロトコルを洗練し，即時注意や手続き記憶，受傷前に習得した学習を含む脳損傷を負った人に典型的に残存する認知能力をうまく利用した，記憶日記訓練プロトコルを論じている（Donaghy & Williams, 1998）．その手順には，ベースライン検査，必要性評価，5段階の訓練と終了時検査が含まれている．ここでおおまかに述べた2つのプロトコルの概念の多くは，この章で詳しく説明されている．

　この章の目的は，記憶や注意，遂行機能の変化を効果的に補うのに役立つ外的補助具をクライエントが選択，実行するための体系的な方法を提示することである．この目的を達成するために，記憶理論と学習理論，教育理論を基礎に置くことが重要である．読者には，記憶理論を示している第6章，アウェアネスの障害（脳損傷を負った人に外的補助具の使用を身につけさせようとするときに頻繁に起きる問題）の管理技術を説明した第9章を復習することをお勧めする．この章では，代償方略と外的補助具の選択において重要な特定の臨床原理と技術を詳述する．そして治療の訓練前の段階と訓練中の段階の臨床行動についても説明する＊．

## 外的補助具使用の目標は何か

### 代償と回復

　たいていの臨床家と研究者は，外的補助具を低下した記憶や体系化スキルを（**回復**［restore］に対する）**代償**（compensate）するための方法と捉えている．基盤となる神経回路を再組織化し，損傷された認知機能を改善することを目的とする注意過程訓練とは異なり，外的補助具はうまく課題を実行し，認知障害による困難を回避できるよう記憶や遂行機能への負荷を軽くするための手段である．したがって臨床家はたいてい，クライエントが外的補助具を使用するのを助けることは，過程の再訓練というよりも一連の行動を身につけさせることであるとみなしている．しかしながら，一連のスキルを教えること（例：電子的記憶装置の使用のための手順）と認知過程の再訓練（例：体系化能力の改善）の違いはあまり明確ではない．なぜならどちらも学習を必要とし，関係する認知過程の反復活動をしなくてはならないからである．

### 領域特異的使用か汎用的使用か

　臨床家が外的補助具を使用する目標を選定するときに違いを意識しなくてはならない重要な点は，その補助具は特定の課題（あるいは課題群）を実行するために使うのか，それとも外的補助具を

---

＊ この章で記述されている臨床手順の多くは米国教育省のGrant No. H086D50012によってサポートされ，開発された．教材と訓練プログラムの大要はSohlbergとTodis, Glang（1998b）から提供されている．この章で記述されている訓練モデルに基づいて，教育者のためにマニュアルを開発した．これはSohlbergとTodis, Glangによって書かれたもので，Lash & Associates（Wake Forest）から入手可能である．この章で記述された追加の臨床プロトコルは，SohlbergとJohansen, Geyer, Hoornbeek（1994）に基づく．

多様な課題に対して様々な文脈（例：記憶障害に対してより包括的に代償する）で使うためなのかを決定することである．一日のスケジュールを追ったり，出来事を記録したりするためにメモリーノートの使用を訓練することは，誰かに薬ケースに付属のアラームシステムを使えるように訓練することとは異なるリハビリテーション活動である．目標が幅広い多様な課題に対して使うための外的補助具訓練であれば，般化と訓練に関する問題はさらにかなり複雑になるだろう．

## 代償行動の特性

　外的補助具の使用の目標が純粋に代償に見えたとしても，代償的認知方略の実施についての明確な理論的根拠はない．文献に見られる報告は代償方略としての外的補助具の有効性を支持しているが，このような報告はまだ少ない．代償システムの使用訓練は，しばしば臨床家の欲求不満の原因となる．治療で外的補助具使用のための特別な方略を訓練しても，訓練が終わったら補助具を使わなくなってしまうことは珍しいことではない．これは，ある程度は認知障害に対する代償方略の操作的定義が確立されていないためだろう．

　コミュニケーション障害の関係領域は，代償方略の実施と同じような問題に直面している．Simmons-MackieとDamico（1997）による研究では，失語における代償方略の定義を改善しようと試みた．方略訓練のための過程とその結果としての代償をよりよく理解することを目的に，この民族誌学的研究では，失語症患者における自然発生的な代償行動を分析するためのフィールド調査を行なった．その研究で以下の代償方略の5つの特性を特定した．それはコミュニケーション方略と同様に（記憶と注意，遂行機能の症状に対する），認知方略訓練にも当てはまるだろう．

- 代償は目的的であり目標志向的である．すなわちそれは特定の機能低下を代償するために用いられる．
- 代償はしばしば病前からの習慣や「普通の」行動であり，問題を補うために何らかの方法で用いられている．
- 代償方略は文脈に適合するように柔軟なパターンで使用されているようである．
- 代償は人により様々である．
- 多くの代償方略は「訓練」というよりも「自然発生的」である．

　我々の臨床経験から，代償方略はすでに存在する方略のうえに構築すること，個々人の必要性と文脈に方略を合わせること，体系的，直接的訓練を提供することが，外的補助具の長期的使用を最も期待できる方法であると示唆される．

## 理論の概説

　外的補助具の使用を身につけさせるには，記憶障害を持った人がどのようにして新しい手続きを学習するのかを理解する必要がある．第6章では想起に関係する異なる段階を概説した．すなわち注意，符号化，貯蔵，検索である．第6章では2つの異なるタイプの長期記憶——宣言的記憶と非宣言的記憶も区別した．この2つの情報の主要部分が我々の教育方法を導いてくれる．

宣言的学習システムは我々がそれぞれに持つ知識である，ということを読者は思い出されるだろう．そこには学習する事実や我々が形成する観念についての知識も含まれる．さらに生活上の経験についての知識も含まれる．それは意識される明示的な学習システムである．反対に，非宣言的なシステムにより，学習したという意識をもつことなく，手続きやある種の知覚運動課題を我々は学習することができる．このシステムは脳損傷を負った人でも保たれている．そのため重度の記憶障害を持った人に対して，臨床家はこの保たれたシステムを利用して，外的記憶補助具を使うなどの新しい手続きを教える．

第6章で論じた外的補助具使用に関係するもう1つの理論的構成概念は，展望記憶である．これは特に機能的な記憶と考えられている．将来やろうと思ったことを実際に行動できるようにするために覚えておく能力である展望記憶は，注意と記憶，遂行機能の相互連結をよく表しており，外的補助具はこの3つの領域のどの障害を管理するのにも役立つだろう．意図した行動を思い出すためには，計画を立てること（遂行機能），そして行動を起こすべきときを知るために，繰り返し照会できる貯蔵ループに情報を保存すること（作動記憶），課題を思い出すこと（宣言的記憶），課題を開始すること（遂行機能）ができなくてはならない．このようなシステムは，ABI後の混乱状態に脆弱である．代償的外的補助手段を使えるように教えることで，展望記憶の障害を代償できるようになる．例えば，日々のスケジュールを管理できるように学習すると，将来しようと思うことを実行する能力が増進する．

記憶理論を理解することは，外的代償補助具の使用を教える過程に重要である．エピソード記憶や展望記憶の障害を代償する外的補助具の使用を患者に教えるために，臨床家は残存している手続き記憶を利用することができる．

## 外的補助具の選択

外的認知補助具の使用を教える過程は，個々のクライエントの状態に合ったシステムを見つけるか，開発するところからはじまる．次の2つの重要な要素を考慮することで，システムが認知障害を代償し，訓練環境以外でも使用されるようになる可能性が最大になる．第1の要素は，臨床家とクライエント，他の関係者が慎重な**必要性評価**（needs assessment）を行う時間をとることである．第2の要素は，臨床家が外的補助具の利用可能な**選択肢**をしっかりと把握していることである．この節では，この2つの要素について焦点を当てる．

### 必要性評価の実施

医療費抑制の環境で，クライエントの必要性と制約を慎重に評価する時間を割くのは難しいことが多い．しかし，そのような評価の時間をとることで，最大の効率と成果で訓練できる方略や補助具を選択できるようになるだろう（Donaghy & Williams, 1998; Sohlberg & Mateer, 1989）．さらに，必要性評価に必要な情報は介護者あるいはリハビリテーションや学校の担当者といった複数の人から得られるかもしれない．形式的な評価を行うのではなく，補助具の選択を管理する臨床家が個々人の生活環境に携わる人に要請して情報を集めてもよい．重要なことは，体系的にクライエントひとり一人の必要性を評価することである．

あるシステムを特定の人に適合させる1つの方法は，(1)器質的要因（身体的，認知的機能）と(2)個人的要因（関係する心理社会的要因と環境要因），(3)状況要因（外的補助具の使用が望ましい文脈）を評価することである．

## ■器質的要因

ABIの直接的な結果であり，特定のタイプの外的補助具を使いこなす能力に影響を与える力と制約を理解することが重要である．以下では関係する器質的な要因に焦点を当てる．

- **認知的／学習的プロフィール**　システムあるいは方略は，クライエントの新しいスキルや情報を学習・想起する能力に相応しいものでなくてはならない．例えば，極端な健忘状態の人は複数の手順からなる複雑なシステムを使うことを覚えるのは難しい．この情報は，神経心理学的あるいは認知的評価から得ることができる．
- **身体的プロフィール**　運動能力や感覚機能に著しい障害がある場合には，外的補助具の選択に制限がかかる．例えば，麻痺や失行が手の運動に影響すると，読める字を手書きしたりキーボードのキーを押したりする能力が影響を受ける．補助装置を使うことが必要な歩行障害では，持ち運べるものが制限されるだろう（例：重いバインダーは使えない）．同様に視覚障害があると，印刷物や判読できるスクリーン上の文字の読める大きさが制限されるだろう．聴力に変化があれば，腕時計の時報やアラームを聴き取れなくなるだろう．運動や感覚障害についての情報は，医療情報提供書やクライエントあるいは介護者との面談や直接観察で得ることができる．

## ■個人的要因

器質的要因を考慮することは，ひとり一人に機能するシステムを選択するうえで重要である．外的補助具の選択に際し，次の個人的要因を考慮することも重要である．

- **代償方略の自発的な使用**　完全に新しい習慣を啓発し訓練するよりも，すでに身につけている方略のうえに構築したほうが効率が良いことが多い（Simmons-Mackie & Damico, 1997）．以前習得した学習内容は，重度記憶障害を持った人にもたいてい保存されている．臨床家はこれまで使われていたシステムや方法を活用し，クライエントがすでに知っている記憶の機能を表すための用語を用いなくてはならない．
　代償行動をするクライエントの自然な行動を確認するために，クライエントを観察し，クライエントと介護者と面接することが役立つ．受傷前の体系的な補助具を利用する個人的経験は，受傷後の行動に影響する．したがって認知障害を経験する前に，その人がどんなタイプのシステムや方法を使っていたかを突き止めることは重要である．繰り返しになるが，この作業によってすでに存在する行動を基に，代償行動の習慣を構築するチャンスを得ることができる．例えば，受傷前に記述式のスケジュール帳を使っていたとしたら，新しい環境に適合するためにこれと同じシステムを拡張するのが賢明だろう．

- **個人的嗜好** 外的補助具に対する患者個人の好みを知ろうとすることで，そのシステムを使おうとする患者の動機が高まり，受け入れが良くなるだろう．外観（例：色，スタイル，大きさ）や使用形態（例：電子装置，紙と鉛筆，音声形式），システム機能（例：カレンダー，見当識，to-doリスト）についての好みを理解することは重要である．
- **財　源** 利用可能な財源が個々人に適した補助具の範囲を限定するかもしれない．3穴リングのバインダーの費用とコンピュータ化された記憶システムの費用では大きな違いがある．臨床家が必要な理論的根拠と訓練計画を提示することで，保険業者やその他の基金からの保険金に影響を与えるかもしれない．
- **利用可能な支援** 現在の環境のみならず，予定されている退院先の環境でも利用可能な支援のレベルも，どういった外的補助具を勧めるかに影響する．クライエントに訓練と般化をすることができる支援者がいる場合には，導入時には周囲からの援助を必要とするような手の込んだシステムが合理的な選択となる．クライエントが受けられる支援が非常に限られ，システム使用の学習努力を実質的にひとりで行わなくてはならない場合には，簡便なシステムが望ましい．

### ■状況要因

　必要な評価を行ううえで重要な器質的，個人的要因を概説してきた．第3の重要な課題は，次のような状況要因を注意深く評価することである．これはどのような外的補助具を勧めるかに影響する．

- **文　脈** 臨床家は認知的な問題（例：記憶障害）が生じる文脈を理解する必要がある．調べる必要のある問題点は次の通り．

　　どこで，そしてどのような状況下で認知障害が問題となるのか？
　　うまくいかなかったときはどうなるのか？
　　対象となっている認知障害が問題にならない文脈があるのか？　あるとしたらなぜか？

　　基本的に，外的補助具が対応する問題や目標を明確に理解することが臨床家に望まれる．例えばクライエントが生徒の場合を考える．臨床家と生徒は宿題をしっかりこなせるようにするために外的補助具を使いやすくしたいと考える．適切な補助具を選択するために，その生徒が宿題を提出しない理由を臨床家は評価しようとする．それには授業中にどのように宿題が決められるか，どのように綴じ，家に運ぶのか，どのようにして学校に持っていくのかを突き止めることも含まれる．そのような評価をするために，生徒，両親，教師に話を聞くことや客観的な書式に必要事項を記入してもらうことが必要である．認知的な問題の文脈を理解するために，注意深い面接か（可能であれば）観察を通じてある種の環境評価をすることが必要になる．
- **経　過** 外的補助具を選択する過程において重要なもう1つの状況要因は，これまでどのような調節や方略を試してきたかを確認することである．クライエントが，現在の臨床家に出会う前の状況で何らかの援助を受けていたならば，このことは間違いなく重要である．他の

補助具が試されていたのか，そしてそれが成功あるいは失敗したのはなぜかを突き止めることは非常に役に立つ．

付録に2つの必要性評価の例を載せている．**付録7.1**は，脳損傷を負った成人クライエントに対して，リハビリテーション状況で使われた必要性評価の例である．**付録7.2**は，脳損傷を負った生徒に対して中学あるいは高校の状況で使われた必要性評価の例である．重要なことは，クライエントに有効な外的補助具を適切に勧めるために，これまで述べてきた器質的要因，個人的要因，状況要因を調べる系統的な方法をもつことである．

## 外的補助具の選択肢

外的補助手段に利用できるものには多様な選択肢がある．いくつかの社会的傾向により活用できる外的補助具の数は飛躍的に増えてきた．その傾向の第1は，過去5年間の「体系化革命」である．時間を節約し，効率を最大限にする製品や技術が数多く市場に出されてきた．そして体系化スキルを訓練することによって，専門家や学生のキャリアを高める無数の教育セミナーが開催されている．この「革命」は，障害を持っていない人たちが代償システムを当たり前のように使用することを推進した．第2の傾向は，電子機器およびコンピュータ産業の流行であり，それにより注意や記憶，体系化能力の障害を代償するために利用できる選択肢の幅がさらに広がった．

適切な外的補助具の選択に際してクライエントを導くためには，臨床家が多くの選択肢に通じている必要がある．例えば，選択肢に通じている臨床家は，ある種のキーボード配列は特定のクライエントには複雑すぎるが，ほとんど使われないキーを隠せば適切に使用できるということを予想できるかもしれない．Parente (1998) と Kapur (1995) は，認知障害を持った人たちに役立つ幅広い機器を説明している．こうした機器は，障害を持った人のために特別にデザインされているものもあれば，もともと障害を持っていない人たちのために開発されたものもある．Parente (1998) は，複雑なスケジュールと時間管理の機能を有する外的補助具を，統合的なコンピュータと「ローテク」の認知補助具に分けた．外的補助具の5つのカテゴリーを下に記した．はじめの4つのカテゴリーの補助具は，多機能で様々な文脈で記憶や体系化の障害を補うために使われる．最後のカテゴリーは特定の行動を助けるために使われる補助具である．

- **記述式プランニングシステム**　これは，スケジュール欄，区分されたノート，約束欄，カレンダーを含み，日々の計画と出来事，同様に意図したことと実施したことを把握できるようにするために使われる．例としては，デイタイマー，デイランナー，フランクリンプランナー（訳注：これら3つはスケジュール帳の類の商品名）がある．このような記述式の補助具の多くは，幅広い形式とスタイルで使える．例えば，2ページで1週間分のデイタイマーの様式が最も良いクライエントもいれば，2ページで1日分が必要なクライエントもいる．
- **電子手帳**　計画を立て，過去の行動を把握し，特定の情報に反応して促しをすることのできる電子機器は多数存在する．大きさ，価格，キーボード配置，アラームの特徴（例：音，時間ごと／日ごと／月ごとにアラームを鳴らす機能，事前アラーム，文字表示機能），テキスト入力が楽にできることと記憶容量を見極めることが重要である．複雑なデータ保存とアラーム機能

をもつ電子時計システム（カシオ テレメモ時計）がある．こうした機能はクライエントの有効な認知的な補助にもなる．多様な電子記憶補助具を製作する企業の例が，シャープとタンディー（訳注：米国の企業名）である．急速に変化している技術を考えれば，臨床家は，電気機器店にある訓練に使えそうな最新の機器に精通していることが重要である．

- **コンピュータシステム**　電子記憶補助具で使えるスケジュールとアラームの機能は，パソコンのソフトウェア上でも使用できる．いくつかの統合パッケージソフトがあり，クライエントが出来事を記録するのを手助けする，特定の時間にクライエントが行動を実行するよう促す，多数の注意喚起する機能を提供する，といった機能がある．ワープロやデータベース，電話をかけるソフトウェアのような機能も持つので，個人仕様に調整されたスケジュールと体系化システムを簡単に開発できる．Kim ら（1999）は，閉鎖性頭部外傷を負った人がスケジュール予約や服薬の援助をするコンピュータシステムをうまく使いこなした例を説明している．その症例では，出力がディスプレイに表示されるパームトップコンピュータ（Psion Series 3a）を使用した．利用者のスケジュール情報の入力は，アラームつきのアプリケーションを使用して，キーボードから行う．フォローアップ研究（Kim et al., 2000）では，日常記憶に依拠した活動を援助するパームトップコンピュータの使用を教えられた12人の脳損傷を負った患者の経験を報告した．そのうちの9人は，監督された訓練期間にはコンピュータが役立つと認め，この9人のうちの7人は監督される期間が終わった後もその機器を使い続けた．

　他の例としては，Timex data Link がある．これにはマイクロソフト社製のソフトウェアが付属しており，スケジュール情報をコンピュータからこの時計に転送することができる．別の例では，ニューロページ（NeuroPage）がある．これはスクリーンつきの携帯ページングシステムで，腰のベルトに装着でき，コンピュータからコントロールできる．いくつかの文献がこのシステムの成功例を説明している（例：Hersch & Treadgold, 1994 を参照）．

- **視聴覚システム**　読み書きのできないクライエントもおり，純粋に聴覚的あるいは視覚的シンボルシステムを用いる必要がある．情報を把握し反応するのに役立つ聴覚機器の例には，音声電子手帳や音声メッセージ機器，そして圧縮テープレコーダが含まれる．シンボルシステムは，付加的なコミュニケーション用具から発展した絵画表現システムを使って，個別に作成することができる．臨床家とクライエント，介護者は，日常の日記やカレンダーに使うシンボルを選択する．

- **特定課題用補助具**　単純な技術を用いた多くの機器は，特定の課題に使われる記憶と体系化を助けるために有用である．いくつかの例を次に示す．

　　　キーファインダー（拍手か声に反応してビープ音が鳴る）
　　　はぎとり式メモ帳
　　　冷蔵庫貼付パッド，食料雑貨リスト
　　　服薬管理ボックス
　　　付箋または3×5サイズのインデックスカードに書かれたメモ
　　　メモ帳がついた掲示板
　　　綴り／文法チェック，電卓

自動ダイヤル装置，電子式住所録
郵便物を管理したり小切手を支払ったりするためのファイル形式の家事管理システム

　要約すると，外的認知補助具を効果的に使えるかどうかは，個々人の必要性に合致し，障害に合った機器を選択することにおおいに左右されるだろう．それには，必要性評価をすることと利用可能な機器と技術について幅広い知識をもつことが必要になる．

## 訓練準備活動

　外的補助具の使い方をクライエントに訓練するために適切な準備をすることが，成功の鍵を握る．それには，3つの基本的な準備活動がある．1つ目は，心理的なものである．臨床家は外的補助具の使用訓練についての「考え方」にしたがって行動しているということを確認することである．2つ目は，方略の使用に影響するクライエントのアウェアネス問題に対応する計画を立てることである．3つ目は，特定の外的補助具を使用するための各手順と要素およびその補助具が使われる文脈を，クライエントがわかっているか臨床家が確かめることである．各手順を把握することと文脈を予想することで，臨床家は効果的な訓練プロトコルを工夫できる．

### 前向きな考え方を持ち続ける

　考え方を規定することはできない．クライエントとその家族，他の介護者全てが自分自身の信念と考え方をもっており，それが治療に影響する．我々臨床家も感情や経験に独自の構えがあり，我々が提供するサービスの治療的な性質に影響する．我々自身の信念や動機づけを調べ，監視することが役に立つだろう．そしておそらく，自分自身が行う治療の効果を高めたり弱めたりする考えをさらに意識するようにもなるだろう．以下に，我々の治療を強化するいくつかの「信念」について論じる．

#### ■新しい習慣を身につけるには時間がかかる

　学習や記憶に問題がなかったとしても，たいていの人は何気なくできるようになるまでには方略を繰り返し行う必要がある．セラピストとして，新しい習慣や新しい日課（例：運動や家の整理整頓）を確立したときの自分の過去を思い出すとよい．たいていの人はスムーズには目標を達成できない．強い動機づけとサポートがあればはじめのうちはうまくいくが，環境に応じてできたりできなくなったりする．脳損傷を負った人もそれと同じである．非常に多くの場合，我々セラピストが目標を決めるために，比較的に短い説明と提示だけで，クライエントに新しいシステムや方略を採用するように計画を強いているように思う．そしてシステムを使ってもらえないと，我々はしばしば挫折感を覚える．その代わりに，習得期を計画に盛り込み，間違った方略を使っている期間を予想することが役立つこともある．その場合には，我々セラピストか他の介護者からの「追加策」が必要になる．現実的な予想をすることで，有効に活用できる可能性がある外的補助具を我々が早々とあきらめてしまうことを防げるだろう．クライエントをサポートする家族と関係者が一致した対応

をしていないことを予想し，ときどき手続きを振り返ることを計画に盛り込むのも役立つ．

### ■介護者とパートナーになるには忍耐が必要

　同僚や介護者が治療目標に沿った対応をしないのも，たいてい無理のないことである．外的補助具の使用訓練には，様々な状況でクライエントと接する人に対応してもらう必要があることを，我々臨床家は知っている．次に，そのためには我々の取り組みを調整する必要がある．例えば我々は，クライエントが外的補助具の使用についての情報を得ることや，補助具の使用を般化できるように援助するための特殊な促しを与えることを，同僚や他の介護者に依頼するかもしれない．また，承諾したにもかかわらず課題を実行してくれない人のために，プログラムがうまくいかないとがっかりさせられる．この失望感のために我々臨床家は，このような人を「依頼を実行してくれない」とラベリングしてしまう．我々を手伝うために，たいていの人はできることはしてくれるだろうと思い込むのは，まさにセラピストの立場の考え方である．人はよく，取り決めた課題を実行しない．それは，止むを得ない事情のためであるか，その課題が理に適っていない，あるいは臨床家と同じほどには彼らにとって意味がないからである．訓練課題がいまも個々人のスケジュールに沿っているか，いまもクライエントの考えを反映しているかを確かめるための調査をすることで，さらに実行してもらえるように訓練課題を修正することができる．日々の生活の中では思いがけないことが起きるため，うまく実行できないことがあるとわかっていれば，臨床家である我々が落胆したり非難したりしないで済むだろう．もちろんこのような感情のために治療過程が阻害されかねない．第13章では，家族や介護者との協働的なパートナーシップを作り上げる方法について詳しく論じている．

### ■皆と同じように，クライエントも強化が必要

　クライエントに認知障害があるときの外的補助具使用の学習は，大きな野望であり，ストレスのかかる経験である．我々臨床家がどのように，そしていつ補助具を使うのかをクライエントと決めるときには，習得過程に強化を織り込むことが役立つ．例えば，論理的な治療目標としては，クライエントが日々の治療スケジュールをひとりでこなして行けることだろう．しかしこのことは，例えクライエントが記憶障害の代償手段を習得したいと思ったとしても，その人にもともとある動機ではないかもしれない．次の治療予約の時間と場所を探すよりも，自分で選んだ活動（例：好きなテレビ番組を観る，誰かに電話をかける）を含んだ予定を書くほうが，日々の予定を実行するうえでよりいっそう強化されやすいだろう．

## アウェアネスの問題を評価する

　残存する認知的な問題に対しての認識に欠ける，あるいは認識が全くないことが，脳損傷による一般的な状態である．自身の記憶の問題に気づいていない人に，代償的な記憶補助具を導入するのは難しいだろう．特殊なタイプのシステムを使いこなすためには，クライエントは適度なレベルのアウェアネスをもっていなくてはならない．彼らは，記憶補助具を使用する手続きを学習できるか

もしれないが，アウェアネスと洞察力の制限のために，訓練した文脈以外では補助具を使おうとはしないだろう．このようなクライエントに対しては，外的補助具の使用訓練の前か，訓練と同時にアウェアネスに働きかけることが肝心である．第9章でアウェアネス管理の技術を説明している．

　一部のクライエントは自身の記憶あるいは遂行機能障害に対する洞察力が著しく障害されているが，アウェアネスへの介入を必要とせずに，外的補助具を採用できる．こうしたクライエントは，何かをしているのは「なぜ」なのかについて疑問に思わない傾向にあるが，何度も繰り返し訓練してサポートを受けていれば，手続きや決まった手順を覚えられる（Sohlberg, Mateer, Penkman, Glang, & Todis, 1998a）．洞察力が欠如しているために，教えられている手順の必要性を考えなくて済むようである．このようなクライエントのアウェアネス障害は，たいてい前頭前部構造への損傷のためであり，発動性の欠如あるいは受動性を伴っているかもしれない．そのため選択された外的補助具の使用には，周りからの特別な促しか手がかりと結びつける必要があるかもしれない．

## 外的補助具の使用を構成要素に分解し，使用される場面を想定する

### ■各要素の記述

　外的補助具の使用を教えはじめる前に，システムや方略をうまく使うことに関するスキルを分析することは，非常に重要なことである．これは，補助具を効果的に使うためにクライエントがしなくてはならない要素の全てを確認することで可能になる．クライエントによっては，段階づけることがよいかもしれない．段階づけは，クライエントと外的補助具に合わせて個別に作成する必要があるだろう．宿題チャートを使うための2つの異なる課題分析を以下に列挙する．課題分析1は，宿題チャートの記載方法はわかっているが，正しく実施するためにはメモが必要なクライエントのためのものである．課題分析2は，宿題チャートの記載方法を学習する必要があり，体系化の障害がよりいっそう重いクライエントのためのものである．

**課題分析1（4つの手順）**
1. 先生が宿題を指示したらノートを開く．
2. 与えられた宿題の割り当てを書き留める．
3. 宿題が出された日付を書き留める．
4. 宿題の適切な該当部分に何らかの紙を挟んでおく．

**課題分析2（10の手順）**
1. 教室にノートを持っていく．
2. 先生が宿題を指示したら補助ノートの宿題欄を開く．
3. その日の記載箇所を探す．
4. その箇所に宿題の割り当てを書き留める．
5. 割り当てを読み，間違いがないかを確かめる．
6. 締め切り日を記載する列を見つける．
7. 正確な締め切り日を書き留める．

8. 宿題の割り当てを書いた行に先生のイニシャルを書いてもらう.
9. 該当部分に宿題の印となる紙を挟む.
10. ノートを閉じ,バッグに戻す.

宿題チャートを埋める課題は,個々の生徒の必要性に応じて,異なる下位要素に分割する.課題要素は訓練プロトコルの基礎となる.十分に書かないよりも,多すぎるくらいの要素を書いて間違えるほうがまだよい.一度,各手順が自動的に行われているところを臨床家が観察したら,もう一度見たり,サポートしたりする必要はない.次の節で論じているように,治療を手引きするための行動データをステップごとに集計しておく.

さらに別の例として,2つの課題分析は,電子記憶機器の中にあるスケジュールの確認方法をクライエントに教えるためのものである.課題分析1では複数の手順が組み合わさっているが,課題分析2ではクライエントは別々に訓練する必要がある.

**課題分析1(4つの手順)**
1. 赤い電源ボタンを押す.
2. ポインタを,カレンダーを表す「c」に合わせ,「enter」を押す.
3. ポインタを移動し,正確な日付を入力し,「enter」を押す.
4. スケジュールを確認する.

**課題分析2(6つの手順)**
1. 赤い電源ボタンを押す.
2. ポインタを,カレンダーを表す「c」に合わせる.
3. 「enter」を押す.
4. ポインタを合わせ,正確な日付を入力する.
5. 「enter」を押す.
6. スケジュールを確認する.

## ■場面の列挙

外的補助具の使用を構成要素に分割したら,次に補助具が使われる状況や場面を予測することが役立つ.クライエントが補助具使用の各手順を実行できるようになったら,適切な場面で補助具が使われているかどうかを確認することが次の課題となる.その場面を理解するためには,クライエントか介護者,またはその両方と話をする必要がある.前述の課題分析で示された外的補助具を用いると思われる場面の典型例を次に列挙する.

**宿題チャートを使う可能性のある場面**
- クライエントは,数学と歴史の授業で宿題チャートを使う.それはどんな宿題を与えられたかを記録するときである.
- クライエントは,7つの授業全てで宿題チャートを使い,宿題が出されなかったときには何

も記録しない．

**電子記憶機器内のスケジュールを確認する可能性のある場面**
- クライエントは，毎日4回，アラームで手がかりが出されたときに，スケジュールを確認する．
- クライエントは，仕事場に着き，コンピュータを起動させる前に，スケジュールを確認する．
- クライエントは，毎食後に，スケジュールを確認する．

## 訓練方法

　行動的，認知的研究の進展により，神経学的システムに損傷を負った人がどのように新しい行動を学習するのかについての理解は大きく向上してきた．我々の問題は，この知識を実践に応用することである．例えば，脳への外傷や感染が原因で記憶障害を持った人は比較的に（宣言的記憶に対して）手続き記憶が保たれているという事実は，新しい行動を訓練するうえで重要な示唆を与えてくれる（Donaghy & Williams, 1998）．重い健忘症のある人でさえ，残存する手続き記憶を刺激することで，高度に習慣化された一連の手順をひとりで行えるように訓練できるということは，すでに知られている（Glisky, 1995）．

## 効果的な教示技術

　行動理論と認知理論，教育理論の場では，セラピストが補助具を使用するときの訓練法のガイドとなるような一連の調査がはじめられている．臨床行動に注意を払い，うまくモニタリングすることで，重い健忘症のある人でさえ，そのような補助具を使うための訓練を臨床家がうまく行えることを研究は示している．この節は，脳損傷を負った人に教示するための基本型を示している2つの一連の研究を説明することからはじめる．最初の典型例は，学術的スキルをうまく教えるための前述した訓練方法を使っている．そして2つ目は，クライエントの機能的日常活動を改善するための訓練方法を使っている．どちらも応用行動学の論文，特にディレクト・インストラクション（Engelman & Carnine, 1982）に関する論文から多くを引用している．

### ■学業上のスキルの教育

　GlangとSinger, Cooley, Tish（1992）は，脳損傷を負った生徒に教示するためにディレクト・インストラクション技術がうまく使われている3事例の研究を説明している．生徒は6週間の訓練プログラムに参加した．約12時間の教育を受け，3人の生徒全員が，読解／国語，数学またはキーボード入力に有意な学習上の進歩を示した．その著者らは，訓練をディレクト・インストラクションアプローチの基本に基づいて行った．教示の伝達が論理的であいまいでなく，明白に提示されたならば，全ての生徒は学習することができるとディレクト・インストラクション技術では考えられている．この技術では，課題分析とモデリング／シェイピング，適切な反応への強化，そしてもちろん継続的な評価が用いられている．これらの特徴は脳損傷を負った人に代償的補助具の使用を訓

練するときに，臨床家が実施する必要のあることと同じである．この種の訓練の特殊な要素を次にリストアップした（Glang et al., 1992）．このリストは，認知障害を持った人に記憶あるいは体系化の補助具使用の訓練を行うときに，臨床家がなすべきことをよく表している．

1. 全ての要素的スキルはあらかじめ教えられている必要がある．
2. 例題は，クライエントが教えられていない例にも般化できるように，注意深く選択する必要がある．そして例題は，以前に学習したことのうえに積み重ねられるように，順序立てて並べる必要がある．
3. 教示に使う単語は，混乱をさせないために，一貫かつ明確にする．
4. 難しい課題の直後の練習のために，教育に系統的な修正を組み込む．
5. 学習過程において各ステップの習得を確実にするために十分な練習をする．
6. 全てのスキルを合わせた練習は，新しいスキルとすでに学習した情報を統合させる．
7. クライエントは，多くの回答と高い成功率，そしてもちろん速い教育ペースで臨み続ける必要がある．

これらのいくつかの重要な特徴が，訓練過程においてどのように実施されるのかの事例をこの章の最後に提示する．

## ■機能的スキルの教育

MozzoniとBailey（1996）は，セラピストがリハビリテーションのアウトカムに関連する活動に取り組み，効果的な教育技術を用いたときに患者のアウトカムスコアが増加しやすい，というユニークな研究を示した．彼らは，ある病院の6人のリハビリテーション臨床家と共同研究を行った．その対象となったクライエントは，病院の機能的自立度の尺度で全く進展が見られなかった．セラピストたちは，課題選択，促し，強化，クライエント行動の管理に関する14の特定の教育要素について訓練を受けた．彼らは実施成績についてのフィードバックも受けた．その結果，訓練を受けたセラピストが担当した患者のアウトカム指標は明らかな改善を示した．その研究で取り上げられた教育スキルの例を次に示す．またこれは，代償の補助具使用を教えるときに重要な臨床行動を示した卓越したリストでもある．

1. 明確な指示：教示は要求される行動を明確に特定する必要がある．少ない単語を用い，動詞は2つ以上使わない．
2. セラピストに対する患者の注意：患者は指示が与えられたときにセラピストを見ていることが必要である．
3. 課題分析の使用：教えようとする課題の要素を書き出したリストを用意しておく．
4. 治療の一貫性：同じ課題が訓練されるときには，セッションが違っても同じステップを踏む必要がある．
5. 時間とともに漸減させていく体系的な促し：セラピストは，体系的に高いレベルのサポートから低いレベルのサポートに移っていくべきである（例：身体的促しから言語的促しへ）．

6. 練習：患者は何度も標的スキルを練習する必要がある．
7. 強化：正しい反応をした場合には，3秒以内に強化する必要がある．
8. 行動管理：ある行動がクライエントに特定されたならば，セラピストは当該の行動管理手順に従うべきである．
9. 覚醒レベル：患者は覚醒し，身体的促しなしに反応できなくてはならない．
10. 課題適切性：課題は，アウトカム尺度に対応していなくてはならない．
11. データ：セラピストは，治療セッション全体で患者の反応／成績のデータを収集しなくてはならない．

　このリストとGlangら（1992）のリストを比較すると，重要な点が重複していることが示唆される．2つの研究グループのどちらもABIを負った人に対する教育方法を検討し，両方のプロトコルが，課題分析の強調，十分な練習，効果的な修正と促しの手続きを行っている．こうしたことは外的な記憶補助具の使用訓練に関連するので，「誤りなし」の技術と促しの明確な議論を次に示す．

### ■誤りなし教示

　第6章で詳しく解説したように，脳損傷による重度記憶障害を持った人は，教育方法が「誤りなし」のときに，より効果的に新しいスキルを学習することを示唆する研究が数多くある（Baddeley & Wilson, 1994; Evans et al., 2000; Hunkin, Squires, Aldrich, & Parkin, 1998a; Hunkin, Squires, Parkin, & Tidy, 1998b; Squires, Hunkin, & Parkin, 1997; Wilson, Baddeley, Evans, & Shiel, 1994）．もしこのようなクライエントが最初の学習過程の間に誤りをしないようにしたならば，より早く学習し，そういった誤りを繰り返す回数が減るということを文献は示唆している．

　実験的に支持されているにもかかわらず，誤りなし教示は現在のリハビリテーションの現場ではあまり実施されていない．多くの臨床家は，伝統的な「試験と訂正」あるいは「試行錯誤」法を用いて患者を訓練・教示している．例えば，彼らはクライエントがメモリーノートを参照するなどの目標課題を実行するのを観察し，クライエントがどうしたらよいかわからなくなるか，誤ったときに促すだけである．第6章で概説したように，答えるときにクライエントに「推測」させ，正しい情報を教えるやり方は，クライエントが臨床家によって示された正しい反応よりも自分で発した誤った反応を記憶として形成するようになる．誤りなし教示では，最初の習得期で体系的なモデルと手本を提示することで，クライエントに誤りをさせないようにする．

### ■促し（プロンプティング）

　外的補助具の使用に関連する手順や行動を学習させるためにクライエントを促す方法は，数多くある．たいてい促しの目標は，適切な反応の自発的な再生を増やし，不適切な反応をしないようにする手助けを必要な量だけ提供することである．クライエントが課題を学習するにつれて，促しを減らしていく．

　RileyとHeaton（2000）は，記憶障害を持った人にかかわるときの促し方法の選択と手がかりの連続的な漸減のためのガイドラインを示した．彼らの研究結果により臨床家は，課題の難易度とク

ライエントの記憶能力と障害を考慮しやすくなった．脳損傷歴のある人に一般的知識を教える際の手がかりの漸減の2つの方法を比較する研究結果から，彼らは促し方法を選択するための一般的ガイドラインを次のように提案した．

- 手がかりの急速な漸減は，記憶の状態が比較的良いクライエントに効果的である．
- 手がかりの急速な漸減は，比較的簡単な課題を学習するのに効果的である．
- 手がかりの緩やかな漸減は，より重度の記憶障害を持つクライエントに効果的である．
- 手がかりの緩やかな漸減は，より複雑な課題を学習するのに効果的である．

促しのレベルを体系的に下げていくために，手がかりの階層から学ぶことは役に立つ（Mozzoni & Bailey, 1996）．手がかりの階層は，臨床家のみならず，介護者も使える標準的な促し方法としても役立つ．促しに一貫性があると，クライエントの行動を臨床家が客観的に記録できるようになる．外的補助具を使用するためのステップを訓練するときに役立つ手がかり階層の例を次に示す（患者の状態に応じて手がかりのレベルを多くする必要がある）．

- **全手がかり**　このレベルでは，課題をどのようにして行うのか，最も直接的な教示を行う．そこには，モデルを提示することや物理的な促しを含んでいる．全手がかりでは，臨床家による明快な実演を示す．例えば，臨床家が実際にスケジュールを書き，クライエントはそれを見て模倣する．このレベルの促しは，教示の最初の段階で使われる．
- **質問手がかり**　この手がかりレベルでは，自己モニタリングを促す質問をセラピストが挟んでいく．言い換えると，クライエントがすべきことを答えさせる質問を臨床家が行う．例えば，クライエントが自分のカレンダーを参照するよう促すために，「来週の私との予約時間をどのようにして思い出しますか？」と臨床家は質問する．
- **好機手がかり**　このレベルは，最少の非言語レベルの促しになる．あからさまに言うのではなく，外的補助具を参照したり，使ったりすることが明らかな好機をクライエントに行為で示すのである．好機手がかりの例は，クライエントに何かしなくてはならないことに気づくチャンスを与えるために，待ち望むように動作を止めたり眉を上げたりする．

注意深く計画した体系的な促しをすると，重度の記憶障害を持つ人に補助システムを使えるように学習させることができる．ある事例研究は，自動車事故後に痙攣発作により極端な健忘症状を示した人へのリハビリテーションの取り組みの結果を説明している．周囲からの手がかりの包括的なシステムをリハビリテーション訓練に採用したところ，機能に改善が認められた．患者がひとりで方略を様々な場面で使いこなせるようになるかどうかは，患者に残存している手続き記憶を活用した一貫した周囲からの手がかりに左右されるということを研究者らは示唆している（Kime, Lamb, & Wilson, 1996）．

## ■教示の明確化

外的補助具の使用方法を明確かつ簡潔に説明することが肝要である（Glang et al., 1992）．一般的

に，説明が多いことが必ずしも良いわけではない．最近のプロジェクト（Sohlberg, Roth, & McLaughlin, 2001）では，脳損傷を負った人々を対象として医療場面で働く言語聴覚士を観察した．特筆すべきは，セッションの間に引き出される患者の反応が非常に少ないということだった．セラピストは言語教示によりたくさんの「教育」を施そうとする傾向にあるが，スキルを「実施する」練習をすることはほとんどない．豊富な実演もしつつ明確な教示を与え，そのうえで，ひとりでできるまでそのスキルをクライエントに練習させることが重要である．この種の教示訓練は，臨床家がクライエントと親密になり，関係を構築する会話のやりとりの中に挟み込むことができる．

## クライエントの進捗状況のモニタリング

　訓練と並行してクライエントの進捗状況を把握することは，訓練の重要な一部である．代償手段の使用の選択と訓練は，直線的というよりも循環的な過程である．クライエントのニーズや環境の変化を反映するために，代償システムとプログラムを常に更新・修正する必要がある．クライエントが代償手段を有効に使えていることを評価するには直接観察するか，本人にインタビューすることである．クライエントや家族，他の介護者が見たこと感じたことを臨床家に報告してもらうのもよいかもしれない．重要なことは随時観察し続ける計画を組み込むことである．その計画は次のことを含む必要がある．

- 何を評価するかの決定（代償手段が有効活用されているのかいないのかを，臨床家はどのようにして知るのか？）
- データ収集のための計画を組み込んだ観察システム
- 収集された情報に基づき，必要に応じて教示を修正する方法

　臨床家が効果的な教育技術を行っている間に，患者の行動を記録できるスコアシートのいくつかの例を**付録7.3**から**7.5**に示す（**付録7.3**は無記入のスコアシートで，**付録7.4**と**7.5**は記入例）．

## 臨床家のための自己モニタリング

　文献や記憶障害を持つ人に新しい情報や手続きを教えている多くのセラピストの臨床経験から，体系的な訓練が強調されている．臨床家が自ら行う訓練をモニタリングしたり，新人セラピストの教育に使ったりすることができるチェックリストを**コラム7.1**に示す．この章を通じて概説してきた効果的な教育手続きを組み込んでいる．

## 事　例

☐ 事例1

　サラは，ウイルス性脳炎のために入院している41歳の女性である．3週間の急性期管理後，病院の入院リハビリテーション部門に移った．
　神経心理学的評価により重度の前向性の記憶障害が示された．サラは新しい情報を覚えることができな

> **コラム 7.1　訓練チェックリスト**
>
> **課題選択／訓練準備**
> ___ 私は，クライエントおよび重要な他者と協力して必要性評価を実施し，そしてこの必要性評価に基づいて提案を行った．
> ___ 私は，方略や補助具の使用方法を要素に分解した（課題分析）．
> ___ 私は，クライエントの各要素的スキルの成績を記録する方法と，手がかりを段階づける体系的な方法を用意している．
> ___ 私は，クライエントが補助具を使用する文脈と，どんな種類のサポートが使えるかを把握している．
> ___ 私は，訓練がどのようにクライエントを強化しているのかを知るための計画がある．
>
> **課題提示**
> ___ 私は，初期の習得期に教えるべき手順を具体的に説明し，模擬的に行って見せた．そして誤りなし教示を用いた．
> ___ 私は，明確で，簡単な教示をした．
> ___ 私は，クライエントの行動と私の促しのデータを記録した．
> ___ 私は，クライエントがひとりで標的とした手順を行えるようになるまで十分な練習を行わせた．
> ___ 私は，クライエントが手順を習得してきたら，その手順を他の手順に結びつけ，クライエントがひとりで連続してできるようにした．
> ___ 私は，クライエントがその補助具を使う必要があると予想される異なるタイプの状況・文脈の全てにおいて練習を行った．
> ___ 私は，計画立案と訓練で，家族や他の介護者と協働した．
> ___ 私は，方略や補助具の使用の継続的なモニタリングを行う計画がある．そこには何を評価するかを決定すること，そしてもちろん成績やアウトカムデータを集める方法とそれに基づいて行動する方法が含まれている．

い，あるいは日を越えて出来事を思い出すことができなかった．適切な記憶補助具を選択することを目的に，必要性評価を実施した．その結果から，担当の臨床家は読み書き能力を使う単純な外的補助具を選択するのが良いと判断した．サラには記憶障害に加えて，注意と遂行機能にも重大な問題があった．彼女の読み書きと言語的スキルは保たれていると思われた．サラの障害への認識は部分的であったが，臨床家の要請にはとても素直に応じた．必要性評価の一部として，サラは病前に特殊なタイプのスケジュール帳を使っていたことが判明した．このスケジュール帳を病院で使うために，家から持ってきてもらった．訓練する最初の機能は，1日のスケジュール通りに行動することだった．1日のスケジュールには彼女の治療と訪問者のスケジュールが含まれ，彼女の母親が調整を助けた．サラにスケジュール帳の使用を教えはじめたときに使った課題分析を次に示す．言語聴覚士とサラの夫が，翌日の治療と訪問者のスケジュールがスケジュール帳に記入されているかを確かめた．

**スケジュール帳を使うための手順**
1. 腕時計のビープ音に気づく．
2. 腕時計の日付を見て，大きな声で読む．
3. スケジュール帳の今日のページを開く．
4. プラスチックのしおりがそのページに合わせられているか確かめる．
5. 腕時計の時間を見る．
6. スケジュール帳に書かれた時間を見て，その時間の予定を声に出して読む．
7. スケジュール帳に書かれている，居るべき場所に居ないときには，そこに行けるよう人に助けを頼む．

　これら7段階の手順が作られた．セラピストは誤りなし教示を使いつつ，一連の手順でサラを訓練し，彼女がひとりで行えるようになるまで手順を模擬的に行った．手がかりの段階を記録するために，手がかりの階層（前述の「促し」の節を参照）を利用した．サラが手順を習得してきたら，順行性チェイニングの手続きによって次の手順に結びつけた．この一連の手順は，ワープロ打ちされ，スケジュール帳の表面に貼りつけられた．サラは，手順について混乱したら，このリストを参照した．訓練セッションでは，彼女は標的手順を平均30〜40回練習した．彼女は10セッションの後に，場合によってはメモリストを参照することはあったが，7つの手順全てを完遂できるようになった．しかし，行動開始を促す時計のビープ音がなかったら，彼女は一連の行動を開始することができなかった．また，もし誰かがサラにスケジュール帳を使う手順を説明（宣言的記憶）してみてと頼んだとしても，彼女は知らないと言っただろう．しかしひとたび時計のビープ音を聞いたら，彼女は一連の行動を開始し，自動的に行う（手続き記憶）だろう．

　この手順は，どこに行くべきかを決定する，手順7を行えるよう補助してくれる人と彼女が一緒いることが前提となっていた．彼女は，その重度の健忘症と問題解決の障害のために，自分では行き方がわからない，または約束した場所に来訪者がいない場合の見つけ方がわからなかった．彼女は最終的には退院して自宅に戻るので，入院中に別の治療を受けに行く道を覚える訓練をするのはあまりに時間がかかりすぎると判断され，そのため彼女が援助を必要とするのは妥当だと判断された．

　サラがこの手順を習得した後に，内容を発展させ，スケジュール帳の反対側のページに，時計のビープ音が鳴ったときにしていたことを書くように教えた．これにより，その日に彼女がしたことに関する日誌情報がわかるようになった．その前に，彼女のセラピストと夫は日誌欄をスケジュール帳に追加した．日誌についても上記と同様の方法で訓練した．サラがこの機能を習得した後に，再度同じアプローチを使ってスケジュール帳内の日誌に記載する訓練を受けた．

　言語聴覚士は，サラのスケジュール帳を発展させたり，彼女にその使い方を教えたりするための基本原則をまとめたトレーニングブックを用意した．彼女は外来治療を受ける予定になり，夫がどのようにサポートし，スケジュール帳の使用をどのように監視したらよいかについて，新しいセラピストと連絡を取り合う方法が計画された．

### □事例2

　マイルズは中学2年生であり，オートバイ事故で外傷性脳損傷（TBI: Traumatic Brain Injury）を負い，その後学校に復帰した．彼は6ヵ月間学校を休んだ．その間，認知リハビリテーションと家庭教師の学習を受けた．復学したとき，彼は特殊教育のサービスを受けることになった．彼は授業の宿題を適切にこなしているようだったが，宿題の提出ができないことがしばしばあった．それは単位を落としかねないほどだっ

た．特殊教育教師，彼の授業を受け持つ教師数人，マイルズと彼の両親とで会議が開催され，彼の宿題の問題が話し合われた．

　その会議で，マイルズが宿題を持ち帰るのに役立つ，ある種の補助具がおそらく有効だろうと判断された．しかし特殊教育教師は，必要性評価を記載しているときに，マイルズの宿題になぜそのような困難があるのかが明らかではないので方略の選択は難しいということに気づいた．彼の両親は，いくつかの宿題を手伝っているが，たぶん全ての宿題を家に持ち帰っていないだろうと考えていた．マイルズは，なぜこんなにも多くの宿題が0点なのかわからないと話した．役立つ方略を選択するため，チームメンバーは，宿題を提出できない原因を突き止める必要があると考えた．彼らは，両親が記入する両親情報用紙を開発した．この用紙によって，問題点が宿題を把握することなのか，宿題をはじめることなのか，宿題を実施することなのか，やり終えた宿題を忘れず提出することなのかが，教師とマイルズにわかるようになる．

　両親がその情報用紙を数週間記入した後，マイルズは宿題を終えても学校に持って行かないので宿題を提出できない，ということが明らかになった．これにより学校のチームは，宿題提出法を開発した．最初に，マイルズはポケットのついた新しいノートを選んだ．そしてチームメンバーが次の手順を作成し，マイルズに行わせた．

　　**宿題提出方略**
　　1. 宿題が終わったらすぐに，宿題をノート表面のポケットに入れる．
　　2. ノートをカバンに入れる．
　　3. 両親に，ノートにサインを書いてもらう．
　　4. 教室に入ったらすぐに，宿題を決められた場所に入れる（数学はバスケット．社会は箱．英語は回収されるまで机の上に置いておくようになっている）．
　　5. 先生に，ノートにサインをしてもらうように頼む．

（マイルズが10回連続して両親と先生のサインを集められたときには，好きなCDを買ってもよいと両親がマイルズに許した）．マイルズの特殊教育教師は，誤りなし教示法で，この手順ごとにロールプレイを行った．最初は擬似的な宿題を使い，その教師が両親役を演じて，家で実行する手順を練習した．そして彼らは数学の授業で宿題を提出する手順を練習し，続いて社会，英語を練習した．特殊教育教師はマイルズの両親と担任に，明確な質問の手がかりを与えることからはじめさせた．ついにマイルズは，全ての手順をひとりで行えるようになった．そして，特殊教育教師が担任から1週間ごとの宿題レポートを受け取るという観察システムを用意した．マイルズは最初のご褒美のCDを手に入れた後は，方略を一貫しては使わなくなってしまったので，彼と特殊教育教師はいくつかの追加訓練セッションを行った．

## 要　約

　この章では，うまく自立して補助具を使えるようにするための教え方を説明した．学習あるいは体系化の能力に障害を持った人に外的補助具の使用のような新しい習慣を身につけさせようとすることは，大きな目標である．最初の重要な手続きは必要性評価をすることであり，そのためには補助具を使ううえでの強みや障壁，文脈を決定するために，クライエントおよびクライエントの環境でかかわりのある人々と慎重に協働していかなくてはならない．必要性評価は，クライエント個人の経過に適した補助具の選択肢を特定するのに役に立つだろう．いったん適切なシステムあるいは

外的補助具が選択されたら，重度から軽度の記憶障害あるいは遂行機能障害のクライエントが代償習慣を身につけるための効果的な教育方法を実施する．

　多くの重度の記憶障害を持った人の注目すべき3つの強みとは，即時記憶あるいは注意能力と手続き記憶，過去の学習が保たれていることである．クライエントに外的補助具の使用を教えるために，臨床家はこの3つの能力を活用することができる．応用行動分析的方法論に基づく理論的に信頼できる教示方法を採用すると，認知リハビリテーションが奏効する．この章では，誤りなし教示やガイドつき練習，体系的な促し，それからもちろん方略使用のモニタリングといった重要な臨床実践について論じた．

　効果的な訓練は手間暇がかかる．しかし，Tate (1997) によって言及され，Donaghy と Williams (1998) も同調しているように，身体障害のリハビリテーションに必要とされる努力を考えると，その臨床実践はかなり合理的と思われる．脳損傷を負った人への補助技術の使用訓練は，記憶，注意，遂行機能の変化を管理するために必要であり，そしてかなり重要な意味をもつ手段である．

## 文　献

Baddeley, A. D., & Wilson, B. (1994). When implicit learning fails: Amnesia and the problem of error elimination. *Neuropsychologia, 32*(1), 53–68.

Burke, J. M., Danick, J. A., Bemis, B., & Durgin, C. J. (1994). A process approach to memory book training for neurological patients. *Brain Injury, 8*(1), 71–81.

Donaghy, S., & Williams, W. (1998). A new protocol for training severely impaired patients in the usage of memory journals. *Brain Injury, 12*(12), 1061–1070.

Engelman, S. E., & Carnine, D. W. (1982). *Theory of instruction: Principles and Applications*. New York: Irvington.

Evans, J. J., Wilson, B. A., Schuri, U., Andrade, J., Baddeley, A. D., Bruna, O., Canavan, T., Della Salla, S., Green, R., Laaksonen, R., Lorenzi, L., & Taussik, I. (2000). A comparison of "errorless" and "trial-and-error" learning methods for teaching individuals with acquired memory deficits. *Neuropsychological Rehabilitation, 10*(1), 67–101.

Fluharty, G., & Priddy, D. (1993). Case study: Methods of increasing client acceptance of a memory book. *Brain Injury, 7*(1), 83–88.

Glang, A., Singer, G., Cooley, E., & Tish, N. (1992). Tailoring direct instruction techniques for use with elementary students with brain injury. *Journal of Head Trauma Rehabilitation, 7*(4), 93–108.

Glisky, E. L. (1995). Acquisition and transfer of word processing skills by an amnesic patient. *Neuropsychological Rehabilitation, 5*, 299–318.

Glisky, E. L., & Schacter, D. L. (1986). Remediation of organic memory disorders: Current status and future prospects. *Journal of Head Trauma Rehabilitation, 1*(3), 54–63.

Harris, J. (1980). Memory aids people use: Two interview studies. *Memory and Cognition, 8*, 31–38.

Hersch, N., & Treadgold, L. (1994). NeuroPage: The rehabilitation of memory dysfunction by prosthetic memory and cueing. *Neuropsychological Rehabilitation, 4*, 187–197.

Hunkin, N. M., Squires, E. J., Aldrich, F. K., & Parkin, A. J. (1998a). Errorless learning and the acquisition of word processing skills. *Neuropsychological Rehabilitation, 8*(4), 443–449.

Hunkin, N. M., Squires, E. J., Parkin, A. J., & Tidy, J. A. (1998b). Are the benefits of errorless learning dependent on implicit memory? *Neuropsychologia, 36*(1),

25–36.

Kapur, N. (1995). Memory aids in the rehabilitation of memory disordered patients. In A. D. Baddeley, B. A. Wilson, & F. N. Watts (Eds.), *Handbook of memory disorders* (pp. 534–556). Chichester, England: Wiley.

Kerns, K. A., & Thompson, J. (1998). Implementation of a compensatory memory system in a school age child with severe memory impairment. *Pediatric Rehabilitation, 2*(2), 77–87.

Kim, H. J., Burke, D. T., Dowds, M. D., & George, J. (1999). Utility of a microcomputer as an external memory aid for a memory impaired head injury patient during in-patient rehabilitation. *Brain Injury, 13*(2), 147–150.

Kim, H. J., Burke, D. T., Dowds, M. M., Robinson Boone, K. A., & Park, G. J. (2000). Electronic memory aids for outpatients with brain injury: Follow-up findings. *Brain Injury, 14*(2), 187–196.

Kime, S. K., Lamb, D. G., & Wilson, B. A. (1996). Use of a comprehensive programme of external cueing to enhance procedural memory in a patient with dense amnesia. *Brain Injury, 10*(1), 17–25.

Mozzoni, M. P., & Bailey, J. S. (1996). Improving training methods in brain injury rehabilitation. *Journal of Head Trauma Rehabilitation, 11*(1), 1–17.

Parente, R. (1998, October). *Memory aids/memory notebook.* Paper presented at the 17th Annual Symposium of the Brain Injury Association, New Orleans, LA.

Riley, G. A., & Heaton, S. (2000). Guidelines for the selection of a method of fading cues. *Neuropsychological Rehabilitation, 10*(2), 133–149.

Schacter, D. L., & Glisky, E. L. (1986). Memory remediation: restoration, alleviation and the acquisition of domain-specific knowledge. In B. P. Uzzell & Y. Gross (Eds.), *Clinical neuropsychology of intervention* (pp. 257–282). Boston: Nijhoff.

Simmons-Mackie, N. N., & Damico, J. S. (1997). Reformulating the definition of compensatory strategies in aphasia. *Aphasiology, 11*(8), 761–781.

Sohlberg, M. M., Johansen, A., Geyer, S., & Hoornbeek, S. (1994). *A manual for teaching patients to use compensatory memory systems.* Puyallup, WA: Association for Neuropsychological Research and Development.

Sohlberg, M. M., & Mateer, C. A. (1989). Training use of compensatory memory books: A three state behavioral approach. *Journal of Clinical and Experimental Neuropsychology, 11,* 871–891.

Sohlberg, M. M., Mateer, C. A., Penkman, L., Glang, A., & Todis, B. (1998). Awareness intervention: Who needs it? *Journal of Head Trauma Rehabilitation, 13*(5), 62–78.

Sohlberg, M. M., Roth, K., & McLaughlin, K. (2001). *Observation of SLPS: Is there a relationship between practice and theory?* Manuscript in preparation.

Sohlberg, M. M., Todis, B., & Glang, A. (1998b). SCEMA: A team-based approach to serving secondary students with executive dysfunction following brain injury. *Aphasiology, 12*(12), 1047–1092.

Squires, E. J., Hunkin, N. M., & Parkin, A. J. (1997). Errorless learning of novel associations in amnesia. *Neuropsychologia, 35*(8), 1103–1111.

Tate, R. L. (1997). Beyond one-bun, two-shoe: Recent advances in the psychological rehabilitation of memory disorders after acquired brain injury. *Brain Injury, 11,* 907–918.

Wilson, B. A. (1991). Long-term prognosis of patients with severe memory disorders. *Neuropsychological Rehabilitation, 1,* 117–134.

Wilson, B. A., Baddeley, A. D., Evans, E., & Shiel, A. (1994). Errorless learning in the rehabilitation of memory impaired people. *Neuropsychological Rehabilitation, 4,* 307–326.

Zenicus, A., Wesolowski, M. D., & Burke, W. H. (1990). A comparison of four memory strategies with traumatically brain injured clients. *Brain Injury, 4*, 33–38.

Zenicus, A., Wesolowski, M. D., & Burke, W. H. (1991). Memory notebook training with traumatically brain-injured clients. *Brain Injury, 5*, 321–325.

## 付録7.1
## 外的認知補助具のための必要性評価（成人患者用）

患者氏名 _____  日 付 _____

担当者氏名 _____

### Ⅰ．認知機能

問題のある領域にチェックをする．チェックした領域については，障害されている記憶のタイプの性質を記述する．

___ エピソード記憶（日々の出来事や個人的な体験を記憶・想起する能力）
_____

___ 意味記憶（事実と知識に基づいた情報を記憶・想起する能力）
_____

___ 展望記憶（あらかじめ計画された未来の行動を特定の時間に開始する能力）
_____

___ 手続き記憶（意識せずとも手続きや手順を学習する能力）
_____

___ 逆向性健忘（損傷以前の出来事の記憶を喪失するパターン）
_____

___ 新規学習（新しい情報を学習する能力／速度）
_____

___ 注意の低下
_____

___ 遂行機能の制限（例：開始，計画性，体系化など）
_____

___ 理解力／問題解決能力の低下
_____

___ 読み書きやキーボード入力のための能力に影響する言語の問題
_____

# 付録7.1（続き）

## II. 身体機能

___ 読み書きやキーボード入力のための能力に影響する視覚の問題

_____

___ システムへの記入，操作，運搬のための能力に影響する運動障害

_____

___ アラームや腕時計のビープ音を聴く能力に影響する聴覚の問題

_____

## III. 個人要因

A. 現在あるいは過去の記憶／体系化の補助具（該当するもの全てにチェック）

　　___ 使っていたシステムはない　　　　___ 自分自身のノート
　　___ 家のカレンダー　　　　　　　　　___ 腕時計の装着
　　___ システム手帳　　　　　　　　　　___ 精巧な体系化システム
　　___ 配偶者／パートナーが物事の流れを管理　　___ その他 _____

　コメント：_____

B. 記憶障害の受容／アウェアネスの段階（最も当てはまるものにチェック）

　　___ 障害の理解やアウェアネスは制限されている（器質性脳損傷によるアウェアネスの障害）
　　___ 強い否認を示している（障害を受け入れがたい）
　　___ 障害の知識を言うことができるが，補助具が必要と考えていない
　　___ 率直に記憶障害について議論できるが，一貫して代償法を使えない
　　___ 補助具を学習し，使おうという気持ちが伝わってくる

C. メモリーシステムについてのクライエントの好み

　1. 外観（色，スタイル，大きさ）

　_____

　2. 機能のタイプ（例：カレンダー，to-doリスト，出納帳など）

　_____

　3. 形式（電子式，記入式，聴覚式，絵画表示式）

　_____

## 付録 7.1 （続き）

**D. 資金源**
___ 保険（または支払ってくれる他の第三者機関）が払ってくれる
___ 選択したシステムに使うことのできる個人的資金がある
___ （　　　　）まではシステムに使える資金がある
___ 使える資金はない

**E. 利用可能なサポート**
___ 利用可能なサポートがないために，患者が独力でシステムを使えるようになる必要がある
___ 家族／スタッフ／重要な他者が喜んで介護者としての訓練を受けることができるが，構造的なプログラムが必要
___ 複数の人が患者にかかわるため，システムとそれを使う手順，支援を受けるための方法を書いたものを渡しておく必要がある

## IV. 状況要因

状況：外的補助具の目的を記述する
_____

いつどこでそれを使うか？
_____


　システムの機能—外的補助システムには次の機能を盛り込む必要があるだろう：
___ 自伝的情報（個人史，見当識シート，写真，過去の出来事のシートなど）
___ 日々のスケジュール
___ カレンダー
___ to-do リスト
___ 日記／出来事の記録
___ 特別な日誌（例：怒りの記録）
___ 治療目標
___ その他 _____

推奨：
_____
_____
_____

## 付録7.2
## 外的認知補助具のための必要性評価 （生徒患者用）

患者氏名 _____　日　付 _____

アンケート記入者の氏名 _____

**A．学習と記憶の分析表**

問題のある領域にチェックをして説明してください：

___ 日々の出来事と個人的な経験を記憶する
_____

___ 新しい情報を学習する
_____

___ 決めた時間に計画した活動を開始・遂行する
_____

___ 損傷前の出来事の記憶喪失
_____

___ 課題を行えるようにするために物と行動を体系化する
_____

___ 口頭指示や文書指示を理解する
_____

___ 注意を払う／集中し続ける
_____

___ 関係のないものを無視する
_____

___ 理解し，問題を解決する
_____

___ その他
_____

学業面の状態を記述してください

_____
_____

## 付録7.2（続き）

### B．他の認知的，身体的能力
問題のある領域にチェックをして説明してください：
___ 読み書きやタイプ入力のための能力に影響する言語障害
___ 読み書きやタイプ入力のための能力に影響する視覚障害
___ 他者の話を理解する，またはテープレコーダーを使用するための能力に影響する聴覚障害
___ 記入する，操作する，システムを運搬するための能力に影響する運動障害

### C．家庭と学校の文脈
1. 学校で生徒に代償システムの使用を教えることができるのは誰か？
   _____

2. 学校でシステムの使用を監督し，強化できる人がいるか？
   _____

3. 家でシステムの使用を監督し，強化できる人は誰か？
   _____

### D．生徒の好み
1. 外観（色，スタイル，大きさ）
   _____

2. 機能のタイプ（例：カレンダー，宿題リスト，電話番号リスト）
   _____

3. 形式（電子式，記入式，聴覚式，絵画表示式）
   _____

### E．試みられた調節（どんな調節を試みてきたか）
学習課題の管理
   ___ 課題を見つけ出すのを助ける
   ___ 課題を把握し続けるためのシステム（学校ではなく，家庭で行う）
   ___ 課題を記録するためのメモ（どのくらいの頻度で？）
   ___ ノートの中の課題を子どもが見つけられる場所に課題を入れる手助けをする
   ___ 課題を提出するためのメモ（どのくらいの頻度で？）

## 付録 7.2（続き）

宿題の実施
　___ 宿題を開始するための合図（どのくらいの頻度で？）
　___ 持続するための励ましや合図（どのくらいの頻度で？）
　___ 宿題を手助けする

体系化
　___ 課題と学習材料のための体系化システムを準備する手助け
　___ 課題と学習材料を整理整頓しておくための合図（どのくらいの頻度で？）
　___ 学習材料を整理整頓しておくための手助け
　___ 課題を記録する，探し出す，やり遂げる，提出するためのその他の調節

治療的援助
　___ 基本的な算数，読み書き，単語のスキルの復習を誰がするか？
　_____

個々でチェックされたものについて，環境調節がどのくらい有効と考えるか書いてください．
_____

上記の調節のいずれかを試したが，いまはしていないものがあれば，その理由を説明してください．
_____

学校での体系化補助具の使用（該当するもの全てにチェックを）
　___ 電子式または記述式体系化システムを使用する　　___ 時計を身につける
　___ 必要な情報を友人または家族に尋ねる　　　　　　___ 宿題リスト
　___ 自分宛にノートに書く　　　　　　　　　　　　　___ その他

この生徒が上記補助具のいずれかを使用していたが，いまでは使っていないとしたら，どれを使っていたのか，そしてなぜもう使わなくなったのかを説明してください．
_____
_____

F．推　奨：
_____
_____
_____

## 付録7.3
## 訓練実施の得点シート

氏　名　_____

記憶システムのタイプ　_____

目標行動　_____

得点シートに応じてもらうために：補助具の使用に必要な手順をリスト表示する。各試行ごとに、試行番号と日付を記載してください。正確さ（＋／－）と各手順を実施するのに必要な手がかりのレベルを記録してください。「コメント」行の該当欄に観察された行動を記録してください。

手がかりの階層
1. 好機手がかり
2. 質問手がかり
3. 全手がかり

| 手順 | 日　付 | | | | | | | | | |
|---|---|---|---|---|---|---|---|---|---|---|
| | 試行番号 | | | | | | | | | |
| | | | | | | | | | | |
| | | | | | | | | | | |
| | | | | | | | | | | |
| | | | | | | | | | | |
| | | | | | | | | | | |
| | | | | | | | | | | |
| コメント | | | | | | | | | | |

要　約：
合　計：

## 付録 7.4
## 記載済みの訓練実施の得点シート例 1

氏　名　　PM

記憶システムのタイプ　アラーム付きの薬ケース

目標行動　日中ひとりで薬ケースを使う

得点シートに応じてもらうために：補助具の使用に必要な手順をリスト表示する。各試行ごとに、試行番号と日付を記載してください。正確さ（＋/−）と各手順を実施するのに必要な手がかりのレベルを記録してください。「コメント」行の該当欄に観察された行動を記録してください。

手がかりの階層
1. 好機手がかり
2. 質問手がかり
3. 全手がかり

| 手順 | 日付 | 10/11 | 10/11 | 10/11 | 10/11 | 10/11 | 10/11 | 10/11 | 10/11 | 10/11 | 10/11 |
|---|---|---|---|---|---|---|---|---|---|---|---|
| | 試行番号 | 1 | 2 | 3 | 4 | 5 | 6 | 7 | 8 | 9 | 10 |
| アラームに気づく | | 3 | 3 | 2 | 1 | 1 | 1 | 1 | 1 | 1 | 1 |
| 日付欄を見る | | 3 | 3 | 2 | 1 | 1 | 1 | 1 | 1 | 1 | 1 |
| 今日の薬を見つける | | 3 | | | | 3 | 2 | 2 | 1 | 1 | 1 |
| 箱を開ける | | 3 | | | | | | | | 3 | 2 |
| 薬を飲む | | 3 | | | | | | | | 3 | 1 |
| コメント | | デモンストレーションの段階 | | | 手順1とでき2はた | | | | モデル手順1〜3覚えは | | まだ練習が必要 |

要約：

合計：

## 付録 7.5
## 記載済みの訓練実施の得点シート例 2

氏 名　T.C.

記憶システムのタイプ　メモリーノート

目標行動　毎食後に日誌に書き込む

得点シートに応じてもらうために：補助具の使用に必要な手順をリスト表示する。各試行ごとに，試行番号と日付を記載してください。正確さ（＋/－）と各手順を実施するのに必要な手がかりのレベルを記録してください。「コメント」行の該当欄に観察された行動を記録してください。

手がかりの階層
1. 好機手がかり
2. 質問手がかり
3. 全手がかり

| 手順 | 日付 | 5/4 | 5/4 | 5/4 | 5/4 | 5/4 | 5/5 | 5/5 | 5/5 | 5/5 | 5/5 |
|---|---|---|---|---|---|---|---|---|---|---|---|
| | 試行番号 | 1 | 2 | 3 | 4 | 5 | 1 | 2 | 3 | 4 | 5 |
| 食卓にノートを持っていく | | ロールプレイ 1 | 1 | 1 | 1 | 1 | 1 | 1 | 1 | 1 | 1 |
| ノートの日誌欄を開く | | 1 | 1 | 1 | 1 | 1 | 1 | 1 | 1 | 1 | 1 |
| 壁のカレンダーを見る | | 1 | 1 | 1 | 1 | 1 | 1 | 1 | 1 | 1 | 1 |
| 日誌の今日の日付を見つける | | 2 | 2 | 2 | 1 | 1 | 1 | 2 | 1 | 1 | 1 |
| 記入する | | 2 | 2 | 2 | 2 | 2 | 2 | 2 | 2 | 1 | 1 |
| 記入済みであるとチェックする | | 2 | 2 | 2 | 2 | 2 | 2 | 2 | 2 | 2 | 1 |
| コメント | | えらい！週の初めに覚えた手順を教えてくれた | 思い出すように促し＝「今日の日付を？」 | | | | | | | | 達成！ |

要 約：
合 計：

# 8

# 遂行機能障害の管理

　行動の計画を立て，行動を開始し，行動を制御する能力は，前頭葉の機能と前頭葉が中枢神経系全体にはりめぐらす結合に依存している，とする見解はすでに確立されている．後天性脳損傷（ABI: Acquired Brain Injury）を負った人にとって，これらの脳神経網の損傷とそれに伴う遂行機能障害は，他のいかなる認知システムの損傷より，社会復帰の程度を決定づける．この章ではまず前頭葉の機能を検証し，臨床的に妥当な遂行機能モデルを提示していくことからはじめる．章の後半では，遂行機能障害を管理する4つのアプローチである，環境・生態学的管理，特定課題ルーチンの訓練，認知的な計画の選択および遂行の訓練，自己教示法を説明する．

## 前頭葉

### 神経解剖学的考察

　ヒトの前頭葉は独特である．前頭葉は非常に大きな構造であり，大脳皮質表面全体の約30%を占める（Goldman-Rakic, 1984）．系統学的に，動物連鎖の中で高等になればなるほど，大脳皮質に占める前頭前野の割合はますます増える．したがって霊長類は，イヌより前頭前皮質が多く，イヌはネコより，ネコはげっ歯類より多くの前頭前皮質がある．前頭葉のこの領域は脳の進化の過程からも最近になって発達した部分であると同時に，ヒトの成長過程のなかで最も後で発達する部分である．この相対的に大きな前頭前皮質の成長が，ヒトの高度な心的能力を担っていると考えられている（Stuss & Benson, 1986）．

　前頭葉を中枢神経系全体に求心性および遠心性の頑強に結合する広範な脳神経網の一部であるとする認識が高まっている．前頭葉は脳の中でも最も高度に相互連絡している領域で，頭頂，側頭，後頭の皮質と隈なく相互に結合している．これらの接続により，高次の聴覚，体性感覚，視覚情報が前頭葉に伝達される．前頭葉は，学習，記憶，情動処理を司る辺縁系構造（例：海馬や扁桃体）とも固く結ばれている（Kaufer & Lewis, 1999）．

　遂行機能は前頭前野や前頭野に局在するとされているが，これらの認知過程を形成する正確な神経メカニズムはまだ完全に解明されていない．Mesulam（1990）は，認知能力は相互結合した神経グリッドから生まれると主張しており，それらは局所すると同時に分散しているとしている．前頭葉が皮質や皮質下の領域と広範に結合していることにより，観念運動と感覚運動の活動を起動さ

せ，抑制し，統合し，行動を体系化する．言い換えれば，前頭葉は脳の実行部隊として働き，目標志向行動を司る下位の神経システムの機能を制御する．したがって，前頭前野がその他の脳の領域と密接に相互結合していることと，それが感覚運動の行動から独立していることにより，前頭葉損傷を負った患者に見られる複雑な機能の混乱を説明することができる（Mesulam, 1990）．その他にも著者ら（Sohlberg, Mateer, & Stuss, 1993）は，前頭葉機能の臨床的に役立つフレームワークについて説明しているが，これは相互に関連し，かつ独立した機能が階層を構成しているとする仮定に立っている．このなかで，感覚と基礎知識を階層の最も下位に据え，中位に遂行機能，そして最も高位に内省をおいて説明している．これらの3つの構成要素は，それぞれが特定の神経解剖学的結合と対応している．

　ほとんどの認知過程は前頭前皮質全体に不均一に表象されているようだが，一部の機能は特定の脳半球に一側化されている．例えば，エピソード記憶の検索課題は右前頭葉前部を活性化させる一方で，意味記憶の検索や符号化課題は左前頭葉前部を活性化させる（Grady, 1999）．しかし研究者によっては，前頭葉の異なる複数の領域が特定の能力とかかわりがあるとする者もいる．例えば，前頭葉外側領域の損傷により発動性障害をきたす傾向が見られるのに対し，眼窩領域への損傷は脱抑制，衝動性と関係しているとされている（Stuss & Benson, 1986）．臨床的に見ると，行動面では一種類の症状しか顕著に現われていない場合でも，2つの領域が損傷を受けていることが多い．

　頭蓋骨の中での前頭葉の位置のために，閉鎖性頭部外傷の場合，前頭葉は損傷を受けやすい．頭部がフロントガラスなどといった物体に衝突したとき，脳は急激に前に動かされ，周囲の骨の突出した部分に押しつけられる．図8.1は前頭葉の眼窩領域が，骨ばった硬い突起部や，硬い膜に対し

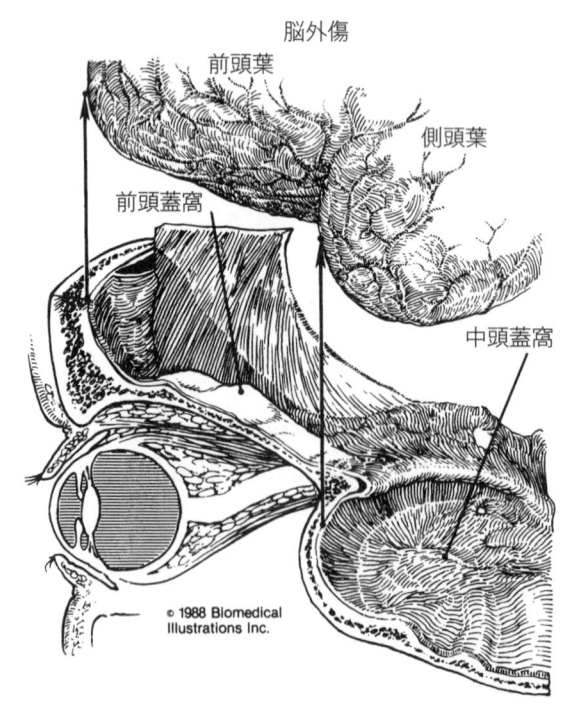

**図8.1** 眼窩，前方前頭領域，前方側頭葉と骨の突起部分との位置関係を示す図．
Copyright 1988 by Biomedical Illustrations, Inc. Reprinted by permission.

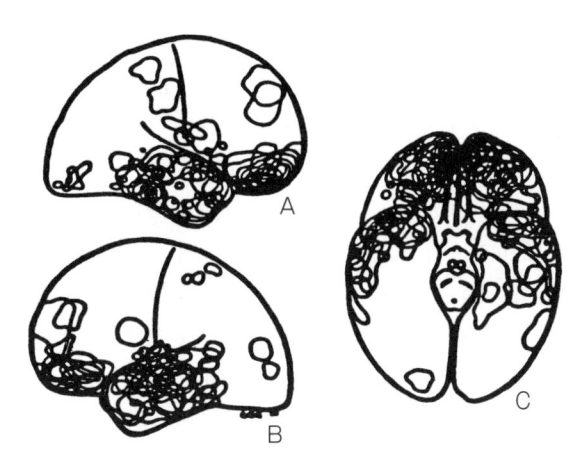

**図8.2** 外傷性脳損傷（TBI：Traumatic Brain Injury）により，眼窩，前頭および側頭野の領域が損傷を受けやすいことを示している．前頭葉は，脳卒中が最もよく起きる中大脳動脈から血液の供給を一部受けているために，さらに損傷を受けやすい（第2章参照）．損傷を受けやすいという傾向を踏まえたうえで，前頭葉の病変として現れる異なる認知および行動を臨床家が知っていることが不可欠である．
Copyright 1937 by Pacific Publishers. Reprinted by permission.

てどのような位置関係にあるかを示す．

## 前頭葉機能

　前頭葉は，その広い範囲に及ぶ結合により，様々な認知，行動，情動などの機能と切っても切り離せない．この章の主題は，遂行機能における前頭葉の重要性についてである．認知処理にかかわる諸活動を調整し，実現するのを担っているのが前頭葉であることは知られているが，必ずしも本源的な認知機能をも担っているとは限らない．例えば前頭葉の損傷は，情報の貯蔵に関する記憶の段階には影響しないが，注意や情報の体制化，時間的なタグ付け，自己モニタリングといった記憶に関係した他の過程には影響を及ぼす．前頭葉が担う遂行機能に含まれるものとして，目標の特定，目標達成に向けた行動の計画と体系化および目標志向活動のモニタリングが挙げられる（Mateer, 1997; Shallice & Burgess, 1991）．遂行機能の臨床モデルの説明を次に示す．

　前頭葉は遂行機能にかかわる注意の様々な側面において重要である．第5章で述べた作動記憶や注意の転換および分割は，前頭系（非前頭系も）に依拠しているようである．また前頭葉は，創造性，認知的柔軟性，問題解決にも不可欠である．遂行機能障害を呈する患者は，柔軟性に欠け具体的な思考形式であり，流暢に新しい考えを生み出すことが困難になることがある．前頭葉は，認知的役割を果たしているのに加え，さらに気分や感情を調節することにもかかわっている．行動およびパーソナリティの変化は，しばしば前頭葉の機能障害によって生じるものとされている．前頭葉機能障害を持った患者は，無表情で鈍いような印象を与えてしまうこともある．気分の揺れ幅が大きく，些細なことで怒ったり興奮したりし，周囲の人たちの気持ちやどう思われているかということに無頓着である場合が多い（Prigatano, 1991）．

　遂行機能の概念を把握するための様々なモデルが取り上げられてきた．それらのモデルのほとんどは前頭葉や前頭葉回路への損傷に起因する症状の分析から生み出されたものである．そのなか

で，ABIを負った患者にとって臨床的妥当性があるのが，NormanとShallice（1986）の提唱する監督システムのモデルである．彼らは，日常のルーチン活動と非ルーチン活動では動作が異なり，別個の認知過程がかかわっているとしている．例えば過剰学習した課題や，自動的に行う課題（例：着替え，コーヒーを入れる）を遂行するときは，前頭系が活性化していないこともしばしばあるのに対し，非ルーチン活動（例：仕事での新しい課題，日程変更の管理）では活発に使われている．また彼らは，日課や習慣的行動だけでは行うことのできない課題の場合に活性化するいくつかの要素（例：競合スケジューリングや監視注意システム）について述べている．例えば，競合スケジューリングにより人は競合するいくつかの課題の実施する優先順位をつけることができるようになり（例：電話が鳴っているときにサンドイッチを作る），また，解決方法を知らない課題（例：新しい電子レンジの使い方を知らない）があるときに監視注意システムが活動する．遂行機能とは，これまでに十分に学習されておらず，自動的に行えない，日課でもない，目標志向活動を遂行するために必要な能力であると考えられる．

　前頭葉機能の評価には満足がいかないものも多いが，これは臨床的には重要な課題である．脳のこの領域を損傷したことによる症状を同定するのは困難であるが，患者の生活に及ぼす悪影響についてはきわめて明白である．前頭系への損傷は，社会適応力や日常的課題の管理能力，職を維持するために必要なスキルに圧倒的な影響をもたらす（Lezak, 1995）．

　前頭葉機能が臨床家や研究者にとっていまだにやや捉えどころのないものになっていることには，いくつかの理由がある．前頭葉損傷の厄介な特徴の1つは，同じ人が一見相反する症状を示すことである．例えば，外的促しがないと自ら活動をはじめることができないという性質の，発動性に障害を示す患者が，一方では，不適切な発言や「考える前に行動する」というような衝動性も示すことがある．別の不可解な特徴は，これらの前頭葉症状の多くが損傷を受けていない人にも見られるため，何が「正常」で何が「障害」であるのかの区別が困難である，ということである．計画を立てたりまとめたりするのが苦手である，ぼんやりとしている，衝動的になる，といった前頭葉損傷による症状とされているものの多くが，脳に損傷のない人にもよく見られる．また，このような障害があってもIQ検査が正常域あるいは高得点ということがあるといった事実のために，前頭葉症状の的確な把握をさらに困難にしている．臨床家が前頭葉症状を特定し明らかにするには，クライエントをよく知る人にインタビューすること以外には方法がない場合が多い（Varney & Menefee, 1993）．遂行機能には様々な認知過程が関与していることだけでなく，前頭葉が脳の他の領域との間に広範な連絡をしていることが，この機能を理解しがたい理由である．

## 遂行機能の臨床モデル

　Mateer（1999）が提唱する遂行機能モデルでは，神経解剖学および認知を基にした前頭葉機能の理論を取り入れている．彼女は，遂行機能の異なる領域を高い臨床的妥当性をもって概念化している．これらの領域の範囲と可能な神経解剖学的対応関係を次に示すが，これらが遂行機能の臨床モデルの構成要素になる．ここで留意すべきは，NormanとShallice（1986）のモデルで説明されているように，その要素の中のいくつか（発動性，反応抑制，課題持続性，生成的思考）は，非ルーチンあるいは新規の状況に対応する際に重要であるということである．

- **発動性と動因（行動の開始）** 様々な情報や意志に対応するには，認知システムが活性化されなければならない．前頭葉内側領域の損傷がアパシーを引き起こし，自発的に行動を開始することができなくなることもある．前部帯状回は，発動性に重要な構造であると考えられている（Duffy & Campbell, 1994）．
- **反応抑制（行動の中止）** 自動反応や優勢反応の傾向を抑制する能力は，目標志向行動を柔軟に行うためには不可欠である．前頭葉損傷により，内的動因や外的刺激に左右されずに行動する能力に変化をきたしてしまうこともある．反応の抑制が損なわれることにより生じる一般的な障害として挙げられるのが，衝動反応，刺激拘束性（環境刺激に過剰反応する，刺激が生じた際に反射的に行動する）と，保続（1つの反応に固執してしまい，新しい反応セットに移行することができない）である．反応傾向を制御する能力と関係しているのが，眼窩前頭皮質である（Dempster, 1993）．
- **課題持続性（行動の維持）** 注意を維持し，作業が完了するまで持続することのできる能力は，重要な遂行機能である．この能力は，作動記憶が損なわれていないかどうかに左右される．課題の持続に支障がある場合は，患者が課題を完了する前に作業を中止してしまうことで明らかになる．課題の持続は反応抑制に深くかかわっている．
- **体系化（行動や思考の整理）** 情報をどのように体系化し，順序づけるかを制御するのにかかわっているのが前頭皮質である．この前頭皮質は，重要でない情報を作動記憶から消し去り，これらに反応しなくてすむようにする機能を果たしている．さらに，整理された状態で情報の検索や順序づけに必要な過程を手助けする．これらの能力は特に背側円蓋部とかかわっている（Stuss & Benson, 1986）．目標の同定と計画，時間感覚は機能的には体系化と関連している．
- **生成的思考（創造性，流暢性，認知的柔軟性）** 問題の解決法を生み出し，柔軟に思考するための能力は，問題解決には不可欠である．前頭葉損傷により融通が利かなくなり，また狭小な思考になることもあり，そのような人は自分と異なる見方を理解するのが難しくなることを経験する．遂行機能障害の典型的な症状の1つに，新規のアイデアを生み出すことができないということがある．これらの能力は概ね前頭葉傍矢状領域の損傷によるものである．
- **アウェアネス（自らの行動をモニタリングし修正する）** 自らの行動や感情に対して洞察力をもつ，環境からのフィードバックを取り入れて行動を修正することのできる能力は，物事をうまく遂行するには不可欠である．自己アウェアネスは，脳の前前頭系や前頭部と右頭頂部（Damasio, 1994）の相互作用に非常に左右されている．誤りを察知してそれに対応する能力をもつには，アウェアネスが必要である．記憶障害や注意障害に対する認識があることで，人が代償方略を使おうという動機づけになる．

表8.1にこれら6つのカテゴリーをまとめているが，この表は遂行機能障害として起こり得る幅広い認知および行動障害の数々を捉えている．これらの個々のカテゴリーは関連し，相互依存の関係にある．例えば，発動性障害のような，1つのカテゴリーに独特な問題を示す人や，反対に複数の領域に（例：発動性の低下および脱抑制）に問題を抱える人もいる．表8.2では，遂行機能が損なわれた2例に臨床モデルを適用したケースを示している．最初の列は，コミュニケーションに問題のあるクライエントを示している．2番目の列は，ひとりで食料品の買物に行くことのできないクラ

**表8.1 遂行機能の臨床モデル**

| 領域 | 対象となる機能 |
| --- | --- |
| 発動性と動因 | 行動の開始 |
| 反応抑制 | 行動の中止 |
| 課題持続性 | 行動の維持 |
| 体系化 | 順序化と時間調整行動 |
| 生成的思考 | 創造性，流暢性，問題解決スキル |
| アウェアネス | 自己評価と洞察 |

**表8.2 機能的活動への遂行機能モデルの適用**

| 遂行機能モデルの領域 | 遂行機能障害をコミュニケーション障害に適用 | 遂行機能障害を食料品の買物に適用 |
| --- | --- | --- |
| 発動性と動因 | 会話をはじめない，限られた表出を伴う感情の平板化を示す | 冷蔵庫が空でも食料品店に出かけようとしない |
| 反応抑制 | 不適切な意見を述べる，自分が話す順番が来るまで待てない | 衝動買い，買物で見て回る際に魅力的に見える物は不必要な物でも購入する |
| 課題持続性 | 会話に興味を失ってしまう，話題を保つことができない | 買い物リストにある物全てを購入しない |
| 体系化 | 話をまとめることが苦手である，話題が飛ぶ，"回りくどく"話し，核心に至らないように見える | 買物リストを作らない，店の案内図を活用して系統立てた買物をせず，食料品を買い揃える際も時間を効率的に使わない |
| 生成的思考 | 会話を生み出すことができない，言いたいことがなさそうに見える，自由回答の質問に答えるのが苦手である | ほしいと思っていた物が入手できないと，適切な代替品を考えることができない |
| アウェアネス | コミュニケーション障害の認識がないように見える，他者が話題に関心がなくても気がつかない | 食料品を買い揃えることが重要な問題であるという認識がない |

イエントを示している．

　第5章と第6章では注意と記憶のモデルを概説してきたが，この章では遂行機能に焦点を絞って議論をする．これらのモデルとそれらを支える理論的概念の概説は，注意，記憶と遂行機能の間で重複する部分を強調している（図8.3参照）．これらのシステムの相互依存を示す最も良い例が作動記憶の領域であり，これこそが，これら3つのシステム全てにかかわる土台となるシステムである．それぞれの分野を概念化するためのモデルをもち，それらが複雑に作用し合うことを理解することにより，臨床家は関連する障害を適切に把握し管理することができるようになる．

## 遂行機能の評価

　遂行機能障害を評価することがいかに困難なものであるかは認めざるを得ない．正規の認知評価は，典型的に，クライエントの行動を指示する明確な教示と固定的な構造を備えている標準化され

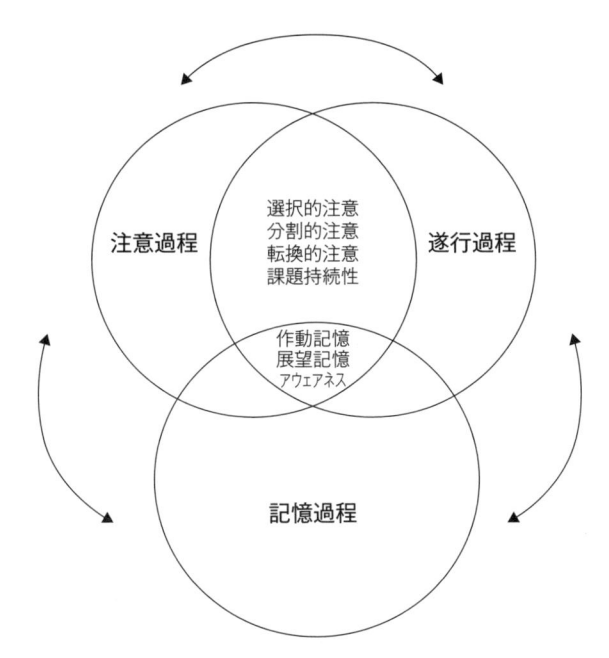

**図 8.3** 注意，記憶，遂行過程の相互依存を示す図

た計量心理学的検査が用いられる．このような構造では，遂行機能障害症候群のクライエントが良い成績をとれるような十分な手がかりが与えられ，遂行機能障害が隠されてしまうかもしれない．第4章では，遂行機能の障害に最も敏感に反応する検査について述べている．これらのなかには，作動記憶や注意，流暢性，問題解決を測定するものが含まれる．さらに，文脈がなく測定しにくい行動やパーソナリティに関する可能性のある変化について，クライエントとその親しい人たちに面接するのが重要である．前頭葉の能力が要求される課題を用いている自然な状況での行動観察が，おそらく遂行機能障害を一番明確にする評価法と思われる（しかし全ての治療環境においてできるわけではない）．

## 観察法

クライエントの遂行機能を把握する手段として自然観察を行う場合，遂行行動の分類法を使うことが重要である．遂行機能管理システム・プロフィール（PRO-EX：Profile of the Executive Control System; Braswell et al., 1993）では，主要な遂行能力を明確に記述するための7つの尺度を規定している（**付録8.1** のPRO-EX集計表を参照）．ここには目標選定，計画立案・順序化，開始，遂行，時間感覚，アウェアネス，自己モニタリングといった尺度が含まれる．臨床家は重要な他者に面接を行い，クライエントが様々な異なる状況下で複数の段階からなる活動（例：調理作業と金銭管理作業）を行うところを観察する．この情報を基に，臨床家は個々の7つの分野について行動の記述を使って，クライエントの行動を評定する．理想としては，2人の臨床家（または臨床家だけでなくクライエントか介護者，あるいはその両方）が評定尺度に記入することで，評価者間信頼性を確認できるようにすることが望ましい．

遂行機能ルート探索課題（EFRT：Executive Function Route-Finding Task; Boyd, Sautter, Bailey,

Echols, & Douglas, 1987 ; Lezak, 1993）では，自然観察と標準化評価の双方の特徴を組み合わせ，予想される遂行機能障害の症状を評価する．ルート探索は，情報を統合することができるかどうかに大きく依存しており，開始，計画立案，体系化といったスキルが求められ，評価に役立つ課題である．この課題を構築する際，その著者らは大勢の患者のルート探索行動を観察した．患者らには，病院敷地内にある特定の事務所の場所をできるだけ効率よく探し当てるということ以外は制限のない指示が与えられた．その著者らは，患者らがこの課題に対し4つの異なる方法で取り組んでいることに着目した．それは，「当てもなくさまよう」（場所が見つかることを期待しながら当て所なく歩き回る），「試行錯誤」（場所を推測しながら段階的に消去法を使う），「一歩一歩進む」（次の最短の場所までについての限られた情報だけを尋ねる），「方略の活用」（地図や道順を書き記したものを入手する），である．このEFRTは，行動を次の変数を使って評定する．(1)課題の理解，(2)探索情報の収集，(3)指示の記憶，(4)誤り検出，(5)誤り修正，(6)課題遂行中の行動，である．手がかりの種類が記録され，これは遂行機能課題を行うのに必要な支援レベルを伝えるのに特に役立つ．患者の自己モニタリングを促す非特定の手がかり（例：「いま，あなたは何をすべきですか？」）と，実際に課題をどのように遂行したらよいのかについての情報を提供する特定の手がかり（例：「そのことは書いておくと役に立つかもしれません」）が記録される．EFRTを付録8.2に示す．

この他にも，前頭葉機能障害に高い感度を示す評価方法として実用化されているものには，標準化検査，観察方法，面接のプロトコルなどがあり，それらの概説は第4章を参照されたい．

## 質問紙法

遂行機能障害が日常の機能に及ぼす影響を明らかにするために利用できるいくつかの質問紙がある．遂行機能障害の質問表（DEX : Dysexecutive Questionnaire）は，遂行機能障害症候群の行動評価（BADS : Behavioural Assessment of Dysexecutive Syndrome ; Burgess, Alderman, Wilson, Evans, & Emslie, 1996）の一部である．これには，脳損傷の後遺症として一般的に起こる注意および遂行機能の低下にかかわる問題についての質問が20問含まれている．回答者は，それぞれの問題を発生頻度で評価する．評定の形式には，「自己」と「他者」が行う用紙がある．DEXでは0～80の間で粗点がつけられ，得点が高くなればなるほど遂行機能の障害が重いことを示している．

ブロック適応機能質問紙（BAFQ : Brock Adaptive Functioning Questionnaire ; Dywan & Segalowitz, 1996）は，計量心理学的に数量化が難しい適応機能の測定を行うことのできる，もう1つのアプローチである．これには，脳損傷を負った患者とその家族が地域ボランティアとして協力し，臨床の実践を通じて開発された68の質問が含まれる．質問は5つの行動領域である，計画立案，開始，注意・記憶，興奮・抑制，社会的モニタリングに分けられている．重要な他者用とクライエント用の用紙がある．この質問紙を評価する予備的研究では，単純な注意課題の際に誘発される前頭葉で生じる電気生理学的反応は，計画立案と発動性の尺度における家族や患者の反応を強く予測するものであった（Dywan & Segalowitz, 1996）．重要な他者とクライエントがつけた得点の差を計算することは，アウェアネスを評価する際の指標になる．付録8.3にBAFQの質問のサンプルを示す．

質問紙法の潜在的な欠点の1つは，これらの質問紙法が示すものはあくまで特定の質問項目に対する機能についての個々人の見解であるということである．質問紙の中に，個々の機能での実際の変化に関連した質問項目が含まれていない場合もある．SohlbergとMcLaughlin, Pavese,

Heidrich, Posner (2000) は，認知障害が対象者の機能にどのような影響があるかを把握するには，構造化面接の活用が必要であることを突き止めた．例えば，認知訓練後に標準化された質問紙で測定を行うと数名の対象者は能力に変化が示されなかったが，面接のときにはクライエントは自発的に「映画を最後まで観ることができる」，「運転をしながらラジオを聴くことができる」，「電話番号を覚えることができる」等の具体例を挙げた．これらの日常機能の例は，質問紙の項目には含まれていなかった．構造化面接と標準質問紙を組み合わせることにより，適応機能について最も多くの情報が明らかにできる．効果的な面接技法については第13章で考察しているので参照してほしい．

## 管理アプローチ

　遂行機能障害に取り組むにあたっては，多種多様の臨床的アプローチがある．Mateer (1997) は，どのような認知治療を計画する場合も考慮しなければならない重要な課題を提起している．彼女は，リハビリテーションの専門家はクライエントの機能レベルを包括的に見て，特定の状況下で能力改善を図るべきなのか（すなわち完全に「機能的」なアプローチを用いる），それとも能力変化をもたらした様々な認知過程における機能の理解・改善により，最終的には多種多様な状況に般化することのできる改善に繋げていこうとするのが良いのか，という疑問を投げかけている．前者のアプローチ（トップ・ダウンアプローチと呼ばれることもある）は標的行動に作用し，後者のアプローチ（ボトム・アップアプローチ）はクライエントの能力範囲内であれば般化をもたらす可能性が高い(Levine et al., 2000)．患者の性質が異なれば，その治療アプローチにも自ずと異なるものが求められる．

　遂行機能障害の症状を効果的に管理するにあたって臨床家は，機能と過程指向という両極端のアプローチに精通していなければならならず，もちろん両タイプの治療法の特徴を併せ持ったアプローチにも明るくなければならない．例えば，場合によってはクライエントの行動の環境的または外的な決定要因に取り組んだほうがよいこともある（より機能的なアプローチ）．第11章では，行動を外的状況から制御する環境管理療法の妥当性について説明している．クライエントが興奮して支障がある場合（前頭葉症状の可能性がある），環境の中の刺激を少なくすることが初期の管理アプローチとして最も望ましいだろう．別の症例では，遂行機能の低下をもたらしている認知過程を治療するほうがより効果的かもしれない．この例となるのが，前頭葉損傷によってしばしば障害を受ける注意の維持と転換の障害に対して行われる高度の注意過程訓練（第5章で説明）を行うことである．また，機能と過程指向の両方の治療原則を活用する治療アプローチの例として挙げられるのが，持続的注意あるいは課題持続性（これも第5章で説明）の問題を管理するために用いられる，ペース調整といった自己制御の方略を教えることである．これには，いつ，どこで問題が生じるのかを機能的に分析することが求められ，もちろん方略の活用が自動的に行われるようになるまで教えるために，実施上の困難を調整することも必要である．

　治療アプローチの選定は次に示す変動要因に左右される．

- 受傷してからの経過期間
- 遂行機能障害の重症度
- その他の認知障害の併発

表8.3　他の章で取り上げられた遂行機能障害にも応用できる治療法

| 治療法 | 治療内容 | 章 |
| --- | --- | --- |
| 注意過程訓練 | 過程指向型治療法で，持続的，転換的，分割的注意の改善を目指す．課題の維持と情報の保持，情報の操作に障害がある場合の改善に役立つ． | 5 |
| 外的補助具の選択とその使用訓練 | 電子手帳やスケジュール帳などの代償的補助具の選択と実施を円滑にするための一連の手順と原則．計画立案や体系化に障害がある場合に役立つ．さらに特定の方略を記憶する外的な手がかりにもなり得る． | 7 |
| アウェアネスへの介入 | アウェアネスの障害を管理するための治療法．患者のアウェアネスのレベルを高めることに集中することや，介護者がアウェアネスの問題を管理するために役立てることもできる． | 9 |
| 展望記憶訓練 | 過程指向型治療法で，患者が意図した行動を維持し続け，開始することができる時間を引き延ばす点に集中する．体系化や発動性の問題に対応できる． | 6 |
| 行動学的介入 | 行動分析の原理を参考にしたアプローチで，望ましい行動を増やし，望ましくない行動を減らすことを目的とする．脱抑制や保続が原因の行動障害に対処する際によく使用される． | 11 |

- クライエントのアウェアネスの程度
- クライエント，家族，スタッフのリハビリテーションの優先順位
- 「退院後の環境」で受けられる支援

　本書の他の章で説明している治療法のなかで，遂行機能障害を管理するためにも活用することのできるものを表8.3にリストとして示したので参照してほしい．

## 治療上のラポール

　クライエントとの間に治療上の人間関係を築くことは，どんな治療アプローチを使っているかを問わず，遂行機能障害の管理を助ける意味でも不可欠である．脳損傷は動機づけ，発動性を低下させることになり，もちろん行動のコントロールに問題が生じることになるかもしれない．その全てで，クライエントの協力を高めていくような治療上の信頼関係を形成することがますます重要になる．様々な文献の検証からDucharme（1999）は，臨床家が治療に繋がる治療同盟や治療環境を構築するのに役立つ，クライエントとかかわるうえでのいくつかのスキルについてまとめている．

1. 臨床家は話し合う際に治療同盟を進展させるのに役立つテーマを選ぶべきである．臨床家の発言は，誠意ある臨床家の本心を表したものでなくてはならない．これには以下に関する発言が含まれる．
    - クライエントの興味や知識に関するテーマ
    - リハビリテーションの目標に向かって協力しながら取り組むために，クライエントと臨床家の間にパートナーシップを築く
    - クライエントが経験している困難を理解することに重点をおいて共感する

●クライエントが示している進歩
2. クライエントが苛立つ状況に固執する場合，臨床家はクライエントの注意をさりげなく他の話題に逸らして方向転換をしたうえで，より適応できている話題に対する反応を強化する．
3. 臨床家はコミュニケーションを円滑にするボディー・ランゲージを活用する必要がある．
　●姿勢は開放的で受容的である必要がある．クライエントと話すとき，臨床家は向かい合わず，角度をつけて立ったり，座ったりするようにし，パーソナル・スペースを侵害することは避けるべきである．
　●視線を合わせるときは尊敬の念と関心を示すようにする．
　●声の調子は，思いやりや誠意のあるトーンでなければならず，相手を見下すようであってはならない．

　共感，尊敬，信頼を基に治療関係を築いていくことによりクライエントが治療に協力し，治療の成果が出る可能性が高まる（Horvath & Luborsky, 1993）．治療同盟を築いていくことは，前頭葉に異常があり遂行機能障害を呈している人々とかかわる場合は特に重要である．
　この章の残りの部分では，遂行機能障害を管理するうえで役立つ4つの広義の治療的アプローチを概説する．最初の2つのアプローチは，環境管理，特定課題ルーチンの教育である．これらは，クライエントの外的要因に焦点を当て，自動反応を活用する．残りの2つのアプローチは，認知計画の選択と遂行の訓練および自己教示訓練で，内的に生じる認知行動的反応を改善しようとするものである．

## 環境管理

　遂行機能障害を管理するには，環境管理は不可欠なアプローチである．我々は，遂行機能障害の症状を軽減することのできる多種多様な臨床的な配慮の包括的な用語として**環境管理**を用いている．これが目指すものは，発動性や自己制御の障害から生じる問題を防止または回避できるようにクライエントの環境や外界を作り上げることである．環境管理には2つのカテゴリを提案する．

●物理的空間の体系化
●生理学的要因の操作

### ■物理的空間の体系化

　クライエントの物理的空間の体系化を助けることで，遂行機能の能力にかかる負担を効果的に軽減することができる．損傷を受けた前頭葉の役割を肩代わりすることのできる環境を整える，というのがこの考え方である．この環境調整のアプローチは，第5章で注意障害に対処する方法として論じられており，ファイリング・システムやメッセージボードの導入などといった提案をした．クライエントの生活空間を系統的に評価することは，自己制御や発動性の低下により生じる問題の防止や回避に役立つ環境調整を特定するうえで重要である．次のリストは，我々が臨床現場において

実践してきた環境調整の例である．確かに体系化アプローチの選択は，クライエントとその家族，あるいは介護者からの情報に左右される．これらの環境調整を確立するには，通常，リハビリテーションの専門家からの支援を必要とし，これにはその環境の中で影響を受ける全ての人たちへの体系的な訓練と促しが含まれる．

- 戸棚の中身をラベルに表示する
- 大型掲示板を使い，情報の種類別に区分し，それぞれにラベルづけする
- 台所のそれぞれの棚（または冷蔵庫の棚）に食品の種類を決めて置く
- 散らかっているもの専用の容器を設置し，重要でないものだけをこの容器に入れる
- 机の上などの特定の作業場に，ものが散乱していない区域を設ける
- 請求書支払いのシステムを構築する
- 大型の家族用予定カレンダーを活用する
- 冷蔵庫に家族用の掲示板を置く
- 家事作業用にラベルつきフォルダーを作り，ファイル用キャビネットに並べる

遂行機能障害を補う適応行動を増やすために促しや手がかりを貼ることも，物理的空間の体系化の延長である．多岐に渡る家事作業を書き記したメモやヒントを貼っておくことができる．次にその例を示す．

- 毎日仕事や学校に持って行くもの（例：鍵，財布，弁当，バスカード）を忘れないように玄関のドアに貼る
- 洗面所の鏡に身支度の手順を貼る
- 冷蔵庫に特定の食事のメニューを貼る
- 就寝前（または起床後）の手順（例：消灯，暖房を下げる，目覚まし時計をかける，薬を飲む）を寝室のクローゼットのドアに貼る
- 洗濯機，食洗機，コンピュータ等の操作を記したメモをそれぞれの器具の隣りに貼る
- 写真アルバムなどの会話のきっかけになるものを適切な場所に置く
- 時間管理に役立つスケジュール表をどこでも必要な場所に配置する

この場合もやはり，環境を効果的に調整できるかどうかはクライエントの生活状況をいかに入念に把握することができるかにかかっており，あくまでその環境に住んでいる人たちにとってうまくいく調整を行わなければならない．いつ，どこで問題が生じるかについての家族や介護者の観察を支援することで，往々にして貴重な解決策を特定することができる．環境を操作するということは，臨床家とクライエント，介護関係者の協働作業である．第13章の協働を働きかけるための方法を参照してほしい．

## ■生理学的要因の操作

脳損傷は多くの場合，内的状態を調整し，最終的には行動に影響する生理学的要因に負の影響を

もたらす．人は身体的に居心地が悪かったり，生理学的に傷ついたりしている場合には，認知障害のなかでもとりわけ遂行機能の障害がより混乱したものになる．Ducharme (1999) はこの状態の類を**生態学的要因**と呼び，遂行機能障害を持った患者を支援する際に考慮すべき生態学的変動要因を次のリストのはじめの3項目で説明している．

- **栄　養**　栄養は行動に影響を及ぼす．例えば，カフェインのような行動に変化をきたす物質を制限したり，またクライエントの食料や水分の摂取量を調整したりすることが助けになることもある．脱水および血糖値の変動が認知能力に影響を与えることもある．
- **睡眠衛生**　睡眠障害は脳損傷の後遺症として一般的である．睡眠パターンの改善には，行動学的方略やリラクセーション訓練を活用することができる．睡眠不足は遂行機能障害の症状を悪化させてしまう．
- **活動レベル**　神経学的機能の変化により，過剰な，または過少な刺激の影響に対応するのが困難になることがある．患者が自分自身のペースを保ち，過剰な刺激を取り除くことができるようなスケジュールを組む手助けをすることが重要である．クライエントにとって最も効率の上がる時間帯を利用して治療スケジュールを組むこと，休憩時間も組み込むこと，クライエントにパート・タイムでの復職を勧めることなどは，どれもクライエントが活動レベルを制御する手助けの例である．クライエントの活動レベルに対応することで，発動性，体系化，衝動性，課題維持の障害を最小限に抑えることができる可能性がある．
- **服薬モニタリング**　クライエントの服薬を確認できるようにすることや，いつ薬を服用したかをモニタリングすること，疑いのある認知機能面の副作用を記録することは，処方する医師にとっても有益である．脳損傷後には薬物の代謝作用もしばしば変化し，投薬に対する反応が脳損傷を負っていない人とかなり異なる場合がある．さらに遂行機能障害を持った患者にとって，処方通りに薬を服用できないという問題もよくある．クライエントに記憶のための外的補助具を活用する訓練を行うことは，この分野における自立性を高める効果的な方法である（第7章参照）．

## 特定課題ルーチンの教育

遂行機能障害を管理する広範なアプローチの2つ目である特定課題ルーチンの目標は，障害を持った患者に**特定**の状況に適応する行動，または一連の行動を教えることにある．そのスキルを一度習得すると，たとえ自動反応であるにせよ，クライエントはひとりで新たな行動を開始し，それを維持することができるはずである．

通常，特定課題ルーチンを教育するうえでの第一歩は，課題の調整である．困難な課題の性質を変えることで，遂行機能障害の影響を軽減するのに役立つこともある．例えば，食事の準備を簡素化し，3種類以下の材料で調理をすることで，重度の障害を持つ人が自立して食事の支度をすることができるようになることもある．課題や活動を修正することが，コミュニケーションの問題を管理するのにも役立つことがある．例えば，グループ療法における収拾のつかない議論に適用できる．具体的に言うと，グループ療法のセッションでは論争を引き起こしてしまいそうな話題は避けるよう調整することで，クライエントの脱抑制がグループの進行を阻害しないようにする．遂行機

能障害の症状が一貫して発生し，ある課題あるいは一連の課題の遂行を妨げることが予想される場合には，臨床家は課題を分析し，様々な改良を試してみてはどうだろうか．課題が行われる条件を操作することで，遂行機能の障害を効果的に代償することができる．

　一度課題を適切に修正したら，そこで課題ルーチンを作成し，その後，それを重度の遂行機能障害を持った人にも，自立度を高めていくように教えていく．これは，クライエントが様々な状況で多様な行動計画を達成できないのは，刺激拘束性，保続，極度の衝撃性，自発性の欠如，アウェアネスの低下といった遂行機能障害の症状のためである，という前提に立っている（Mateer, 1997）．このようなクライエントに対して多段階の課題を行う際に広範で柔軟なアプローチを教えるのは現実的ではないだろうが，特定の連続的な手順を習得することはできるかもしれない．教えることのできるルーチンには次のものが含まれる．

- 整容
- 更衣
- バスへの乗車
- 食器洗い
- 家事全般
- 手紙を書く
- ソリティアで遊ぶ
- 洗濯
- 電子メールを書く
- 電話をかける
- 園芸や絵画などといった継続的作業が求められる趣味
- テレビやステレオ機器の操作

　特定課題ルーチンの訓練には，第11章で説明している行動プログラミングの特徴を多く取り入れている．行動学的技法を論じる場合，学習障害への介入というより，行動障害への介入に限定されていることが多い．しかし認知プログラミングは，行動学的介入の原則のうえに成り立っている（Sohlberg & Raskin, 1996）．例えば第7章では，認知障害を管理するための外的補助具の使用をクライエントに教えるスキル訓練について説明している．その章で述べられている手続きと原則は，行動プログラミングに強く依存している．

　遂行機能障害を呈している人に特定課題ルーチンを教えることの有用性について論じる研究者も多い（Burke, Zenicus, Wesolowski, & Doubleday, 1991; Martelli, 1999）．特定課題ルーチンを上手に指導する際に重要となる特徴は，認知障害を管理するための代償的認知補助具（第7章参照）の使用をクライエントに訓練することと似ている．類似点として次が含まれる．

1. 課題を分析し，ルーチンを論理的に連続した1つ1つの動作に分けて書き記す
2. ルーチンの各手順を明確にし，クライエントが各手順を完了したことを判断できるようなチェックリストを作成し，導入する
3. 誤りなし学習を活用し，各手順を十分に練習する

### 4. 課題を成功させるための強化と動機づけを訓練に盛り込んでいることを確認する

　Martelli（1999）は，4つの要素の1つ1つを課題ルーチン教育の臨床モデルに組み込んでいる．彼はそのなかで，「3つのP」と名づけた**計画**（plan），**練習**（practice），**治療態度の促進**（promote therapeutic attitudes）の実施を臨床家に推奨している．課題分析とチェックリストは計画の段階で行われる．前にリスト提示した各々のルーチンは，明確な個々の手順の連続として捉えることができ，各手順終了時にチェックマークを記す箇所を設けたものであると言える．課題分析チェックリストは疲労を軽減し，クライエントが計画を立案，順序化し，多手順の過程を遂行するために費やされる認知エネルギーを制限するのに役立つ．課題分析チェックリストに従って課題を遂行するようにクライエントを訓練することで，機能的な日課を再確立することにも繋がる．

　課題分析チェックリストが作成された段階でほとんどのクライエントは，それらの手順を実行に移す練習を集中的に行う必要がある．各手順が習慣的に自動的に行えるようになるには，十分な練習が必要である．練習は訓練と同じ状況の中で行う必要がある．

　課題ルーチンに取り組む際に強化を盛り込む方法がいくつかあるが，これも訓練におけるもう1つの鍵となる要素である．臨床家は，クライエントが課題を終了できるように自信をもたせたり，内的動機づけに働きかけたり，もちろん外的強化子を提供したりして，クライエントの取り組みを強化してもよいだろう．我々（Sohlberg & Mateer, 1989）は，クライエントがおおいにやる気を示すルーチンを最初に選択することを奨励している．

　我々のクライエントの一部が学習意欲を示したルーチンの例としては，パソコンでの電子メールを使った文通，お気に入りの献立の調理，映画鑑賞のためのビデオ機器の操作がある．しかし，重度の発動性障害があり内的動因がほとんどないクライエントの場合には，強化するルーチンを特定するのは困難である．ルーチンの選定や手順の記述の入力を助けることで，クライエントや重要な他者の関与と傾注を深めて行けるようにすることが有益である．

　Martelli（1999）は，ルーチンの達成と結びつけられる強化子を決定するために，構造化されたプロトコルを用いている．彼は，クライエントに意欲を高める強化子を特定させ，それを基にクライエントが課題ルーチンを達成すると得点が得られ，それを報酬と交換できるような組織的な行動随伴性プログラムを構築している．報酬を特定するにあたり，クライエントと臨床家，家族は協力して，以下のカテゴリーの好ましい刺激や出来事のリストを作成する．そのカテゴリーとは，食事，テレビ・ビデオ鑑賞，旅行・訪問・余暇活動，くつろぎ，家での活動やゲームなどである．

　Martelli（1999）は症例報告の中で，前交通動脈瘤により遂行機能障害を呈したクライエントに対して報酬随伴性プランを組み合わせ，家庭でのルーチン（朝の整容や余暇活動，炊事を含む）を行うのに，課題分析とチェックリストを用いて素晴らしい成果を挙げた例を示している．クライエントの発動性低下が大きな懸念となっていた．データから，遂行された活動の数が急激に伸び，一週間当たり平均して10だったものが，訓練を受けた後には合意された定数の50に達したことが示された．クライエントはルーチンを半自動的に行えるようになっていたにもかかわらず，環境が変化した場合（例：休日スケジュール）などには追加の訓練が必要であった，と著者は記している．ルーチンが自動的に行えるようになった後でさえ，時折支援が必要であった．

## 認知的な計画の選択および遂行の訓練

　前述の PRO-EX（付録8.1参照）では，目標選択，計画立案・順序化，開始，遂行，時間感覚を含む，認知的な計画の選択と遂行に決定的影響を与えるいくつかの要素について評価をしている．この節では，これらの領域の機能改善のために作成された訓練について説明する．こうした訓練の基礎となっているのは，課題で対象としている特定の遂行機能は練習によって改善に繋がる，または少なくとも同じ分野の関連する課題における能力は向上する，という考え方である．これは，般化を期待せず，限定された特定の手続きを徐々に自動的に反応できるようにすることを狙った，特定課題ルーチンとは対照的なものである．ここでの訓練では，クライエントに行動をいつ実施するかの手がかりを識別できるように教えることが求められる（Hart & Jacobs, 1993）．主要な問題となるのは，クライエントが状況に対して発症前の自動反応をしないようにすることを手助けし，もちろん ABI にしばしば伴う発動性や展望記憶の障害，衝動性による妨害的な影響を管理する手助けをすることである．訓練環境から自然環境への般化には，注意深い系統的な計画が必要である（Sohlberg & Raskin, 1996）．

　これらの訓練の練習が，実際に領域特異的（例：類似した特徴の課題に改善はあるが，その基となる認知機能には対応した変化は起こらない）なのか，または訓練によりその課題遂行に求められる関連する遂行機能の向上をもたらすことで改善するのか，ということを示す十分な研究はいまのところされていない．第10章では，遂行機能障害によって重大な影響が出る分野であるコミュニケーションや社会的スキルを教えるための様々な訓練について説明している．訓練の結果，コミュニケーションに改善が見られる場合（例：発話の機会の増加）に，これが新しい行動を習得したことによるものか，開始に関連した神経学的過程が改善されたことによるものかははっきりしない．

### ■計画の立案

　治療として活動を計画する機会をクライエントに繰り返し与えることで，計画作成の練習になる．この種の治療は通常，仮想の計画を作成することからはじまり，実際に計画された活動の遂行へと進んでいく．セラピストは，クライエントが使う，計画を考える見本となる状況を提供する．まずクライエントは，活動やイベントの計画に含まれる課題や段階を記述または口述し，徐々に計画を実行するための機会と資源を与えられる．クライエントの計画にかかわる個々の問題に対応した機会を提供するには，臨床家は創造性を働かさなければならないことは確かである．例えば次のどれも，計画を立案する場合の治療対象になるだろう．

- 複数の要素からなる課題の最も重要な手順のリストを作成する精度の向上（例：クライエントのもつ重要な課題要素の知識を改善させる）
- 順序づけの精度の向上（クライエントは全ての手順を知っているかもしれないが，正しい順序に配列する点に問題があるかもしれない）
- 計画の体系化や効率性の向上（例：類似課題をグループにまとめる能力を向上させる，クライエントに計画立案課題を完遂するための系統的方略を教える）

これらの目標の達成のために使用される可能性がある治療用課題の例を次に挙げる．

- バーベキューや他のリハビリテーションクライアントのための「卒業」イベント，資金集めのプロジェクト，リクリエーション活動，クライアントにとって意味があり複雑さが適切に調整できるイベントといった活動の仮想の計画を立案する
- 次回の治療セッション，または一連のセッションでの治療課題の順序を計画する
- グループ療法プロジェクトの一環として軽食や活動の準備をする
- 家族や介護者とともに実行できる課題を計画する

記述的および量的データは，働きかけを行っている特定の要素をリストにした記録に残しておく．

## ■お使い課題

お使い課題（errand completion task）は，計画立案，順序化，開始および遂行に対応するようにまとめられている．クライエントは治療施設内または地域で，個々の状況のもつ制約や機会に応じて用事が与えられる．クライエントは特定の代償方略（例：「to-do」リストのメモに沿って行う）を活用した練習を行い，または開始，計画立案，体系化などといった特定の要素に働きかけることができる．クライエントが対象とする能力に集中できるように，活動の目標は明確でなければならない．治療活動は，クライエントの改善状況に応じて用事のレベルを難易度の低いものから高いものへと移行させていく．お使い課題には次が含まれる．

### 病院での具体的な課題
- 売店に行って営業時間を把握する
- 食堂に行って日替わりランチが何かを調べる
- 病院の受付に行き，「患者意見」のカードを入手する

### 地域での具体的な課題
- ファーストフード店でハンバーガーの値段を調べてくる
- 地元の会社から名刺を入手してくる
- 切手を買う
- バスの時刻表を手に入れる
- 指定された会社の土曜日の営業時間を調べる
- 郵便局から所得税の申告用紙をもらってくる

### 地域での，計画する必要のある抽象的な課題
- 無料で何かを入手する
- 印刷物を入手する
- パスポート取得の手続きを調べる

お使い課題のデータ収集は，臨床家の目的に完全に依存するだろう．目的がクライエントに代償方略（例：用事を「to-do」リストに書き込み，それを参照する）を使えるようにすることであれば，そのシステムの活用に関係する行動データが記録される．もしお使い課題の目的が，クライエントに集中させ続けて課題を遂行させることであれば，終了までの時間の行動データか，あるいは同時にクライエントに課題から離れさせないために必要な手がかりに関する行動データが記録されるようにする．

より高い機能をもつクライエントに対しては，行動を是正したり修正したりする柔軟性や能力を向上させるために，計画立案およびお使い課題を修正してもよいだろう．クライエントに計画の変更を余儀なくさせるような課題を作成することもできる．例えば，場所が移転してしまっている場所をあえて指定してクライエントに行かせる．クライエントが社交行事を企画した後に，主賓が病気であること，または注文された飲食物にアレルギーの人がいることなどを臨床家から伝える．クライエントにとって計画立案やお使い課題で代替案を考え出す練習をするのもよいだろう．

## ■時間管理課題

遂行機能障害の症状を示すクライエントの多くは，時間的制約の下で自らの行動を規制する練習から得るところが大きい．時間管理における重要な要素は，時間の経過を正確に判断する能力である．これは，単一課題形式（妨害課題なし）または二重課題形式（妨害課題あり）のいずれでも練習されることがある．クライエントは指定された分数だけ時間が経過するのを追い，その時間が経過したら臨床家に知らせるように指示される．クライエントは，その指定された時間までの間，治療活動（妨害パラダイム）を行うことや静かに座っていること（妨害なし形式）もある．これは第6章で説明した展望記憶訓練と同様のものである．展望記憶訓練の際のデータ収集プロトコルを時間推定に応用することもできる．

計画やお使い課題の拡張として，クライエントは構造化されたワークシートを与えられ（または外的補助具を使用して），治療活動のスケジュールを組む練習を行うこともある．クライエントはスケジュールや計画を立てる能力が向上するにつれ，今度は自らのスケジュールに従って行動する練習をする．重度の障害を持ったクライエントでも，治療計画に従い，時間を計り，活動を切り替える時間になると臨床家に合図することを習得できる．これは，治療活動を管理する責任をクライエントに引き継がせるという考え方である．我々臨床家がいつまでもクライエントに何をすべきかの指示を出し続けていると，クライエントの遂行機能の改善を助けることにはならない．この活動は，治療環境以外の自然場面に発展させていくことができる．**付録8.4**には，スケジュールをたてる欄とスケジュール行動を評価するためのチャートがついたスケジュール作成ワークシートの例を示したので参照してほしい．

この節で説明している課題は，クライエントの認知的計画の選択，実行の練習を提供するために作られている．しかしながら，これまでにこの種の治療法のアウトカムを測定する実験的研究はまだ知られていない．計画立案および体系化をクライエントに練習させるのは臨床的に幅広く実践されており，臨床的直感としては意味があるものだが，将来の研究の主題としていく必要がおおいにある．さらに言うと，我々自身の経験からして，これらのアプローチを使った改善は，クライエントがこれら計画立案や遂行過程（例：時間の見積もり）の側面に的を絞った練習を十分に受けたかい

なかに左右されるのはごくわずかである．改善には次の事柄が臨床家に求められる．

- 特定の計画立案や目標達成活動の目的を明確に定義する．
- クライエントが目的を十分に理解し，その活動に取り組むための十分な支援（クライエントの回復に応じて支援を取り除いてもよい）が提供されることを確認する．
- 進歩の状況や，今後介入が必要な領域を把握できるようにするために，成績を測定・記述する．
- 十分な数の課題やレベルづけを設定し，標的スキルを十分練習できるようにする．
- 遂行スキルの般化を測定する方法をもつ．

## メタ認知方略・自己教示訓練

　遂行機能障害を管理する4番目のアプローチは，クライエントに**自己教示**または**メタ認知**のルーチンの活用を教えることである．クライエントは独り言を通じて自らの行動を制御することを教えられる．このアプローチの基礎はVygotskyとLuriaの初期の研究であり，彼らは意志に基づく行動は精神的な活動によって生まれるのではなく，むしろ内言により媒介されると提唱した．Luria (1982) が立てた仮説では，子どもの外言は自分の行動を制御する役割をもち，やがてそれが成人の内言による制御習慣に変化していくとしている．さらに彼は，前頭葉は内言の過程に不可欠であり，前頭系に損傷があると自己制御の低下（例：衝動性，保続，計画性の低下，問題解決の障害）を特徴とする遂行機能障害が引き起こされる，という仮説を立てている．認知および発達心理学者はLuriaの著作を基として，言語的自己教示および自己制御法を，児童および成人の計画性と問題解決の障害と衝動性の治療に応用するようになった[*]．

　自己教示法を使った認知リハビリテーションは，衝動性障害を持つ児童に自らの行動を制御することを教えた発達心理学者らの成功を手本にして作られた．例えば，MeichenbaumとGoodman (1971) は，自己コントロールが低下した5人の若年対象者に自己教示を使うことの訓練に成功したと報告している．最初に，実験者が課題を行いながら言語による自己教示と誤り訂正の手本を示した．この要素に含まれたのは，(1) 課題が求めているものについて質問する，(2) 認知リハーサルと計画立案を通して質問の答えを提供する，(3) 課題を行う間に自己誘導し続けるために，過程の手順について自らに語りかける，(4) 課題達成への自己強化，である．この後，手本として示した言語による自己教示の要素を実行するようにクライエントに指導する．次にクライエントは指導なしに，自己教示手続きを声に出して行った．徐々に声の大きさを小さくしていき，やがては小声に，そして最終的には声に出さずにクライエントは自己教示を行った．使用された課題には，複雑な問題解決課題も含まれていた．神経心理学的検査では，計画性と問題解決の課題での結果に改善が示され，1ヵ月の追跡調査の際もそれが維持されていた．しかし教室での行動に変化は認められなかった．

　過去20年間で認知リハビリテーションに携わる専門家たちは，言語的自己教示にそのような先見的な研究をより多く取り入れるようになってきている．Meichenbaumの技術の要素を使った自

---

[*] 自己教示訓練の背景情報をまとめるに当たり，Rosannah Haydenに深謝する．

己教示訓練は，脳損傷を負った人の注意障害（Webster & Scot, 1983），言語性記憶障害（Lawson & Rice, 1989），運動維持困難（Stuss, Delgado, & Guzman, 1987），遂行機能障害（Alderman, Fry, & Youngson, 1995; Cicerone & Giacino, 1992; Cicerone & Wood, 1986; Duke, Weathers, Caldwell, & Novack, 1992; Levine et al., 2000; von Cramon & Matthes-von Cramon, 1994）の治療に活用され成功を収めている．

　CiceroneとGiacino（1992）は，6人の脳損傷を負った患者における計画性と誤り活用の障害を改善するための治療プログラムの骨子を明確に説明している．そのなかで自己制御療法は，特定の課題を訓練するのが目的ではなく，自己制御過程の内在化を導くことが目標であると強調している．訓練には，クライエントが課題を行う前とその最中に，課題で行う活動を言語化することが盛り込まれている．訓練は次の3つの段階からなる．すなわち，顕在的言語化（大きな声に出して話す），ささやき，内的な言語化（内言）である．訓練として，5〜9週間の期間で10〜20時間の自己教示訓練が行われた．実験の結果から，言語的媒介訓練により6人中5人の対象者に大幅な誤りの減少が示された．対象者内の2人は般化教示を受け，治療課題のみならず実生活での問題を使って自己制御技術を活用した練習が行われた．これら2人の対象者は，自己制御方略の自発的活用を示した．CiceroneとGiacinoは，言語による自己教示法が計画性障害やその他の遂行過程における障害の治療に効果があると主張している．

　さらに，von CramonとMatthes-von Cramon（1994）が記述した事例研究で，遂行機能障害の治療に，フェイディングしていく自己教示の応用を説明している．彼らは33歳の外科医に対し，限られた能力で病理医として働くために，系統的分析，問題解決，意思決定，解決法の評価を適用する訓練を行った．彼は，9年前に重度の両側前頭部の外傷を負っていた．彼の知能は保たれていたことが示されたが，一方でアウェアネスや課題転換能力，対人関係スキルの障害（これら全てが，病理学者として生産的に働くための能力に影響する）を特徴とする中等度の遂行機能障害を呈した．

　訓練の一部はクライエントに問題解決の手順を教えるものであり，これはめくり式のチャートに書かれた3つの「見出し」から構成されていた．最初の見出しは，「問題の同定と分析」であった．クライエントは問題に対し厳正に対処しようとして，早すぎる時点で1つの解決策に決めつけてしまう傾向を示した．彼には，マクロおよびミクロの観点で評価を行う際は，入手可能な全ての情報を系統立てて見ていくようにはっきりと指示された．2つ目の見出しは，「仮説の創出と意思決定」であった．彼は，関係のある情報とない情報を区別する方法と，彼の診断が正しいかどうかを検証する方法を教わった．3つ目の見出しは，「解決法の評価」であった．彼は自らが下した全ての診断について，その確信の度合いの評価を行うことを教えられ，確信度が高い場合に限り，病理報告を書くことを許された．確信度が低い場合，その症例について上司と相談することを教えられた．自己教示法に従って，はじめはセラピストが外部からルールの指導を行い，続いて顕在的自己教示（「独り言を言う」），そして徐々に内言による独り言に置き換えられていく．

　12ヵ月の集中治療後には，対象者の職務課題である病理報告書の解釈の精度が40％から100％に向上した．時間を計って行われたお使い課題を通して，彼の問題解決能力がやや改善したことが認められた．またPCRS（Patient Competency Rating Scale, 第9章参照）上で患者とセラピストの評定の一致が多くなったことから，彼の障害領域に対するアウェアネスの改善が認められた．しかし，研究者らが注目したのは，対象者が専門的な任務は支障なく遂行することができ，かつ訓練により1つの仕事から次の仕事へと流されてしまうサイクルには終止符を打つことができたものの，彼が

**表8.4** 衝動性，計画性や体系化の能力低下，課題切替困難，問題解決力低下の管理に役立てるための自己教示の例

 メタ認知方略（WSTCのような頭字語を使って教えられたもの）：「私は何をしようとしているのか？」，「方略を選択しよう」，「方略を試してみよう」，「方略を確認しよう」（例：Lawson & Rice, 1989 を参照）．

 自己モニタリング：正誤について外的フィードバックを与え，それとともにクライエントは誤りを記録し，全体的な結果の比較を行う．クライエントに印象を言語化させることもある．誤りを認識するには外的フィードバックに依存するだろう（例：Cicerone & Giacino, 1992 を参照）．

 言語的媒介：複数の手順からなる課題において，手順を行うときに言語化する（例：「まず献立を選びます．材料を全て揃えます．レシピを最後まで声に出して読みます．小麦粉を入れます…」）（例：Cicerone & Giacino, 1992 を参照）．

 問題解決過程：問題の特定・分析を行い，裏づけとなる事実を基に考えられる仮説を立て，解決法を評価する（例：von Cramon & Matthes-von Cramon, 1994 を参照）．

 課題完成過程－目標管理訓練（GMT）：ちょっと待て！．主課題をはっきりさせよう．各手順のリストを作成しよう．各手順を覚えよう．課題を実行しよう．確認しよう（Levine et al., 2000）．

習得したものは非常に限定的であり，学習の転移が起きなかったことである．自己教示法を用いて直接訓練された特定の課題においてのみ改善が見られた．Cicerone と Giacino (1992) とは異なり，von Cramon と Matthes-von Cramon (1994) は，特定課題のスキルを教えるために自己教示訓練を活用することを提唱している．

 言語による自己教示も，クライエントが特定のメタ認知方略を習得する手助けとして応用することができる．Lawson と Rice (1989) は青年期の男性に対し，遂行過程に働きかけて読解力を向上させる訓練を行った．彼に，WSTC という頭字語に関連づけられた一連の自己モニタリングの手順を実行するよう教えた．W とは，「いま，私は何をしようとしているのか？（What am I supposed to be doing?）」を示し，S は「方略を選択しよう（Select the strategy）」を，T は「方略を試してみよう（Try the strategy）」を，C は「方略を確認しよう（Check the strategy）」を示している．これらの手順は手がかりカードに記され，最終的には消えていく．対象者は，暗記を必要とする国語，数学，地理の宿題を行う際に，これらの手順を活用するように教えられた．WSTC の4つの手順は，目標を決めること（クライエントに課題を確認させる），方略を選択・実行すること，結果を自己モニタリングすることを促進させる．結果として，関連する神経心理学的検査や読書力検査で成績の向上が認められた．しかしそれ以上に重要な点は，暗記を必要とする課題の訓練の範囲を超えて，メタ認知方略が活用されたことである．

 自己教示の原則は，クライエントに自己モニタリングを教える際にも応用することができる．自己の行動を評価する一貫した練習と支援により，誤りの認識と修正に改善をもたらすことができる．第9章では，アウェアネスの改善に対する予測および行動記録の有効性について述べている．Cicerone と Giacino (1992) は，これらの原則を，計画性および自己モニタリングに障害を持った多くの対象者への計画性や誤りの認識を向上させるための治療アプローチに応用した．クライエント2人に対し，問題解決の課題で自らの成績を予測することを教えた結果，そのうちのひとりは時間管理と対人コミュニケーションの改善に予測方略を応用した．そのクライエントは，行動がもたらす結果を予測することを学んだ．3人目のクライエントは，形式的な誤りのモニタリングの手続きを教えられた．クライエントが誤るたびに，クライエントは即座に注意をその誤りに向けさせられ

た．そして彼はその誤りを記録し，その後の試行と系統的に比較できるように手助けされた．クライエントは継続して外的支援や促しを必要としていたが，この誤りモニタリングのルーチンは問題解決課題から事務的課題へと切り替えられた．したがって，自己教示技術（顕在的言語化から内的な独り言への段階的移行）は，クライエントに自らの行動を予測・モニタリングすることを教えるために導入することもできる．

最近ある研究者グループは，遂行機能障害の管理のための課題完成手続きである**目標管理訓練**（GMT：Goal Management Training）の効果を評価した（Levine et al., 2000）．この報告は，介入について前頭葉損傷による目標管理障害を理論上のモデルとしている点で（Duncan, 1986），また遂行機能介入として実験的に評価されている数少ないものである点から他に類を見ない．GMTでは，患者を6つの段階で訓練している．

1. 「私は何をしているのか？」と自問する（停止）
2. 「主課題」を定義する（定義）
3. 各手順をリストにする（リスト作成）
4. 各手順についてわかっているかを自問する（学習）
5. 課題の遂行（遂行）
6. 「やろうとしていたことをしているのか？」と自問する（確認）

クライエントは複数の手順からなる課題を実施している間，意識的に各手順について考慮するように訓練を受ける．そのためGMTのプロトコルは，目標の選択，標的課題の定義，下位目標に向けた課題の分割，課題実施中の各手順の保持，課題の結果のモニタリングなどにかかわるパラメータを標的とする．実験的評価の結果から，GMTグループに無作為に割り当てられた脳損傷を負った患者は，実験室的環境の中で行われた，筆記式の日常的な目標管理課題において改善があったことが示された．訓練の効果が訓練課程に含まれていなかった課題にまで改善が拡大していたことから，般化が可能であるようだった（Levine et al., 2000）．また筆者は同じ報告の中で，GMTの成功例として，脳炎を患った患者の食事を準備する能力が向上した例を挙げている．さらに，標的とした食事の準備以外の活動への般化についてのエピソードの報告もあった．

この種の研究の概説は，遂行機能障害を持ったクライエントにメタ認知方略を活用する訓練を推奨している．このアプローチでは，特定の訓練された課題を実施する際の行動の開始，計画，問題解決を補助することに限られているクライエントもいる．また，自己教示法が基盤である遂行過程を直接改善し，遂行機能を制御するための内言の活用を促すクライエントもいる．我々の経験から，このアプローチを最も役立てることができるのは，障害についてのある程度のアウェアネスと洞察力を持ち合わせ，障害に対処しようと思っているクライエントであろう．Levineら（2000）によると，GMTの成功は患者自身の目標管理障害に対する洞察力に左右され，障害の認識が保たれ動機づけを備えたクライエントは，障害に対し否定的あるいは認識の低下したクライエントに比べて訓練の恩恵を享受しやすい．アウェアネスの障害の様々な程度の人に対して，方略や自己教示法の活用を日常機能に移行させていくには，様々な臨床家の体制と支援が要求される．重度の健忘症や遂行機能障害を持った人は，自己教示法を内在化することができないかもしれず，特定課題ルーチンを習得するのが最も役立つかもしれない．したがって，脳損傷の位置と範囲によって，自己教

示法で効果があるのかどうかが決まるのだろう．例えば左前頭葉にかなりの損傷を負った患者は，言語的媒介を活用することができないだろう (Luria, Pribram, & Homskaya, 1964)．

メタ認知・自己教示訓練の要素を次にまとめ，その後に臨床的実践の症例を取り上げた．

1. 遂行機能障害が支障を及ぼす課題や問題を特定する（例：特定の職業上の課題，家事）．訓練の効果が非常に限定的で，訓練課題以外に般化できなくても，クライエントの日常的機能の改善をもたらす活動を選択する．
2. 遂行機能障害の性質を特定する（例：衝動性，保続反応，計画性の欠如，問題解決能力の低下，誤り検出能力の欠如など）．
3. 個々の問題の助けとなる自己教示の手順を設計する，またはメタ認知方略を選択する（表8.4参照）．
4. 自己教示手順の各手順を使って，その課題を行う模範を示す．
5. 自己教示の項目を声に出して言いながら，その課題を行う練習をクライエントにさせる．
6. 必要に応じて手がかりカードを与え，クライエントに自己教示方略を活用するための促しをする．
7. 自己教示手順を活用してクライエントが自立で課題を遂行することができる場合，自己教示をささやきながら課題を実施させる．多くの練習をさせる．
8. ささやきから内言へ，次第に声を消していく．
9. 自己教示手順が他の課題へ般化することができるかを判断し，できる場合には他の種類の課題を使い，同じ手順に沿って練習をさせる．
10. 般化が可能でありそうな場合，自己教示法を使った回数や，あるいは同時にクライエントが施行することを思いつかなかった場合でも，自己教示が役立ったと思われる回数をクライエントに記録してもらう．

□自己教示訓練の症例

　30歳の男性ジェフは，1年前に作業中の事故で脳損傷を負った．ジェフには認知検査により，軽度の注意と新規学習の障害，そしてここでの主眼である中等度の遂行機能障害があり，衝動的反応，問題解決に対する体系化の欠如が認められた．彼はひとりで生活していたものの，料理や買物，家事にも問題があったため，家族は彼の乏しい栄養状態や衛生状態，家計のことを心配していた．形式的な検査に加え，ジェフのアパートで彼が料理や掃除などの家事をする姿の観察も行われた．さらに彼と家族に対して面接が行われ，課題が成功しなかった場合（例：料理を焦がしてしまった）には，何がうまくいっていなかったと認識しているのか，また課題が成功した場合（例：期日通りに請求書の支払いを行った）には，何が起きたのかについて聴取された．

　神経心理学的検査や面接の結果から，ジェフは課題をはじめる前に何の計画も立てずに取りかかる傾向があることと，何か問題が生じると効果的に問題を解決できないことが示唆された．成功したときというのは，彼が課題を行おうと意図してから課題を開始するまでに時間があった場合や，誰かが課題遂行を促してくれた場合が多かった．彼は障害についてある程度の認識はもっている様子であったが（例：「自分は料理が下手である」），彼の問題の基盤となる原因についての認識は限られたものだった．彼は回復への意欲を示

した．

　臨床家とジェフは，「行動を起こす前に考えるように自分自身に言い聞かせること」についてのブレインストーミングを共同で行った．臨床家が説明したWSTC技術をジェフも気に入り，彼自身の言葉を反映するように文言の一部を一緒に修正した．彼らは，4つの手順の手がかりカードを作成した．彼と臨床家は，問題解決を必要とするコンピュータ・プログラムを使って各手順の実施を練習し，ジェフが各手順を習得できるようにした．最初は臨床家が各手順の模範を示した．「では，手順1で，『私はいま，何をしていなければならないのか？』と自問します．私は《問題解決》というコンピュータ・プログラムを使おうとしています．手順2では，私は方略を選択します．キーボードに触れる前に，2回声に出して指示を読む方略を選びます」と臨床家は話し，残りの2つの手順についても同様に続けた．そしてジェフに4つの手順を声に出して練習させた．臨床家はジェフが毎回異なる方略を選ぶように促し，アイデアを生み出す練習をさせた．やがてジェフが構造化された課題であるコンピュータ・プログラムにWSTC技術を利用できるようになると，今度は調理課題の練習を臨床家とはじめた．3回のセッションで，ジェフは小声で言いながら独力で方略を活用できるようになった．しかし彼は，調理中に衝動的な誤りをしていると報告し続けている．

　臨床家はジェフに付き添い自宅で訓練を行なうことのできる環境にはおらず，ジェフは家族を訓練に巻き込むことに抵抗を示していた．彼は，あらかじめ決められた調理作業を行う際に書き記された手がかりカードを使用することと，結果を報告することに同意した．ジェフは最後まで課題をやり遂げるにはいくつかの合図を必要とし，電話を手がかりとしたシステムを使うことで，最終的には家事をこなすようになった．彼は，システムがとても役立ったと語っている．ジェフが衝動性を抑制するうえで本当に必要なのは第1手順（「私はいま，何をしていなければならないのか？」）だけであることが，彼にも臨床家にも明らかになってきた．課題を開始する前に，ほんのわずかな間でも，これからしようと思うことを考える時間をとることで，彼は誤りを防ぐことができた．この方法で行うことによって，例えば調理に必要な材料を全て揃えるようになり，料理の途中で準備（例：すでにオムレツを焼いているときにハムを切る）をせずに済むことに気づいた．

　訓練が施行された月には，訓練対象以外の活動（例：調理以外の課題）への般化はなかった．そのため臨床家はその後毎週ジェフとの面接を行い，自己教示法を使えば回避できた可能性のある他の活動で体験した問題を検討した．技術を使うことができるのにそれに気づかなかったあらゆる状況（例：外出するときの持ち物を用意する際の薬の入れ忘れ，家の修繕を行う際の必要な道具の持ち忘れ）を考え出した後に，彼はWSTCを使って成功した他の活動の事例を報告しはじめた．彼は継続して著しい遂行機能障害の症状を示していたものの，衝動的に反応することなく，これまで以上に家事をうまく最後までやり遂げられるようになった，と家族は指摘した．ジェフは自己教示技術を活用するための支援を継続的に求めた．

## 要　約

　この章では，目標指向行動を媒介する前頭葉の役割を検討することからはじめた．それによって，前頭葉が広範な認知，行動，情動機能に関与していることを読者は気づいてくれる．前頭葉損傷により最も重大な支障をきたすのが遂行機能障害であり，特徴として行動反応の開始，維持，抑制する能力の変化はもちろん，思考や行動の体系化，アイデアの生成，自己アウェアネスといった能力に変化をもたらす．遂行機能への損傷が軽度の場合であっても，自立機能に極端な混乱が生じることがある．

　この章では，遂行機能障害に対処するための4つの異なるアプローチを議論した．その4つとは，

環境・生態学的管理，特定課題ルーチンの訓練，認知的な計画の選択および遂行の訓練，メタ認知・自己教示の訓練である．クライエントに求められる課題に内在する環境や特性を評価することで，遂行機能障害による混乱を回避するためのクライエントの支援状況をいかに修正したらよいのかが浮き彫りになることが多い．重度の遂行機能障害を持つクライエントは，整容のような日常活動に対して，個々に作成され，何度も反復し，あらかじめ決められた課題ルーチンの訓練が効果的だろう．認知的な計画の選択と遂行の訓練は，機能的活動を実行しながら，計画性，体系化スキルの系統的な練習をクライエントに提供する．自己教示訓練は，行動を制御し目標指向活動を達成するために，「独り言」メッセージや意図的に特定の課題完成ルーチンに従うことを活用した過程を指す．

# 文　献

Alderman, N., Fry, R. K., & Youngson, H. A. (1995). Improvement of self-monitoring skills, reduction of behavior disturbance and the dysexecutive syndrome: Comparison of response cost and a new programme of self monitoring training. *Neuropsychological Rehabilitation*, 5, 193–221.

Boyd, T. M., Sautter, S., Bailey, M. B., Echols, L. D., & Douglas, J. W. (1987, February). *Reliability and validity of a measure of everyday problem solving.* Paper presented at the annual meeting of the International Neuropsychological Society, Washington, DC.

Braswell, D., Hartry, A., Hoornbeek, S., Johansen, A., Johnson, L., Schultz, J., & Sohlberg, M. M. (1993). *Profile of the Executive Control System*. Wake Forest, NC: Lash & Associates.

Burgess, P. W., Alderman, N., Wilson, B. A., Evans, J. J., & Emslie, H. C. (1996). The Dysexecutive Questionnaire (DEX). In B. A. Wilson, N. Alderman, P. W. Burgess, H. C. Emslie, & J. J. Evans (Eds.), *Behavioural assessment of the Dysexecutive Syndrome*. Burry, St. Edmunds, England: Thames Valley Test Company.

Burke, W. H., Zencius, A. H., Wesolowski, M. D., & Doubleday, F. (1991). Improving operative function disorders in brain injured clients. *Brain Injury*, 5(3), 241–252.

Cicerone, K. D., & Giacino, J. T. (1992). Remediation of executive function deficits after traumatic brain injury. *Neurorehabilitation*, 2, 73–83.

Cicerone, K. D., & Wood, J. C. (1986). Planning disorder after closed head injury: A case study. *Archives of Physical Medicine and Rehabilitation*, 68, 111–115.

Courville, C. B. (1937). *Pathology of the central nervous system, Part 4*. Mountain View, CA: Pacific.

Damasio, A. R. (1994). *Descartes' error: Emotion, reason, and the human brain.* New York: Putnam.

Dempster, F. N. (1993). Resistance to interference: Developmental changes in a basic processing mechanism. In M. L. Howe & R. Pasnak (Eds.), *Emerging themes in cognitive development* (pp. 3–27). New York: Springer-Verlag.

Ducharme, J. M. (1999). A conceptual model for treatment of externalizing behaviour in acquired brain injury. *Brain Injury*, 13(9), 645–668.

Duke, L. W., Weathers, S. L., Caldwell, S. G., Novack, T. A. (1992). Cognitive rehabilitation after head trauma. In C. J. Long & L. K. Ross (Eds.), *Handbook of head trauma* (165–190). New York: Plenum Press.

Duffy, J. D., & Campbell, J. J. (1994). The regional prefrontal syndromes: A theoretical and clinical overview. *Journal of Neuropsychiatry*, 6, 379–387.

Duncan, J. (1986). Disorganization of behavior after frontal lobe damage. *Cognitive Neuropsychology, 3,* 271–290.

Dywan, J., & Segalowitz, S. J. (1996). Self and family ratings of adaptive behavior after traumatic brain injury: Psychometric scores and frontally generated ERPs. *Journal of Head Trauma Rehabilitation, 11*(2), 79–95.

Goldman-Rakic, P. S. (1984). The frontal lobes: Uncharted provinces of the brain. *Trends in Neurosciences, 7,* 425–429.

Grady, C. (1999). Neuroimaging and activation of the frontal lobes. In B. L. Miller & J. L. Cummings (Eds.), *The human frontal lobes: Functions and disorders* (pp. 196–230). New York: Guilford Press.

Hart, T., & Jacobs, H. E. (1993). Rehabilitation and management of behavioral disturbances following frontal lobe injury. *Journal of Head Trauma Rehabilitation, 8*(1), 1–12.

Horvath, A. O., & Luborsky, L. (1993). The role of therapeutic alliance in psychotherapy. *Journal of Consulting and Clinical Psychology, 61,* 561–573.

Kaufer, D., & Lewis, D. (1999). Frontal lobe anatomy and cortical connectivity. In B. L. Miller & J. L. Cummings (Eds.), *The human frontal lobes: Functions and disorders* (pp. 27–41). New York: Guilford Press.

Lawson, M. J., & Rice, D. N. (1989). Effects of training in use of executive strategies on a verbal memory problem resulting from closed head injury. *Journal of Clinical and Experimental Neuropsychology, 6,* 842–854.

Levine, B., Robertson, I. H., Clare, L., Carter, G., Hong, J., Wilson, B. A., Duncan, J., & Stuss, D. T. (2000). Rehabilitation of executive functioning: An experimental-clinical validation of goal management training. *Journal of the International Neuropsychological Society, 6,* 299–312.

Lezak, M. (1985). *Neuropsychological assessment* (3rd ed.). New York: Oxford University Press.

Lezak, M. (1993). Newer contributions to the neuropsychological assessment of executive functions. *Journal of Head Trauma Rehabilitation, 8,* 24–31.

Luria, A. R. (1982). *Language and cognition.* Washington, DC: Winston.

Luria, A. R., Pribram, K. H., & Homskaya, E. D. (1964). An experimental analysis of the behavioral disturbance produced by a left frontal arachnoidal endothelioma. *Neuropsychologia, 2,* 257–280.

Martelli, M. (1999, December). Protocol for increasing initiation, decreasing adynamia. *HeadsUp: RSS Newsletter,* pp. 2, 9.

Mateer, C. A. (1997). Rehabilitation of individuals with frontal lobe impairment. In J. Leon-Carrion (Ed.), *Neuropsychological rehabilitation: Fundamentals, innovations and directions* (pp. 285–300). Delray Beach, FL: GR Press/St. Lucie Press.

Mateer, C. A. (1999). The rehabilitation of executive disorders. In D. T. Stuss, G. Winocur & I. Robertson (Eds.), *Cognitive neurorehabilitation* (pp. 314–332). Cambridge, England: Cambridge University Press.

Meichenbaum, D. H., & Goodman, J. (1971). Training impulsive children to talk to themselves: A means of developing self-control. *Journal of Abnormal Psychology, 77,* 115–126.

Mesulam, M. (1990). Large-scale neurocognitive networks and distributed processing for attention, language and memory. *Annals of Neurology, 28,* 115–126.

Norman, D. A., & Shallice, T. (1986). Attention to action: Willed and automatic control of behavior. In R. J. Davidson, G. E. Schwarts, & D. Shapiro (Eds.), *Consciousness and self-regulation: Advances in research and therapy* (pp. 1–18). New York: Plenum Press.

O'Neill, R. E., Horner, R. H., & Albin, R. W. (1990). *Functional analysis of problem behavior: A practical assessment guide.* Sycamore, IL: Sycamore Press.

Prigatano, G. (1991). Disturbances of self-awareness of deficit after traumatic brain injury. In G. P. Prigatano & D. L. Schacter (Eds.), *Awareness of deficit after brain injury: Clinical and theoretical perspectives*. New York: Oxford University Press.

Shallice, T., & Burgess, P. W. (1991). Higher-order cognitive impairments and frontal-lobe lesions in man. In H. S. Levin, H. M. Eisenberg, & A. L. Benton (Eds.), *Frontal lobe function and dysfunction* (pp. 125–138). Oxford: Oxford University Press

Sohlberg, M. M., & Mateer, C. A. (1989). *Introduction to cognitive rehabilitation: Theory and practice*. New York: Guilford Press.

Sohlberg, M. M., Mateer, C. A., & Stuss, D. T. (1993). Contemporary approaches to the management of executive control dysfunction. *Journal of Head Trauma Rehabilitation*, 8(1), 45–58.

Sohlberg, M. M., McLaughlin, K. A., Pavese, A., Heidrich, A., & Posner, M. (2000). Attention process training and brain injury education in persons with acquired brain injury. *Journal of Clinical and Experimental Neuropsychology*, 22(1), 656–676.

Sohlberg, M. M., & Raskin, S. (1996). Principles of generalization applied to attention and memory interventions. *Journal of Head Trauma Rehabilitation*, 11(2), 65–78.

Stuss, D., & Benson, F. (1986). *The frontal lobes*. New York: Raven Press.

Varney, N. R., & Menefee, L. (1993). Psychosocial and executive deficits following closed head injury: Implications for orbital frontal cortex. *Journal of Head Trauma Rehabilitation*, 8(1), 32–44.

von Cramon, D. Y., & Matthes-von Cramon, G. (1994). Back to work with a chronic dysexecutive syndrome?: A case report. *Neuropsychological Rehabilitation*, 4, 399–417.

Webster, J. S., & Scott, R. R. (1983). The effects of self-instructional training on attentional deficits following head injury. *Clinical Neuropsychology*, 5, 69–74.

## 付録8.1
## 遂行機能管理システム・プロフィール (PRO-EX) 集計表

氏　名 _____

検査者 _____

第1回測定日 _____

第2回測定日 _____

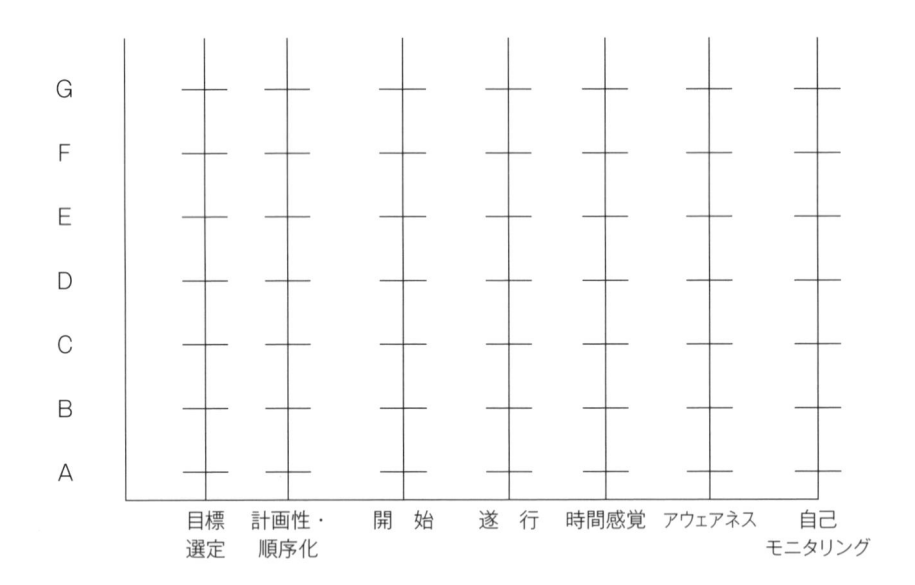

|   | 目標選定 | 計画性・順序化 | 開始 | 遂行 | 時間感覚 | アウェアネス | 自己モニタリング |
|---|---|---|---|---|---|---|---|
| G |  |  |  |  |  |  |  |
| F |  |  |  |  |  |  |  |
| E |  |  |  |  |  |  |  |
| D |  |  |  |  |  |  |  |
| C |  |  |  |  |  |  |  |
| B |  |  |  |  |  |  |  |
| A |  |  |  |  |  |  |  |

記号
● 第1回測定
× 第2回測定

註：Branswell et al., (1993) より引用．Copyright 1993 by the Association for Neuropsychological Research and Development. Materials now available from Lash & Associates, 708 Young Forest Drive, Wake Forest, NC 27587. Reprinted by permission.

## 付録8.2

# ウッドロー・ウイルソン・リハビリテーション・センター
# 遂行機能ルート探索課題（EFRT）

クライエント氏名 _____　評価日 _____

障　害 _____ ／ _____ ／ _____　実施者 _____

教　示：「これからあなたが知らない _____ という事務所を探す練習を行います．やり方はあなたの自由です．私も一緒に行きますが，どうやって _____ を探すかの質問には応じられません．この練習をできるだけ早く，かつ効率よく行ってください．はじめる前に，私が，あなたに何をしてください，と頼んだのかを言ってみてください」

### Ⅰ．課題の理解

1. 何度か詳しく説明しても，課題の性質を把握できない．
2. 特定の，あるいは説明的な手がかりと詳細な説明を必要とする重要事項を誤って理解する（例：「それがどこにあるのかどうしたらわかるの？」）．
3. 不特定の手がかりや少しわかりやすくする必要のある周辺の詳細情報を歪めてしまう（例：「それがどこにあるのか教えてもらえますか？」）．
4. 明確に把握したことを示す，または適切に確かめるための質問をする（例：「私をそこへ連れて行ってくれる人を探してもいいですか？」）．自発的に課題をはじめる．

### Ⅱ．情報探索の収集

1. 無目的な徘徊
2. はじめに情報を収集せずに自分の勘に頼る（目的地についての事前の知識を示さない限り），または1ヵ所ずつしらみつぶしに探す．
3. 探索開始前に情報を収集するが，情報源を見極めない．
4. 情報源の活用に分別を示す（例：クライエントよりスタッフを選ぶ，紛らわしい指示を確かめる，他の人に情報を確認する）．

### Ⅲ．指示内容の保持（機能的記憶）

1. 方向指示や目的地の名称を繰り返し忘れてしまい，繰り返し手がかりを与えてもらえないと，勧められている代償手段（例：メモをとる）を活用することができない．
2. 記憶障害に対処するために不特定の手がかりを繰り返し必要とし，また具体的な方略の準備をしておかなければならない．
3. 詳細は忘れてしまうが，不特定の手がかり（例：「目的地を忘れないようにするには何ができますか？」）で補える．
4. 記憶に留めるための言い換えや明確化を十分に行え，あるいは自発的に代償する（例：メモをとる）．

## 付録8.2（続き）

### Ⅳ．誤りの検出（自己モニタリング）
1. 検査者が手がかりを繰り返し与えても，自ら誤りを検出することはなく，誤りを繰り返す．
2. 自発的に誤りに気づくこともあるが，ほとんどは手がかりを必要とする場合が多い．
3. 手がかりを必要とするときもあるが，自発的に誤りを検出していることのほうが多い．
4. 適切なときに，自ら正しさを確認し，誤りを防止するために偶然目にした情報（例：標識）を利用する．

### Ⅴ．誤りの修正（トラブルの解決）
1. 無力または保続行動
2. 非効率な方略（例：もとの情報源に戻る）
3. 誤りを認識したらすぐに助けを求める．
4. 効率的に推理する（例：標識を探す，独力で自己修正するために，指示に従う過程でどこに誤りがあったのかを考える）．

### Ⅵ．課題遂行中の行動
1. 常時課題に取り組ませていなければならない（例：被転導的，刺激拘束的）．
2. 課題から気が逸れてしまい，注意を向け直すための手がかりを必要とする．
3. 偶発的な行動（例：おしゃべり）により効率を下げてしまう．
4. いかなる偶発的な行動（例：友人へ手を振る）によっても行動が妨げられない．

**影響する問題**

情　動
___ 無関心，努力の欠如
___ 欲求不満，不寛容
___ 自己批判，うつ
___ 防衛的
___ 思考障害
___ 多幸感，躁病
___ その他

対人関係
___ 自意識，内気
___ 社会的スキル
___ 必要情報の状況設定
___ なれなれしさ
___ 話に割り込む
___ その他

コミュニケーション
___ 言語理解
___ 表出発話
___ 読書能力
___ 書字能力
___ その他

感　覚
___ 視力
___ 聴力
___ 右・左混乱
___ 無視
___ その他の視空間障害

_____    _____
_____    _____
_____    _____

## 付録 8.2（続き）

運動
手指制限
歩行運動
その他コメント：
_____
_____
_____

**全般的自立評価**

|  | クライエントの評定 | 検査者の評定 | 合　計 |
|---|---|---|---|
| 広範な手がかりを必要とする | ____ | ____ | ____ |
| 相当の手がかりを必要とする（特定の手がかりや複数の不特定の手がかり） | ____ | ____ | ____ |
| ときどき不特定の手がかりを必要とする | ____ | ____ | ____ |
| 手がかりを必要としない | ____ | ____ | ____ |

|  | 得点総計 |  |  |  |
|---|---|---|---|---|
| 課題理解 | 1 | 2 | 3 | 4 |
| 情報探索 | 1 | 2 | 3 | 4 |
| 指示内容の保持 | 1 | 2 | 3 | 4 |
| 誤り検出 | 1 | 2 | 3 | 4 |
| 誤り修正 | 1 | 2 | 3 | 4 |
| 課題遂行中の行動 | 1 | 2 | 3 | 4 |
| 全体平均 | _____ |

**手がかりの規則**

1. 手がかりを与えるタイミング
    a. クライエントが目標地点に向かう道から逸れて（必ずしも最短ではない），その後修正の機会（例：目標地点への道順や情報に繋がる可能性のあるサイン，スタッフ，事務所のドア）をのがした際には，不特定の手がかりを与える．
    b. 不特定の手がかりを与えた後に，クライエントが軌道修正をしようとしない，または修正する機会をのがした際には，特定の手がかりを与える．
2. 手がかりの性質
    a. 不特定の手がかりを与えることで，クライエントに行動を監視するように注意を向ける（例：「いま，何をしたらよいのか言ってみてください」）．
    b. 特定の手がかりは，課題の実行方法についての情報を提供する．

## 付録8.3
## ブロック適応機能質問紙（BAFQ）：
## 5つのスケールのサンプル項目

### 計画性
行う課題が複数あるとき，それらを効率的な方法で体系化しますか？

### 開始
あなたはプロジェクトに取りかかる際，誰かに手助けをしてもらわないとはじめるのが困難ですか？

### 注意・記憶
あなたはガスやヤカンをつけたままにして忘れることが多くありますか？

### 興奮・抑制
あなたは物事に対して興奮し過ぎると感じることがありますか？

### 社会的モニタリング
あなたは人が疲れ果てていたり，心配していたりするのに気づきますか？

_____/_____/_____/_____/_____

ほとんどない　稀にある　　時　々　しばしばある　ほとんどいつも

これらのサンプル項目は自己報告要旨からの見本である．家族報告用紙では，適宜，代名詞の彼・彼女に置き換えてあるが，それ以外は同じである．それぞれのスケールは，特定の行動領域に関する複数の質問から構成されている．

註：BDywan and Segalowitz (1996) より引用．Reprinted by permission.

## 付録 8.4
## スケジュール作成ワークシート

日　付：＿＿＿＿＿＿＿＿＿＿＿＿＿＿＿＿＿＿
時間帯：＿＿＿＿＿＿＿＿＿＿＿＿＿＿＿＿＿＿
課　題：＿＿＿＿＿＿＿＿＿＿＿＿＿＿＿＿＿＿
＿＿＿＿＿＿＿＿＿＿＿＿＿＿＿＿＿＿＿＿＿＿＿＿＿＿＿＿＿＿＿＿＿＿
＿＿＿＿＿＿＿＿＿＿＿＿＿＿＿＿＿＿＿＿＿＿＿＿＿＿＿＿＿＿＿＿＿＿
＿＿＿＿＿＿＿＿＿＿＿＿＿＿＿＿＿＿＿＿＿＿＿＿＿＿＿＿＿＿＿＿＿＿

**計　画**

時　間：　　　　　　課　題　　　　　＿＿／＿＿／＿＿　完　成　＿＿＿＿＿
　　　　　　　　　　　　　　　　　　　　　　　　　　　　　　　時　間
＿＿＿＿＿　＿＿＿＿＿＿＿＿＿＿＿＿＿＿＿＿＿＿＿＿＿＿＿＿＿＿＿＿＿＿

時　間：　　　　　　課　題　　　　　＿＿／＿＿／＿＿　完　成　＿＿＿＿＿
　　　　　　　　　　　　　　　　　　　　　　　　　　　　　　　時　間
＿＿＿＿＿　＿＿＿＿＿＿＿＿＿＿＿＿＿＿＿＿＿＿＿＿＿＿＿＿＿＿＿＿＿＿

時　間：　　　　　　課　題　　　　　＿＿／＿＿／＿＿　完　成　＿＿＿＿＿
　　　　　　　　　　　　　　　　　　　　　　　　　　　　　　　時　間
＿＿＿＿＿　＿＿＿＿＿＿＿＿＿＿＿＿＿＿＿＿＿＿＿＿＿＿＿＿＿＿＿＿＿＿

時　間：　　　　　　課　題　　　　　＿＿／＿＿／＿＿　完　成　＿＿＿＿＿
　　　　　　　　　　　　　　　　　　　　　　　　　　　　　　　時　間
＿＿＿＿＿　＿＿＿＿＿＿＿＿＿＿＿＿＿＿＿＿＿＿＿＿＿＿＿＿＿＿＿＿＿＿

時　間：　　　　　　課　題　　　　　＿＿／＿＿／＿＿　完　成　＿＿＿＿＿
　　　　　　　　　　　　　　　　　　　　　　　　　　　　　　　時　間
＿＿＿＿＿　＿＿＿＿＿＿＿＿＿＿＿＿＿＿＿＿＿＿＿＿＿＿＿＿＿＿＿＿＿＿

**スケジュール作成行動表**

| 日　付 | 計画した時間 | 計画に要した時間 | 予定に沿う能力 | 修　正 |
|---|---|---|---|---|
|  |  |  |  |  |
|  |  |  |  |  |
|  |  |  |  |  |
|  |  |  |  |  |

# 9

# アウェアネスの障害の評価と管理

　脳損傷後に一般的に生じるアウェアネスの障害は，明らかに回復を妨げる．自分の障害の性質や程度，あるいは同時に，その影響の理解に乏しい人は訓練に抵抗するかもしれないし，社会的な不利を減らすための代償行動を学習したがらないかもしれない．自分の障害を認識していないときに生じる問題と関係する，脳損傷後のアウェアネスの障害が知られるようになると，研究者や臨床家はこの複雑で独特な人間の現象についての知識を高めようと努めるようになってきた．

　アウェアネスの障害は，神経学的な要因と心理社会的な要因，認知的な要因の非常に興味深い相互作用のために，確かに魅力的な領域である．臨床家が効果的にアウェアネスの障害に対処するためには，行動療法や心理療法，神経リハビリテーションの方法を組み合わせることが必要とされる．例えば，心理的な否認に対処するには集中的なカウンセリングを行うことが必要だし，器質的なアウェアネスの障害に対する治療としては認知的なアウェアネスの訓練に行動記録を組み合わせることが提案される．臨床的な議論をはじめる前に，我々のアウェアネスの理解は未熟であることを認識しなくてはならない．アウェアネスの障害に関する臨床的な症候群を扱う試みはまだまだ発展途上である．しかし，Damasio(1994)がモデルを提唱したように，我々は，神経外傷や疾病の結果アウェアネスに障害を生じた患者とのかかわりから，この信じがたい能力と障害についての知識を増やしている．こうした患者たちは認知と情動の複雑な相互作用の例証となり，人間の神経回路の豊かな統合を思わせる存在である．この章では，アウェアネスに関する定義の問題を論じることから控えめにはじめる．この章の残りの部分では，最新の知識に基づく，自己アウェアネスの障害の問題の評価と管理についての臨床的な枠組みを説明する．

## 概念的な枠組み

　数多くの概念的な枠組みがアウェアネスの障害という現象を捉えようと試みている．説明が多様なのは，アウェアネスの障害が複雑であることと，様々なタイプが存在することを反映している．純粋に理論的な分類をすると，2つの大きなカテゴリーに分けられる．それは強調すべき点が，精神力動的な問題に置かれているのか，それとも神経心理学的な問題に置かれているのか，というものである．さらにこれらの分類に加えて，ここではいくつかの臨床的なモデルについて説明する．

## 精神力動的な理論

　心理学的な理論では，限られたアウェアネスについて，情動，パーソナリティ，文脈の果たす役割が強調される．おそらく最も広く引用される心理学的な理論は，WeinsteinとKahn（1955）の説明であり，脳損傷後に生じるアウェアネスの障害は新たに負った症状を理解するための適応的な技能である，としている．例えば，片麻痺のある足を他人の足のように感じることは，機能しない自分の足を説明し理解するために必要なのだと解釈される．これらの研究者は，アウェアネスの問題の原因として，心理的な動機づけを取り入れた．

　他の心理学的な理論では，アウェアネスの障害は人が障害に気づく痛みをやりすごすための方法であると見ている（Crosson et al., 1989）．心理的な否認の例には，不快な思考を遮断し，記憶を抑圧することを含むと考えられる．今日では，アウェアネスの障害を含む脳損傷後の臨床症状の大部分には，心理的な要因に加えて少なくとも何らかの生理学的な原因もあることが認められている．

## 神経心理学的な理論

　神経心理学的な理論は，アウェアネスの障害を直接的な脳損傷の結果として説明しようとする（それに対して，心理学的にはアウェアネスに生じる問題や否認から説明する）．いくつかの理論は，自己アウェアネスの障害と，運動，感覚，言語能力における変化を感じとる力の障害を区別している．Stuss（1991）は，より高次の自己アウェアネスの障害と，左半側空間無視のような，より低次で限局的なアウェアネスの障害を区別している．彼は，自己アウェアネスを前頭前野に座す最も高次の脳機能であると説明している．自己アウェアネスとは，内省に関する能力である．そして，人が過去や進行中の情報を統合することによって，環境に適応的に作用するために他の脳の処理過程を利用し，かつ相互に作用し合うものである．したがって，自己アウェアネスは判断と洞察に関係している（Stuss & Benson, 1986）．Stuss（1991）は，前頭前野は特定の感覚や知覚に関して役割を果たす脳の後部領域や基底部領域と相互に作用している，と提唱した．脳の後部領域や基底部領域に損傷を受けると，アウェアネスがない特有の行動障害が生じることがある．例えば，頭頂葉損傷では片麻痺のある手足に対する病識の低下が起こるし，縁上回の損傷では失語的な間違いに対する病識の低下が起こる．そのためStussは，自己に対する全般的なアウェアネスの障害と，特定の機能と関係する無視や失語のようないわゆる**行動のアウェアネスの障害**とに重要な区別をつけている．

　McGlynnとSchacter（1989）も，情報を分析・監視するような高次のアウェアネスシステムと，より低次の認知システムとを区別した．彼らは高次のシステムを**コンシャスアウェアネスシステム**（conscious awareness system）と名づけ，このシステムが損傷されると全体的な自己に対するアウェアネスの障害となると提案した．より低次の認知システムが損傷されると，コンシャスアウェアネスシステムから切り離されてしまう．そうなると，記憶だけ，あるいは片麻痺だけの病識の低下のような，領域特異のアウェアネスの障害が生じる．関連した理論では，BertiとLadavas, Della Corteら（1996）も，低次の認知，知覚，感覚と相互作用する高次のアウェアネス過程を概念化するなかで，領域特異の病識の低下と全般的なアウェアネスの障害の両方が存在する可能性について述べている．

　Prigatano（1991）は，自己アウェアネスは認知状態と情動状態の両方から創発された脳の機能で

ある，と主張している．彼の研究は，自己アウェアネスの障害を持った患者は情動と認知の領域の両方に障害があることを示唆している．Damasio（1994）による20年に渡る臨床研究と実験研究の分析は，アウェアネスは多数のレベルの神経組織が協調して働く，複数の脳システムに依存しているという見解を支持している．彼は，「高次」（例えば前頭前野）と「低次」（例えば視床下部）の中枢はアウェアネスの遂行にあたって協働している，と述べている．

　Stuss（1991）はアウェアネスに関する文献をまとめ，後方領域（右頭頂葉とその連絡）と左半球の言語中枢への損傷は自己に関する知識もしくは事実に変化を引き起こすと提案している．この知識は，もはや内省にかかわる前頭葉に伝達されることはない．アウェアネスの障害は，損傷を受けた機能的システム（例：言語理解中枢）に固有のものとなるだろう．前頭前野に損傷を受けた場合には，自己アウェアネスに障害が生じるが，機能に関する知識や事実は損なわれないまま残ることが多い．そういった患者は，自分の機能に関する知識を使うことや行動をモニタリングすることが困難になる．Prigatano（1991）は，アウェアネスの障害の原因として情動障害と認知障害の両方を評価するよう，臨床家に念を押している．

## 理論のまとめ

　研究者の大多数は，アウェアネスの障害は，局所性やび漫性脳損傷の結果として一般的に生じるものであると認識しており，こうした脳損傷は，健常なアウェアネスに必要なシステムの機能を変化させてしまうと考えている．彼らはこうした器質損傷に基づくアウェアネスの障害のタイプを，否認に関係する心理的な問題と区別している．脳の後方部や皮質下が特有のアウェアネスの障害に果たす役割と同様に，自己アウェアネスを良好に機能させるために前頭葉が果たしている重要な性質について我々は述べてきた（Damasio, 1994; Stuss, 1991）．図9.1は，こうした一連の構造の役割を図解している．進行性認知症，外傷性脳損傷（TBI：Traumatic Brain Injury），統合失調症の人に見受けられるアウェアネスの障害はみな前頭葉が関係していることを示唆している．反対に，右半球損傷，特に頭頂葉の障害は，感覚，運動，言語の障害に関する特殊なタイプのアウェアネスの変化に関与している．例えば，麻痺肢に対するアウェアネスの障害（Biach, Valler, Perani, Papagano, & Berti, 1986）や空間の左側への不注意（Weinstein & Friedland, 1977）などである．左側頭葉への局所性損傷は，発話障害のアウェアネスの障害に関係している（Lebrun, 1987）．この章では，個々のアウェアネスの障害（感覚，運動，言語の障害に関するアウェアネスの障害）に対立するものとしての，自己アウェアネスの障害の評価と訓練について焦点を当てる．

## アウェアネスの障害の臨床モデル

　アウェアネスのいくつかの臨床モデルは，アウェアネスの問題を概念化し，評価や訓練を導くために提案されてきた．これらのモデルは，アウェアネスの障害の原因を同定し，それにより特定の介入に対応づけようと試みている．以下に3つの臨床モデルを説明する．

　Crossonら（1989）は，脳損傷後に障害されうるアウェアネスの3タイプを区別した．第1のタイプは**知的アウェアネス**（intellectual awareness）で，特定の機能が障害されたことを理解する能力である．それは障害についての知識である．第2のタイプのアウェアネスは**体験的アウェアネス**

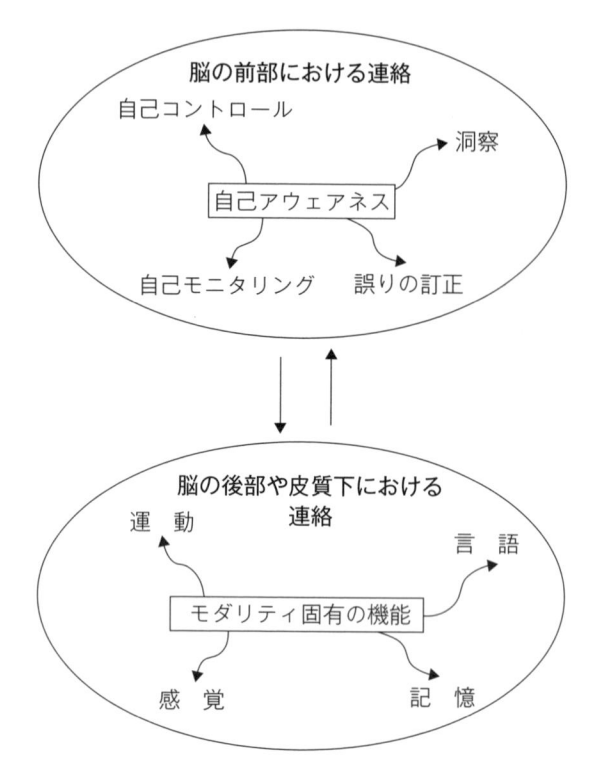

図9.1 アウェアネスにかかわる神経結合

（emergent awareness）で，問題が実際に生じているときに，それを認識する能力である．第3のタイプは**予測的アウェアネス**（anticipatory awareness）で，ある障害の結果として将来生じる可能性のある問題を予期する能力である．患者は，この3つのタイプのアウェアネスの1つ，あるいは全部に混乱が生じている．知的アウェアネス，体験的アウェアネス，予測的アウェアネスは階層性を形成しており，知的アウェアネスが他の2つのアウェアネスの基盤となっているとみなされている．これらの研究者は，**心理的な否認**（psychological denial）はアウェアネスに対して潜在的に作り出された防壁と考えている．

　LangerとPadrone（1992）も，アウェアネスの障害を概念化するための3要因モデルを提唱した．彼らは，アウェアネスの問題の3つの要素について説明している．Crossonら（1989）のように，彼らは**情報**（information）と呼ぶアウェアネスの基礎レベルについて述べている．情報が提供されていない，あるいは情報を思い出したり理解したりすることができないために，このレベルに問題があるのかもしれない．アウェアネスの第2のレベルは**意味**（implication）と名づけられている．このレベルの問題は，障害に関する情報はもっているのに，その情報の意味するところや結果を理解することができないというものである．このモデルにおけるアウェアネスの障害の3番目の要素は，**心理的な否認**（psychological denial）である．そうした人は情報をもっていて，その意味にも潜在的には気づいているが，情動的な痛みを和らげるためにその情報を無視するのである．

　GiacinoとCicerone（1998）は，臨床場面で得られた観察記録，さらに構造化面接の結果から，アウェアネスの障害の潜在的な要因を明らかにした．彼らは，3種の制限されたアウェアネスを説明している．最初のタイプは，特に記憶や推論の障害といった**認知障害によるアウェアネスの障害**で

**表9.1** アウェアネスの障害の臨床モデル

| アウェアネスの障害の原因<br>(Langer & Padrone, 1992) | アウェアネスの種類<br>(Crosson et al., 1989) | アウェアネスの障害の種類<br>(Giacino & Cicerone, 1998) |
| --- | --- | --- |
| 1. 情報の欠如<br>2. 意味が理解できないこと<br>3. 否認<br>4. 喪失の否認 | 1. 知的アウェアネス<br>2. 体験的アウェアネス<br>3. 予測的アウェアネス | 1. 認知障害<br>2. 心理的な反応<br>3. 純粋で著しいアウェアネスの障害 |

ある．2番目のタイプは，**心理的な反応によるアウェアネスの障害**や障害の否認である．アウェアネスの障害の3番目は，直接的な器質的脳損傷によって**欠落した機能を認識することの著しい障害**である．彼らは，アウェアネスの障害の複雑さを強調し，アウェアネスの障害に多様な原因があることを認めている．

**表9.1**にアウェアネスの障害に関する臨床的なモデルをまとめている．それを見ると，明らかにいくつかの共通のテーマをもっている．1つのテーマは，アウェアネスの最も基本的な段階としての知識の認識である．機能の変化についての情報がない場合，障害に適応することが難しいだろう．知識の欠如は，自身に脳損傷があるという情報を思い起こさせないような認知障害（例えば記憶障害）によるものかもしれない（Giacino & Cicerone, 1998）．また，それまで情報を提供されなかったのかもしれないし，うまく処理できるような時期または方法で情報を与えられなかったからかもしれない．入院しているために，障害によって生じる影響を経験する機会がなかった人もいるかもしれない．

臨床モデルは，現実世界の状況に情報を適用することが難しいために引き起こされるタイプのアウェアネスの障害も認めている．例えば，記憶障害のあることがわかっている人が，代償的なメモリーノートを使うことの有用性を理解できないかもしれない．前頭葉損傷によく見られる抽象化，推論，判断の障害は，こうした問題を引き起こすようである．研究に一貫するもう1つの明らかなテーマは，神経心理学的なアウェアネスの障害と心理的否認との区別である．自分自身に関する情報を統合している部分の脳損傷は，器質的なアウェアネスの障害を引き起こすことがわかっている．情動的なアウェアネスの障害は，変化した機能への心理的な反応によって生じるということもわかっている．

アウェアネスの障害の多様性を理解することは，アウェアネス問題の原因を特定するために重要である．その結果，アウェアネスの障害のタイプに合った介入を行えるようになる．例えば，アウェアネス問題の主要な原因が心理的な否認であるならば，本人の心の準備が整うまでは障害の性質に関する教育を提供する訓練は効果的でないだろう．あるいはまた，アウェアネスの障害の原因が情報の欠如であれば，アウェアネスに働きかける手はじめとして脳損傷の教育が勧められるだろう．

理論的，臨床的なアウェアネスに関する研究の総説は，アウェアネスの障害についての数多くの重要な特徴を明らかにしている．ここまでの内容を以下にまとめる．

- 様々なタイプのアウェアネスの障害がある．アウェアネスの障害の原因は複雑である．第1

- の原因や第2の原因が特定されることは多々あるが，通常は複数の原因が存在する（Giacino & Cicerone, 1998）．
- アウェアネスの障害の原因には，アウェアネスに影響する認知障害や心理的な反応，アウェアネスを直接担っている領域への脳損傷が含まれる（Crosson et al., 1989; McGlynn & Shacter, 1989; Stuss, 1991）．
- アウェアネスに関する障害は，知的機能と感覚機能が正常でも生じることがある．他の認知機能に問題がないのに，明らかにアウェアネスの障害が生じることがある．これは，脳の前脳システムがアウェアネスに重要であり，かつ，選択的に障害されているのかもしれないという事実による（Stuss, 1991）．
- 知識はアウェアネスの他の側面とは異なるものである．正しい情報をもつこと，その情報を使うこと，その情報の重要性を理解することのそれぞれの間には解離がある（Crosson et al., 1989; Langer & Padrone, 1992; Stuss, 1991）．
- アウェアネスには，プランニングや自己モニタリング，行動のコントロールを含む遂行機能の問題が絡み合っている．こうした能力は前頭葉の神経回路を共有している（Stuss, 1991）．
- アウェアネスの問題の主要な原因に合わせて介入することは役に立つだろう．
- 他に比べ，介入しづらいタイプのアウェアネスの障害もある．心理的な否認は，認知的な障害に基づくアウェアネスの障害よりも扱いが難しいと考える研究者もいる（Fordyce & Roueche, 1986; Giacino & Cicerone, 1998）．

## アウェアネスの測定

　アウェアネスの測定は難しい．理由の1つは，アウェアネスは直接測ることができず，推し測らなければならないからである．アウェアネスとは，心理的，行動的要因をもつ感情や知識の特性である（Sohlberg, Mateer, Penkman, Glang, & Todis, 1998b）．アウェアネスの障害の性質や重症度を評価するためには，こうした要因を特定することが必要とされる．アウェアネスを測定する3つの最も一般的な方法は，(1)クライエントによる自分の機能の言語的な説明を分析すること，(2)クライエントの報告と他者の報告を比較すること，そして (3) クライエントが予測した成績と実際の成績を比較することである．その他に，誤りの検出と修正の分析や，クライエントの行動の観察という方法もある．こうしたことを1つずつ簡単にまとめる．

### クライエントによる機能の言語的説明

　アウェアネスのよくある指標の1つは，自分の機能レベルに関してクライエントが言語的に報告したものを評価することである．こうした報告は，面接や自然観察から得られる．研究者や臨床家は，クライエントの報告の「正確さ」に関する評価者の認識に基づいて，アウェアネスのレベルを判断する．
　アウェアネスの指標としてクライエントの報告を利用することに伴う潜在的な問題は，言語的な報告と実際の認識が一致していない可能性である．例えば，クライエントは障害された機能について気づいているのに，運転などの自由を失うことを恐れてそのことを報告しないかもしれない．

アウェアネスの指標としてクライエントの報告を用いている例は，数多くの様々なアウェアネスの介入研究に見受けられる（Beardmore, Tate, & Liddle, 1999; Deluca, 1992; Langer & Padrone, 1992）．これらの研究において，対象者が言語的に障害を認めるもしくは機能レベルに関する質問に「適切に」答えられるときは，アウェアネスの状態が改善していると述べている．そうした言語的な報告があっても，自分の能力や障害についてのクライエントの本当の考えを知ることは難しい．臨床的には，クライエントが能力や障害についてどう説明するかを聴取することが，アウェアネスを評価するための一般的な方法である．

## クライエントの報告と他者の報告の比較

機能レベルを調査する質問表に対するクライエントの反応と他者（例：家族，臨床家）の反応を比較することは，アウェアネスを測定する非常に一般的な方略である．クライエントの自己評価に比べ，家族や専門家は機能について，より客観的な見方をするだろう，という考えである．

こうした目的のためにいくつかの質問表が作られてきた．FordyceとRoueche（1986）は，能力に関するクライエントの評価とスタッフや家族の評価とを比較する道具として，PCRS（Patient Competency Rating Scale）を発表した．30の異なる行動課題の遂行におけるクライエントの困難度を評価するために，5段階のリッカート尺度が使われている．実際に課題を行うのではなく，患者と他者は患者がその課題をどのように行うと思うかについてそれぞれが判断を下す．PCRSについては，研究目的によっていくつかの異なる採点方法が提案されている（Prigatano & Altman, 1990; Roueche & Fordyce, 1987）．クライエントと家族の機能に関する印象を比較するために使われるその他の尺度には，遂行機能障害の質問表（DEX：Dysexecutive Questionnaire；Burgess, Alderman, Wilson, Evans, & Emslie, 1996）やブロック適応機能質問紙（BAFQ：Brock Adaptive Functioning Questionnaire；Dywan & Segalowitz, 1996）がある．両方とも第8章で説明されている．

他の質問表を用いた方法に，障害の自己アウェアネスに関する面接（Fleming, Strong, & Ashton, 1996；付録9.1参照）がある．これは，障害の自己アウェアネスの状態に関する量的データと質的データの両方を得るために計画された構造化面接である．そこではクライエントに3つの領域について質問する．それは，障害に対する自己アウェアネスと障害の機能的な影響に対する自己アウェアネス，現実的な目標を設定する能力である．反応は面接者によって4段階尺度で評価される．面接の実施に先だって，面接者はクライエントの現在の機能レベルを知るために家族や身近にいるスタッフから情報を得る．

さらに新しい面接法がGiacinoとCicerone（1998）によって提案されている．彼らは，患者の障害に関する自由回答式の質問ではじまり，その後ある能力が健常であるか，障害されているか，患者がどのくらい確信をもっているかという認識に関する，より具体的な質問が続くような構造化面接を使うことを提唱している．確信についての評価は，この面接法の独自の部分である．GiacinoとCiceroneは，患者に考えを述べさせ，自分が問題を抱えていないことをどのくらい確信しているかを5段階尺度で評価させることは訓練の重要な方向づけとなる，と提案する．状況に応じた自覚のある患者はより良い予後が考えられ，教育により良く反応するかもしれないと彼らは示唆している．

TepperとBeatty, Dejong（1996）の行った研究は，脳損傷を負った人に関して自己他者間にある差異の特定のパターンを提唱した．彼らは，クライエントと家族間で最も一致しないのは家庭生

活への参加の領域であることを見出した．家族内の役割変化が不満を引き起こし，今度はそれが食い違いの報告の原因となっている，と彼らは示唆している．運動，認知，社会的な機能に関する領域では比較的一致度が高かった．

文献中のいくつかの報告は，家族やスタッフの報告をクライエントのアウェアネス評価の根拠として使うときには注意するよう促している（Cavello, Kay, & Ezrachi, 1992; Fleming et al., 1996）．家族は多くのストレスにさらされているので，いつも一定の反応をするわけではない．家族にも個々の家族システムの特徴によってある種のバイアスが働くかもしれない．同じように，臨床家と患者の間にある社会人口学的な違いに影響を受けて，臨床家は患者の行動をステレオタイプ的な見方で観察するかもしれない（Cavello et al., 1992）．臨床家は，患者に対して非現実的な期待を抱いているのかもしれない，ということを心に留めておくのも大切である．例えば，クライエントが医療的あるいは臨床的な状況のなかにいて，まだ能力の変化を体験する機会がなかった場合には，クライエントが能力の変化を認めないのは無理もないことかもしれない．骨折した足とは違って，認知障害には身体的な痛みはなく，障害が明らかになるような課題に取り組んではじめてはっきり表れてくるのである．

アウェアネスを測定するためにクライエントと他者の認識を比較することは，クライエントのアウェアネスが改善したら，ときとともに家族とスタッフのクライエントに対する認識が変わるだろうということを仮定している．ある予備研究はこの仮定に挑戦したが，アウェアネスの欠如を指し示すクライエントの行動が改善しても，介護者はアウェアネスの評価を変えないことを示した（Sohlberg et al., 1998b）．介護者は標的となった行動が改善したことは認めたが，アウェアネスの評価は変えなかった．介護者の認識は必ずしも変化に敏感ではないようである．

## クライエントが予測した成績と実際の成績との比較

自己アウェアネスを評価する他の方法として，個別の課題においてクライエントが予測した成績と実際の成績の差異を比較する，というものがある．例えばSunderland（1990）は，脳損傷を負った人が自分の全般的な記憶の能力をどう評価したかということと，ある特定の記憶課題において実際にはどうだったかということとの間の関係は弱いことを示した．同様に，AllenとRuff（1990）は，神経心理学的検査の成績と実生活上の機能の自己評価を比較し，両者には限られた関係しかないことを見出した．Schlund（1999）は，クライエントにとって意味のある実際の生活課題での行動を分析して得られた比較を臨床家が使用するならば，こうした測定上の問題のうちのいくつかは避けられるかもしれないと示唆した．

予測した成績と行動の比較は，アウェアネスの測定としても，実際の介入方法としても，いくつかの研究で使用されている．SchacterとGlisky, McGlynn（1990）は，クライエントが単語リストや行動予定の再生成績を予測するアウェアネス訓練プログラムを実施した．クライエントには成績についてのフィードバックが与えられ，その成績は自分の予測と比較された．その結果，自分自身の成績の予測が一致することはなかったが，全般的な記憶能力に対する評価は治療とともにより正確になった．RebmannとHannon（1995）は，予測された記憶検査得点と実際の得点を比較することで，3人の被験者のアウェアネスを測定した．成績を予測し，次に実際の成績に関するフィードバックを受けるというアウェアネス訓練プログラムが実施された．クライエントの予測の精度は高

まった．この研究では，時間が経つにつれて予測した検査得点と実際の検査得点の差は徐々に減少した．

## 誤りの修正

アウェアネスを評価する比較的新しい方法は，自分自身の誤りを見つけて修正するクライエントの能力を分析する，というものである（Hart, Giovannetti, Montgomery, & Schwartz, 1998）．後天性脳損傷（ABI：Acquired Brain Injury）を負った人にこの方法を行った実証研究は1つしかないが，Hartら（1998）の研究は，対象者が自分の誤りを修正するかどうか，また誤りに対するアウェアネスがあるかどうかによって，自然に生じる誤りを分類するという確かな方法論を提供している．その研究者らは，対象者の誤りへの反応を観察するために，贈り物に包装をするという機能的な課題の難易度を操作した．彼らは，この誤り反応分類法は多くの行動課題に応用できるということを提唱した．

## 行動の観察

多くの臨床家はクライエントのアウェアネスのレベルを評価する際に，行動全体を見る．人が障害に適応するために代償方略を使っている程度や，クライエントが訓練に協力する程度から，アウェアネスのレベルを推し測る．方略の自然な発生や自発的な利用を調べることもあるし，クライエントが方略を使う機会を設定することもある（例：約束の時間を変更してクライエントがその情報を書き留めるかどうかを観察する）．

## 測定方法のまとめ

アウェアネスを測定する5つの方法を前述のように説明してきた．すなわち，能力と障害に関するクライエント自身の説明，クライエント自身の機能に関するクライエントと他者の認識の比較，クライエントの予測と実際の成績の比較，誤りの修正，クライエントの代償方略の利用についての行動観察，である．いずれの方法もそれぞれ長所と短所がある．アウェアネスを評価しようという挑戦は重要である．そして障害の性質や程度を理解するために，数多くの異なった観点からアウェアネスを考えることが大切である．多次元的な方法で系統的にアウェアネスを評価する過程は次の節で説明する．

## アウェアネス評価の系統的な過程

ここでは，5つの評価のための質問に答えることによって，アウェアネス評価に関するこの分野の現在の理解レベルに基づいた系統的な過程について説明する．この5つの質問に答える過程で，臨床家が介入を計画するのに必要なクライエントのアウェアネスの障害の性質や程度についての情報が明らかになるだろう．この過程では，前述の節で説明された測定方略の大部分を用いる．まず5つの質問を提示してから，こうした質問に答えるための情報源を概説する．

## 評価のための質問

- **質問1　自分の強みと障害に関する知識や理解はどうか？**　この質問は，患者の行動にかかわらず，自分の神経学的な問題や残存している能力と障害についての患者の知識を評価することに焦点を当てる．患者がこうした情報を用いることができるか，または取り入れることができるかではなく，機能の変化について何を知的に理解しているかを知ることに，臨床家は興味をもつ．アウェアネスの臨床モデルに関する議論で述べてきたように，知識はアウェアネスの最も基本的なレベルである（Crosson et al., 1989; Langer & Padrone, 1992）．

- **質問2　アウェアネスが弱いならば，心理情動的な否認と器質的なアウェアネスの障害の割合はどの程度か？**　アウェアネスの問題は複雑である．心理的な反応と神経心理学的な症状を選り分けることは，非常に難しい．正確な自己評価を担う領域への脳損傷が原因であるアウェアネスの障害によるものから，喪失を最小限にしたり情動的な痛みを感じないようにしたりという努力によるものを，臨床家はしばしば引き出そうとする．能力が変化したことに対する情動的な反応と器質的な脳損傷が，アウェアネスの問題に互いに影響し合うことはよくあると我々は臨床的に述べてきた．各要因が相対的にどのように影響するかは，しばしば回復の過程で変化していく．一般的に，急性期には主に器質的な原因による否認が見られ，回復するにつれて心理的な防衛機制が生じてくる（Prigatano & Klonoff, 1998）．

- **質問3　明らかにアウェアネスの障害があるならば，それは全般的なものか，モダリティ特有のものか，他の認知障害に付随して生じたものか？**　アウェアネスのいくつかのモデルは，全般的なアウェアネスの障害とある種の障害に対する病識の低下を区別している（Giacino & Cicerone, 1998; McGlynn & Schacter, 1989）．臨床家は，患者は神経心理学的な障害全般に対して認識がないのか，それとも特定の変化にだけ認識がないのか（例えば左半側空間無視）を見分けたいだろう．そうしたことは，患者が失調性歩行のような身体機能の変化を理解できているのに，パーソナリティ行動の変化には気づかないということを理解する手助けになる．

- **質問4　意識的・無意識的に，クライエントは機能の変化に適応していることを示すような行動をとっているか？**　言語的な報告や行動上の振る舞いは，様々な種類の情報を明らかにする．機能が変化したことに対する言語的な説明や洞察はないが（質問1を参照），障害を代償する行動を実際にとっている患者もいる．こうしたことは，儀式的な行動手順または確立した行動手順の一部であるような代償行動によく見られる．同様に，言語的には問題があると認めない人でも，機能が変化したことをわかっているかのように振る舞うこともある．初期の文献では，代償方略を実行する前に自分の限界について知識をもつ必要があることが指摘された（例えばCrosson et al., 1989）．しかし，最近では，知識と行動が階層的な構造をなしていない人たちもいるということが認められはじめている（Sohlberg et al., 1998b）．

- **質問5　アウェアネスの障害の結果どういうことが起きるのか？**　この質問はきわめて重要である．我々は，アウェアネスの障害が患者やその人が生活する地域の人々にどう影響を与えるのかを知る必要がある．クライエントがメモリーノートを使わないだろうから，または多分危険な活動をするから，アウェアネスの低下は問題なのか？　また，患者がかなり非現実的な将来の計画を話すのを聞いて介護者がただ悩まされるから問題なのか？　患者の生活

に対するアウェアネスの障害の影響は，介入の方向を大きく決定づけるだろう．

## 評価質問にどうやって答えるか

　臨床家は，これら5つの評価のための質問にどうしたら効果的に答えられるか？　4つの異なる情報源が，これらの質問に対する回答を明らかにする．それぞれを次に説明する．

### ■情報源1　病歴と認知検査鑑定

　患者の病歴や長所短所の具体的なプロフィールは，アウェアネスと関係する重要な情報を提供する．前述のように，自己アウェアネスは神経解剖学的には前頭前野と関係している（Stuss, 1991）．認知検査や神経画像検査を行うことで，アウェアネスの障害を示す脳領域への損傷についての情報が得られる．同様に，遂行機能や拡散的思考，推論，判断のようなアウェアネスに関係する領域と通常結びついている能力を測る神経心理学検査の成績が，アウェアネスの障害の存在を示すかもしれない．さらに，認知障害がアウェアネスの障害の主要な原因となるかもしれない．例えば，記憶障害は損傷についての適切な情報を思い出すことを妨げ，記憶障害や推論の障害は障害の結果を理解することを妨げる．

　病歴や認知のプロフィールは，とりわけ質問2や質問3への回答に役立つ．質問2は，心理的な否認と器質的なアウェアネスの障害の相対的な影響を確認することを臨床家に促す．脳損傷の客観的な所見や記憶障害，遂行機能障害を含む認知障害のプロフィールがあれば，器質的な障害を示唆するかもしれない．質問3は，その人のアウェアネスの障害が全般的なものか，それともモダリティに固有のものかを確認することを求めている．繰り返すと，損傷部位を特定することは有用な情報を明らかにする．例えば，前頭前野に損傷があると社会的な行動の自己認識が妨げられてしまうことがよくある．一方，頭頂葉の損傷があると感覚障害や運動障害についての病識の欠如が生じることもある．

### ■情報源2　アウェアネスに関する質問表，評価尺度，面接

　面接と機能に関する質問表に対するクライエントと他者の回答の比較は，アウェアネスの障害の性質をかなり明らかにする．この話題はアウェアネスの測定の節で詳しく論じられている．面接と質問表で得られた回答は，機能変化に関するクライエントの知識に注目する質問（質問1），クライエントが障害を代償している程度に注目する質問（質問4），アウェアネスの問題によって生じる生活の質の障害に注目する質問（質問5）に答えるためにとりわけ役立つ．したがって，質問表や面接により，こうした領域の情報がもたらされることは重要だろう．

　アウェアネスに関する情報を得るためには，面接技術に関する臨床家の知識と経験が重要である．例えば，クライエントに気づかれないように自由回答形式の質問からより構造化された質問へどのように移るかを，面接者がわかるようになるには練習が必要である．さらに，質問への進め方と良好なラポールの確立によって，得られる情報の量が決まる．例えば，クライエントが面接者に障害を認めさせられようとしていると感じる場合には，防衛反応を引き出してしまうこともある．

### ■情報源3　クライエントの直接観察

　アウェアネスに関する情報を提供する，いくつかの異なる種類のクライエントの直接観察が使われる．そこには (1)代償手段利用の観察，(2)課題における行動の観察と，その行動とクライエントが予測した行動との比較，(3)誤りへの反応の観察が含まれる．これらのいずれもアウェアネスの測定に関する節でまとめられている．クライエントの観察は，機能の変化についてのクライエントの知識（質問1）とクライエントが障害を代償する程度（質問4）を見極めるのに最も役に立つだろう．

### ■情報源4　フィードバックへの反応

　臨床家はクライエントに検査の成績や（日常生活課題のような）活動に対してフィードバックを与え，そのときのクライエントの反応を観察すると良い．フィードバックへの反応は，患者の認知的な反応（例：フィードバックを理解できたか？）や，情動的な反応（フィードバックが与えられたときに傷ついた様子を示したか？），行動的な反応（フィードバックを取り込めたか？）といったいくつかの異なる段階で評価される．

　フィードバックへの反応を見ることは，器質的な原因によるアウェアネスの問題なのか，心理的なアウェアネスの問題なのかを区別するのに最も役に立つ（質問2）．フィードバックが与えられて障害に気がつくことができる患者と，障害に関する情報を提供されて（一時的にでも）考えが修正できる患者は，自分の機能についての知識を統合・維持できないという認知障害に関係するアウェアネスの障害の可能性が高い．したがって，行動や機能の制限に言及するフィードバックに対して拒絶したり怒るような否認の患者とは対照的に，器質的なアウェアネスの障害のある患者はあまり意欲的でないかまたは自分自身についての情報に無関心であるように見えるかもしれない（Prigatano & Klonoff, 1998）．アウェアネスを測定する手段としてフィードバックへの反応を利用するときには，以下のことに注意する必要がある．ある人々，特に回復のまだ初期段階のクライエントにとって障害の否認は，感情的な準備ができる前に喪失に直面することから自分を守ってくれる機能なのである．したがって臨床家は，クライエントが自分の能力についてのフィードバックを受ける準備ができているかを見極める必要がある．もしそれがはっきりしないのであれば，臨床心理士への紹介が必要になるだろう．

## 評価過程の要約

　ここでは，5つの評価のための質問とアウェアネスの評価を解釈する4つの情報源について概説した．推奨されている測定方法や情報源の大部分は，既存の認知，行動評価の手順の一部として実施することが可能である．例えば，家族評価はアウェアネス質問表からの情報を含む．同様に，特定の認知領域の機能を調べるだけでなく，認知評価の情報はアウェアネスの問題を明らかにするよう解釈される．検査者は，いくつかのなじみのある活動を行うときの自分の行動を予測するようクライエントに依頼することができ，また評価過程の最中に課題に対するフィードバックへの反応を観察することもできる．アウェアネスの評価は，後天性の神経学的障害を持った人のどのような側面を評価するにしても重要な部分となるはずである．

## アウェアネスの障害の管理

　アウェアネスの測定が難しいために，アウェアネスへの介入研究はあまりなされていない．アウェアネスの障害の現象面に関する文献は増えてきているが，アウェアネスの介入方略の効果に関する情報はいまだに限られている．この節では，アウェアネスの障害の問題を管理する3つの異なるアプローチを概説する．アプローチのそれぞれは異なるが，回復過程のある時点でそれらのアプローチの全てを使うことは一般的ではない．3つのアプローチは以下の通りである．(1)個別アウェアネス強化プログラム，(2)介護者の訓練と教育，(3)手続き的訓練と環境支援（PTES：Procedural Training and Environmental Support）．

## 個別アウェアネス強化プログラム

　アウェアネスへの個別アプローチは，アウェアネスに問題のある人を対象とし，その人のアウェアネスのレベルを高めることを目的とする．この方法に最も適しているクライエントは，(1)否認のある人，もしくは否認と器質的なアウェアネスの障害が組み合わさっている人，(2)少なくとも事故か病気の結果いくつかの能力が変化したという基本的な知的理解がある人，(3)情報と経験を統合するための認知的な能力が十分にある人，である．認知障害を伴い，非常に強い全般的なアウェアネスの障害があるクライエントには役に立たないだろう．

　個別アウェアネス強化プログラムでは2つのアプローチが使われる．教育的アプローチと経験的訓練である．以下にその2つのアプローチを概説する．

### ■教育的アプローチ

　アウェアネスを高めるためのアプローチの1つは，失ったことについての情報を提供するものである．我々の経験では，現在のサービス提供モデルは「本物」の介入に対する栄養補助食品もしくは「副菜」として教育に取り組んでいる．面接の一部として，あるいは訓練のなかで得られるちょっとした役に立つ情報として，クライエントと家族は標準的な印刷物を渡されたり言葉で説明を受けたりする．これは，言語療法を受けるときと同じような系統的に目標を掲げ，教育の成果を測定することとは異なる．情報を提供することで，必要性を内在化し自分に適用することができるようになった結果，その必要性は個別化され系統的に整理され計画されたものになる．図9.2は，実施可能な4つの教育的な訓練を示している．3つはより定型的な課題であり，1つは最近の研究で開発されたボードゲーム形式のものである．こうした訓練について以下に論じる．

　**アウェアネスを高める例示的な教育課題**　最も伝統的な教育的アプローチは，クライエントに印刷物，ビデオテープ，カセットテープで彼らの神経生理学的な問題（例えば脳損傷）についての情報を提供するというものである．この学問的なアプローチは，情報を吸収することができる人には最も役に立つ方法である．問題はアウェアネスを高めつつ防衛反応を引き出さないように，クライエントの認知的な問題（記憶や理解の低下のような）に合わせた方法で情報を与えることである．これを実施する方法の1つは，情報をひとり一人に合わせることである．臨床家は，クライエントに情

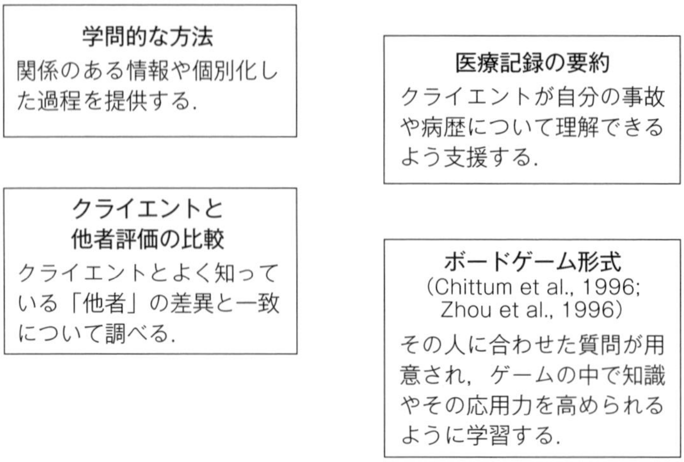

```
┌─────────────────────┐   ┌─────────────────────┐
│    学問的な方法      │   │    医療記録の要約    │
│ 関係のある情報や個別化し │   │ クライエントが自分の事故 │
│ た過程を提供する．     │   │ や病歴について理解できる │
│                     │   │ よう支援する．         │
└─────────────────────┘   └─────────────────────┘

┌─────────────────────┐   ┌─────────────────────┐
│    クライエントと    │   │   ボードゲーム形式    │
│    他者評価の比較    │   │ (Chittum et al., 1996; │
│ クライエントとよく知って │   │  Zhou et al., 1996)  │
│ いる「他者」の差異と一致 │   │ その人に合わせた質問が用 │
│ について調べる．       │   │ 意され，ゲームの中で知識 │
│                     │   │ やその応用力を高められる │
│                     │   │ ように学習する．        │
└─────────────────────┘   └─────────────────────┘
```

**図9.2** 教育的訓練の実例

報を読ませるかビデオを観せ，クライエント自身の経験に合うものと**同時**に合わないものを話してもらう．クライエントは学んだことをグループの他の人に示したり，家族に教えたり，印刷物やビデオの続きを書いてみたりしてもよい．クライエントにとって意味のある情報を増やすことが目標である．トピックに関係した特定の事実を学習するよりも，情報を**探す**過程に取り組むことがより重要である．

自分の状況についてクライエントを教育するその他の訓練課題として，クライエントの医療記録を概括するというものがある．ここでの目標は脳に損傷があること，そしてそれが機能にある変化を起こした原因であるという理解を深めることである．本質的には，脳の損傷と変化した能力をクライエントが結びつけることを臨床家が援助する．クライエントの医療記録に含まれた情報の解釈は，個別の脳損傷教育ノートの一部となるかもしれない．クライエントの機能のレベルによって異なった手順が使われるべきである．この訓練は，クライエントに何が起こったかという「物語を語る」医療記録の情報を系統だって概括することとなり，クライエントが情報を理解し覚える方法を提供する．この課題で使われる手順の例を**付録9.2**に示した．

3番目の教育的な課題の例は，機能についてのクライエントの評価と他者の評価とを比較することである．評価の一致不一致はカウンセリングのなかで利用することがある．認知，心理社会的な機能，日常生活技能の領域における行動を評価する尺度はたくさんあり，特定の施設で使用されているものはどれでもこの訓練に適応可能である．この過程における手順は，(1)様々な能力の分野が列挙されている評価尺度（**付録9.3**にその例を示した）を用意する，(2)記入してくれる人をクライエントに選んでもらい，その人に記入してもらう，(3)自己認識を用いている評価尺度を記入する手助けをする，(4)同じ用紙に違う色で両者の評価を記入する，(5)クライエントと一致する部分と一致しない部分について調べる，である．

実際に全てのアウェアネスに関する活動に言えることであるが，すでに説明したように，教育的な訓練を行うにあたって気をつけなければならないことは，防衛的な反応を防ぐことである．臨床家は，「より知識のある」誰かの評価を押しつけて，クライエントに障害を認めさせようとする必要はない．代わりに臨床家は，「あなたは記憶のところで平均とつけたけど，あなたのお母さんは大き

な問題があるとつけているようだね」と述べるほうが良い．もしクライエントが他者の評価を問題にしないならば，臨床家は，評価をした人がどの行動に対して言っているか検討してもよいし，ただ観察するだけにして先に進んでもよい．不一致について論じるのと同じくらい，一致した領域について指摘することは重要である．例えば，「あなたもお母さんも読みに関しては'平均以上'とつけているね」と述べてもよい．

アウェアネスを高める教育を実施するうえで2番目に気をつけなければいけないことは，クライエントの情動的な抑うつ状態を監視することである．いくつかの研究では，障害のアウェアネスが高まることと抑うつ状態が強まることには関係があると述べられている（Godfrey, Partridge, Knight, & Bishara, 1993）．Beardmoreら（1999）は，障害についての教育を受ける人の自尊感情に配慮することが必要であるとしている．彼らの研究（下記参照）では，アウェアネスのレベルが最も低い子どもはしばしば最も高い自尊感情を示すことが示唆されている．

**教育的アプローチを使用した介入研究**　アウェアネスの改善のために行われる脳損傷教育の効果を評価しようとする研究がいくつかある．2つの研究において，脳損傷後に生じた認知的な問題や行動上の問題について教育するためにボードゲーム形式を使用すると良い結果となることが報告されている（Chittum, Johnson, Chittum, Guercio, & McMorrow, 1996; Zhou et al., 1996）．Chittumら（1996）の研究では，研究者は脳損傷を負った3人の被験者それぞれに関係した情報を標的とする個別訓練パッケージと併せて，ボードゲーム（アウェアネスへの道）を使用した．被験者には各ゲームのセッションに先立って脳損傷に関するいくつかの教示が与えられた．ゲームの最中に彼らはあらかじめ説明されている概念について質問される．そこには，基本的な知識に関する質問と，その情報を使って問題に答えたり，情報を適用したりすることが要求される質問が含まれている．その結果，ゲームセッションの間，3人の被験者はみな正解率が高まり，認知と行動の領域における知識と適応状況を評価する般化訓練後の調査の成績に改善が見られた．

Beardmoreら（1999）は，ABIを負った子どもに対するアウェアネス介入としての教育を評価した．彼らは，脳損傷についての子どもの知識を調べる面接を行った．その研究では，脳損傷教育を受けた子どものグループと情報を得なかった子どものグループ間における面接での反応の違いを調査した．彼らの知見は，教育は子どもの障害の知識を増やすという点ではあまり役立たなかったことを示した．しかし，その介入は一度の教育セッションだけで構成されていたことは付記しておくべきである．認知障害を持った子どもたちにはさらに繰り返すことが必要だろう．その著者らは，情報を思い出すことに関して子どもたちを援助するためには，反復と視覚的な手がかりを使うことが重要であり，それと同様に，情報の量を少なくすることと，情報が理解され保たれているか確認することが重要である，と論じた．彼らの研究は，神経心理学的検査後の一度きりのフィードバックセッションや学校の計画策定会議で情報を提供することの有効性に疑問を呈し，その代わりとして，より包括的な教育的アプローチを勧めている．

## ■経験的訓練

経験的訓練は患者の自己アウェアネスを高めるためのもう1つの方法である．変化の性質についてのアウェアネスを高めるため全ての経験的訓練は，それぞれ目標をもち，クライエントに自身の

能力変化を実際に経験することを助ける．経験的訓練は，アウェアネスの問題が部分的には器質的な脳損傷のためであり，原因と結果を結びつけはじめるのに十分な認知能力のある人に最も役立つ．

**文献からの事例** クライエントの経験を支援し，機能変化についての知識を統合するために，たくさんの方法が利用できる．そうした方法のうちの多くは，クライエントが特定の行動や活動に注意を払う，もしくはよく考えることを促進するというものである．Stuss（1991）は，腫瘍を外科的に切除した後の右前頭葉損傷のある高い教育を受けた患者の事例を提示している．その患者は，神経心理学的検査では非常に高い認知的能力が明らかとなったが，整容をすることや仕事をすることを含む基本的な日常課題を計画・遂行することが難しかった．彼女は，自分の障害について明らかなアウェアネスの障害を示した．Stussは，クライエントのアウェアネスを高めるために用いられる方法の組み合わせを，以下のように，個別のアウェアネス強化プログラムを例にとって説明している．それは，(1)複数の手順からなる課題中の言語的な自己制御（自分の行動を導くために自分自身に話しかけさせること），(2)適切な目標の明確な設定，(3)彼女の周囲に貼る視覚的手がかり（例：「課題を続けなさい」），(4)彼女が自分の仕事の監督者の役を演じ，仕事で彼女が示した問題行動をどう扱うかを見せるロールプレイ訓練である．こうした訓練全ての目標は，クライエントのアウェアネスを高め，それによって機能的な能力を高めることであった．この事例報告は，クライエントの生産性や時間を守る感覚が改善されたことを示唆した．しかし，自己アウェアネスには明らかな問題が残されていた．最も現実的な目標は，アウェアネスや機能を病前のレベルに戻すことではなく，特定の場面や同じような場面で能力もしくはスキルを向上させることである．

**経験的訓練の例** クライエントに固有のアウェアネスのプロフィールに応じて，アウェアネスを高めるために，様々な課題・訓練を単独あるいは組み合わせて行うとよい．Stuss（1991）の事例研究と関連して，前述したような言語的自己制御に加えて，我々は以下を推奨する．

- 予測と実際の成績との比較
- 成績または行動の追跡
  - 自己モニタリング
  - 行動記録
- 目標設定の過程

経験的訓練の1つは，アウェアネスの測定方法としてすでに説明した，クライエントに予測と実際の成績を比較させる過程である．これは介入方法としても使われている．前述の通り，RebmannとHannon（1995）は，成績を推測した後に実際の成績に関するフィードバックをするというアウェアネスの訓練プログラムを実施した．クライエントは予測の正確さが強化された．この研究では，予測と実際の検査得点の差は次第に減少した．Schlund（1999）はまた，個人的な情報の再生成績を予測したクライエントに対してフィードバックを行い，見直した．その結果，再生能力の予測が正確かどうかというフィードバックが与えられると，自己報告と再生成績の間の差が減少することが示唆された．

この予測－成績パラダイムは数多くの異なる課題に適用することができる．訓練は，「行う必要

のないことをして時間を浪費しない」ようにするために，どこに長所と短所があるのかを知る方法であるとクライエントに紹介してもよい．その人の障害を明らかにすると思われる課題であることはもちろん，クライエントの能力の範囲内で行える予測課題であることが非常に重要である．例えば，代償手段の使用をより受け入れやすくするために，クライエントの記憶障害へのアウェアネスを高めることが目標となる事例を考えてみよう．はじめに臨床家とクライエントは，クライエントにとって意味のある活動で記憶に依存する活動のリストを作る．重要な情報──記憶の保たれている面と損傷されている面──を明らかにする最も大きな機会となる課題を選んでもよい．具体的で特定の行動結果を伴う課題が最も有用である．リストの例には，(1)読解力のような学力検査（クライエントはそのような検査に慣れている必要があるし，受傷前の自分の能力に対して正確な感覚をもっている必要があるだろう），(2)治療計画やコンピュータの手順のような情報を習得するのに必要な試行回数の予測，あるいは(3)トランプの神経衰弱のような記憶に依存するレクリエーションゲームの成績が含まれる．クライエントが自分の遂行機能についてさらに学習するリストには，(1)車のオイルを入れ替える（これが受傷前はできていた整備の雑用であれば），(2)カタログからいろいろなものを注文する，(3)献立を作るなどが含まれるかもしれない．

　予測－成績パラダイムは，本質的にリスクのある活動である．この活動において臨床家は，クライエントのパートナーとなり，自分の能力に対するアウェアネスを高めるために自分の予測と行動についてクライエントがよく考えられるよう支援する．障害があることをクライエントに対して立証しようとするべき**ではない**．さもないとこの過程はうまくいかなくなるだろう．長所と短所を**ともに**具体的に説明できる可能性の高い課題を選択することは重要な手順である．予測や予期のような抽象概念に困難があるクライエントにとって，また防衛が強いクライエントにとっては，実際に行動した**後**で自己評価するほうが有益であるかもしれない．最初にクライエントに自分の行動の長所を説明させ，それから自己批評させると，アウェアネスを改善する治療になることがある．

　自分のできることとできないことをより理解するようクライエントに自分の経験を構造化してもらうための別の一般的な方法は，自分の行動や振る舞いを記録させることである．クライエントと臨床家は一緒に何をチェックしたいかを決定し，情報を集める手順と過程の計画を立てる．クライエントが使った記録用紙の例には，献立を作る，約束をする，授業のための教材準備をする，衝動的な反応をコントロールする，記憶装置を使う行動をモニタリングするためなどの用紙が含まれる．ときにはこの過程で，行動のチェックを手伝い，クライエントと一緒にデータを調べ，見直してくれる支援者を必要とすることがある．重要なことは，何が機能していて何が機能していないかについて多くを学習したのと同じ方法で，クライエントに自分の実生活の機能についての情報を与えることである．予測－成績訓練のときと同じように，問題点と同様に成功を記録することが重要である．その過程では，支援を必要とする行動を強調するのと同じように，成功した行動を明らかにすべきである．

　いくつかの介入に関する研究では，クライエントに行動を記録させることの有用性が述べられている．CiceroneとGiacino(1992)は，アウェアネスが弱いクライエントの誤り反応を監視する有効性を支持するデータを提供している．彼らは，課題中に誤りをするたびにクライエントが止められる過程の概略を述べた．クライエントの注意は誤りに向けられ，それから行動記録に誤りの記入をする．クライエントは，誤りの記録とその次に取り組んだときの反応を比較するよう支援される．SohlbergとGlang，Todis(1998a)は，情報を追跡することは，アウェアネスだけでなく，モニター

されている行動をも改善させるための治療になりうるということを提言している．

　行動を追跡することの延長上に目標の設定がある．数多くの研究者は，クライエントの参加も含む明白な目標設定の過程は，アウェアネスを改善する役に立つと述べている（Bergquist & Jacket, 1993; Stuss, 1991）．BergquistとJacket（1993）は，セラピストが指示的ではなく支持的な役割を果たし，自己アウェアネスに関する情報を盛り込んだ目標を考える目標設定過程を説明している．彼らは，クライエントと信頼できる関係を築くこと，クライエントがやる気になって続けることができる目標を選択することが重要であると論じている．彼らは，クライエントが目標を簡単に理解できるように，そして明白な行動目標を表すような目標の言い回しを勧めている（例：「出来事を忘れてしまうことを減らしなさい」というよりは「もっとたくさんメモリーノートを使いなさい」と言う）．

## 介護者への訓練と教育

　クライエントのできることとできないことについて，家族または介護者がどの程度理解できているかを把握することは大切である．彼らは，クライエントがうまく機能を働かせることができるかどうかに大きな影響力をもっている．これまで説明してきた個別アウェアネス強化訓練は教育的訓練と経験的訓練に分けられ，最終的な目標は自分自身の長所と短所についての理解や認識を高めることである．こうした訓練の全ては，脳損傷を負った人の家族または介護者にとっても役に立つだろう．介護者は器質的なアウェアネスの障害を共有することはないが，心理的な否認による同じタイプのアウェアネスの障害は経験するかもしれないし，あるいは彼らは処理できるような適当な時期に，または適当な方法で与えられなかったために情報が欠如しているかもしれない．

　アウェアネスの測定に関する選択肢を論じたなかで我々は，クライエントのアウェアネスの評価に家族またはスタッフの報告を利用するときには，いくつかの理由で臨床家は気をつける必要があるとした（Cavello et al., 1992; Fleming et al., 1996）．他方では，介護者はクライエントの病前や現在の機能レベルについて重要な情報を提供する．彼らは，訓練後，クライエントに最も影響を与える可能性のある人々でもある．

　Sohlbergら（1998a）の研究では，どのようなアウェアネス訓練プログラムでもその一部として，介護者の信念や考え方について取り組むことを勧めている．彼らは，脳損傷を負ってから9ヵ月が経過した3人に対して，様々なアウェアネスの指標間の関係を調査した．その結果，アウェアネスの行動指標と認識指標の間には隔たりがあることが示唆された．つまりアウェアネスの低下を示すものとして，介護者が選んだクライエントの行動が改善しても，同じ介護者によるアウェアネスの評価は改善しなかった．行動は変化したけれども（例：チェックリストを使うことが増えた），こうした改善は自己アウェアネスの改善に関係していないと気づいている点で，介護者は正確だということかもしれない．あるいは，患者のアウェアネスが良くなっても，介護者の認識は簡単には修正されないということかもしれない．介護者はアウェアネスを学習と関連づけなかったが，それよりむしろクライエントが率直に障害を受け入れることに関連づけるようだ．したがって，介護者が訓練の目標について抱く期待（例：行動の改善を期待しているのか，自己洞察の改善を期待しているのか）を調べることは役に立つだろう．

　また，自分の障害を「認める」ことや説明することができなくても，システムや方略の利用を学習できる人もいるということを，介護者（と臨床で働くスタッフたち）が理解できるように援助する

ことは有益なはずである．クライエントに自分の限界を気づかせたいという介護者の願いは，アウェアネスの障害が否認や情動的な反応の一部であるようなクライエントとの関係において，特に問題となるだろう．臨床家は，クライエントに障害と向き合わせようとすることは，たいていはお互いに自分の立場をより強固に守ろうとするため考えの対立をまねく，と介護者に教えたくなるだろう．クライエントの「アウェアネスが障害された振る舞い」に対する介護者自身の反応を追跡し，介護者の行動や反応に対してクライエントがどのように反応しているか記録することは，介護者にとって役に立つだろう．

　まとめると，臨床家は介護者に以下のことを判断するように話し合うべきである．

- 介護者の治療への期待
- クライエントのアウェアネスの障害が介護者にとって問題となるか，どのように問題となるか
- クライエントに障害を「認め」させたいと強く思うか
- クライエントを障害と向き合わせないためのカウンセリングは，介護者の役に立つか

## 手続き的訓練と環境支援

　手続き的訓練と環境支援（PTES：Procedural Training and Environmental Support）を提供することは，クライエントの自己アウェアネスを高めようとする努力がうまくいかない場合には重要である．このアプローチの目標は，クライエントの限界についての知識または理解に触れずに，機能を最大限に生かすことである．PTESは，個別アウェアネス強化プログラムへの反応を妨げるような重度のアウェアネスの障害や重度の認知障害を持つクライエント（例：直接フィードバックが与えられても障害があるという洞察がほとんど持てないクライエントや考えが柔順でないクライエント）に最適である．同様に，能力が低下した証拠に対して一貫して関心がないような，あるいはそれによって困惑したクライエントにも，PTESが非常に役立つだろう．PTESの介入例は以下のことを含む．

- なぜそのシステムを使うのかという教育をせずに，代償的なシステムを使う訓練をする
- 機能を高めるために，クライエントの周りにいる人にたくさん促してもらう
- 課題をやり遂げやすくするために，物理的な空間を整理する（例：食器棚の中身を表すラベルを貼る）

　このアプローチでは，周囲の人がクライエントの機能レベルを高めるための特定のスキルや定型行動について訓練され，ときには同時にクライエントの障害の影響を低減するための調整が行われる．

　PTESは，全てのスキルや定型行動ごとに，そしてクライエントごとに異なる．第6章，第7章で触れた教示の原則は，訓練を成功させるためには決定的なものである．臨床家は，型にはまった行動を教え，クライエントに機械的なやり方で実行させようとする．洞察や自己アウェアネスを必要としない定型的な課題を学習するのに，クライエントの手続き記憶（第6章参照）が用いられる．

## 介入アプローチの要約

この章では，アウェアネス介入の3つの大きなアプローチについてまとめた．

1. 個別アウェアネス強化プログラムを準備する．そのプログラムでは，第1に，日常生活の意思決定に情報を活かすため，残存能力や障害についての理解と洞察を高めることに注意が向けられる．このアプローチには，教育的訓練や経験的訓練が用いられる．
2. 介護者に対して訓練や教育を提供する．臨床家は，家族や介護者のようなアウェアネスの低下に最も影響を受けている人々のことをいつも忘れてはならない．こうした人々には，構造化された教育的アプローチが役に立つ．また，クライエントが障害を認める必要があると思っているかどうかを知るために，介護者の期待に目を向けることも重要である．介護者が自分の行動に焦点を当てることや，自分の期待や理解を評価することを援助するのは非常に有効なことがよくある．
3. PTESを提供する．この介入は，直接的なアウェアネス介入ではおそらく役に立たない人のためのものである．このアプローチでは，潜在学習が行われ，どうしてそのシステムや方略が重要かという宣言的な知識には迫らずに，システムや方略を使う手続きを進める．臨床家は，アウェアネスの障害のある人を援助する最も良い方法を決めるために環境を評価する．

## 青年期：特別に必要とされる配慮

　ここまでに紹介したアウェアネスの障害に対応するための3つの主要なアプローチは，アウェアネスの障害のある大人や青年，年長の子どもに適したものである．しかし青年期には特別な性質があるので，もう少し論じる必要がある．青年期における主な目標は，親，教師，介護者からの自立といった個のアイデンティティの発達である．神経学的な障害は，自主性を確立しようとするまさにその時期に青年期の若者をより依存的にしてしまう．

　青年期の人は，この章のはじめに説明したのと同じタイプのアウェアネスの障害を示す．しかし，青年期のアウェアネスの障害の問題には，発達段階の健常な要素である保護からの解放過程が混在していることがよくある．青年期にいるクライエントは，自分で意思決定するための自主性を獲得しようとするので，口やかましく言われることが多くなり大人たちにとりわけ不満を抱くのである．彼らは，脳損傷によって生じた管理能力の問題について援助を受けることを拒否するかもしれない．

　以下のガイドラインは，アウェアネスの障害のある青年期の若者を支援するために何をするべきか（何をしてはいけないか）についての注意である（Sohlberg, Todis, & Glang, 1999）．

- 臨床家は青年期のクライエントと協働する必要がある．権力で物事を解決しようとしてはならないし，クライエントに障害があることを納得させようとしてはならない．若いクライエントとパートナーシップを築くことがこの段階ではとりわけ重要である．協調できる言葉を使い，歩み寄り，枠組みを変更することは全て重要な相互関係を築くためのスキルである．

●障害された能力と同様に強みに対して焦点を当てることで，自尊心を尊重するよう特に努めるべきである．そうすることで臨床家は，問題に集中した訓練は避けることができる．例えば，脳損傷による影響を受けていない性質のリストを作り，問題となることと同様に保たれた能力にも注意を向けるべきである．

## 症　例

次に挙げる事例では，教育的訓練や経験的訓練によるアウェアネス介入プログラムを説明する．プログラムの一部として，介護者（配偶者）の信念と教育についても扱われた．

ティムは，45歳の男性で，2年前の自動車事故により中等度の脳損傷を負った．彼は短時間（24時間以内）の意識消失状態の後に入院した．脳の画像診断では局所的な損傷は特になく，軸索損傷が疑われた．ティムは事故当時弁護士であった．最初の面接に来たとき，彼はいかにして自分が国中の様々な専門家と会ったかということや，自分の状況を理解する人は誰もいないこと，自分の助けになる人は誰もいないことを詳しく話した．彼は自分を「陥れている」専門家や，事故を起こした運転手に強い怒りを露わにした．

神経心理学的検査から，注意や新規学習，遂行機能の障害が明らかになった．ティムは，事故以来仕事ができないと言った．彼は，仕事ができない理由の大部分は集中力の低下と頭痛のためであると考えた．彼は，低下した能力の原因である記憶や認知機能の変化を認識しているようには見えなかった．彼は，自分の目標は「元の状態に戻ることだ」と明言した．彼は代償方略に関する質問に強い抵抗を示し，自分は「杖を探しているのではなく，治ることを望んでいる」と言った．同じように彼の妻との面接から，彼の妻にも脳損傷がティムの認知的な変化にどのくらい影響しているのかについての認識が欠けていることに加えて，専門的なケアが足りないことや事故を引き起こした運転手に対して夫と同じようなかたくなな意見をもっている，ということが明らかになった．

アウェアネス評価の結果，ティムは器質的な自己アウェアネスの障害といくらかの心理的な否認の両方があることが示唆された．自身の能力と障害に対する情報が欠けているようだったし，彼がまさにもっていた日常機能に及ぼす影響の情報（例：注意の低下）を認識できていなかった．彼がいくつかの代償的な方略を使うことを受け入れられるようにするため，残存する強みと限界についてさらによく理解することが役立つだろうと考えられ，個別アウェアネス強化プログラムが計画された．また，妻がティムの長所と短所について現実的な評価ができるようになれば，ティムの進歩はさらに進むだろうと思われた．さらに，専門家に向けるクライエントの怒りの程度を考慮すると，指示的ではなく，支持的で，障害に直面させないような治療が重要であることは明確であった．

訓練は学問的な教育課題ではじめられた．すなわち臨床家はティムと妻に，軽度脳損傷について書いてあることを読んで，ティムも経験したと思う特徴を挙げるように求めた．クライエントは読解力に障害があったため，妻が彼にその文章を読む計画が立てられた．ラポールを確立し信頼を築くために，クライエントと妻は支持的に話を聞いてもらい，以前の専門家の欠点に対する欲求不満を話してもよかった．臨床家は職業上の威信を守ろうとはしなかった．そして夫婦の欲求不満を認め，彼らにとって最適な最初のステップは彼らの状況をよりよく知ることであるという考えを共有した．

ティムとその妻は軽度脳損傷について書いてある内容に非常に興味をもった．そしてさらに多くの情報を求めた．臨床家は彼らを手伝い，調べた知識をファクトブックにまとめさせた．クライエントは，同じような症状を他の人が体験していること，脳損傷によって起きる認知的な症状が知的障害によって生じる知

能低下と同じものではない，ということを学んで安心したようだった．ティムは，自主的に彼が会った専門家，家族，友人にこの情報のコピーを郵送しはじめた．彼はまた，び漫性軸索損傷の一般的な症状に焦点を当てた自分の医療記録の見直しにも参加した．あるテーマや質問（「私の脳は完全に治るのだろうか？」「どうして誰もこの情報をもっと早く教えてくれなかったのか」）に固執する傾向があったので，すぐに参照できるようにするため，よくする質問とその答えを書いたシートをファクトブックにつけ加えた．ティムが障害について話すときに，攻撃的な態度をとることはだんだん少なくなった．

　ファクトブックを，カレンダーや日々のスケジュールを含むものに次第に拡張させた．これは，自分がやりたいと言ったことを思い出すためのリストを入れておくのにはファクトブックがちょうど良いのではないか，とティムに提案するような非指示的な方法で実現した．はじめのうちは，日々のスケジュールには自分がやり遂げることに興味を示した「to-do」リスト（例：「ジョーンズ先生にこの文章のコピーを送ること」など）だけを入れていた．最終的には彼も妻も，日々の予定を組むためにスケジュールを使った．

　考える力（新規学習，処理速度，柔軟な思考）が事故のために変化したということをティムが理解しはじめたとき，臨床家は彼と妻にいくつかの経験的訓練をはじめた．頭部損傷の結果変化したことと変化しなかったことについてさらに学習するために，彼らはティムが作った課題のリストを一緒に発展させた．そのリストには，法律文書を読むこと，電話会議，いくつかの家事が含まれていた．臨床家はクライエントにそれぞれの課題のどの部分が簡単でどの部分が難しいかについて予測するよう求め，彼らはこれらのことを書き留めた．ティムは，数週間に渡って課題に取り組んだ．彼は行動を振り返るための記録を書かなかったが，臨床家は面接形式を利用して記録を作り上げることができた．彼らは強みのリストを作り，もちろんさらに集中する必要のある領域についてもリストを作った．強みの例では，「高いレベルの語彙力と会話力」が挙がった．これは，ティムの高い言語能力を認識することになった電話会議課題から挙げられた．焦点を向ける必要のある領域の例は，「情報を保持すること」であった．これは，ティムが訴訟事件摘要書を読むときに1つの節から次の節に移る間情報を保つことができないことから明らかとなった．

　リストが作られた後，ティムは焦点を向けることが必要な領域のランクづけを行った．読むときに情報を保持できないことが最も優先順位の高いことであったので，訓練は，彼にメタ認知的な読解方略を教えることに進んだ．

　教育的訓練の早い時期に，頭部損傷が彼にどのような障害をもたらしたかをいまでは理解した，とティムの妻は断言した．彼に記憶や注意の問題を代償させようとしてどのようなタイプのことをしたかの行動記録をつけ続けるよう，彼女に求めた．彼女はまた，ティムには長い間，認知の変化を代償する必要がある，ということを理解するために支援を受けた．こうしたことがあって彼女は，自分の夫の障害に伴う選択肢に目を向けはじめるようになり，それと同時に彼らはともにできる何らかの「ホームビジネス」の機会について考えはじめた．

　まとめると，3ヵ月以上に渡ってティムと妻は，アウェアネス強化プログラムに参加した．そのプログラムでは，まず彼らの状況についての情報が提供され，それから彼らが自分の人生に適応できるよう段階的に支援された．彼らはティムの後遺症と保たれている強みを体験し，治療目標の設定のためにこの情報を利用するよう支援された．また，就労状況を考え，学習していることの長期的な意味に目を向けるよう勧められた．クライエントは，まったくに嫌々ながら代償方略のことを考えている状態から，代償的な手段を常に利用する状態になった．彼は，スケジュールをうまく処理し，一日を組み立てるために，一日ごとの記入式スケジュールリストを使う学習をした．彼はまた，読解方略を学習したことで読解力がより高まった．彼は，以前はできなかったけれども，日課として新聞を読むことができるようになったと報告した．しかし，彼は事故を引き起こした運転手に対する怒りの感情と同様，自分が最初に適切なケアを受けなかったという考

えに固執し続けた．また，他の人に不快だと指摘されても，グループでこうしたテーマについて議論することが変わらなかったように，自分の振る舞いに関する自己アウェアネスの低下を示し続けた．このようにして，ティムは彼の人生においてより生産的になり，彼にとって重要ないくつかのスキルに熟練するようになった．しかし彼は，著しい認知的な問題と自己アウェアネスの問題を抱え続けた．

# 文　献

Allen, C., & Ruff, R. M. (1990). Self rating versus neuropsychological performance of moderate versus severe head injured patients. *Brain Injury, 4,* 7–17.

Beardmore, S., Tate, R., & Liddle, B. (1999). Does information and feedback improve children's knowledge and awareness of deficits after traumatic brain injury? *Neuorpsychological Rehabilitation, 9*(1), 45–62.

Bergquist, T. F., & Jacket, M. P. (1993). Awareness and goal setting with the traumatically brain injured. *Brain Injury, 7*(3), 275–282.

Berti, A., Ladavas, E., & Della Corte, M. (1996). Anosognosia for hemiplegia, neglect dyslexia, and drawing neglect: Clinical findings and theoretical considerations. *Journal of the International Neuropsychological Society, 2,* 426–440.

Biach, E., Vallar, G., Perani, D., Papagano, C., & Berti, A. (1986). Unawareness of disease following lesions of the right hemisphere: Anosognosia for hemiplegia and anosognosia for hemianopia. *Neuropsychologia, 24,* 471–482.

Burgess, P. W., Alderman, N., Wilson, B. A., Evans, J. J., & Emslie, H. C. (1996). The Dysexecutive Questionnaire (DEX). In B. A. Wilson, N. Alderman, P. W. Burgess, H. C. Emslie, & J. J. Evans (Eds.), *Behavioural assessment of the Dysexecutive Syndrome*. Burry, St. Edmunds, England: Thames Valley Test Company.

Cavello, M. M., Kay, T., & Ezrachi, O. (1992). Problems and changes after traumatic brain injury: Differing perceptions within and between families. *Brain Injury, 6,* 327–335.

Chittum, W. R., Johnson, K., Chittum, J. M., Guercio, J. M., & McMorrow, M. J. (1996). Road to Awareness: An individualized training package for increasing knowledge and comprehension of personal deficits in persons with acquired brain injury. *Brain Injury, 10*(10), 763–776.

Cicerone, K. D., & Giacino, J. T. (1992). Remediation of executive function deficits after traumatic brain injury. *Neuropsychological Rehabilitation, 2*(3), 12–22.

Crosson, B., Barco, P. P., Velozo, C. A., Bolesta, M., Cooper, P. V., Werts, D., & Brobeck, T. C. (1989). Awareness and compensation in postacute head injury rehabilitation. *Journal of Head Trauma Rehabilitation, 4,* 46–54.

Damasio, A. R. (1994). *Descartes' error: Emotion, reason, and the human brain.* New York: Putnam.

Deluca, J. (1992). Rehabilitation of confabulation: The issue of unawareness of deficit. *Neuropsychological Rehabilitation, 2,* 23–30.

Dywan, J., & Segalowitz, S. J. (1996). Self and family ratings of adaptive behavior after traumatic brain injury: Psychometric scores and frontally generated ERPs. *Journal of head Trauma Rehabilitation, 11*(2), 79–95.

Fleming, J. M., Strong, J., & Ashton, R. (1996). Self-awareness of deficits in adults with traumatic brain injury: How best to measure? *Brain Injury, 10,* 1–15.

Fordyce, D. J., & Roueche, J. R. (1986). Changes in perspectives of disability among patients, staff and relatives during rehabilitation of brain injury. *Rehabilitation Psychology, 31,* 217–229.

Giacino, J. T., & Cicerone, K. D. (1998). Varieties of deficit unawareness after brain injury. *Journal of Head Trauma Rehabilitation, 13*(5), 1–15.

Godfrey, H. P. D., Partridge, F. M., Knight, R. G., & Bishara, S. N. (1993). Course of insight disorder and emotional dysfunction following closed head injury: A controlled cross-sectional follow-up study. *Journal of Clinical and Experimental Neuropsychology, 15*, 503–515.

Hart, T., Giovannetti, M. S., Montgomery, M. W., & Schwartz, M. F. (1998). Awareness of errors in naturalistic action after traumatic brain injury. *Journal of Head Trauma Rehabilitation, 13*(5), 16–28.

Langer, K. G., & Padrone, F. J. (1992). Psychotherapeutic treatment of awareness in acute rehabilitation of traumatic brain injury. *Neuropsychological Rehabilitation, 2*, 59–70.

Lebrun, Y. (1987). Anosognosia in aphasics. *Cortex, 23*, 251–263.

McGlynn, S. M., & Schacter, D. L. (1989). Unawareness of deficits in neuropsychological syndromes. *Journal of Clinical and Experimental Neuropsychology, 11*(2), 143–205.

Prigatano, G. P. (1991). Disturbances of self-awareness of deficits after traumatic brain injury. In G. Prigatano & D. Schacter (Eds.), *Awareness of deficit after brain injury: Theoretical and clinical implications* (pp. 115–135). New York: Oxford University Press.

Prigatano, G. P., & Altman, I. M. (1990). Impaired awareness of behavioral limitations after traumatic brain injury. *Archives of Physical Medicine and Rehabilitation, 71*, 1058–1064.

Prigatano, G. P., & Klonoff, P. S. (1998). A clinician's rating scale for evaluating impaired self-awareness and denial of disability after brain injury. *Clinical Neuropsychologist, 12*, 56–67.

Rebmann, M. J., & Hannon, R. (1995). Treatment of unawareness of memory deficits in adults with brain injury: Three case studies. *Rehabilitation Psychology, 40*(4), 279–287.

Roueche, F. R., & Fordyce, D. J. (1987). Perceptions of deficits following brain injury and their impact on psychosocial adjustment. *Cognitive Rehabilitation, 1*, 4–7.

Schacter, D. L., Glisky, E. L., & McGlynn, S. M. (1990). Impact of memory disorder on everyday life: Awareness of deficits and return to work. In D. E. Tupper & K. D. Cicerone (Eds.), *The neuropsychology of everyday life: Assessment and basic competencies* (pp. 231–257). Boston: Kluwer Academic.

Schlund, M.W. (1999). Self awarenesss: Effects of feedback and review on verbal self reports and remembering following brain injury. *Brain Injury, 13*(5), 375–380.

Sohlberg, M. M., Glang, A., & Todis, B. (1998a). Improvement during baseline: Three case studies encouraging collaborative research when evaluating caregiver training. *Brain Injury, 12*(4), 333–346.

Sohlberg, M. M., Mateer, C. A., Penkman, L., Glang, A., & Todis, B. (1998b). Awareness intervention: Who needs it? *Journal of Heat Trauma Rehabilitation, 13*(5), 62–78.

Sohlberg, M. M., Todis, B., & Glang, A. (1999). *Changes in self awareness among students with brain injuries*. Wake Forest, NC: Lash & Associates.

Stuss, D. (1991). Disturbances of self-awareness after frontal system damage. In G. P. Prigatano & D. L. Schacter (Eds.), *Awareness of deficit after brain injury: Clinical and theoretical issues* (pp. 63–83). New York: Oxford University Press.

Stuss, D. T., & Benson, D. F. (1986). *The frontal lobes*. New York: Raven Press.

Sunderland, A. (1990). Clinical memory assessment: Matching the method to the aim. In D. E. Tupper & K. D. Cicerone (Eds.), *The neuropsychology of everyday life: Assessment and basic competencies* (pp. 169–183). Boston: Kluwer Academic.

Tepper, S., Beatty, P., & Dejong, G. (1996). Outcomes in traumatic brain injury: Self-report versus report of significant others. *Brain Injury, 10*(8), 575–581.

Weinstein, E. A., & Friedland, R. P. (1977). Behavioral disorders associated with hemi-inattention. In E. A. Weinstein & R. P. Friedland (Eds.), *Advances in neurology* (Vol. 18, pp. 51–62). New York: Raven Press.

Weinstein, E. A., & Kahn, R. I. (1955). *Denial of illness: Symbolic and physiological aspects*. Springfield, IL: Charles C. Thomas.

Wilson, B.A., Alderman N., Burgess, P., Emslie, H., & Evans, J. (1996). *Behavioral Assessment of Dysexecutive Syndrome*. Burry, St. Edmunds, England: Thames Valley Test Company.

Zhou, J., Chittum, W. R., Johnson-Tomkins, K., Poppen, R., Guercio, J., & McMorrow, M. J. (1996). The utilization of a game format to increase knowledge of residuals among people with acquired brain injury. *Journal of Head Trauma Rehabilitation, 11*(1), 51–61.

# 付録9.1
# 障害の自己アウェアネスに関する面接

## 1．障害の自己アウェアネス

事故前の自分と比べて，いまのあなたはどこか違いますか？　どのように違うと思いますか？　自分や自分の能力の何かが変わったと感じますか？

あなたを知っている人は，あなたが事故以来何か変わったことに気がついていますか？　その人は何に気がついていますか？

もし損傷の結果だとしたら，自分の問題をどう思いますか？　あなたが取り組む必要のあると思うこと，主に良くしたいと思うことは何ですか？

### 質　問

身体的な能力（例：手足の動き，バランス，視力，持久力）は？
記憶／混乱は？
集中力は？
問題解決能力，意思決定力，物事を体系化する能力や計画する能力は？
行動コントロールは？
コミュニケーションは？
他人とうまくつき合っていますか？
性格は変化しましたか？
言及されなかった何か他の問題はありますか？

## 2．障害の機能的な影響の自己アウェアネス

頭部損傷はあなたの日常生活に何か影響を与えていますか？　どのように影響していますか？

### 質　問

自立して生活する能力は？
家計管理能力は？
家族の世話をすること／家事をすることは？
運転は？
仕事／勉強は？
娯楽／社会生活は？
他に生活で変化した，あるいは変化したかもしれないと思うところがありますか？

## 3．現実的な目標を設定する能力

これからの6ヵ月でどうなりたいですか？　何か目標はありますか？　それは何ですか？
6ヵ月経ったらあなたは何をしていると思いますか？　あなたはどこにいると思いますか？
6ヵ月経ってまだ頭部損傷が生活に影響を及ぼしていると思いますか？
はい，であれば，どのように影響していると思いますか？
いいえ，であれば，間違いないですか？

## 付録9.1 （続き）

### 採 点

1. **障害の自己アウェアネス**

0 全般的な質問への反応において（関連のある）認知的／心理的な問題が患者／クライエントによって報告される，もしくは特定の質問に対する反応において容易に認められる．

1 いくつかの認知的／心理的な問題以外は否定されるか最小限に見積もられる．患者／クライエントは，比較的たいしたことない身体的変化（例えば傷跡など）に目を向けたがる傾向があり，障害について特定の質問があったときにのみ認知的／心理的問題を認める．

2 身体的な障害のみを認め，認知的／心理的な変化は否認するか，最小限に見積もり，確信はない．患者／クライエントは，早い段階に生じた問題は認めるが恒常的な障害の存在は否定する，もしくは他の人は障害があると考えているが自分はそうは思わないと言う．

3 （明らかな身体障害以外は）障害を全く認めない，または患者／クライエントは，運転が許されていない，もしくは飲酒は許されていないというように，自分に強いられている問題を認めるのみだろう．

2. **障害の機能的な影響の自己アウェアネス**

0 患者／クライエントは，正確に（自立生活，仕事／勉強，レジャー，家事，運転における）現在の自分の機能の状態を説明し，そして自分の頭部損傷の問題が関連する機能をどのくらい制限しているかを具体的に挙げたり，あるいは障害を克服するために身につけている代償手段を詳しく述べたりする．

1 質問された後，または自立生活や仕事，運転，レジャーなどの例の後に，いくつかの機能的な影響を報告した．患者／クライエントは，他のありそうな機能的な問題には確信がない．例えば，まだその活動をやったことがないので言うことができない．

2 患者／クライエントは，いくつかの障害の機能的な影響を認めるが，認められた問題の重要性を最小限に見積もる．他のありそうな機能的な影響は，患者／クライエントに積極的に否定されるかもしれない．

3 機能的に影響があることをほとんど認めない．ある課題を行うことを許されていないということを除いて，患者／クライエントは問題を認めないだろう．医療的な助言を積極的に無視し，運転，飲酒のような危険行為をする．

3. **現実的な目標を設定する能力**

0 患者／クライエントは理にかなった現実的な目標を設定し，（関連があれば）頭部損傷は機能のある領域におそらく影響し続けるだろうと考えている．すなわち，将来に関する目標が受傷後何らかの方法で修正されている．

1 患者／クライエントは幾分非現実的な目標を設定している，もしくは特定の目標は具体化することができないが，これから先もまだ機能のある領域に障害があるかもしれないということは認めている．すなわち，まだしていないが，将来に関する目標はいくらか修正が必要であることはわかっている．

2 患者／クライエントは非現実的な目標を設定している，もしくは目標を具体化することができない．そして6ヵ月間で機能がどうなるのかわからないが，受傷前の状態に戻ることを期待している．すなわち，目標の修正は行われていない．

3 患者／クライエントは6ヵ月間で受傷前のレベル（もしくはさらに高いレベル）になることをはっきりと期待している．

註：Fleming, Strong, and Ashton (1996) より引用．Copyright 1966 by Taylor & Francis, Inc./Routledge, Inc., http://www.routledge-ny.com. Reprinted by permission.

## 付録 9.2
## 医療記録の概要

患者氏名 ＿＿＿＿＿＿＿＿＿＿＿＿＿＿＿＿＿＿　日 付 ＿＿＿＿＿＿＿＿＿＿＿＿＿＿＿

情報源 ＿＿＿＿＿＿＿＿＿＿＿＿＿＿＿＿＿＿＿＿＿＿＿＿＿＿＿＿＿＿＿＿＿＿＿＿＿＿

**損傷のメカニズム**：（自分の脳がどうやって損傷されたのか説明してください）

＿＿＿＿＿＿＿＿＿＿＿＿＿＿＿＿＿＿＿＿＿＿＿＿＿＿＿＿＿＿＿＿＿＿＿＿＿＿＿＿＿

**認知的な問題の種類**：（考えるときにどんな種類の問題が最も顕著で，あなたを悩ませているかを説明してください．リストを使用してもよいし，自分の答えを書いてもよいです．例：集中力，注意散漫への対処，これから自分がすることになっていることを思い出すこと，かつて自分が知っていた人のことを思い出すこと，新しい情報や手続きを学習すること，計画をはじめること，考えをまとめること，自分がすることになっていることを見つけ出すこと，自分の失敗を突き止める方法を見つけ出すこと，他）

1. ＿＿＿＿＿＿＿＿＿＿＿＿＿＿＿＿＿＿＿＿＿＿＿＿＿＿＿＿＿＿＿＿＿＿＿＿＿
2. ＿＿＿＿＿＿＿＿＿＿＿＿＿＿＿＿＿＿＿＿＿＿＿＿＿＿＿＿＿＿＿＿＿＿＿＿＿
3. ＿＿＿＿＿＿＿＿＿＿＿＿＿＿＿＿＿＿＿＿＿＿＿＿＿＿＿＿＿＿＿＿＿＿＿＿＿
4. ＿＿＿＿＿＿＿＿＿＿＿＿＿＿＿＿＿＿＿＿＿＿＿＿＿＿＿＿＿＿＿＿＿＿＿＿＿
5. ＿＿＿＿＿＿＿＿＿＿＿＿＿＿＿＿＿＿＿＿＿＿＿＿＿＿＿＿＿＿＿＿＿＿＿＿＿

**認知的な問題の原因**：（リストから選んでもよいし，他の答えを書いてもよいです．例：こうした能力に関係する脳の部分が損傷されている，自分の心臓が止まり十分な酸素が脳に行かずにその結果として脳に損傷を負った，脳出血のために考えるのに大切な場所を損傷した，薬物が脳の思考中枢を冒した，考えるのに関係する脳の部位が腫瘍に押されたことにより損傷した，他）

＿＿＿＿＿＿＿＿＿＿＿＿＿＿＿＿＿＿＿＿＿＿＿＿＿＿＿＿＿＿＿＿＿＿＿＿＿＿＿＿＿

＿＿＿＿＿＿＿＿＿＿＿＿＿＿＿＿＿＿＿＿＿＿＿＿＿＿＿＿＿＿＿＿＿＿＿＿＿＿＿＿＿

**認知的な強み**：（あなたにとってほとんど問題ない思考の種類をリストに挙げてください．前述のリストを使ってもよいし，自分で作ってもよいです）

1. ＿＿＿＿＿＿＿＿＿＿＿＿＿＿＿＿＿＿＿＿＿＿＿＿＿＿＿＿＿＿＿＿＿＿＿＿＿
2. ＿＿＿＿＿＿＿＿＿＿＿＿＿＿＿＿＿＿＿＿＿＿＿＿＿＿＿＿＿＿＿＿＿＿＿＿＿
3. ＿＿＿＿＿＿＿＿＿＿＿＿＿＿＿＿＿＿＿＿＿＿＿＿＿＿＿＿＿＿＿＿＿＿＿＿＿
4. ＿＿＿＿＿＿＿＿＿＿＿＿＿＿＿＿＿＿＿＿＿＿＿＿＿＿＿＿＿＿＿＿＿＿＿＿＿
5. ＿＿＿＿＿＿＿＿＿＿＿＿＿＿＿＿＿＿＿＿＿＿＿＿＿＿＿＿＿＿＿＿＿＿＿＿＿

## 付録9.2（続き）

**認知的な問題への対処方法**：（あなたがわかっている，考えるときの問題に対処するのに役立つ方略の種類をリストにしてください．リストを使ってもよいし，自分で書いてもよいです．例：集中しようとするときにはテレビを消すもしくはドアを閉める，何かすべきことをする手順をチェックリストにする，掲示板や冷蔵庫や鏡などに覚え書きを貼ることで自分の家もしくは病室を整理する，メモ帳・日誌・to-doリストやカレンダーも入ったスケジュール帳を使う，時計のアラームや料理用タイマーやアラームつき薬ケースのような思い出させる機能のついた装置を使う，自分の薬の名前を覚えるためにリズムをつけるというような記憶の特別な術を学習する，訓練をする，他）

1. _____
2. _____
3. _____
4. _____
5. _____

**自分の訓練計画**：（訓練の目標とあなたが取り組むことを説明してください）

_____
_____
_____
_____
_____
_____
_____

## 付録9.3
## 自己評価と他者評価の比較

我々は，脳損傷のために，あなた（当事者）にどんなことが問題となっているかを知りたいと思います．様々な能力について説明しますので，それぞれが次のどれに当てはまるか尋ねます．(5)重大な問題である，(4)中程度の問題である，(3)小さい問題である，(2)問題ない，または変わらない，(1)平均以上にできる領域，です．

最初の領域は，認知や思考のスキルについてです．

___ 1. あなた（当事者）は自分の**注意／集中**をどのように説明しますか？ これは，あまり気を散らされることなく課題に集中できる能力であり，またあなた（当事者）が記憶するのに十分な程度情報を保持する能力です．

___ 2. **視覚的／知覚的な能力**はどうですか？ これは眼鏡の有無であなたの目がどのくらい見えるかということではありません．距離を判断できるか，パズルが組み立てられるか，紙面やテレビ画面の全体を見ることができるか，あなた（当事者）の目と手の協応ができるかということです．

___ 3. **記憶や新しい事の学習**はどうですか？ 出来事を思い出す，人に言われたことを思い出す，新しい手続きを学習する，といったあなた（当事者）の能力をどのように説明しますか？

___ 4. 次の領域は，**推論と問題解決**です．困ったことが起きたときに物事を解決する能力を，あなた（当事者）はどのように説明しますか？

___ 5. 次は，**計画と体系化**です．時間をやりくりしたり，用事をしたり，約束をしたりするといった，あなた（当事者）の能力をどのように説明しますか？

___ 6. **言語とコミュニケーション**をどのように説明しますか？ 言いたいことをあなた（当事者）は表現できますか？ 人が言っていることを理解しているようにあなた（当事者）は思いますか？

___ 7. **計算**能力を，あなた（当事者）はどのように説明しますか？

___ 8. **読み**の能力を，あなた（当事者）はどのように説明しますか？

自分の小計 ___

他者の小計 ___

2番目の質問のグループは，社会的問題と情動的問題に関係します．

___ 9. あなた（当事者）の**対人関係のスキル**，または他人とつき合ったり仲良くしたりするためのスキル，すなわち人とうまくやっていくあなた（当事者）の能力をどのように説明しますか？

___ 10. あなた（当事者）の**自己コントロール**や情動もしくは行動を監視する能力はどうですか？ この領域は，怒りや不安／困惑，衝動をあなた（当事者）がどうやってコントロールするかを含みます．

___ 11. 次の質問は，脳損傷を受けたことに対するあなた（当事者）の**適応または受容**についてです．

___ 12. 私は，あなた（当事者）にとって**抑うつ**が問題となっているかどうかに関心があります．

___ 13. あなた（当事者）の**社会的支援のネットワーク**をどのように説明しますか？

自分の小計 ___

他者の小計 ___

## 付録9.3（続き）

次の質問のグループは，日常生活のスキルについてです．

___ 14. 整容や着替えのような**個人的な管理**はどうですか？

___ 15. **家事**はどうですか？ あなた（当事者）の住居を管理し，調理や掃除などのような日々の仕事をこなすことです．

___ 16. **社会参加するための交通手段**もしくは街を動き回ることについてはどうですか？ 商店，郵便局，その他の家やアパートの外にある場所に行くあなた（当事者）の能力をどのように説明しますか？

___ 17. あなた（当事者）の**金銭を管理する能力**について話してください．予算を立てたり，お金の出入りをつけたり，預金したりといったことをあなた（当事者）はどうしていますか？

自分の小計 ___

他者の小計 ___

次のいくつかの質問は身体的な能力に関係しています．

___ 18. あなた（当事者）の**持久力**またはスタミナをどのように説明しますか？

___ 19. あなた（当事者）の**バランス能力と協調運動**をどのように説明しますか？

___ 20. 書いたり，料理したりするあなた（当事者）の**手の動き**をどのように説明しますか？

___ 21. **身体的な制限を管理**し，安全で自分の能力の範囲内のことだけをするあなた（当事者）の能力をどのように説明しますか？

自分の小計 ___

他者の小計 ___

最後の質問のグループは，娯楽や余暇に関係します．

___ 22. あなた（当事者）の自由時間に何をするのかについて，あなた（当事者）は十分な**意見や興味**はありますか？

___ 23. あなた（当事者）の**娯楽の計画を立てる能力**，自由時間にすることを計画する能力をどのように説明しますか？

___ 24. **社会参加**はどうですか？ 他の人と一緒に社会で何かしていますか？

自分の小計 ___

他者の小計 ___

自分の合計 ___

他者の合計 ___

# 10

# コミュニケーションに関する問題

## コミュニケーション障害の種類

　後天性脳損傷（ABI：Acquired Brain Injury）はコミュニケーション機能の多くの側面に影響を及ぼす．脳損傷後に失語症を伴うことも比較的稀にあるが，よく見られるのは認知機能障害によるコミュニケーションの問題である．認知機能の問題を根底に持つ言語障害には多種多様な症状が含まれ，作話，話の脱線，内容の断片化および欠如などがその1例である．認知的・心理社会的問題は，**語用論**障害も生じさせるだろう．すなわち，社会および言語的やりとりにおける効果的な言語運用能力の低下である．語用論症状としてよく見られるのは，発言の交替の調節困難，話題維持力の乏しさ，話し相手に対する配慮の欠如などである．語用論障害はおそらく，ABIに関連した最も社会的に打撃の大きい慢性的なコミュニケーション問題である．

## 失語症と脳損傷

　**失語症**（aphasia）は，言語表象を解釈し構成する能力の減退を指し，脳内の言語野や言語回路に損傷が及ぶ脳血管障害の好発症状である．言語野はたいてい左半球に位置し，多くの場合，言語能力は左半球が優位である．閉鎖性頭部外傷後の失語症の発症報告は様々で，被検者の選択基準や失語症評価の違いも比較研究を困難にさせている．例えば10ヵ月以上市立病院に入院した頭部外傷を負った患者750名を評価した研究では，13人のみ（1.7％）に失語症を見出した（Heilman, Safran, & Geschwind, 1971）．同様の調査でも，1544名のうち34症例のみ（2.2％）で失語症が確認された（Constantinovici, Arseni, Iliescu, Debrota, & Gorgia, 1970）．一方，はるかに高い発症率（50％近く）を示す研究もある（Levin, Grossman, & Kelly, 1976; Thompson, 1975）．

　失語症の頻度よりさらに興味深く関連が高いのは，脳損傷後に見られる失語症のタイプである．最もよく見られるのは，**健忘性失語**（anomia）であり，視覚性呼称と語彙連合過程での障害を特徴とする（Sohlberg & Mateer, 1989）．脳損傷後初期には明らかな失語症状を呈するものの，最終的には軽度の健忘性失語を示す（Groher, 1977; Penn & Cleary, 1988; Weinstein & Keller, 1963）．

## 脳損傷後の認知機能に基づく言語障害

　初期の研究は，失語症そのものによる言語障害と他の認知障害の表現型と考えられるものを区別しようとしてきた．Sarno（1980）は閉鎖性頭部外傷を負った患者の下位群を特定し，「無症候性失語症（subclinical aphasia）」と命名した．この下位群では，会話においては失語症症状が見られないにもかかわらず，評価上では言語障害が確認された．そのほか，記憶と見当識障害が言語的問題を引き起こすことを説明して，「混乱した言語」を失語症と区別する研究者もいる（Groher, 1977; Halpern, Darley, & Brown, 1973）．「混乱した言語」も失語症同様，受傷後数週間で消失することが多い．

　近年，コミュニケーション機能の変化を説明するために，脳損傷後の情報処理障害の性質を解明する研究が用いられてきた．こうした研究では，被験者の単文の理解の検討から，複文の理解あるいは**談話**（discourse）の理解の検討へと関心が移されてきた（Nicholas & Brookshire, 1995）．ある研究は，左半球損傷群，右半球損傷群，外傷性脳損傷（TBI: Traumatic Brain Injury）群，非脳損傷群という成人4群において，口頭での物語談話の理解を比較した（Nicholas & Brookshire, 1995）．その結果，談話理解の資源配分モデル（resource allocation model）が全ての群の行動を説明するのに有用であることが示された．全群ともに理解課題が複雑になるほど困難を示し，細部に関する質問よりも要点を問う質問で，さらに隠喩的情報を問うよりも表面的情報を問う質問で，正確な回答が可能であった．これは，資源配分モデルに一致しており，人間の認知活動が限られた処理容量に依存していることを意味する．資源に対する要求が利用可能な容量を超えると認知処理は停滞し，動作が低下する．

　談話処理は，言語と認知能力（注意や記憶など）が複雑に作用し合うものであり，重度脳損傷を負った多くの患者で障害されている（Chapman, 1997）．この障害では会話のなかでやりとりされた大切な情報を保持し，情報の体系を維持することに問題を生じる．したがって，口頭言語や書字言語はまとまりのない断片的な情報として表現される傾向がある（Chapman, 1997; Chapman et al., 1997）．言語や認知の問題がコミュニケーションの崩壊に相対的に与える影響についてはよくわかっていないが，認知メカニズムが障害の主たる原因であることを支持する証拠はある．言語の形式的側面は通常よく保たれているということが，コミュニケーション障害を隠していることがある．談話処理は，脳損傷を負った患者にとって認知－コミュニケーション評価の重要な一部である．

　言語的記憶の低下は，ABI後のコミュニケーション能力に直接関与する，もう1つの一般的な認知障害である（Turkstra, McDonald, & Kaufmann, 1995）．例えば，命題の最初の部分を想起できなければ，言語表出は必然的に影響を受けるだろう．

　記憶や注意の低下のような認知障害でコミュニケーション障害を説明できることは多々ある．しかし，言語障害も能力変化の原因となりうる．頭部外傷を負った成人と非損傷の対照群を比較したところ，頭部外傷群は対照群よりも言語的ユーモアの解釈や理解力が有意に低下していた（Docking, Murdoch, & Jordan, 2000）．頭部外傷を負った人々は，言語的に異なる項目（二重の意味をもつ単語など）がなぜおもしろいのかを問われるユーモア完成課題に苦労していた．またこの群では，多くのスコアは正常値内に留まるにもかかわらず，表出性および受容性言語検査では，対照群より有意な低下が認められた．著者らは，ユーモアの理解などの重要な言語能力に影響する微細な言語障害に言及している．

　要約すると，認知と言語処理双方の変化がコミュニケーションに与える影響を考慮することが，

脳損傷を負った人々の評価にとって重要である．

## 語用論障害と脳損傷

　語用論（pragmatics）とは，言語の自然な機能的使用に必要とされる一連の包括的スキルのことを指し，広くは特定の文脈のコミュニケーションにおける言語使用と定義づけることができる（Friedland & Miller, 1998）．語用論行動とは単語や文法を超えた大きな枠組を意味する．すなわち状況的あるいは社会的文脈における言語使用を明快にする規則大系である．脳損傷を負った人々の多くは正常な言語スキルをもつが，コミュニケーションを特定の文脈に適用することに困難が見られる．例えば，話の脱線や貧困な言語体制化，あるいは不適切な発言交替などがその一例である（McDonald, 1993）．

　脳損傷リハビリテーションにおいて，語用論を重要事項として認識することは決して目新しいことではない．MiltonとPrutting, Binder（1984）は，脳損傷を負った人5名と非損傷の人5名において語用論スキルを評価し，損傷後は"話すことはできるが意志の疎通が難しい"という結論に達した．これは失語症とは異なっており，失語症のある人は意思の疎通はできるが，話すことはできないことが多い（Holland, 1982）．脳損傷後の語用論障害は種類が多様性に富むことが特徴とされているが，それらによってもたらされる障害の広範性と社会的孤立はおおよそ共通している．

　脳損傷後の語用論障害の原因として，認知と情動的要因が相互に絡み合っていることがよくある．自己アウェアネスの低下も語用論障害の原因となる．前脳構造は遂行機能にかかわるが（第8章参照），その損傷は社会的コミュニケーションの障害をもたらすことが多い．例えば，前脳回路の外傷により自己制御に困難を抱える人は，不適切な話題を選択したり，過剰な割り込みを行ったり，会話での視点取得（他者の立場に立つこと）が難しかったりする．言語機能は正常であるために（呼称，発話，言語流暢性には問題がない），会話の相手はコミュニケーション障害が脳損傷のせいであるとは思わないだろう．こうした人々は，語用論の乏しさのために，すぐに社会から疎外されてしまう．

　研究は，語用論障害が時間経過に伴って自然回復するものではないことを示唆している．SnowとDouglas, Ponsford（1998）は，少なくとも受傷後2年間に渡って，24人の重度脳損傷を負った人々の談話能力を追跡した．評価の結果，会話スキルは時間が経過しても障害されたままであることが示された．特に興味深いことに，対象者の3分の1はその後の追跡調査においても，実際に談話スキルが改善していなかった．Snowら（1998）は，遂行機能の変化と社会的交流の減少が語用論の低下の原因であることを示唆している．

　神経学的損傷後の社会復帰成功において語用論は重要であり，その事実が語用論障害の評価や治療が優先されるよう臨床家を促してきた．自然な状況下での言語使用の評価と治療への転換は長く行われてきたが，困難をきわめてきた．自然状況は複雑であり，評価法と治療法を開発し評価していくことが難しいのである．語用論スキルに取り組むためには，臨床家や研究者は個人の言語機能以上のものに目を向け，クライエントと一緒になって，その個人に関連した社会コミュニケーション文脈という広い視点をもたなくてはならない．

　脳損傷を負った人々の語用論障害は重要であり，認知機能低下とも密接な関係があるため，本章の残りは語用論機能の評価と治療について説明する．脳損傷後の特定の言語障害治療には，失語症

のリハビリテーションを扱った既存の教科書を参照してほしい．認知的治療と同様，失語症治療も回復−補償の連続性の上にある．連続性の一端には，言語的回復が位置し，意味的，構文的，音韻的障害を治療対象として，障害に対する直接的治療あるいは刺激アプローチが通常実施される．別の一端には，ジェスチャーや代替的コミュニケーションモデルを用いて，コミュニケーション障害の代償を促す治療が位置する．語用論の治療は，しばしば言語治療と組み合わされる．語用論障害の原因となる根本的認知障害の治療（注意，記憶，アウェアネスを改善する治療など）についての情報は，本書の他の章で取り上げる．

## 語用論の評価

### 語用論評価への挑戦

　語用論評価が脳損傷後の認知評価に不可欠な要素であるという点では，広く意見が一致している．コミュニケーションスキルの低下は脳損傷後によく見られ，重篤なハンディキャップをもたらし，かつ社会再統合への障壁となる．おそらくこれが社会的孤立や職業的能力低下の原因であろう（Galski, Tompkins, & Johnston, 1998; Newton & Johnson, 1985）．しかし，語用論評価の手法や情報は限られている．Turkstra ら（1995）は，臨床的研究の文献に見られるこの欠点の理由を多く挙げている．彼らによると，現実世界のコミュニケーションで示される語用論障害を系統的に量的に捉えることは難しい．構造化された言語評価では語用論スキルを捉えられない．語用論機能の能力を最も反映するのは機能的コミュニケーションの評価であるが，それは時間がかかり，主観的である．

　語用論障害に対する我々の理解不足の原因となっているもう1つの研究上の限界は，この研究領域が集団データに依存していることである．次項で論じるが，脳損傷を負った人々の語用論障害の特徴は非常に多様性があり，個人の行動データを評価することは必須である．関連した問題として，正常な語用論機能に対する知識不足がある．対照データがなくては，評価法の研究や発展が困難である．語用論の文脈特異的で価値を多く含んだ性質が"正常範囲"の機能を操作的に定義することを困難にしている．

### 語用論障害の不均一性

　語用論の個別性やその定義の難しさは，評価法の開発にとって障壁となってきた．脳損傷の有無によるコミュニケーションの違いをはっきりと示した研究もあるが，一方で差異を見出せなかった研究もある（Galski et al., 1998）．例えば，Mentis と Prutting（1987）は話題導入と話題維持を分析し，閉鎖性頭部外傷を負った人は具体的に聞かれない場合には新規情報はほとんど話さないが，具体的に求められると情報を含む会話を多く話した．そして明確化や確認の要求は少なく，同意や承認の会話が多かった．対照的に，Wozniak と Coelho, Duffy, Liles（1999）の分析では，脳損傷群と非損傷群では会話の相互作用パターンに差が見られなかったという．Coelho と Liles, Duffy（1991）の研究では，脳損傷を負った人々のコミュニケーション障害の不均一性が明確となった．ある被験者は会話の内容は適切であったが構成は乏しく，別の被験者では全く反対の特徴が報告された．すなわち，言語の構成は良好であったが内容は乏しかった．

脳損傷後に高頻度で障害される語用論行動の同定は，実施される談話分析のタイプに左右される．閉鎖性頭部外傷を負った被験者2名と非脳損傷群12名を比較した研究（McDonald, 1993）では，被験者は目隠しをした相手に対して，目新しい手続きの説明を求められる．「結束性分析」（一連の文が全体を統合的に形成するのにどの程度一緒に機能しているか，それとも混乱し断片的に発せられているかの分析）では，脳損傷群が行った説明は対照群と同様の結束を示した．しかし，「情報分析」では，脳損傷の有無による違い，および脳損傷を負った被験者2名の間の違いが明らかにされた．対照群とは異なり，2名の脳損傷を負った被験者は聞き手が得たい情報に応えることが非常に困難だった．2名が発した文章は構造化されておらず，主張したいことの配列が対照群とは異なっていた．損傷群2名の間にも差は見られ，1名は過剰な反復とみなされる文章だったが，もう1名は詳細な説明が欠如していた．その著者は，それぞれの被験者の言語の産出障害がどの程度特定の「前頭葉障害」の特性なのかを論じている（McDonald, 1993）．こうした報告は，脳損傷後の語用論障害が不均一であるという考えを支持するものである．臨床家は評価のなかに，語用論あるいは適応的言語機能の評価を含める必要がある．

## 語用論障害の評価方法

現在のところ，多様な語用論障害の評価に一般的に用いられる方法は，(1)会話中のクライエントのインフォーマルな観察，(2)面接中にクライエントと他者の語用論機能に関する報告を引き出すこと，である．いうまでもなく，語用論スキルの環境的要因を明確化するには，前述の方法では主観的かつ不十分であり，重大な限界がある．短時間の観察や標準化されたチェックリストでは，特定の文脈的要因を確認することは困難であるし，介入に対する変化や反応性を記述することはなおさら難しい．現在進行中の研究にとって，語用論評価の実用的方法の開発がきわめて必要とされている．ここでは現在，語用論評価のために使用されている3つの方法について取り上げる．それは，(1)系統的観察，(2)会話分析（CA：Conversational Analysis），(3)関心のある特定の語用論行動を明らかにし顕在化させる課題の使用である．

### ■会話の系統的観察

研究者間では，語用論障害の本質を理解するには自然発生的な会話を観察することが欠かせないという意見で一致している．系統的観察では，評価したいコミュニケーション変数を含んだチェックリストや指標が用いられる．

**語用論プロトコル**　既存のいくつかのプロトコルは，多種多様な語用論行動を列挙しており，観察プロセスを容易にするだろう．しかし前述の通り，この方法は多大な時間を必要とし，採点や分析には特別な専門的技術も必要となるかもしれない．また一方，語用論障害の広範性や脳損傷を負った人々の日常生活に及ぼす幅広い影響を考えると，こうした評価を優先することは臨床的に価値ある投資となる．

語用論プロトコル（Prutting & Kirchner, 1983, 1987）は，観察式チェックリストのなかでは「最も基本的」なものである．幅広い文献で論じられてきたコミュニケーションの発達範囲と成人理論を

取り入れて，32の語用論行動を4つにカテゴリー化した分類法である．分類カテゴリーは次のとおりである．

1. **発話行為**（utterance act）　メッセージの表現方法にかかわる言語，非言語，準言語行動
2. **命題行為**（propositional act）　文の言語上の意味
3. **発話媒介行為**（perlocutionary act）　話し手が聞き手に与える影響
4. **発語内行為**（illocutionary act）　話し手の意図

　3と4の行為は，話し手と聞き手の会話を規定し，多数の語用論項目を含む．各項目はそれぞれのコミュニケーション能力に特有な次元に関連し，相互に排他的である（Prutting & Kirchner, 1983）．**付録10.1**に，語用論プロトコルの要素を全てリスト化している．

　その著者らは，語用論プロトコルはパートナーとの自発的，非構造的会話を観察して評価することを提案している．評価者は，少なくとも15分間の会話を観察し，プロトコルを完成することが望ましい．プロトコルの各項目は，"適切""不適切"もしくは"観察されなかった"で評価される．適切さの判断基準は，コミュニケーションのやりとりを促進した，もしくは中立であった（適切）か，あるいはやりとりを阻害し，社会的に不利な状況になった（不適切）か，である．

　脳損傷を負った成人5名と年齢・性別・教育歴をマッチングさせた非損傷群5名を対象とした前述の研究で，Miltonら（1984）が，脳損傷を負った群では発話内行為と発話媒介行為において根本的な違いがあったことを報告している．その著者らは，コミュニケーションの崩壊は会話制御能力において最も起きやすいことを示唆した．脳損傷を負った人々にとって最も問題となる行動は，プロソディ（例：イントネーション，強勢，タイミング），話題の選択（例：話題が限られている），話題の維持（例：わずかな会話のやりとりの後に話題が変わってしまう），発話交替の開始，間のとり方，付随（例：現在のやりとりに新しい情報を追加した不適切な言い回し）や，話量・簡潔性（例：情報過多，過剰に詳細を述べる）であった．著者らは，語用論プロトコルは脳損傷を負った人々の会話能力の得手不得手を識別するのに有用であり，直接的な治療努力に役立つと結論づけている．

**コミュニケーション・プロファイリング・システム**　非構造的観察を容易にするには，臨床家が構造化されていないコミュニケーションのサンプルを構造化していくことがぜひとも必要である．近年，研究者は，相手，話題，状況，その個人の内的要因などの異なる文脈要因に対して，コミュニケーション行為が敏感であることを理解してきている（Friedland & Miller, 1998）．15分間の不自然なコミュニケーションサンプルから語用論障害を評価することは，不可能かもしれない．

　コミュニケーション・プロファイリング・システムという生態学的妥当性のあるコミュニケーション評価法（Simmons-Mackie & Damico, 1996）は，失語症を持った人々のコミュニケーションスキルを評価するために開発された，自然な状況でのコミュニケーション評価のための補助的（ではあるがより徹底的な）方法である．Simmons-MackieとDamicoは次のように述べている．「社会的に幅広く，より生態学的に妥当な視点を培うためには，言語聴覚士は失語症を持った人々の行動を社会的感受性の視点から眺めなければならない．すなわち，その行動が適切かどうかで判断するのではなく，その行動の意味を探すのである」（p.549）．こうした観点は，脳損傷後の語用論障害評価にも応用される．構造化された検査や質問紙，チェックリストを使用するよりも，コミュニケー

ション・プロファイリング・システムを用いて，日常生活のコミュニケーションパートナーや状況から情報を集めるのである．これは自然な状況でのコミュニケーションデータを周期的に収集し分析するもので，4つの段階に分けられる．

- **第1段階：広範囲の視点の収集**　治療の対象となる人と親しい，少なくとも2名と面接を行い，関連のあるコミュニケーション要因（その人が普段話す人物は誰なのか，どのような活動に普段参加しているのか，どのようなコミュニケーション行動や困難が見られたか，など）についての彼らの視点を収集する．コミュニケーション・プロファイリングは，こうした面接から作り出される．
- **第2段階：系統的観察と分析**　実際のデータは実際の状況から収集される．臨床家は，面接から得られたコミュニケーションのやりとりを実際に直接観察する．さらに，一定期間数人のコミュニケーションパートナーにコミュニケーション活動について事例のメモをとるよう促す．このデータに基づき，臨床家はコミュニケーション・プロファイルの精緻化を行う．
- **第3段階：ビデオ録画と分析**　臨床家は多様なコミュニケーション場面のビデオテープを観て，何らかの関連あるパターンを同定するために，行動を比較対照する．
- **第4段階：内省**　臨床家はデータを考察し，様々なコミュニケーションパートナーの視点を理解することを試みる．これによって，異なる社会的文脈が特定の行動に与える影響に気づき，役に立つであろう目標スキルや代償方略に関するアイデアが生み出される．

　**機能的評価**　コミュニケーション・プロファイリング・システムと機能的評価は多くの点で類似している．以前は，臨床家は迅速に目標のコミュニケーションスキルを選び，訓練をはじめていた．例えば，脳損傷を負った人々の語用論スキルを改善するための訓練教本で，Sohlbergら（1992）は，様々なコミュニケーション課題の訓練段階を細かく記し，臨床家は，5つの語用論カテゴリー（導入，話題の維持，発言の交替，言語的組織化，リスニング技術）のなかから適切なコミュニケーション上の治療目標を選択すべきであると論じている．我々は最近になり，コミュニケーションスキルの訓練前に，機能的に等価な行動（Carr, 1988）の種類を特定することが重要であるとようやく理解してきた（Ducharme, 1999）．

　Ducharme（1999）は，全く異なる2つの言語行動が同じコミュニケーションの目的を満たす場合，それは**機能的に等価**な行動現象であると述べている．評価に関して臨床家は，不適切なコミュニケーションや社会的行動（注意を引く，回避，記憶容量を制限するなど）によって達成されている機能や強化子となっているものを確認する．訓練目標として選択されるコミュニケーションスキルや社会的スキルは，同じか，もしくは同等の適応機能を果たしているものでなければならない．初回評価は時間を要するが，訓練されるスキルを選択する際に役立つ．例えば，割り込み行動のコミュニケーション問題を考えてみよう．度重なる割り込みは，前頭葉損傷後に見られる反応抑制欠如の例である．臨床家は頻繁な割り込みを観察すると，反射的に発話交替スキルを教えるスキル訓練を用いるだろう．しかし，割り込み行動の理由（強化）の1つが言いたいこと忘れてしまうという患者の不安のためだとしたら，発話交替スキルは割り込みの減少にはあまり効果がないだろう．問題行動と同じ目的を果たす機能的に等価なコミュニケーションスキル——このケースでは記憶障害の代償——を見つけることが，最も成功する方法かもしれない．交替の数に焦点を当てる（適切な発

話交替を訓練するという目標）代わりに，臨床家は「話の途中で申し訳ありませんが…」のような前置きを用いて，重要な状況で"礼儀正しく"割り込むことを教えるのである．

機能的評価を行うには，臨床家の注意深い観察と測定によって，問題行動を維持あるいは刺激している強化の機能や種類を決定することが必要である（O'Neill, Horner, & Albin, 1990）．臨床家は語用論障害の仮説を立てるために，自然なコミュニケーション状況下で患者を観察したいだろう．このような仮説は，さらなる観察，測定，日常のコミュニケーションパートナーとの話し合いで評価できる．**表10.1**は，我々が臨床のなかから見出してきたコミュニケーション障害に関する仮説の例である．

以下の質問は，臨床家が機能的に等価なコミュニケーション行動を特定する際に助けとなるだろう：

1. 心配しているコミュニケーション行動はどのようなものですか？
2. コミュニケーション問題で誰が困っていますか？
3. どのような文脈で，最もコミュニケーション問題が起きやすいですか？　会話の相手，話題，コミュニケーション問題が起きる前後のパートナーの反応，時間帯，コミュニケーションのやりとりの目的など
4. コミュニケーションの問題が起き**ない**状況はありますか？

上記の質問に答えるためには，"典型的"なコミュニケーションのやりとりを観察し，主な会話状況をサンプリングしたり，少なくとも観察を行うために家族や重要な他者を訓練することが不可欠である（Sohlberg, Glang, & Todis, 1998）．会話の相手が検査者や研究者であったり，コミュニケーション事象が人工的であったりする場合，コミュニケーション行動について結論を出すことが難しいことを過去数年間の文献は明らかにしている（Wozniak et al., 1999）．語用論プロトコル（**付録10.1**）は，可能性のあるコミュニケーション障害を最初に同定するには有用だろう．そして，問題のコミュニケーション行動を強化し維持している要因について仮説を立て評価するために，その後の分析が実施される．

## ■会話分析

会話分析（CA：Conversational Analysis）は，脳損傷後の語用論障害を分析する比較的新しい方法である．自然な会話がテープに録音され，書き起こされ，分析される（例：Snow et al., 1998を参照）．分析は，2人の話し手の連続的なやりとりを詳細化する．CAは，コミュニケーション調査のためのデータ主導型のアプローチであり，全体的な行動から（例：コミュニケーション崩壊の回復），会話の小さな"間"まで，会話の全側面を重要視する（Friedland & Miller, 1998）．

CAが脳損傷後のコミュニケーション崩壊のタイプを捉えることができるかどうかについて，CAと正規の検査結果との関係を検討した研究がある（Friedland & Miller, 1998）．著者らは，単一事例研究の結果は会話における語用論障害の同定にCAが有用であることを支持していると述べている．さらに，正規の検査結果とCAを併用することで，適切な直接的治療が可能であると論じている．例えば，CAは話題の維持と話題の転換の困難を明らかにし，正規検査はアイデアを生み出す

第10章　コミュニケーションに関する問題

表10.1　機能的に等価な行動の認識が語用論障害の適切な介入を誘導する例

| コミュニケーション問題 | 背景にある遂行機能症状 | 問題行動を維持し強化しているものの仮説 | 機能的に等価な適応的コミュニケーション行動 | 介入アプローチ |
|---|---|---|---|---|
| 言い争いになってしまう、別の視点に立って話を聞けない、グループ療法を非常に阻害する。 | 脱抑制、柔軟性のない考え方 | 患者は、話題が宗教やセックスなど道徳観が関わるものになると大声で論争を始める。参加者が冗談を言ったり、こうした話題について話すグループでは攻撃的反応を抑制できない。 | 患者にとって感情的負荷のない話題で会話を行う。 | 環境調整：問題を引き起こすきっかけとなる話題を避けるグループを設定。スキル訓練：きっかけとなる共通の話題について、患者自身も冷静でいられるような決まったフレーズを準備し練習して自分の意見を述べられるように訓練する。 |
| 会話に退屈し、関心がないように見える、会話の開始や、相手への反応がなくただ座っている。 | 自発性の欠如 | 自発性の欠如は、話すごとに圧力や期待があったり、相手が患者に直接質問しようとすると顕著になる。 | 高い関心があり、なじみのある話題について無理強いせずに話す。 | 環境調整：高い関心があり、なじみのある話題を刺激するようなものを用いる。例えば、小道具 (props) と呼ばれるものや本、写真のアルバムや本、記念品。スキル訓練：小道具を用いて話す練習を患者に多くさせる。患者に強要しない適切な「会話開始合図 (communication starters)」を使って患者とコミュニケーショントパートナーとで練習を行う。 |
| 要点を掴めない、会話で発言を終えるまでに時間がかかる。 | 言語体制化の低下、生成的思考の困難 | 配偶者からの質問に答えて、出来事や事件について話そうとしたときに頻繁に起こる。 | 構造化された話し方 | 技能スキル訓練：患者と配偶者が一緒に練習し、患者に各文章の初めの接続詞の使い方を教える（文章に、次に、最後に）の、「まず私は、次に、最後に」など）。 |

ような拡散的思考における障害を明らかにしたという．FriedlandとMiller（1998）は，被験者の話題選択の制限と，拡散的思考の障害との関連に言及している．

CAを完全に実施するには時間がかかるため，現在のサービス提供モデルのなかで臨床的に使用するのは困難かもしれない．しかし，評価により多くの時間を費やせば，治療に必要とされる時間が削減できるだろう．なぜなら，コミュニケーション障害を決定している要因が正確に突き止められるからである（Friedland & Miller, 1998）．いずれにせよ，CAは脳損傷を負った人々の語用論障害の本質を解明するには有益な研究方法である．

## ■語用論行動を顕在化させる課題の使用

現在，広く使われている標準的な語用論の検査はない．前述した理由で，自然なコミュニケーションを構造化することは困難である．しかし，語用論に関する情報を引き出す半構造化された課題を用いることで，いくらかの進歩は見られている．

Turkstraらによって行われた一連の研究で，青年期の脳損傷を負った人々の理解と表出の語用論スキルを評価するための様々な課題が開発され，検討されてきた．Turkstraら（1995）は，4つの課題を紹介し，それらが異なる語用論能力を示し，青年期の脳損傷群と非損傷群を区別するとしている．

- **要求の交渉** 被験者は，ありふれた日常生活状況を言語的に説明され，できるだけ礼儀正しく，かつ人を納得させるには，そのような状況で何を言うべきかを問われる（例：「もし友だちとキャンプに行きたいのに両親が反対している場合，何と言いますか？」）．
- **暗 示** 被験者は，ほのめかす言い方で間接的に何かを頼むように求められる（例：ある場所まで車で送ってほしいと遠まわしに言う）．
- **語用論行動を顕在化させる半構造化会話課題** 被験者は，学習した簡単なボードゲームについて，やり方を知らない人に説明することを求められる．
- **皮 肉** 被験者は，被験者以外の2人の会話文を読む．そのなかのいずれか1名の文章には皮肉が込められている．そして被験者はそのメッセージを解釈して質問に答える．

こうした語用論課題の信頼性のある採点方法が，その著者らによって紹介されている．Turkstraら（1995）は，この語用論評価バッテリーを脳損傷を負った3人の青年と36人の非損傷群に施行した．語用論検査の得点は2群の語用論能力の差を示すことが可能であったが，語用論検査の成績と全般的知能に密接に関係する単語課題の成績の間には相関が見られなかった．これは，語用論課題の遂行がコミュニケーション行動の特異な一面であることを示唆するだろう．その著者らは，言語スキルは社会的コミュニケーションにはあまり関与しておらず，むしろ不一致や抽象，暗示を認識する能力や問題解決能力のほうが大きく関係していることを示唆している．

特定の語用論スキルを鋭敏に顕在化させる課題を使用することは，時間効率的で，やや客観的でもあるという利点をもつ．Turkstraら（1995）は，顕在化課題を用いることで，2群の語用論機能の特徴的なプロフィールを示した．しかし，社会的コミュニケーションに必要とされる幅広い語用論機能を測定する課題を見つけるには，さらなる研究が必要である．さらに，脳損傷後に起きる語

用論の変化を十分に捉えるための研究も必要である．例えば脳損傷を負った人々は，皮肉の解釈のみを調べる皮肉課題では比較的成績が良い．Turkstraらは，問題解決スキルの乏しさと自己制御力の低下は皮肉を**表出する**能力には影響を及ぼすかもしれないが，社会的ニュアンスを**理解する**能力は必ずしも障害されるわけではないことを示唆している．完全な評価には，皮肉を表出する能力と理解する能力の評価が含まれる必要がある．標準的な語用論課題を用いたさらなる研究が，語用論機能に関するこうした点や関連のある臨床的理論を明らかにしていくことだろう．

## 語用論障害の管理

　脳損傷後のコミュニケーション障害に関する異なるアプローチの開発は，失語症治療のパラダイム転換に大きく影響されてきた．失語症の初期治療は，脳の損傷された言語機能を刺激し，失語の根本的原因の改善を目指していた（例：Schuell, 1974を参照）．その後，代償手段やスキルの開発を強調した機能的治療が登場し（Aten, 1994; Holland, 1982），近年では，失語症治療は自然なコミュニケーション状況下での個人の自律性やコントロールを促す社会的な介入へと発展してきている（例：Fox & Fried-Oken, 1996; Lyon et al., 1997を参照）．

　脳損傷後の語用論障害への対応においても自然な文脈を強調するという，これと似た転換が起こってきた．当初の研究や臨床的取り組みは，欠損したスキルを訓練することで特定のコミュニケーション障害を治療することに焦点を当ててきたが（例：Sohlberg et al., 1992を参照），認知リハビリテーション領域は徐々に単一病理として語用論障害にアプローチするよりも，個々の障害パターンに注目し，個々人に合った代償方略を利用したり，それぞれの環境変化に適応できるように人々を訓練することに焦点を当てるようになってきた（Sohlberg & Mateer, 1989; Wozniak et al., 1999）．最近では，日常生活状況に注目した協働的かつクライエント中心的な治療モデルも開発されてきている（例：Glang, Todis, Cooley, Wells, & Voss, 1997を参照）．

　受傷後数年間に渡って会話スキルを観察した脳損傷を負った患者の研究からは，時間を経て会話能力が改善した少数の患者は正式な言語療法を有意に長い期間受けていたことが報告されている（Snow et al., 1998）．この研究は，受傷後早期にコミュニケーション能力の変化に対する評価や治療を集中的に行うことを提唱している．本章後半では，語用論障害に対処する3つの異なる方法を紹介する．これらは自然状況下での治療への転換を反映したアプローチであり，個別的コミュニケーションスキル訓練，グループによる介入，社会的ネットワークの構築が含まれる．

## 個別的コミュニケーションスキル訓練

　脳損傷に関係した遂行機能障害（第8章参照）が，コミュニケーション能力の悪化をもたらすことは広く知られている．第8章で議論したように，障害の本質は非常に多様である．個々人に合わせた介入を行う必要があるので，スキルに基づいた訓練はコミュニケーション障害に取り組むための有用な方法となる（Helfenstein & Wechsler, 1981）．この介入アプローチは，機能的評価の実施もしくはコミュニケーション・プロファイリング・システムの使用を通して，コミュニケーションスキルにおける個別の問題を突き止める．低下している幅広いコミュニケーションスキルの例は，語用論プロトコルを使って見つけられる．特定スキルや一連のスキルが確認された後は，こうした機能

に焦点化した訓練が選択され，患者は対象とするスキルの十分な練習を行う．改善が見られると，自然なコミュニケーション状況のような負荷の高い側面が練習セッションに取り入れられるようになる（異なるコミュニケーションパートナーの導入など）．第7章で紹介した外的記憶手段の使用や，第11章で取り上げる問題行動の管理も同様に効果のある教育的で行動的な方法であり，コミュニケーションスキル指導のなかで活用することができる．コミュニケーションスキル訓練の段階や，こうした訓練で扱われる語用論行動の例を，**コラム10.1**に挙げた．

## グループによる介入

　語用論障害を扱ううえで，グループ療法の文脈を用いることには多くの利点がある．2つの明確な利点は，目標とするスキルのモデリングと般化の促進を提供できることである（Sohlberg & Mateer, 1989）．臨床家は，グループの中で改善したい語用論スキルを実演し，（直接的または代理的に）強化することができる．また，グループはコントロールされた社会の縮図でもあるので，臨床家はより自然な文脈にスキルを般化していくために，相互作用の試みを系統的に導入することができる．

　グループ療法のなかでは，語用論は様々な異なる形で取り組まれる．一般的に訓練や活動は，クライエントが効果的な社会的コミュニケーション行動を練習する際に用いられる．加えて，グループではコミュニケーション行動の改善方法についての内省や回想にも注目するだろう．こうした面を強調することで，患者は長所，短所に関する認識を高めるかもしれないし，ある行動が他者に及ぼす影響について理解が促されることもあるだろう．同様に，グループはどのような状況にも生かすことのできるコミュニケーションの原則を学習することも意図している．グループの練習問題やアウェアネスのための活動，コミュニケーションの原則の指導例を以下に記す．

### ■練習問題

　特定の語用論行動の練習に用いられる活動の例は，多数のワークブックやセラピー教本で紹介されている（Sohlberg et al., 1992）．集団の場合も，**コラム10.1**で示した個別的コミュニケーションスキル訓練と同様の段階が適用される．個人に特定の語用論スキルを練習させる集団活動の一例として，トークンシステムを用いた**会話開始の促進**がある．参加者は，グループセッションのはじめに一定数のトークンを渡され，意見を最初に言うごとにトークンを減らすことができる．目標は，トークンを持たずにセッションを終了することである．患者のスキルレベルによっては会話の促しが行われるだろう．ロールプレイやコミュニケーションのシナリオは，練習が必要なスキルを応用する機会を与えてくれるものであり，おそらく集団のなかでコミュニケーション行動を練習する最も一般的な方法である．日常生活課題に対応したシナリオが最も有益である．そのようなシナリオには，脳損傷の影響を受けることが多く，語用論障害を示す葛藤解決や問題解決，視点取得が多く含まれる．目標とする語用論スキルの練習を成功させるためには，それぞれの参加者にとって機能的なスキルを選び，自然な状況下で強化されることが大きな意味をもつ．

## 第10章　コミュニケーションに関する問題

> **コラム10.1　自然場面における適切なコミュニケーションパートナーとのスキル教育**
>
> **訓練に伴う段階**
> - コミュニケーション問題を改善するために，目標とするコミュニケーションスキルや文脈を特定する（コミュニケーション・プロファイリング・システムや機能的評価法がこの特定の過程では有用である）．
> - 誤りなし教示を用いながら，パートナーとクライエントのために目標スキルを実演したり，モデルを示す．
> - 指示が明確で簡潔かどうかを確認する．
> - クライエントとパートナーの行動と臨床家の促し方のデータを記録する．
> - クライエントとパートナーが独立してコミュニケーション行動を遂行できるまで，十分な練習を行う．彼らがお互いにフィードバックをしているかを確認する．ビデオやモデリングの使用は非常に役立つ．
> - クライエントとパートナーがスキルを獲得してきたら，作用することが予想される他の文脈の要素を導入する（他の人物や話題など）．
> - 異なる状況や文脈の全てについて多くの練習を重ねる．
> - 訓練にクライエントやパートナーのアイデアや意見を取り入れているかどうかを確認する．
> - コミュニケーションスキルを継続してモニタリングしていく計画を立てる．すなわち，何を評価するかや，行動や結果のデータをどのように収集し，どう評価するか（サンプルをビデオにとる，パートナーにフィードバックを求める，など）を確認しておく．
>
> **訓練で扱った語用論行動の例**
> - 適切な社会的挨拶の開始
> - 割り込みの減少
> - 理解の確認（例：指示を言い換える）
> - 問題を引き起こしそうな話題を避ける
> - ひとりの長口舌を減らすために，聞き手のひとりに質問をする
> - アイコンタクトを増やす
> - コミュニケーションパートナーの「パーソナルスペース」に侵入する傾向を減らす

### ■アウェアネスのための活動

　患者が変える必要がないと感じている場合，コミュニケーションスタイルを努力して修正していくのは困難である．スキル練習と同時もしくはその前に，コミュニケーション行動の長所と短所についてグループ内でフィードバックすることは，患者にとって有益だろう．グループという形態は，仲間の評価を聞いて自身の機能の現実的認識を可能にする機会を参加者に提供し，それは臨床家が行うよりも大きな効果を発揮する．ビデオテープで自分自身を眺めることは，個人にとって大きな助けとなる．重要な行動の観察を促す構造化された機会（会話を独占しようとする患者に，パートナーへの質問の数を数えさせ，クライエントに向けられた質問の数と比較させるなど）は，効果的であ

る．重要なことは，関心を向けることで改善するとみなされる領域の話し合いや観察と，得意領域の観察や評価とのバランスをとることである．また，ビデオテープを観ることはクライエントにとって否定的体験となり得るため，良い行動を強調することも大切である（アウェアネスの改善については第9章を参照）．

■コミュニケーションの原則の指導

McGannとWerven（1999）は彼らの教本のなかで，語用論障害を持つ生徒に特定のコミュニケーションスキルだけではなく，コミュニケーションが発生する社会的枠組みを教えることに焦点を当てている．彼らは8～11歳の生徒に対して，具体的な例示とロールプレイを通して7つのコミュニケーションの原則を教えるカリキュラムを提示している：

1. コミュニケーションはメッセージの伝達と受取にかかわる（例：「エイミーとカーラは一緒に観た映画について話す」）．
2. コミュニケーションは人に関係する（例：「トンプソンさんは新しい生徒をクラスの皆に紹介します」）．
3. コミュニケーションは人によって異なる（例：「ルーイーとチーファは挨拶の仕方が異なる」）．
4. コミュニケーションは考え，感じ，信じることについて述べるものである（例：「カーリーとマークはある件に関して異なる意見をもっている」）．
5. 場所や人によってコミュニケーションの仕方は変わる（例：「ウェンディは図書館に入るとひそひそ声になる」）．
6. コミュニケーションの仕方は，周りの人々に影響を与える（例：「カーンの冗談はベンを悲しい気持ちにさせた」）．
7. コミュニケーションは常に変化している（例：「アダムの父は若いころはよく『いかしてる』と言っていた」）．

MaGannとWervenは，こうしたコミュニケーションの原則は不変であり，個人的スキルや能力には依存しないと述べている．コミュニケーションの原則が生徒のなかに内在化されれば，訓練で練習している特定のスキルをいっそう効果的に応用できるかもしれない．

■グループによる介入アプローチの応用

グループのなかで語用論の改善を試みるための前述の3つの方法は，学校への統合が難しい語用論障害を持つ青年期女子のグループに対して試験的に取り入れられた．このグループについて説明し，練習の臨床適用を例示したい．グループのファシリテーターであった言語聴覚士と，生徒の両親への聞き取り調査（我々のクリニックで行われた）から，以下の活動が語用論行動を改善するうえで有益であったことが示唆された．

1. **視点取得活動**　例としては，お互いの指の爪に色を塗るといった活動である．少女たちは，

相手の求める色や要求が気に入らなくても，パートナーの希望を満足させるように取り組んだ．また他の参加者のためにクッキーの飾りつけを行い，相手が何を好んでいるかを考えるという活動もあった．
2. **ロールプレイ**　生徒が改善したいと望む語用論スキルを強調したシナリオをグループで演じた（例：視線を交わす，声量のモニタリング，他者について質問をする）．
3. **市販されているコミュニケーションゲーム**　交流を促し，チーム活動に役立つゲームが多くある（ゲスチャア［Guesstures］，タブー［Taboo］，ピクショナリイ［Pictionary］，など）．グループでこうしたゲームを行い，毎回1～2つの特定のスキルに焦点を当てた．
4. **遠足**　グループで対象とするスキルを練習するために，地域に出かけることも大切な活動であった．例として，近くの本屋に出かけ，視点取得活動の1つとして，誰かのためにカードを購入した．
5. **自尊心を高める**　生徒は毎週，前の週に自信をもてた出来事や誰かのために行った良いことをグループで話し，皆で共有した．

語用論グループを実施するうえでの一般的原則は，次の通りだった．

1. **治療目標を絞る**　グループは1回に1つのみ，もしくは2つのスキルを目標とした．
2. **等質なグループ構成**　グループがきわめて均一であることが役立った．実際のスキルは必ずしも同じでなくてよいが，認知機能や社会能力の全般的レベルは同等であったほうが良い．
3. **明確な実演と練習の機会が豊富にあること**　全ての対象スキルが実演されることが大切だった．開始当初は，グループは話すことに時間をとられがちで，行うことに十分な時間がとれなかった．彼らがやり遂げたときに，一区切りして活動について簡潔に話すことも重要であるが，たくさん練習しなければ進歩は見られなかった．
4. **代償リストの使用**　生徒たちは，学校生活のコミュニケーション状況で使用できる機能的な原則のリストを上手に適用したり使用することができた．例として，生徒たちは"誰かに会ったときにすることのリスト"を作った．
    a. アイコンタクトをとる
    b. 握手をする
    c. 名前を名乗る
    d. 相手に2つのことを尋ねる
5. **クライエント中心の目標**　設定された目標は，生徒とその家族によって選択されたものであると確認することが重要だった．
6. **個別の宿題**　フィードバック用紙もついた個別の宿題は，般化を促進したようだった．宿題のレベルは，グループで取り扱われたものより1段階ほどレベルを下げたものであれば役立っていた．
7. **繰り返し**　対象とするスキルの反復練習は効果があった．
8. **ブレインストーミングによる解決に時間を使うこと**　前回のセッション以後起こりそうな問題を検討してみることは役立った．

語用論障害を扱う治療方略の効果の差異については，ほとんど研究が進んでいない．多くは，前述したものと同様の事例研究による報告である．対人スキル訓練の効果を検討したHelfensteinやWechsler（1981）のような研究が，よりいっそう求められている．彼らは，コミュニケーションスキル訓練を受けた脳損傷を負った人々の群と「治療を意図しない対応」を受けた対照群とで，コミュニケーションスキルの変化を比較した．訓練は，クライエントがビデオテープに録画した自分とセラピストのやりとりを見直して，不十分なスキルを練習するというものである．結果は，実験群は訓練効果があり，グループ訓練が行われたことを知らない専門スタッフによる評価で，コミュニケーションスキルに改善が見られた．語用論障害は脳損傷を負った人々に深刻な影響を及ぼす危険性があるので，認知リハビリテーションの領域は，語用論への介入の評価を臨床的にさらに優先していく必要があるだろう．

## 社会的ネットワークの構築

　語用論障害に対処するための様々なアプローチは，その人が活動している環境や文脈を変化させることに焦点を当てている．表10.1に，特定のコミュニケーション事象に対応した環境調整の例をいくつか挙げた．広い範囲の環境調整は，社会的ネットワークを構築していくことである．

　ZenicusとWesolowski（1999）は，次のような人々が社会的ネットワークに含まれると述べている．すなわち家族，親戚，職場同僚，友人，教会やクラブの仲間，よく訪れる店の知り合い（食料品店や理容店など）や，頻繁に連絡をとり，緊急時に助けを求めることのできるコミュニティのメンバーなど．彼らの研究は，脳損傷を負った人々は非損傷群より社会的ネットワークが有意に狭く，その制限された社会的ネットワークが地域社会への統合に大きな障壁になることを示唆している．脳損傷を負った70人の人々を調査したところ，対照群と比較して脳損傷群の社会的ネットワークに含まれる人数は有意に少なく，社会的ネットワークの構築が異なることが判明した．脳損傷を負った人々の社会的ネットワークの基本的構成員は家族であるが，非損傷群のネットワークには，友人，知人，同僚，家族などが含まれていた．

　友人関係構築プロセス（Building Friendship Process；Glang, Todis, Cooley, Wells, & Voss, 1997）は，脳損傷を負った生徒3名の社会的孤立を防ぐために計画されたものであるが，社会的ネットワークを増やすことを目指した介入法の1つで，脳損傷を負った人々の研究で妥当性が検証された唯一の介入法である（Glang et al., 1997）．これは協働的なグループによる介入であり，生徒と支援する側双方に，（学校という環境のなかで）生徒の社会的機会を増加させるために必要な目標と方略を認識させた．チームは，決定した社会的目標に対する達成具合を振り返るために頻繁に集まった．目標の例としては，学校の組織に参加すること，特定の人を友人にすること，昼食友だちプログラムを作ることなどである．チームの構成員（生徒本人も含む）は，責任をもって目標達成のための方略を実施した．表10.2に，友人関係構築プロセスにかかわる4段階を概略化した．

　友人関係構築プロセス（Glang et al., 1997）の評価に用いられた主な評定方法は，生徒が障害を持たない友人と社会的接触をもった頻度や，両親や教師による社会的妥当性の評価，観察データであった．3名の生徒の社会的接触の数はベースライン時より増加し，調査の間維持された．両親や教師，生徒は概して，介入方法と介入に伴って高まった生徒の社会的統合の程度に満足を示した．しかしこれらの改善は，ファシリテーターがかかわらなくなると維持されなかった．これは，継続

**表10.2** 友人関係構築プロセスの4つの段階

**第1段階：情報収集** ファシリテーターが主要な人物（生徒本人，両親，学校スタッフ，友人など）と面接を行い，学校や地域社会において社会的接触を増やし，現在の友人関係を深めるような機会や状況を確認する．

**第2段階：チーム構成員の選出** ファシリテーターは，その生徒や家族とともに，チームの構成員を選択する．参加形式は，長期に渡る場合から一度のみの参加まで柔軟性をもたせている．

**第3段階：初回ミーティングの実施** 情報を共有し，社会的な目標を決める．生徒は選択した目標や方略に対して，それがどのようなものであっても全力を注ぐ．

**第4段階：定期的な見直しの実施** 2～3週間ごとに，チーム構成員は進展を振り返るために集まり，目標や方略を再考し，チームの構成員や責任を再評価する．

Glang, Todis, Cooley, Wells, and Voss (1997) より引用. Copyright 1997 by Aspen Publishers, Inc. Adapted by permissin.

した積極的な介入の重要性を示唆する．

この研究結果は他の研究とも一致（Ylvisaker & Feeney, 1998）しており，社会的問題あるいは語用論的問題への介入は以下の特徴をもつべきであると示している．

1. 自然な"日常的"状況のなかで行われなければならない．
2. 当事者と彼らを支援する人物は，できる限り自分がかかわる介入の計画や選択に携わらなければならない．
3. 介入は日課のなかで行われ，日課に変化をもたらすよう計画されるべきである．

友人関係構築プロセスは，成人のクライエントにも容易に適用できる．配偶者，雇用者，隣人，同僚，子ども，友人は，全員がグループ計画や振り返りのミーティングの参加者として選ばれるだろう．繰り返しとなるが，脳損傷後によく見られる語用論障害に対する効果的な手法についての継続的な研究が求められている．

# 要　約

認知障害を有する人々におけるコミュニケーションの最大の問題は，語用論の悪化である．観察される語用論障害の種類は神経性損傷によって多様であるが，社会統合に与える破壊的な影響は共通している．効果的な評価は，自然な状況下でのコミュニケーションパートナーとの会話や社会的やりとりの観察や分析である．語用論評価にはいくつかの選択肢があり，語用論評価尺度を用いた構造化された観察やコミュニケーション行動のプロファイリングなどがある．自然なコミュニケーションのサンプルを記録した会話分析も1つの選択肢である．会話分析は，会話能力の詳細かつ質的方法である．語用論評価は，語用論障害の種類に鋭敏な顕在化課題を用いてなされることもある．

語用論障害の治療においては，様々な視点からのアプローチがあり，個別的コミュニケーションスキル訓練やグループによる介入，社会的ネットワークの構築などがある．個別療法では，特定のコミュニケーション行動が目標とされ，訓練される．この治療は，セラピストが機能的に同等なコミュニケーション行動を確認し，現実世界の状況的要因を考慮するときほど効果がある．グループ療法では，効果的なコミュニケーションの原則に関する知識と同様にスキルも治療目標となり，仲

間同士のやりとりも治療法の一部として利用する．最後に，社会的ネットワークの構築や強化も語用論治療では用いられ，語用論障害を呈する患者が順応できるよう環境を受容的なものに変えていく．語用論評価や介入の分野では研究課題が山積している．これは，語用論障害リハビリテーションが臨床的に優先順位が高いことを意味している．

## 文　献

Aten, J. L. (1994). Functional communication treatment. In R. Chapey (Ed.), *Language intervention strategies in adult aphasia* (pp. 266–276). Baltimore: Williams & Wilkins.

Carr, E. G. (1988). Functional equivalence as a mechanism of response generalization. In R. Horner, G. Dunlap, & R. L. Koegel (Eds.), *Generalization and maintenance: Life-style changes in applied settings* (pp. 221–241). Baltimore: Paul H. Brookes.

Chapman, S. B. (1997). Cognitive–communication abilities in children with closed head injury. *American Journal of Speech–Language Pathology, 6*(2), 50–58.

Chapman, S. B., Watkins, R., Gustafson, C., Moore, S., Levin, H. S., & Kufera, J. A. (1997). Narrative discourse in children with closed head injury, children with language impairment and typically developing children. *American Journal of Speech–Language Pathology, 6*(2), 66–75.

Coelho, C. A., Liles, B. Z., & Duffy, R. J. (1991). Discourse analysis with closed head injured adults: Evidence for differing patterns of deficits. *Archives of Physical Medicine and Rehabilitation, 72*, 465–468.

Constantinovici, A., Arseni, C., Iliescu, A., Debrota, L., & Gorgia, A. (1970). Considerations on post traumatic aphasia in peacetime. *Psychiatric Neurolo-Neurochirugy, 73*, 105–115.

Docking, K., Murdoch, B. E., & Jordan, F. M. (2000). Interpretation and comprehension of linguistic humour by adolescents with head injury: A group analysis. *Brain Injury, 14*(1), 89–108.

Ducharme, J. M. (1999). A conceptual model for treatment of externalizing behaviour in acquired brain injury. *Brain Injury, 13*(9), 645–668.

Fox, L., & Fried-Oken, M. (1996). Interactive group treatment for aphasia: An AAC alternative [Abstract]. *ISAAC 1996 Proceedings: The 7th Biennial Conference of the International Society for Augmentative and Alternative Communication*, 390–391.

Friedland, D., & Miller, N. (1998). Conversation analysis of communication breakdown after closed head injury. *Brain Injury, 12*(1), 1–14.

Galski, T., Tompkins, C., & Johnston, M. V. (1998). Competence in discourse as a measure of social integration and quality of life in persons with traumatic brain injury. *Brain Injury, 12*(9), 769–782.

Glang, A., Todis, B., Cooley, E., Wells, J., & Voss, J. (1997). Building social networks for children and adolescents with traumatic brain injury: A school-based intervention. *Journal of Head Trauma Rehabilitation, 12*(2), 32–47.

Groher, M. (1977). Language and memory disorders following closed head trauma. *Journal of Speech and Hearing Research, 20*, 212–223.

Halpern, H., Darley, F., & Brown, J. R. (1973). Differential language and neurologic characteristics in cerebral involvement. *Journal of Speech and Hearing Disorders, 38*, 162–173.

Heilman, K., Safran, A., & Geschwind, N. (1971). Closed head trauma and aphasia. *Journal of Neurology, Neurosurgery and Psychiatry, 34*, 265–269.

Helfenstein, D. A., & Wechsler, F. S. (1981). The use of interpersonal process recall (IPR) in the remediation of interpersonal and communication skill deficits in the newly brain-injured. *Clinical Neuropsychology, 4*(3), 139–143.

Holland, A. L. (1982). Observing functional communication of aphasic adults. *Journal of Speech and Hearing Disorders, 47,* 50–56.

Levin, H., Grossman, R., & Kelly, P. (1976). Aphasia disorder in patients with closed head injury. *Journal of Neurology, Neurosurgery and Psychiatry, 39,* 1062–1070.

Lyon, J. G., Cariski, D., Keisler, L., Rosenbek, J., Levine, R., Kumpula, J., Ryff, C., Coyne, S., & Blanc, M. (1997). Communication partners: Enhancing participation in life and communication for adults with aphasia in natural settings. *Aphasiology, 11,* 693–708.

McDonald, S. (1993). Pragmatic language skills after closed head injury: Ability to meet the informational needs of the listener. *Brain and Language, 44,* 28–46.

McGann, W., & Werven, G. (1999). *Social communication skills for children: A workbook for principle-centered communication.* Austin, TX: Pro-Ed.

Mentis, M., & Prutting, C. A. (1987). Cohesion in the discourse of normal and head-injured adults. *Journal of Speech and Hearing Research, 30,* 88–98.

Milton, S. B., Prutting, C. A., & Binder, G. (1984). Appraisal of communicative competence in head injured adults. In R. H. Brookshire (Ed.), *Proceedings of the Clinical Aphasiology Conference* (pp. 114–123). Minneapolis, MN: BRK.

Newton, A., & Johnson, J. A., (1985). Social adjustment and interaction after severe head injury. *British Journal of Clinical Psychology, 24,* 225–234.

Nicholas, L. E., & Brookshire, R. H. (1995). Comprehension of spoken narrative discourse by adults with aphasia, right-hemisphere brain damage, or traumatic brain injury. *American Journal of Speech–Language Pathology, 4,* 69–81.

O'Neill, R. E., Horner, R. H., & Albin, R. W. (1990). *Functional analysis of problem behavior: A practical assessment guide.* Sycamore, IL: Sycamore Press.

Penn, C., & Cleary, J. (1988). Compensatory strategies in the language of closed head injured patients. *Brain Injury, 2*(1), 3–17.

Prutting, C., & Kirchner, D. (1983). Applied pragmatics. In T. M. Gallagher & C. A. Prutting (Eds.), *Pragmatic assessment and intervention issues in language* (pp. 29–68). San Diego, CA: College-Hill Press.

Prutting, C., & Kirchner, D. (1987). A clinical appraisal of the pragmatic aspects of language. *Journal of Speech and Hearing Disorders, 52,* 105–119.

Sarno, M. T. (1980). The nature of verbal impairment after closed head injury. *Journal of Nervous and Mental Disease, 168,* 685–692.

Schuell, H. (1974). *The Minnesota Test for the Differential Diagnosis of Aphasia.* Minneapolis: University of Minnesota Press.

Simmons-Mackie, N., & Damico, J. S. (1996). Accounting for handicaps in aphasia: Communicative assessment from an authentic social perspective. *Disability and Rehabilitation, 18*(11), 540–549.

Snow, P., Douglas, J., & Ponsford, J. (1998). Conversational discourse abilities following severe traumatic brain injury: A follow-up study. *Brain Injury, 12*(11), 911–935.

Sohlberg, M. M., Glang, A., & Todis, B. (1998). Improvement during baseline: Three case studies encouraging collaborative research when evaluating caregiver training. *Brain Injury, 12*(4), 333–346.

Sohlberg, M. M., & Mateer, C. A. (1989). *Introduction to cognitive rehabilitation: Theory and practice.* New York: Guilford Press.

Sohlberg, M. M., Perlewitz, P. G., Johansen, A., Schultz, J., Johnson, L., & Hartry, A. (1992). *Improving pragmatic skills in persons with head injury.* Tucson, AZ: Communication Skill Builders.

Thompson, I. V. (1975). Evaluation and outcomes of aphasia in patients with severe closed head trauma. *Journal of Neurology, Neurosurgery and Psychiatry, 38,* 713–718.

Turkstra, L. S., McDonald, S., & Kaufmann, P. M. (1995). Assessment of pragmatic communication skills in adolescents after traumatic brain injury. *Brain Injury, 10*(5), 329–345.

Weinstein, D., & Keller, W. (1963). Linguistic patterns of misnaming in brain injury. *Neuropsychologia, 1,* 79–90.

Wozniak, R. J., Coelho, C. A., Duffy, R. J., & Liles, B. Z. (1999). Intonation unit analysis of conversational discourse in closed head injury. *Brain Injury, 13*(3), 191–203.

Ylvisaker, M., & Feeney, T. J. (1998). *Collaborative brain injury interventions: Positive everyday routines.* San Diego, CA: Singular Press.

Zenicus, A. H., & Wesolowski, M. D. (1999). Is the social network analysis necessary in the rehabilitation of individuals with head injury? *Brain Injury, 13*(9), 723–727.

# 付録10.1
## 語用論プロトコル

| 分類 | 様式 | 説明と符号化 |
|---|---|---|
| 発話行為 | 言語的／パラ言語学的 | その行為の補足説明 |
| 1. 理解度 | | そのメッセージが理解された程度 |
| 2. 声の強度 | | メッセージの声の大きさや柔らかさ |
| 3. 声の質 | | 声道の反響や喉頭の特徴 |
| 4. プロソディ | | メッセージのイントネーション，強勢のパターン；音量やピッチ，間の変化 |
| 5. 流暢さ | | メッセージのスムーズさ，一貫性，速度 |
| 6. 物理的近接 | 非言語的 | 話し手と聞き手の座ったり，立ったりする場合のお互いの距離 |
| 7. 身体的接触 | | 話し手と聞き手の接触の数や場所 |
| 8. 体勢 | | 前かがみとは話し手や聞き手が90度の角度から相手に向かって近寄った体勢，もたれかかるとは腰から頭にかけてだらりとした状態で相手から離れた体勢，左右とは人が左右に動くことを指す |
| 9. 足や太ももの動作 | | 足や太もものあらゆる動作 |
| 10. 手や腕の動作 | | 手や腕のあらゆる動作（物を触ったり動かしたり，身体や服の一部に触ること） |
| 11. ジェスチャー | | 言語行動をサポートし，補完し，とって代わる行動 |
| 12. 顔の表情 | | 肯定的な場合は口角が上がっている，否定的な場合は口角が下がっている，中立な場合は安静位にある |
| 13. 視線の方向 | | 他者の顔の部位を直接見るとき，双方向注視とは二者双方がお互いに見つめていることを指す |

## 付録 10.1 （続き）

| 命題行為 | 言語的 | 文章の意味の言語学的側面 |
|---|---|---|
| 1. 語彙の選択・使用 | | |
| 　A. 特異性・正確性 | | 文脈を考慮した最も適切な語彙 |
| 2. 単語間の関係を明確化する | | |
| 　A. 単語の順序 | | メッセージを伝えるための単語の文法的順序 |
| 　B. 既知情報と新規情報 | | 既知情報とは聞き手がすでに知っている情報，新規情報とは聞き手がまだ知らない情報 |
| 　　a. 代名詞化 | | 代名詞によって聞き手は指示対象を明確化し，既知対象を明らかにできる |
| 　　b. 省略 | | 既知情報は省略される |
| 　　c. 強調強勢 | | 新規情報は様々な項目を強調することで注目される |
| 　　d. 不定冠詞・定冠詞 | | 新規情報を示すのであれば，不定冠詞を用い，古い情報ならば，定冠詞を用いる |
| 　　e. 初期化 | | 既知の情報は新規情報の前に述べられる |
| 3. 文体の変化 | | |
| 　A. コミュニケーションスタイルの多様性 | 言語的，パラ言語学的，非言語的 | 話し手が様々な二者状況下に話し方を適合させる．例えば，丁寧な様式，異なる構文，声質の変化など |
| 発語内行為と発話媒介行為 | 言語性 | 発話内（話し手の意図）と発話媒介（聞き手への影響） |
| 1. 会話行為ペア分析 | | 文脈に応じて，話し手と聞き手の役割を適切にとれるかどうか |
| | | 指示と服従：個人的ニーズ，命令，埋め込まれた命令，許可，指示，質問，指令，暗示 |
| | | 質問と反応：確認の要求，繰り返しを求める中立的な要求，特定要素の繰り返しの要求 |
| | | 要求と反応：直接的要求，間接的要求，暗示的要求，明確化の要求，要求の承認，目的とする行動の遂行 |
| | | 説明と承認：引き続き継続する活動の説明，物や人の状況や状態の説明命名，肯定的・否定的・補足的・暗示的な承認 |

## 付録 10.1 （続き）

2. 会話行為の多様性　　　　　　　　　　　会話行為の多様性もしくは，意見，主張，要求，約束など言語に関係するもの

 A. 話題
  a. 選択　　　　　　　　　　　　　文脈に適した話題の選択
  b. 導入　　　　　　　　　　　　　会話の中での新しい話題の導入
  c. 維持　　　　　　　　　　　　　会話を通じての話題の維持
 B. 発言の交替　　　　　　　　　　　　話し手と聞き手のスムーズな交替
  a. 開始　　　　　　　　　　　　　発話行為の開始
  b. 反応　　　　　　　　　　　　　発話行為に対して聞き手としての反応
  c. 修復と訂正　　　　　　　　　　会話が途切れたときに修復する能力，誤解や不明瞭さなどが発生した際に修正を求める能力
  d. 間のとり方　　　　　　　　　　言葉の間や質問への返答，文章間の間が過度に長かったり短かったりしないか
  e. 割り込みと重複　　　　　　　　話し手と聞き手の間に割り込む，重複とは2人の人が同時に話すことを指す
  f. 話し手へのフィードバック　　　"そうですね"，"本当"などのフィードバックをする言語行為，頭を上下に振る非言語的行為は肯定的であるし左右に振る場合は否定や懐疑を示す
  g. 隣接性　　　　　　　　　　　　パートナーの発話の直後に起きた発話
  h. 付随　　　　　　　　　　　　　前の話題と同じ話題を共有する発言や前の会話に情報をつけ加える発話
  i. 量と簡潔性　　　　　　　　　　発話には必要な情報量があるべきだが，過剰であってはいけない

---

註：Prutting and Kirchner (1983) より引用．Copyright 1983 by College-Hill Press. Reprinted by permission.

# Ⅲ

# 行動的，情動的，心理社会的問題への介入

# 11

# 問題行動の管理

　行動と行動コントロールの変化は，後天性脳損傷（ABI：Acquired Brain Injury）においてきわめてよく見受けられる．行動障害は脳損傷後に起こるもののなかでも，家族，友人，専門スタッフを最も悩ませるものであるが，破壊的な行動と行動管理ができないことによる最も大きな影響は患者本人にもたらされる．行動障害があると，受傷した人が有効な治療活動に参加することや治療による恩恵を受けることができなくなる．典型的には，彼らの社会的交流の回数と質が劇的に減ってしまう．行動障害，特に攻撃的，衝動的行動は，恐ろしいものであり危険である．受傷した人と周囲の人の安全を確保するために，このような行動は短期または長期の入院を決める重要な要因となる．しかしながら，このような安全のための処置の多くは，個人の自立と選択を厳しく制限してしまうことにもなる．中等度から重度の行動障害は，社会統合にとって長期に渡って重大な障害となり，人間関係を壊しやすく，仕事の継続を難しくさせ，そして法的問題を生じさせるだろう（Lezak, 1978）．

## 後天性脳損傷後の行動変化のモデル

　ABI後に見られる行動的，心理社会的障害への様々な影響力を説明するために，いくつかのモデルが提案されてきた．Prigatano（1992; Prigatano et al., 1986）は，脳損傷後の問題行動を発生させる3つの重要な要因を明らかにした．第1は，受傷の部位，受傷原因，重症度に関連する器質的な要因で，その結果としての衝動性と転導性，認知障害を含む．第2は反応性の要因で，行動の変化は主に喪失感や欲求不満に関連している．第3は，受傷前の行動コントロールのレベル，社会的交流の方法，自尊心，パーソナリティのタイプ，動機づけと目標達成をどのようにしてきたか，といった性格学的な要因である．Sbordone（1990）の提唱したP-I-E-Oモデルも，これと同じような内容を含んでいる．**P**は**人**（Person）を表し，その人の経歴とパーソナリティのタイプの重要な側面を反映する．**I**は**損傷**（Injury）を表し，受傷によって生じる特定の身体障害，認知障害，行動障害を含んでいる．**E**は**環境**（Environment）を表し，その人が生活している環境の重要性を強調しており，その人が利用できる援助とその人の期待や欲求も含んでいる．**O**は**アウトカム**（Outcome）を表し，その人が受傷後に経験してきた，成功と失敗の経歴を含んでいる．これら全ての要因が，受傷した人の行動，個人的適応，社会的適応，機能的適応の状態に影響すると言われている．

## 後天性脳損傷後によく見られる行動障害

　ABIを負った人々において最もよく報告される行動障害は，脱抑制，衝動性，社会的不適応行動，発動性の欠如である．このような問題をもつ人は，部分的な情報や，ちょっとした刺激にでもすぐに反応して行動してしまう．それは，あたかも正常な行動のチェック機能がもはや働いていないかのようである．例えば，場に相応しくない言葉を使ったり，性的な露出をしたり，怒ったり，欲求不満のときには攻撃的な行動をしたり，あるいは異常な方法や自傷行為などで注意を引こうとしたりする．またそのような問題をもつ人は，自分の行為が他者に与える影響に気づいておらず，自己中心的な方法，無礼な方法，さもなければ他者のことをまったく気にかけない方法で振舞う．他者を害することにはならないだろうが，発動性の障害と課題への固執は，長期に及ぶ障害の大きな原因となる．

　受傷後の様々な段階で，それぞれの段階によって異なった行動上の特徴が典型的に現れる．脳損傷を負った人が意識を取り戻し，回復をはじめると，様々な問題行動が現れるだろう．初期によく見られる問題行動は，意識障害と失見当識に関連した，落ち着きのなさと興奮である．この時期には，泣く，嘆く，のたうつ，蹴る，叩くことがよく見られる．最も初期の段階には，このような行動は周りの刺激にあまり関連はないが，後の段階になると，興奮は明らかに周囲の出来事への反応として現れるようになってくる．医療，看護，身体管理の処置，そしてまた治療的活動への耐久力は際立って減退し，着衣訓練，入浴訓練，あるいは関節可動域訓練は，保続行動と破壊行動を引き起こすこともある．最近ではこのような行動は，混乱，恐れ，痛み，自己コントロール不能から生じる副産物であるとみなされている．この時期における行動管理の主要な目標は，自己あるいは他者をさらに傷つける可能性を少なくするために，問題行動の頻度と強さを減少させることにある．それは基本となる看護と治療目標を支援することと，そしてその人が周囲の人の何気ない強化によって不適切な行動パターンを学習し続けないようにすることである．例えば，引きこもり反応や，指示に従わないことを強化しないようにすることが重要である．家族や専門スタッフの一致していない反応は，何気なく問題行動を助長させてしまう可能性がある．

　重度の損傷後のこの段階では，介護者は損傷を負った人の行動に対して，全てではなくとも，ほとんどの責任を引き受けなければならない．この時期の患者は自己制御の能力をほとんど持っていないし，実際に自分の行動と周囲の環境に対するアウェアネスは制限されている．行動をコントロールする力をもっている環境刺激によって，行動が引き起こされることはよくある．この段階で最も効果的な方法は，その人を取り巻く外界の要因に焦点を当てることである．これには，環境を構造化すること，行動の先行事象と結果事象を明確にするための行動分析を行うこと，行動介入を実行すること，が含まれている．同時にセラピストは，その患者の環境に対するアウェアネスが向上するように少しずつ試みていく．

　患者が回復の段階を進んでいくにつれて，典型的には見当識を取り戻し，全般的な意識障害と興奮に関連した行動は減少する．また慣れ親しんでいる活動や日常の活動に対しては，よく自己コントロールできるようになりはじめる．しかし，日常活動の変化，あるいは環境変化，刺激が強まること，より複雑な認知的活動や要求水準の高い認知的活動を周囲が期待することは，行動の混乱を増大させ，行動コントロールがとれなくなることに繋がる．この段階では，衝動性のコントロールや治療行為への協力，適切な社会的交流に関連する問題が増加してくるかもしれない．このような

行動障害のいくつかは，おそらく認知障害に関係している．転導性，知覚の問題，貧弱な意思決定能力，判断力の障害，言語やその他の非言語的手がかりを理解する貧弱な能力，そして1つの活動から他の活動へと転換することの難しさ，これらは全て決定的に行動障害を引き起こす．このような障害は，洞察とアウェアネスの欠如によって，さらに悪化することがよくある．

患者が困難に直面し，喪失と能力の限界による欲求不満を次第に認識し経験することから生じる恐れや深刻な抑うつによって，行動障害が悪化する可能性がある．恐れ，欲求不満，不安は，逃避，参加拒否，行動化，攻撃として表れ，一方，抑うつと希望を失うことは，よく引きこもりの形をとり，ときには自殺企図や自傷行為の形をとることさえある．洞察とアウェアネスが向上し，良好な抑制コントロールができるようになるにつれて，治療の型を少しずつ変えていく必要がある．この後半の時期での効果的な介入は，日常生活をうまくできるように促進することと，代償的で自己制御的な方法を訓練することに焦点を当てることである．この段階では，洞察とアウェアネスを向上させ，能力の永久的な喪失や変化を把握できるように援助することも，かなり効果があるだろう．

**図11.1** には，このように環境の調整と行動介入から，自己制御的方法へ介入の強調点を移していくことが図示されている．本質的には，患者が自らの障害にほとんど気づいておらず，環境の誘因を抑制する能力をほとんど持たないときには，環境を変えることに焦点を置いた介入が最も効果的だろう．洞察と自己制御の能力が回復するにつれて，介入の焦点はアウェアネスの向上と代償方略の使用・自己制御の訓練へと移る．行動の外的コントロールから内的な自己コントロールへと進んでいくように，介入は流動的でなければならない．この問題のより詳しい議論は，本書のアウェアネスの障害，遂行機能，代償方略の展開を扱う各章に示されている（第7～9章を参照）．

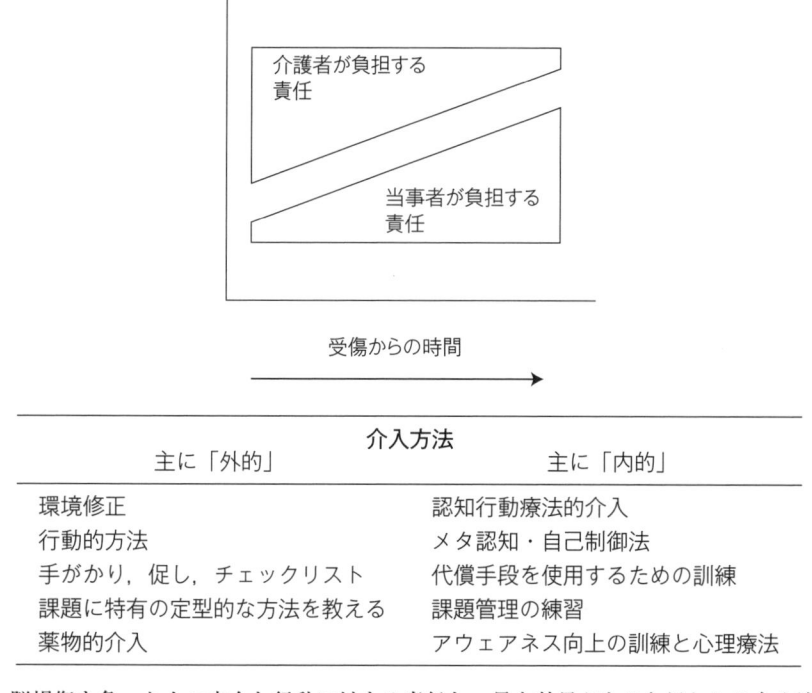

| 介入方法 | |
|---|---|
| 主に「外的」 | 主に「内的」 |
| 環境修正 | 認知行動療法的介入 |
| 行動的方法 | メタ認知・自己制御法 |
| 手がかり，促し，チェックリスト | 代償手段を使用するための訓練 |
| 課題に特有の定型的な方法を教える | 課題管理の練習 |
| 薬物的介入 | アウェアネス向上の訓練と心理療法 |

**図11.1** 脳損傷を負った人の安全と行動に対する責任と，最も効果があると思われる介入法の時間的推移

## 問題行動の多様な原因

はじめに述べたように，問題行動は通常，脳損傷に関連する要因，精神的苦痛を引き起こす様々な原因，パーソナリティ特性といった多様な原因から生じる．問題行動の基底にある神経生理学的観点からは，前部皮質の様々な領域とその連結における障害が最も共通して挙げられている (Levin, Goldstein, Williams, & Eisenberg, 1991; Stuss & Benson, 1986)．眼窩前頭皮質に損傷を負った人は抑制の効かない行動や衝動性を示し，前頭前野の背外側部位に損傷を負った人は作動記憶や計画といった認知面の問題を示すようになる．前頭葉の腹内側領域の損傷は，活動性の低下・無気力，明らかな無関心や配慮の欠如に関連している．これらの患者は同様に，固執的行動，動作の自動症，使用行動を示すだろう．患者の多くは，これらの症状が入り混じった臨床像を示す．例えば，前頭葉損傷の患者は，何にも全く関心を示さずに静かに長い時間座っている．しかし，刺激されたり何かをするように要求されたりすると，即座に，そして攻撃的に反応する．

行動に影響を及ぼすことがある精神的苦痛には，恐れ，驚愕，混乱，期待されていることが理解できないこと，疲労などが含まれる．このような要因のために，たとえ簡単な活動や要求であっても，適切に反応したり対処したりすることができなくなってしまうかもしれない．精神的苦痛を引き起こすもう1つの原因は，その人の能力のレベルを超えた活動に携わるように要求されることである．これは認知機能評価のなかで難しい課題に取り組むように要求されることであったり，買い物のような，より複雑で統合的な活動に携わったりすることである．よく知らない人と挨拶したり話をしたりしなければならないことが予想される新しいあるいは不慣れな社会的状況も，かなりの苦痛を引き起こすだろう．最後に，現時点では非現実的なことや到達不可能なことを自ら期待し，それを実現しようとすることも，その人に相当な内的苦悩を生じさせるだろう．これらの精神的苦痛の原因はどれも，行動や行動制御の問題を引き起こすだろう．

最後に，ある問題行動は，損傷以前に持っていた人との交流の仕方や，挑発に対する反応の仕方を反映していることがある．病前から，学校でやらされるような活動への取り組みには，欲求不満耐性が低かったのかもしれない．衝動コントロールや脱抑制の問題は事故前からあったかもしれないし，それが事故の原因であったかもしれない．その人は，学校や躾や家族の指示に従うことにももともと問題をもっていたかもしれないし，コントロールされている，制限されていると感じると，怒りや恨みを抱くのかもしれない．このような受傷以前の適応の仕方を理解することは，現在の行動の原因を評価する際に役立つだろう．

ある行動が，実際に根底にある認知障害を反映する場合や損傷を負った人自身のストレスや恐れを減らすための場合には，その行動には意味がある，あるいは故意に行われていると誤解されやすい．その行動は考えたうえでなされたものか，そうでないかを決めようとすることがよくある．初期の脳損傷に関連する秩序のない混乱した行動は，その人にはほとんどまったくコントロールできないものであるが，時間が経過するにつれて，多くの人々が自分自身の行動をコントロールできるようになってくる．しかしながら，生物学的要因，周囲からの制御や制約，平静さや安心感を保とうとするその人の欲求や動機等が複雑に絡み合いあって，行動に影響を及ぼしている．そのため，ある攻撃行動が考えたうえで行われたものであったとしても，それは単に他者を傷つけようとするものではなく，欲求不満や不安を引き起こす活動や感情的に苦痛な現実から逃れようとするためだったのかもしれない．コントロールを失わせる可能性のある誘因の範囲を考えてみることは役に

立つ．その行動は意図的であったとか，他者を攻撃や操作しようとしたためであったと仮定する前に，以下のような質問を一通り考えてみることが有効である．これらの質問は，損傷後の初期において特に重要な器質的影響を多く含んでいる．

- 混乱したり，自分に期待されていることを理解できなかったりしていないか？
- 容易に気が散ったり，忘れたりしないか（すなわち，自分がやるように頼まれたことに気づかなかったり，そのことを思い出せなかったりしていないか）？
- 期待されている行動を実行する能力を本来持っているのか？ あるいは，それを行うための訓練や援助は十分になされているか？
- 参加することに十分動機づけられているか？
- 周囲の人々から実際に援助してもらうことなく，課題を学習することができるか？
- 恐れたり，怒ったり，抑うつ的になっていないか？ そしてそのために，直後の課題に集中したり取り組んだりすることができないということはないか？
- 欲求不満を引き起こしたり，苦痛だったり，退屈だったりする活動を避けようとしているのではないか？
- 十分な睡眠をとっているか？ 十分に休憩をとっているか？

また通常，問題行動を見出し，それを問題行動であると定義するのは損傷を負った人の周りにいる人々である，ということを認識しておくことは重要である．家族や専門家も含む介護者は，治療活動や社会活動を順調に進めることができない場合や，その人の行動で脅かされたり，非難されたり，苛立たされたりした場合には，よりいっそうその行動を破壊的である，あるいは問題であるとみなしがちになる．行動そのものに取り組む前に，その行動がその人の周囲の人々の影響をどのように受けているかを明らかにすることが重要である．介護者が受けた衝撃は，対処技術や方法を教育したり提供することで，変えたり捉え直したりすることができるだろう．

脳損傷からの回復過程の後半においては，直接的な器質的影響（例：疲労，混乱，処理能力の制限）は次第に減少し，行動は意図的になる．この時期においては，次のような基本的前提が問題行動の機能評価の際に役に立つ．

- 問題行動は，不規則には起こらない．問題行動は，その前後の出来事と状況に関連している．
- 問題行動は，機能的であったり意図的であったりすることがよくある．多くの場合，問題行動は，状況を変えるための手段であったり，コミュニケーションの意図が含まれていたりする．
- 1つの問題行動が，複数の目的をもつことがある．行動の型よりも行動の機能のほうが重要である．
- 変化を持続させるためには，行動の意図，目的，機能が理解され認知されることが必要である．

## 問題行動へのアプローチ

　扱いにくかったり，破壊的であったり，適応的でない行動をする人々に取り組むための，様々なアプローチがある．これまでに述べたように，損傷後の初期の段階では，行動が生じている環境を変えることに焦点を置いたアプローチが，多くの場合最も効果がある．もう1つの重要なアプローチは，**社会的コミュニケーション環境**と言われるものを制御することである．これは，行動を変えようとしている介護者側の期待やコミュニケーションの仕方，知識に気をつけておく（そして，もし必要であれば修正する）ことである．このようなアプローチは，より構造化された行動介入と併用されることもある．後半の段階やあるいは自己認識がより進んだ人には，治療はいっそう効果があるように自己制御法（Mateer, 1977）に集中する．これら各々のアプローチを以下に簡単に述べる．

- **環境管理**　この介入の目標は，行動に対する外的，状況的，文脈的影響を安定させることである．クライエント以外の誰か，典型的にはセラピストや他のスタッフ，家族が，これらの影響を調整する．これは，明かりの強さ，座席の位置，訪問者の数，騒音の大きさなどの物理的な要因を変化させることである．例えば，クレイグベッド（まわりに覆いのついたベッド）を使用することは，安全性を高め，過剰な刺激を少なくする．

- **介護者コミュニケーション法**　この領域の管理法には，介護者側（家族，スタッフ，その他）の期待を変えることを促し，コミュニケーションのパターンを修正することが含まれている．この技術は，ほとんどの状況で使うことができ，堅苦しい構造をほとんど必要としない．このやり方は非常に効果があるが，介護者がこれを使えるように教育し練習させるには，かなりの努力とコツが必要である．この技術でも一貫性が必要なので，特に家族に対して，この技術を使い続けることができるように十分な援助が必要だろう．

- **行動療法**　行動療法は，より構造化されて行われることが多く，また通常，1つあるいは複数の行動が特に持続的または破壊的であるときに用いられる．この治療は，関連する手がかり刺激の同定や行動の系統的図式化，適切な行動機能を再形成するために特定の随伴性強化子を開発することから成り立っている．目標は，特定の状況における適切な行動反応を確立することである．そしてできれば望ましい行動を維持しつつ，外的手がかりや随伴性強化子を少なくするか取り除いていく．通常，悪い行動，破壊行動，不適応行動を減らすことに集中するよりも，適応行動を増やそうとするほうがうまくいく．行動に先行する刺激を統制するほうが，行動の結果を統制するよりも効果的なことが多い．

- **メタ認知・自己制御法**　この領域の治療アプローチは，社会・環境からの要請とよく考えた反応との間に，意識的かつ意図的な繋がりを再形成することである．目標は，自己制御法によって行動を変えることである．典型的な訓練は，質問形式で行動に関する情報・知識を与える，自己観察・自己分析の訓練をする，統制された環境と自然環境のなかでこの方略を使う訓練をする，この方略を使っているか誤りを認識しているかを検証するための自己モニタリングの訓練をする，といった段階から成り立っている．

　これらの様々な方法については後に詳しく述べるが，先に進む前に，**行動管理**と**行動修正**という用語を再定義することが重要だろう．歴史的には，これらの用語は否定的な意味合いを含んでお

り，それはこのような療法は，他者をコントロールすることや，自由意志を取りあげる，正しい行動・望ましい行動を行うように強制する方法であるという印象をもたれていることに関係している．伝統的な行動介入は，機械的，威圧的で，辱めさえする治療であるとみなされることが多い．こうした障害を持つ人々や家族の側の懸念に呼応し，また行動の複雑性に対する理解が非常に進んだことによって，**行動プログラミング**と呼ばれる方法に内在する基本的な価値観に変化が生じている．伝統的な行動修正の文献では，問題行動を減少させることが強調されていたのに対して，現在では技術や適応的行動を増やすことが強調されている．さらに，過去においては行動の結果を操作することが強調されていたが，現代のほとんどの行動介入は，行動に先行する出来事と環境を修正することを強調している．おそらくより重要なことは，行動の**型**が最も重視されていたのに対して，現在では行動の**機能**が重要であると強く認識されるようになったことである．最近では，ほとんどの行動はある意味で道具であると考えられている．というのは，行動は環境に変化を起こす機能や効果をもっているからである．行動がいかに道具的であるかを理解することによって，複数の問題行動が実は同じ欲求を満たそうとするものであったり，同じ成果を得ようとするものであることがわかるようになり，その結果問題行動を減少させたり，除去したりすることができるようになる．今日では行動介入は，よりいっそう機能的，教示的，認知的，心理情動的に統合されている．最後に，行動介入の計画と実行に，当事者，家族，他の専門家を協力者として参加させることがとても強調されている．問題行動をもつ人々とその家族にかかわる際に，以上のような最新の原理を心に留めながら仕事をすると，効果的な計画立案や方略選択に恐れや不安を減らす一助になるだろう．

## 環境管理

　環境管理に含まれるいくつかの基本的なテクニックは，実施が比較的容易で，破壊的な行動を長期に渡って減少させる．良い行動と悪い行動の両方に関連している出来事と条件を注意深く分析することによって，これらの出来事と条件を修正するための方法が浮かび上がってくる．その人の行動に対するどのような計画でも，敬意をもって，そしてその人の年齢に応じたやり方で実行されることが重要である．環境のなかで，操作することで最も効果があるものは，感覚刺激の強さと性質である．過剰刺激を防ぐことが，ここでは重要な要因である．部屋の中の患者の位置を変える，ブラインドや垂れ幕を使う，騒音の大きさを和らげることで，視覚的あるいは聴覚的混乱を減少させるのは，簡単にできる最初の段階である．別の方法は，慣れ親しんだ物のなかから気持ちを穏やかにする刺激を取り入れることである．以前に好んでいた音楽やお気に入りの小物，家族や友人の写真，許されるのであればペットなどである．最も動きやすくて，心地良く，よく体に合っている着慣れた衣服を提供することは重要である．

　ある場合には，種々の型の拘束（例：手首や，ベルト，ベッド，あるいは職員によるもの）が，安全を確保するために必要かもしれない．しかしこれらは，患者と介護者の安全を守るための最後の手段としてだけ用いられるべきである．これらの実施は，十分に注意深く決定され，そして監視されるべきであり，そしてスタッフと家族から本人に伝えられるべきである．もし拘束が強力なものであるときは，家族にはできる限り事前に説明すべきである．家族はそれが必要だと理解していても，多くの家族そしてスタッフでさえも，機械的な拘束に対しては感情的な反応を示す．それ以外

の選択肢を常に探さなければならない．例えば，家族の誰かが部屋に残り，見守り，打ち解けた援助を提供できれば，拘束の必要性は減少，あるいは止めることができるかもしれない．治療的交流は短く，そして頻繁に行ったほうが，長い治療セッションに取り組ませようとするよりも，通常いっそうの効果がある．また交流や治療的かかわりは，1日のうちに数回行うほうが，別々の日に行うよりも，より効果が高い．

## 介護者コミュニケーション法

　これから述べる介護者コミュニケーション法は，破壊的な行動を減少させることに役立てられる．これらのなかには単純に見えるものもあるが，このようなコミュニケーション法を実行するときには，モデリングや練習を行うこと，支援を受けることが介護者にとって有益になるだろう．

- **選択的に行動を無視する**　ある行動に対する反応は，関心，社会的強化，社会的コントロールの感覚，望まない行動からの逃避を与えてしまうことになり，意図しなくとも，その行動の再発の可能性を高めてしまうだろう．介護者がそれまで行っていたことをただ続けたり，その行動に反応するのを止めたりすることで，その行動を消去するかもしれない．多くの行動（例：罵倒や猥褻な言葉，身体攻撃や性的な行動）は，特に家族やスタッフにとっては無視することが難しい．このような行動は多くの場合個人攻撃であり，コントロールしがたい感情を引き起こす．さらに，行動を完全に消去してしまうことは容易ではなく，部分的強化（何回かに1度だけ反応すること）を一貫して与えてしまうことによって，その行動を消去しづらくしてしまう．また例えば，物を投げるという行動が周りの注意を引きつけることに成功すると，まだ強化されていなかった行動（例：叫ぶこと）がその行動（物を投げる）に置き換えられることもある．
- **注意を別の事に向けさせる**　破壊的な行動は，ときに固執を反映していることがある．また，周囲で起こった出来事や，要求したけれどまだ与えられていない物に対する怒りや欲求不満を反映していることもある．そのような行動は注意を引きつけるための行動や道具的行動ではないので，無視することは最小限の効果しか得られない．その人の注意を自然なやり方で他の活動に向けることが，多くの場合効果がある．新しい活動に取り組ませることは，固執や欲求不満の悪循環を断ち，その人が次の課題に移れるようにする．ある状況では，突然の予期しない反応が効果的なことがある（例：歌を歌うことは，突発的な癇癪を止めることがある）．いつも行う方法としては，あるいは多くの場合には，この方法は有効ではないかもしれないが，患者が予期しないようなセラピストの行動が効果を生むのである．
- **選択肢を提供する**　大人である行動には，活動のなかに，ある一定量の個人的な選択肢が含まれているという特徴がある．脳損傷後には選択肢が激減し，脳損傷を負った人は支配されている，強制されている，操られていると感じるだろう．やるべき活動の選択肢を与えること，そしていつ，どこで，どのように行うかの選択肢を与えることは，その人の自立と自尊心の感覚を高めていくのにおおいに役立つ．選択肢は現実的なものでなければならず，そしてうわべだけではなく，その選択を尊重しなくてはならない．
- **期待を下げる**　脳損傷後には，やらなければならないことがたくさんある．すなわち新しい

スキルを学習することや，以前できていたスキルを取り戻すことである．家族や治療スタッフは患者が良くなるように関与するし，損傷を負った人を援助するために懸命に働く．しかしながら彼らは，患者の側に要求される努力のレベル，損傷に対する情動的反応の強さ，認知システムの混乱と脆さの程度について過小評価しがちである．引きこもりや動揺の兆候は，その患者が圧倒されて尻込みしている気持ちを表していることがよくある．単純化することや手がかりや援助をより多く提供することは，行動がいっそう悪化したり混乱したりするのを避けるために必要だろう．

- **引き下がり，もう一度試みる** 行動は，環境と直前の先行刺激にある程度は関連している．以前，ある行動が要求への反応として起こったとしても，その行動が常に再現されるとは限らない．気持ちを静め，目先を変え，そしてもしかすると最後の行為の重大さを受け止めるための時間を1～2分とると，その患者は同じ要求に対してまったく異なる反応をするかもしれない．ときには，要求するスタッフや家族をただ交替するだけでも（例：男性スタッフを女性スタッフに変える），複数ある刺激のなかのある側面を変えることになり，成功の確率を増すことになる．実際に，エスカレートした対立のなかに第三者を入れることは，古典的ではあるが，多くの場合効果のあるテクニックである．

- **静かに話し，中立の立場を維持する** 問題行動は，たいてい介護者に強い感情を引き起こす．危険な行動や自滅的な行動，目的がないと思われる行動に対しての恐れ，怒り，欲求不満というのは，一般的でもっともな反応である．しかしながら中立の立場を維持して，感情を示したり感情に流されたりしないことが重要である．もしそうしてしまうと，その行動をいっそう増大させてしまい，介入や関係をさらに崩壊させてしまうだろう．そのような状況を扱うときに，介護者が自分の感情をコントロールし平静さを保つことを学ぶためには，援助が必要だろう．この過程の第一段階は，自分自身の苦痛の兆候に気づくことを学び，そして，自分自身のストレスの高まった気持ちと感情を静めるための最も良い技術を選択することである．行動障害を持つクライエントに携わるスタッフには，危機介入の正規の訓練がきわめて役に立つ．

- **患者の不快感が増大している兆候を識別する** 患者の破壊的行動はあたかもどこからともなく現れてくるように感じられるが，ほとんどの場合，不快感が増大しているという明らかな兆候がある．筋緊張の増加，明らかな貧乏ゆすり，強ばった口，眉に皺を寄せる，話し言葉がうわずる，声の強さ・緊張が増す，呼吸・心拍数の増加，これらは不快感が増大している兆候であり，行動の爆発の可能性が高まっている．介護者はそのような兆候を識別し，引き下がる，向きを変える，あるいは状況を変えることによって反応することを学ぶ必要がある．ABIを負った人々は概して，疲れたとき，空腹のとき，痛みがあるときには情動的な耐性が低い．1日のなかでエネルギーレベルが高い時間帯はいつなのかを明らかにして，本人にとって労力を要する課題はその時間帯に行うようにスケジュールを組むことが有益だろう．

- **対立と喧嘩を避ける** 問題行動は，どちらにも得にならないような対立と喧嘩をよく引き起こす．実際，喧嘩は，行為それ自体に報酬と強化の性質がある．対立は，問題行動をいっそう堅固なものにしたり強化したりするだけなので，避けるべきである．

# 行動療法

## ■応用行動分析

　問題行動の効果的な予防と管理には，問題行動に影響を与えている多様な要因を評価することが必要である．ある状況では，患者に影響を与えている要因を特定するために，詳細な行動分析を行うことが重要である．**応用行動分析**（applied behavior analysis）は，このような要因を評価し，行動管理計画を展開していくためのきっかけを提供できるようにデザインされたテクニックである．この分析において臨床家は，行動のなかで標的となる側面を観察・記録し，そして状況，条件，行動が起こる環境について注意深く記録する．同様に，他者の行動に対するいかなる反応も注意深く観察される．このテクニックの基礎にある考え方は，状況変数はある行動を引き起こし，その行動の頻度と強度に影響を与えるというものである．また，結果事象は，その状況や環境のなかでその行動が再び起こる可能性を高めることも低めることもあるというものである．詳細な応用行動分析は，行動についての重要な情報を提供し，効果的な介入法を示唆するだろう．頭字語 A-B-C は，**先行事象**（Antecedent events），**標的行動**（target Behaviors），**結果事象**（Consequent events）を体系的に特定し，数量化することを示している．

- **標的行動を特定し，数量化する**　A-B-C 分析を実施する際の第一段階は，介入を行う最も重要な標的行動を明確な言葉で特定することである．これは典型的に次のような特定の行動を指す．リハビリテーション，学校，仕事への継続的な参加を妨げる行動，人に危害を加えたり傷つけたりする恐れのある行動，医療・リハビリテーションのスタッフや家族，仲間との交流を妨げるような行動である．問題行動を正確に特定するために，明確に定義することが重要である．標的行動は目に見えて認識できるものでなければならず，行動に含まれる意図や感情を表すような言葉は避けることが重要である．例えば，「つばを吐く」や「叩く」で行動を示していくほうが，「攻撃的」や「怒り」で示すよりも効果的である．これを行う目的は，その行動の頻度と強さのベースラインを確立することである．また，不適応あるいは破壊的な行動に対して周囲が注目し関心が向けられているなかで，多くの良い行動が気づかれず，また強化されないままになっているかもしれない．増えると有用な特定の行動（例：適応的な行動や適切な行動，社会性のある行動）を確認することは重要である．かなりの文献で，脳損傷を負った人のための標的行動と行動介入に役立つ例が挙げられている（Burgess & Alderman, 1990; Davis, Turner, Rolder, & Cartwright, 1994; Wood, 1987）．同様に現在では，行動データを記録・報告し，グラフ化するためのソフトウェアプログラムもある．

- **先行刺激を特定する**　先行刺激とは，問題行動と適応行動のどちらも引き出したり，そのきっかけとなったりする要因のことである．実際，先行刺激には幅広い種類の要因が含まれる．これには，混乱や当惑を引き起こす音や他の種類の刺激のような環境的要因も含まれる．また更衣や看護処置のために体に触るというような特定の活動，あるいは1つか複数の領域に渡る高次の認知的作業を要する活動も含まれる．さらにその他に，疲労（おそらく1日のなかで問題行動が最も観察される時間帯に関連している）や服薬といった生理学的変数にも先行刺激は関連するだろう．先行刺激は，ある特定の行動が発生する「誘引」をセットするこ

とから，**誘引セッター**（occasion setter）や**セッティング事象**（setting event）とも呼ばれている．
- ●**結果事象を数量化する**　結果事象とは行動に引き続いて起こる事象のことであり，その行動が再び起こる可能性に関連している．結果事象は，その行動が再び起こる可能性を増加させることも減少させることもある．最も典型的で重要な結果事象は，その行動が生じているときに周りにいる人々の行動である．結果事象は，その行動に反応した言語的反応，表情，行為というような形態をとる．反応の意図は重要ではない．むしろ，反応がどのように影響するかが重要である．介護者やセラピストは自分たちの起こした反応がその行動を減らすと思っているかもしれないが，彼らの結果事象としての反応行為は実際にはその行動を強化し，増加させるかもしれないのである．

脳損傷を負った人にかかわるときには，このA-B-C分析にさらに進んだ手法を加える必要がある．第1に，行動介入に影響を与えるか，付加的な治療目標を必要とするような認知的な要因（例：重度の記憶障害，社会的な手がかりを読み取る能力の欠如，強い転導性）を特定することが重要である．第2に，その人が生活している環境のなかで，行動管理計画を実施する際に利用できる資源について評価を行うことが重要である．これには行動計画に興味をもち，喜んで参加できる人あるいは人々（家族，看護助手，ジョブコーチ，セラピスト）を確認することと同様に，生活環境の構造を評価することも含まれる．第3に，適応的な生活するために必要とされる機能的な活動や行動を標的にすることが重要である．強化が用いられるときには，それが本人にとっても意味のあるものでなければならない．

必要な情報が集められたら，問題行動や混乱した行動を管理するための計画を展開することができるだろう．ある特定の行動の頻度を減少もしくは増加させることは，先行刺激のコントロール（例：環境を変化させる，課題の難しさを変える）や，結果事象を一貫して変化させること（例：社会的強化）あるいはその両方を通して可能となる．以下に述べる症例は，応用行動分析の用い方とその分析に基づいた治療プランを示している．

□**介入を展開していくために応用行動分析を用いた症例**
**背　景**
　トムは27歳の男性で，森林伐採中に大木で頭を打った．右頭蓋骨貫通骨折で，2日間意識消失となった．学歴は高卒で，離婚を経験しており，2人の子どもがいた．受傷3週間後にリハビリテーション施設に送られてきた．入院記録は左半身麻痺と見当識障害を示していた．2週間後，「攻撃行動」のために，彼はリハビリテーションプログラムに参加することができず，また最も基本的な看護さえ行えなくなっていたので，彼を退院させることが看護スタッフから提案されていた．

**問題分析**
　朝の看護師交代の時間に，3日間のA-B-C分析を行うためのスタッフが選出された．2人の看護師と3人の看護助手が選ばれた．3日間に渡って，次の左側の欄の行動が観察され，カウントされた（右側の欄には，各行動に関連する様々な先行刺激となる行為や状況が挙げられている）．

| | | | |
|---|---|---|---|
| 叩く | 8 | 失禁 | 5 |
| つねる | 1 | 清拭 | 10 |
| 蹴る | 8 | 移乗動作 | 8 |
| 唾を吐く | 2 | 着衣 | 5 |
| ひっかく | 3 | 歯磨き | 2 |
| ののしる | 11 | 投薬 | 4 |
| 服薬拒否 | 4 | | |

これらの行動の結果事象に一貫性は見られなかった．37 のうち 13 の問題行動が，おべっかや優しい口調，部屋からの退出によって強化されていたが，それに対して協調行動，向社会的行動は，56 のうちの 8 つだけしか強化されていなかった．異なるスタッフ間での明確な，あるいは一貫した差異は見出されなかった．認知機能検査の概要は，左半側空間無視，情報処理スピードの低下，注意障害，視覚的記憶障害，空間知覚と問題解決における障害であった．

**A-B-C 分析からの結論**

「攻撃行動」は，最も共通して身体処置の最中，特にその処置が不快なとき，あるいは一般的にも最も「個人的」とみなされるような身体看護のときに起こっていた．協調行動は最小限度で強化されただけであり，実際には非協調的行動のほうがより強化されていた．トムの認知障害が，彼が驚いたり恐れたりする反応を引き起こしたり，身体看護を困難にする原因であったりするようだった．

**管理プログラム**

管理のための以下のような指示書がトムにかかわる様々な介護者に対して作られた．

- トムには左半側空間無視があるので，彼には右側から近づきます．そうすることで彼は，「突然」誰かが自分の前に現れるという経験をしなくて済みます．彼の左側にはゆっくりと動きます．そうすることで彼は左空間へ注意を向けることができます．
- トムは空間知覚と視覚性記憶に障害があるので，介護してくれている人が誰なのかわからないかもしれません．自分が誰であるかをトムに伝え，以前にも介護をしたことがあることを思い出させましょう．
- 彼に触れる前に，これから何をしようとしているか，短く，わかりやすい言葉で伝えましょう（例：「いま，シャツを着せようとしているよ．腕を挙げてくれると助かるな」）．
- ゆっくり話して，ゆっくり動きましょう．そうすることで次の処置に進む前に各メッセージが彼に十分に伝わるようにします．手続きを小さな段階に分け，協調行動や協力に対しては強化を与えましょう．次の新しい処置に進むときにはトムに伝えてください．
- トムには注意障害があり混乱しやすいので，彼の周囲で素早く動いたり早口でしゃべったりしないでください．例えば，周りがバタバタしているときには必ずカーテンや垂れ幕を引いておきましょう．またトムに処置しているときは他の人と話さないようにしましょう．
- 筋緊張の増加や身震い，ブーブー言いだしたら，興奮している兆候です．そのような兆候に気づいたり，抵抗にあったりしたときには，彼の注意を他の何かに向けることで気をそらしてください．それがうまくいかなかったときは，すぐに引き下がり，数分後にもう一度試みてください．
- 消去を用いましょう．介護者の側のおべっかを言う，叱る，議論する，説明する，といったいかなる反応も，本質的には強化していることになります．それらは社会的強化子となり，彼にとって恐

ろしい処置，不安を引き起こすような処置，望んでいない処置を遅らせたり止めさせたりすることに繋がる，ということを憶えておきましょう．
- 可能な限り，トムの人目をはばかりたい欲求と他人にそのような個人的なレベルの介護を頼まなければならない苦痛を尊重しましょう．彼の気持ちを知り，彼が自分自身のケアにかかわりはじめられるような方法を工夫しましょう（例：入浴するときには浴用タオルを与える）．物は彼の右視野の方向に置きましょう．日常のケアのためには十分な時間をとっておき，そうすることで彼が自分自身のケアをするときに急かされなくて済むようにしましょう．
- 言語的攻撃や服薬の拒否には消去を用いましょう．どのような言語的攻撃にも，文句を言ったり，説得したり，言い争ったりしないで無視してください．どのような場合にも，あなたが怒っていることを示したり，感情的に反応したりしないでください．介護者の側のいかなる反応も，その行動を増加させることになりやすいので，中立を保ってください．服薬を拒否されたときはそれには反応しないで（無視して），1分後に，拒否したことについては何も言わないで再度試みてください．服薬が拒否されなかった場合は必ず強化しましょう．

この管理プログラムは，看護師，看護助手，介護者に説明され，練習が行われた（新しいスタッフや経験のないスタッフ，家族に行動管理計画が実施されるときには，明確な練習とロールプレイがとても有効である）．ここで用いられた一般的な原理が他の状況でも応用できるように，プログラムは全ての治療スタッフに対して説明された．データは2週間に渡って収集された（図11.2参照）．介入によって，すぐに望ましくない行動は減少したが，最初は望ましくない行動のなかで，特に入浴に関連するものは増加した．これらは最初に増加を示した後に減少し，そしてその後，看護スタッフからトムのリハビリテーションを中断しようという声は出なくなった．

## ■望ましい行動を引き出す：基本テクニック

問題行動の頻度を減少させることは，コインの片面でしかない．もう片方は望ましい行動を，引き出す，シェイピングする，安定させる，強化することである．用いられる基本的テクニックは，プロンプティング，シェイピング，チェイニングである．

- **プロンプティング**は，言葉や身振り，合図によって，何かをするように求めることである．大切なことは1つの手がかりで1つの反応だけを要求し，それ以上は求めないことである．
- **シェイピング**は，クライエントの反応が正しいと思われる標的反応とは，まだ十分に同じではないときに用いられる．これは，標的反応に少しずつ近づくように，行動の種類や型を強化していくことである．訓練者のガイドラインは以下の通りである．
    1. 最終目標を心に留めておく．
    2. クライエントができる行動からはじめる．
    3. 目標に最も近く，似ている行動からはじめる．
    4. 簡単に達成できるように，しかし簡単過ぎないよう，段階の難易度を設定する．
    5. 安定するまで，その段階に十分長く留まる．
    6. 行動がまとまらなくなりはじめたら，1段階あるいは2段階戻る．
    7. いかなるときも効果的な強化手続きを用いる．

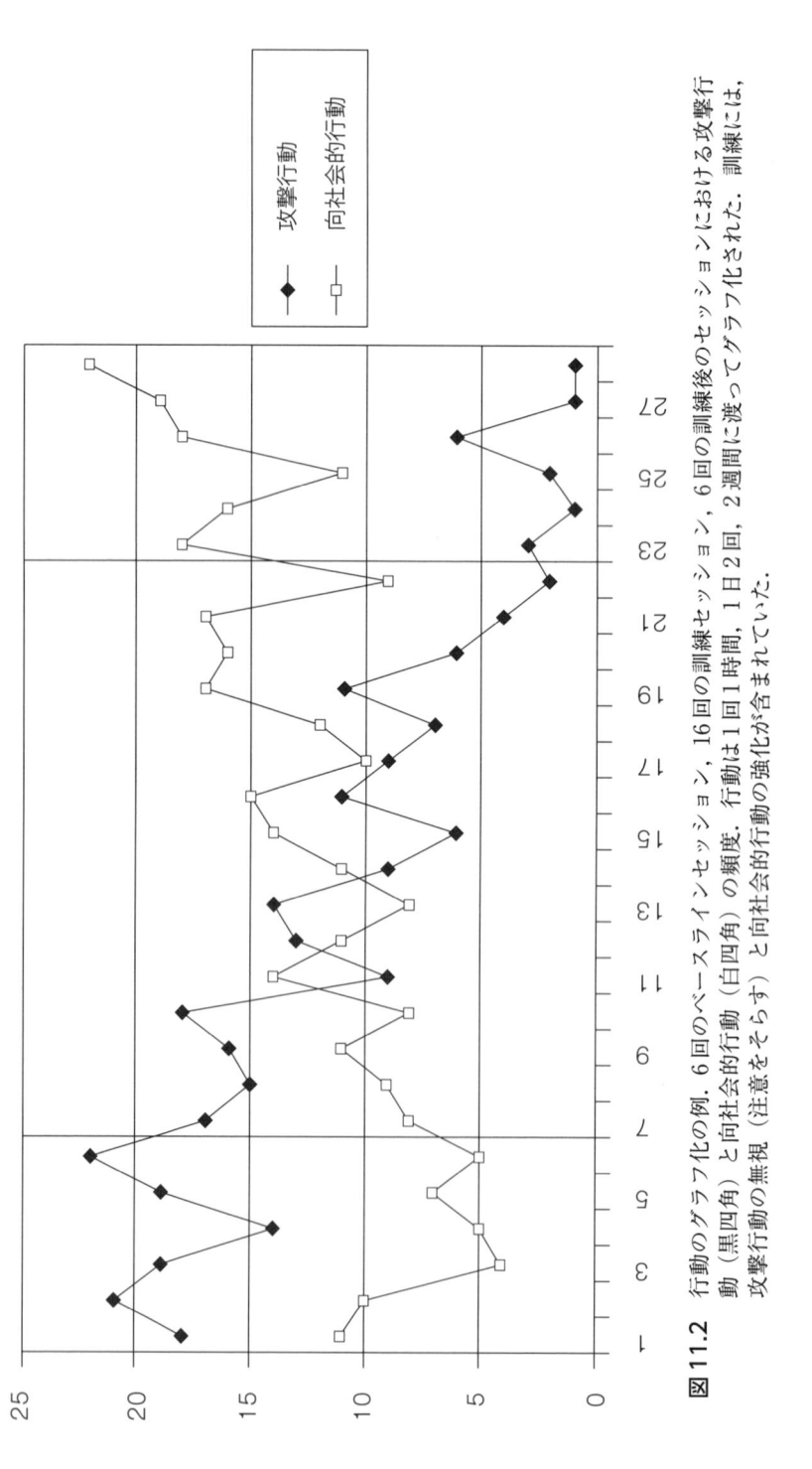

**図11.2** 行動のグラフ化の例. 6回のベースラインセッション, 16回の訓練セッション, 6回の訓練後のセッションにおける攻撃行動（黒四角）と向社会的行動（白四角）の頻度. 行動は1回1時間, 1日2回, 2週間に渡ってグラフ化された. 訓練には, 攻撃行動の無視（注意をそらす）と向社会的行動の強化が含まれていた.

●チェイニングは，行動の一連の流れの全てを教えることであるが，これは反応がいくつかの異なった行動の組み合わせを必要とするときに用いられる．順行性チェイニングでは，訓練者は一連の流れのなかの最初の行動からはじめ，それを安定させ，残りをつけ加え，そして全体の流れを再現できるようになるまで繰り返す．逆行性チェイニングでは，訓練者はクライエントに最後の段階を行わせ，そして最初に向かって戻っていく．例えば，クライエントに逆行性チェイニングを用いてジュースの作り方を教えるときには，訓練者はまず飲むことからはじめ，次に注ぐことを安定させる，ジュースと水を混ぜる，ピッチャーに水を満たす，ジュースをピッチャーに集中して注ぐ，そして最後にジュースの缶を集中して開ける．これは，最終目標にいつも達成するという報酬を即座に与えていることになる．

行動介入は長い歴史をもっており，これまでに数多くの異なった原理とアプローチ法が明らかにされてきた（Hersen & Bellack, 1988）．脳損傷を負った人々に対して異なった形の行動介入を行った事例研究が数多く公表されている（Jacobs, 1993; McGlynn, 1990; Wood, 1987）．最もわかりやすいアプローチ法が前述の症例に記述・説明されている．それは，ひとりまたは複数の訓練者が，その人の認知的・行動的特徴に合わせて環境を操作し，そのうえで望ましい行動にはシェイピングや強化を行い，望ましくない行動には消去・無視するものである．しかしながら，ひとり一人に合わせて洗練されたアプローチ法が，もっと適用されるべきである．いくつかの例を以下に示す．

## ■弁別訓練

ある状況では，ある行動それ自体は不適切でも破壊的でもない．そのため目標は，その行動を消去することではなく，特定の状況下でのその行動を減少させることとなる．BlakeとBogod, Newbigging（1995）は，介護施設に住んでいる非常に話好きな脳損傷を負った若者について述べている．その若者は，あらゆる機会に注目と社会的交流を求めているようであった．しかし彼は，相手が何かに取り組んでいるとか，彼と話している時間はないというような社会的手がかりを判断する能力に乏しかった．彼がスタッフとひっきりなしにしゃべることが問題となった．というのは，そのおしゃべりがスタッフの時間と労力を奪い，同じ施設の他の利用者に損失を与えているからである．彼に，話している時間がない，他にすることがあると，単に伝えるだけでは何ら効果がなかった．スタッフは，弁別訓練を含んだ行動計画を実行した．その若者は，衣服に緑の札をつけている人であれば誰とでも話してよいと勧められた．すなわちこのなかには，彼と話すことを楽しみにしている他のプログラム参加者や彼の担当であるスタッフ，全体の監督責任者であるスタッフも含まれていた．彼は赤い札をつけている人とは誰とも話をしてはならなかった．このなかには，彼に話しかけられると苛立つ他のプログラム参加者，他の参加者の担当スタッフ，他の活動に取り組まなければならないスタッフが含まれていた．彼は緑の札をつけている人と話したときには強化された．しかし，赤い札をつけている人に近づいたときには，話はできないと伝えられ，彼は赤い札を示された．そしてそれ以上のやりとりや説明は行わなかった．その若者は，非常に容易にその弁別を学習し，欲求不満や動揺を示すことはほとんどなかった．そのはっきりとした視覚的手がかりは次第に小さくされ，最後には取り去られ，簡単な言葉だけの手がかりでよくなった．その若者は，このように弁別刺激に反応することで，行動を変えることを学習した．

## ■逆制止法

逆制止法（reciprocal inhibition）は，ある行動に取り組むことで，別の行動をすることができなくなるという行動原理に基づいた介入法である．ABI 後の関心がもたれる行動の多くは社会的行動の範疇に含まれるが，それ以外の種類の問題となる行動も起こりうるのであり，逆制止法はそのような問題に対処するときに役に立つことが多い．Hanlon と Clontz, Thomas（1993）は，右側頭葉と前頭葉を含む右くも膜下出血を負った53歳の女性に逆制止法を用いた例を紹介している．出血から2ヵ月後，不随意で制止できない口と表情の動きが生じた．それは，繰り返し不随意に，口が釣り上がる，声を出す，舌を突き出す，唇をぴちゃぴちゃ鳴らす，眼を閉じるというものであった．従来のリハビリテーション治療や薬物治療は，これらの症状を減少させることはできなかった．行動的治療は，プラスティックのストローを口の中に入れ，彼女が一連の不随意の動きを感じたらそれを嚙む，という相容れない行動を導入することであった．彼女には保続と反響言語という認知障害が残っていたが，この逆制止の動作は学ぶことができた．この介入によって，不随意な口の釣り上りと声を出すことは減少したが，治療（ストロー）が取り除かれたとき，この動きは増加した．彼女はこの方法を使い続け，退院1ヵ月後には良い効果が持続していた．そして最終的には，ストローよりも社会的に受け入れられやすい物を口に入れる方法として，棒つきキャンディーや火のついていないタバコに替えていった．

## ■レスポンスコスト法

最も臨床的な行動介入は，準社会的そして適応的な行動を誘発するための介入（強化）と，問題行動や破壊的な行動の頻度と長さを減少させるために消去（通常は無視，あるいはタイムアウト）を用いることである．無視は典型的にはある行動に反応しないようにすることであるが，患者はその場に留まっており，その状況から排除されることはない．タイムアウトとは排除することであり，通常は社会的接触を取り除くことによって行われる．例えば，患者を他者から離れて座らせたり立たせたりすることや，患者をまったく別の場所（例えばタイムアウト専用ルーム）に行かせたりすることである．いくつかの理由から，この除外的介入法は次第に少なくなってきている．その理由は，患者がタイムアウトに従おうとしない，行動の背後にある意味が通常考慮されていない，行動変化が他の状況に般化しない，タイムアウトそのものが報酬となり得る，などである．またタイムアウトは，その本人や周囲の人々から卑しめたり罰したりすることであるとみなされることもある．さらに脱抑制，衝動性，保続，アウェアネスの欠如がある場合は，不可能ではないにしても，この種の介入法を適用することや，フィードバックから患者が学ぶことは難しいかもしれない．

レスポンスコスト法（response cost technique）では，患者は，減少させようと標的にされている行動を行うと，何かを取り去られる．いわゆる**トークンエコノミー**（token economy）では，欲しい物や活動，特権を得るためにトークンが用いられるが，レスポンスコストのアプローチではある特定の行動を行うと，患者が持っているトークンが取り上げられる．Alderman と Fry, Youngson（1995，同様に Alderman & Ward, 1991 を参照）は，ヘルペス脳炎に罹患し13ヵ月後に治療に訪れた21歳の女性にレスポンスコスト法を用い，その後セルフモニタリング訓練を行った症例を報告している．その女性は，落ち着きのなさ，性的脱抑制，言語的攻撃を示していた．言語性 IQ と動作性

IQはどちらも65以下であり，重度の記憶障害，見当識障害，注意障害があった．標的行動は，速くて大声で繰り返されるいつも決まった発話で，その発話がグループ活動を妨害し，他の参加者を苛つかせ，怒らせる原因となっていた．ベースライン評価においては，1分間におよそ9回妨害するような発言をしていた．介入の第一段階では，タイムアウトが用いられた．しかしこの条件下では，発言は予想に反して劇的に増加してしまった．そこでスタッフは，簡単なトークンエコノミー・プログラムを実施するなかで，レスポンスコスト法を取り入れた．60ペニーが机の上に置かれ，彼女には不適切な反応に関する手がかりと教示が与えられた．彼女がしゃべりはじめたときには1ペニーを戻すように促され，そしてなぜ戻すのかの理由が告げられた（プロンプティングが必要であった）．15分後に硬貨が数えられ，そして硬貨が10個以上残っていたら，彼女は誉められ，食べ物と1トークンが与えられた．そして，トークンは後で大きな強化子と交換できることが説明された．レスポンスコスト法の導入ですぐに行動に効果が現れ，患者はさらに抑制的なコントロールができるようになっていった．途中のレスポンスコストを用いなかったセッションの間でも改善は続いたが，治療を完全に終了したときには発言は増加した．治療後のタイムサンプル記録法からは，治療15ヵ月後には抑制的なコントロールが全体的に増加したことが示されていた．改善は，病院のなかの他の状況には般化したが，地域に外出したときには般化しなかった．地域のなかでトークンのシステムを実行するのが難しいことから，この研究者らは，患者がセルフモニタリングを学習し，最終的には不適切な話し方をコントロール（減少）できるようにするためのもう1つのプログラムを取り入れた．この後半のプログラムは侵襲性の少ないものであるが，はじめに観察されていた問題行動の悪循環を断つためには，最初の徹底的な行動分析が不可欠である，とこの著者らは論じている．

### ■日常活動への支援

　回復の後半の段階において，家庭や学校や仕事に戻るときに，予測しなかったような新たな困難が生じることがある．損傷後の初期には，非常に多くの援助，指導，補助が，家族，教師，友人，仕事の同僚から提供される．支援と生産性とスピードへの要求が引き下げられることで，その人は慣れていていつも行うような活動に関しては，比較的うまく役目を果たすことができる．しかし損傷からの時間が経過するにつれて，周囲の人々からは，だんだん援助を少なくしてももっとできるようになると期待されるようになる．そして，学ばなければならない新しい課題や処理しなければならない難題に直面するようになってくる．その人はうまくやれているように見え，学校や職場の他の人たちにとっては，その人が損傷を負ったという記憶が薄れていく（あるいは，損傷を負ったことが知られていないこともある）．この段階に，欲求不満，挫折感，自尊心や自信の低下，喪失感として行動障害が増大することがよくある．

　FeeneyとYlvisaker（1995）はこのシナリオを，重度の外傷性脳損傷（TBI：Traumatic Brain Injury）を負った3人の男子学生に関する研究報告の中で述べている．彼らは各々とてもよく改善して学校に戻った．しかし学業上の要求と期待が増すにつれて，問題行動（身体的攻撃を含む）が次第に増大していった．この研究における従属変数は，問題行動の頻度とアベラント行動チェックリストの得点，宿題が完了できた割合であった．

- 1週間のベースライン条件では，男子学生たちは学校の課題と日常活動について通常のオリエンテーションを受けた．彼らは，1日の開始時とその後数回，その日のスケジュールを言葉で伝えられた．
- その後の3週間において，研究スタッフは4つの新しい方法を実行した．1つ目は，各学生とひとりのスタッフがその学生の1日の活動を詳しく見直した．2つ目では，スタッフと学生はしなければならない学習の量と順序をどのように克服するかについて話し合った．重視されたことは，学生に選択の機会を与えることと，どの宿題を終わらせなければならず，そしてどのようにして終わらせるのかについての情報を与えることであった．3つ目では，「改良されたスケジュール表」が渡され指導された．これは学生が1日のなかでかかわっていく様々な活動の写真が貼りつけられたものである．4つ目では，スタッフと学生は，1日の活動を声に出して繰り返し復習した．この3週間の間に問題行動の頻度と強さは次第に減少していった．
- 次の2週間においては，写真の手がかりは文字で書かれた手がかりに換えられた．学生とスタッフは，予定を声に出して繰り返すことを続け，そして再度，選択肢が与えられた．はじめのうちは問題行動が増加したが，後には減少した．
- それから学生たちは最初のベースライン条件に戻された．それは定期的にこれから何があるかを普通に思い出させることであり，写真や書かれた文字による手がかりは与えられず，予定を声に出して繰り返すことも行わないものであった．この時点で，積極的な支援が取り除かれると，行動は悪化し，ベースラインのレベルに戻った．

この研究者らは，構造化すること，選択肢を提供すること，行動を習慣化することが，問題行動を減少させる方法であると論じているが，この若者たちには良い行動のための支援と行動を習慣化するための手がかりが継続して必要であることも認めている．これまでに述べられた支援は再開された．

学校と職業活動に関する1~2年後の追跡調査からは，肯定的な長期的効果とアウトカムが示された．FeeneyとYlvisaker（1995）は，学生が教育やサービスを受ける環境のなかで，そして問題行動が現れていた環境のなかで介入が行われたことが成功をもたらした，と述べている．同様に，それまでに学生たちと毎日かかわっていたスタッフが同様の対応をしたことも，成功の要因であった．この研究者らは，日常活動が明確であることと，習慣化されていることの重要性と，学生を積極的に目標設定，計画，モニタリングにかかわらせていくことの有効性を指摘している．この改良された支援システムの趣旨は，学生に自分たちが要求されていることを理解できるように援助すること，彼らに自分がプロセスにかかわっており自分がコントロールしているという感覚を与えること，そして課題を投げ出さないように援助することであった．

この研究は，**先行刺激**コントロールを重視したプログラムをよく描き出しており，その概念はオペラントコントロールよりも理解しやすい．YlvisakerとFeeney（1998）は，普段若者たちの周りにいる人々と協働して介入を行うことの必要性を強調しており，規則的な日常活動の遂行を容易にした多くの症例を報告している．この著者らは，脳損傷を負った人々が，自分は何が得意で何が不得意かを知ること，そして課題が難しいときには自分を助けてくれるものがあるということを知ることができるように援助することが重要である，と強く主張している．家庭，学校，職場で課題を

実施するための計画を立てることが有効であること，自分がどの程度うまくできているかに注意を向けさせることが有効であることを強調している．またうまくいかなかったときを認識できるようになること，そして課題を終わらせるために新しいやり方を試みることができるようになることも必要であると強調している．彼らのアプローチは，教示や治療セッション中に行うのではなく，毎日の活動と会話のやりとりのなかで一貫してモデリングとコーチングを行うことが必要である，と強調している．このような介入は社会的行動障害に非常に有効であるが，必ずしも注意や記憶といった認知的問題を扱えるわけではない．**ディレクト・インストラクション**（direct instruction, 正しくない反応を最小にすることを重視した学校教育的アプローチ）のような学習技術を用いること，教育的素材を組み合わせること，記憶や体系化のための外的補助具を使うことは，このような行動的な介入を行う際の重要な補助手段である．

## 前向きプログラミング

　LaVignaら（Donnelan, LaVigna, Negri-Shoults, & Fassbender, 1988）は，問題行動を扱うときのさらにまた別のアプローチ法を強調している．彼らのアプローチ法は伝統的な行動介入に基づいているが，問題行動の捉え方と介入の焦点の当て方において，これまでとはまったく違ったやり方を提示している．彼らはそのアプローチ法を**前向きプログラミング**（positive programming）と呼び，行動変容のための漸進的で教育的な過程を説明している．そのアプローチ法は，現れている問題の機能分析と，より効果的に行動するための系統的な指導から成り立っている．伝統的な行動変容の手続きでは，別々の望ましくない行動を個別に治療していくことに焦点が当てられていたのに対して，前向きプログラミングでは，特定の行動の減少よりも，長期に渡る技術獲得を重視している．この方法は，他の介入法のように行動が「生じる－生じない」といった捉え方をせず，行動が「効果的」あるいは「効果的でない」といった捉え方をする．前向きプログラミングは次のように行われる．新しい行動を教える．慣習にそぐわない行動の替わりに別のコミュニケーションの仕方を教え，その人がより効果的なコミュニケーションができるようにする．さらに適切な別の行動を教える．行動の意図が不明確なときには，その行動に意味づけをする．Donnelanら（1988）の訓練マニュアルに，前向きプログラミングの枠組みによるこれらの4つの例が記載されているので，以下に述べる．

- **新しい行動を教える**　11歳の少年が良性の脳腫瘍の手術後，学校に戻った．しかし，その少年は最初の週の数日後には学校に行けなくなってしまった．彼は，無断欠席したり，気分が良くないと言い張ったりした．機能分析で，校庭での他の生徒との問題から学校に行けなくなったのだろうと推測された．友だちに対してもっと主張できるように，また怖がらなくてもよいように，ソーシャルスキルトレーニングが教えられた．
- **コミュニケーションのやり方を促進させる**　知的障害があり，聴覚障害と視覚障害もある女性（しかし彼女は非常に豊富な手話を身につけていた）が，攻撃的で自虐的な行動を頻繁に示した．たとえ誰かがそばにいたとしても，彼女は聞くことも見ることもできないので，自分の手話がいつ「伝わっている」か彼女には予想ができない．そこで彼女は，注意を引いたり，援助を求めたり，休憩したいときに，このような破壊的な行動をとるのではないか，という仮

説が立てられた．彼女には卓上ベルが与えられ，手話をする前に注意を引くためにベルを鳴らすよう教えられた．そのベルをコミュニケーション手段として手話と組み合わせることで，彼女の攻撃的で自傷的な行動は消去された．

- **より適切な別の行動を教える**　重度の頭部損傷後，ある21歳の女性は実家に戻ることができた．しかし彼女は，タンスから自分の衣服を全て取り出し，折り畳み，戻すことを繰り返した．彼女のジョブコーチは，彼女を地元の中古品販売店の仕事に就かせた．彼女は衣類を袋から取り出し，折り畳んだり並べたりして箱の中に入れた．そして彼女は棚から衣類を取り出したり，保管したりすることも覚えた．彼女は，好きな編物や衣類と一緒に1日中働き，それに対して援助つき雇用計画の一部として賃金を受け取った．

- **意図が明らかではない行動には意味づけする**　ある自閉症の少年は言葉を発せず，社会的交流をほとんどしようとしなかった．しかし定期的に，その少年は指導員の近くにいることがあった．スタッフはこの行動に対して，これは意図的であり，コミュニケーションをしようとしている行動であるとみなして反応するように決めた．スタッフはその少年が近づいてきたら，彼が社会的交流を誘っているのだとみなし，彼と会話をはじめるようにした．あるいは何か物を要求しているのだとみなし，その少年に好きな物を与えるようにした．ときが経つにつれて，その少年の動きはだんだんと意図的になってきたので，スタッフは別の意思表示の反応を形成することができた．

前向きプログラミングの良さは，まず第一にその肯定的で建設的な性質にある．新たな問題行動が発生する危険性を最小限にして，新しい行動が教えられる．環境のなかの自然な随伴性によって新しい行動レパートリーが形成・維持されることで，長期的で永続的な効果がある．そのため，このような効果が般化していく可能性は，時間の経過とともに増大する．利用できる資源が限られているような状況においても，このアプローチは有効である．環境のなかで，学習者と周囲の人々双方の関心と感情を考慮することで，社会的妥当性を強調している．最後に，このアプローチは，学習者を自分自身の行動の管理と自己決定に積極的に参加させることができるので，その人の尊厳を高めることに寄与するだろう．

## メタ認知・自己制御法

これまでに述べられてきたタイプの行動介入は，治療計画においてきわめて貴重で重要な構成要素である．しかしながら，長い経過のなかでは脳損傷を負った人に高いレベルの支援を提供し続けることは困難である．また，家庭，学校，職場環境における強化は（たとえ介護者が高いやる気をもち，最上の訓練を受けていたとしても），やはり一貫性に欠け，できたりできなかったりになりがちである．実際には，その人が生活する環境のなかで行動変化が次第に広範囲に拡がり，そして安定していくためには，治療的介入を少しずつ減らしていくプロセスが必要かつ重要である．さらに，最大限の自立と自己管理が，よく知られているリハビリテーションの目標である．これと同じように，行動管理の領域における介入の究極のゴールは，行動の自己制御が内面化することである．これには，自己モニタリング，自己抑制，自己評価，問題解決，行動の自己コントロールに必要なその他の技能が含まれている．自己制御を教えることで，環境が変化していくなかで，行動変化はよ

り強固で柔軟なものになり，そして本質的な融通性と適応能力がもたらされるようになる．しかしこれらの能力は，これまでに述べてきたような行動管理に関する他のアプローチよりも一般的に，高いレベルの認知能力，洞察，自己アウェアネス，動機づけを必要とする．メタ認知・自己制御法訓練の目標は，不適応行動や望ましくない行動を減らすだけでなく，質の高い生活や社会的交流に必要な行動技能や習慣を身につけさせることである．

　自己制御法を効果的に訓練するためには，訓練方法を細分化し，十分で一貫した成功体験をさせることが必要である．多くの方法では，まず特定の場面でより自分の行動に気づくことができるように訓練し，そのうえで，その状況で自分の行動を管理する一連の段階や手続きを進めていく．支持的なコーチングと正の強化が最も適切であり，状況に相応しい行動を形成するうえで最終的に成功をもたらす方法である．自己制御法の例としては，ストレスと怒りの管理（第12章参照）やアサーティブネストレーニング，会話の開始・交互に話す・話題を維持するといった領域に取り組むために計画されたさまざまな語用論的介入（第10章参照）などが挙げられる．自己制御の技術を臨床場面で訓練したならば，高頻度の手がかり，促し，強化子は，系統的に減らしていかなければならない．そして本人が，手がかり，モニタリング，自己評価に関して少しずつ責任をもてるようにしていかなければならない（しかし実際の環境のなかで，そこに適した練習と訓練をすることはとても重要である）．メタ認知法訓練の過程のなかでは，段々と難しくなる課題，あるいは段々と難しくなる環境に逆行して，系統的に援助を少なくしていく．

　メタ認知法訓練の原理は，最初は発達的な学習障害を持つ生徒に対する援助のなかから発展してきた（Graham & Harris, 1989; Harris, 1990）．多くの伝統的な技術が，学業においてより良い学習と記憶をもたらすような，適応行動を促進するための自己制御法を含んでいた．その後これらのやり方が，脳損傷を負った人々に用いられるようになった．StussとDelgado, Guzman（1987）は，運動動作を維持できない2人の患者に運動動作を維持できるようにするために，言語的自己制御法（自己合図法）を用いた．この方略は，手がかりがあるときには有効だったが，ほとんど般化しなかった．CiceroneとWood（1987）は，問題解決課題において，はじめは声に出して，そして次第に声には出さないようにして自分に手がかりを示していく自己教示法について説明した．LawsonとRice（1989）は，WSTCの頭文字を使った自己モニタリングの例を示している．活動をしているときに，その人は自分に向かって次のように言うように学習する．「私は何をしようとしているか？」（W, "What am I supposed to be doing?"），「方略を選択しよう」（S, "Select a strategy"），「方略を試してみよう」（T, "Try the strategy"），「方略を確認しよう」（C, "Check the strategy"）（WSTCとその他の自己制御技術の詳しい考察は，第8章を参照）．

　どのようなメタ認知法を訓練するときでも，少なくとも3つの訓練構成要素が含まれている．第1は，訓練を受ける人にその方法の必要性に関する情報と基本的な原理についての知識が伝えられなければならない．第2は，その方法を使いこなすために必要な技能と技術が系統的な練習によって教えられなければならない．第3に，その方法が新しい環境，より複雑な環境，より必要性の高い環境においても確実に使えるように般化が行われなければならない．メタ認知法は，最初は認知活動へのアプローチとして考案されたが，問題行動や身体感覚，情動に対処する場合にも適用されるようになってきた．この方法は，不安反応や怒り，痛み，特定の恐怖や恐怖症への対処にも成功している．

　自己制御法を脳損傷を負った人々に用いるときには，方法を実施する際にいくつかの修正を行う

必要があるかもしれない．教示はより明瞭でなければならない．そして書き出され，手がかりとして用いたり，見直したりすることができれば役立つだろう．アウェアネスが限定的であることによる問題行動を認識させるために，追加訓練が必要かもしれない．損傷前のうまくやれていたころの能力や技能を思い出すことで，新たな欲求不満が生じるかもしれず，それに対処することが必要になるかもしれない．次の症例は，怒りの爆発に対処するためにメタ認知・自己制御法をどのように用いるかについて説明している．

□怒りのコントロールに自己制御法を用いた症例

　ジェリーは24歳の男性で，自動車事故による中等度のTBIを負っていた．学歴は高卒で，事故の前は自動車修理工場で働いていた．薬物依存の経歴があったが，3年間は2つの職場で安定して働いており，配偶者と良好な関係を保っていた．彼と妻の間には2人の小さな子どもがいた．事故後2日間，意識消失と覚醒を繰り返したが，見当識，運動機能，会話・言語能力は比較的早く回復した．残った障害は，衝動性，易刺激性，欲求不満耐性の低下であった．認知検査は，思考の柔軟性欠如，高次の注意，問題解決能力に問題があることを示していた．彼は，ちょうど3週間でリハビリテーション施設から退院した．そして，その後6ヵ月の間に2回仕事に就こうとした．彼の仕事をする能力はそれほど損なわれていなかったが，（上司，同僚，顧客に対して）怒りを爆発させたためにどちらの仕事も失ってしまった．彼は言葉で怒りを表し，また物を叩いたり投げたりもした．彼の妻は，まだ彼と一緒に住んでいたが，ジェリーの怒りにはもう対処できないと感じており，子どものことを心配していた．彼は妻や子どもを叩くことはなかったが，妻は気が休まることがなく怯えていた．最近では，彼はアパートの壁を殴って穴を開けていた．

　治療はいくつかの要素を含んでいた．第1には，ジェリーにはビデオ，冊子，話し合いという形で，脳損傷と前頭葉損傷に共通する後遺症についての情報が与えられた．特に強調されたのは，易刺激性と怒りについてであった．ジェリーは，仕事がうまくいっていないことは認識していた．しかし，怒りの爆発は周りの人たちのせいだと思ったり，怒りは突然生じるのでコントロールしようがないものだと感じたりしていた．第2に，ジェリーは不快感と怒りがこみ上げてくる兆候に気づく訓練を受けた．彼はこれまでその兆候には明らかに気がついていなかった．セラピストは少し挑発的な話題について話し合いながら，苛立ちが増大している兆候（例：こぶしを握ったり歯を食いしばったりする，呼吸が速くなる，早口になる，声が大きくなる，前かがみの姿勢になる）が現れたら，彼に合図を送った．これらの行動のリストを作り，さらに気づけるようにするために，ジェリーは苛立っていないときにこれらの行動を「模倣」した．それから彼とセラピストの話し合いのビデオを観ながら，これらの行動に合致するのはどれかを彼に尋ねた．そして彼の判断とセラピストの判断を一致させる実習が計画された．3番目には，ジェリーは，次第に苛立ってくるような話題や怒りが増してくるような話題についてセラピストと話しているときの自分の行動に気づけるように練習した．4番目には，苛立ちと怒りが増加している兆候に気づけるようになった後に，彼は治療セッション以外の場所での怒りを記録することを求められた．彼は，日付と時間，起こった出来事，（付録11.1の怒りの管理尺度による）怒りのレベル，彼がしたこと，彼が感じたことを記録するように求められた．この治療が行われている間にジェリーは，自分は子どもたちのことは愛しているけれど，子どもたちが遊んでいるときの騒音は耐え難いものであることに気がついた．5番目には，ジェリーはタイムアウト法を練習した．つまり数分間その場所から離れることであった（あるいはそれができない場合には，深呼吸しながら100まで数えるようにした）．彼は治療セッションのなかでこの技術を練習した．訓練の1つは，録音された子どもたちが遊んでいる音を聞きながら課題を行うというものであった．彼は，苛立ちの強さを評定することと，適切な方略をはじめることを学んだ．それから彼は家庭でこの技術を使いはじめた．そして各状況のなかで

ステップ1： **自分の怒りの兆候に気づこう**
早口になる
大声になる
呼吸が速くなる
歯を食いしばる
思考が停止する

ステップ2： **怒りの悪循環を止めよう**
していることを止めて，次のように言う．「私は怒りを感じ始めている．タイムアウトが必要だ」
外に出るか，寝室に行く
歩く
長く，深い呼吸をする

ステップ3： **元の場所に戻ろう**
笑顔を出せるようになったら，戻ろう
私がやる必要があることはどれか決める
謝る？
説明する？
話すための時間を作る？

ステップ4： **評価しよう**
私はどのようにやったか？
私がうまくやれたことは何か？
もう少しうまくやれることはなかったか？

ステップ5： **怒りの記録をつけよう**
日付と時間
何が起こったか？
怒りのレベルはどれくらいか（1～10）？
私は何をしたか？
どのように感じたか？

図11.3　ジェリーの怒りのコントロールのための手がかりカード

の自分の反応に沿って，怒りの感情や行動を彼の記録帳に記入した（「何が起こった？　自分は何をした？　タイムアウトしたか？　それはどのくらい効果があったか？」）．またセラピストは，彼と一緒に，怒りがこみ上げてきたときにリラックスできる活動のリストを作った（例：歩くことや運動，音楽を聴く，犬と遊ぶ，瞑想）．また，タイムアウトの後，いつ元の場所に戻ればよいのかをどうやって判断するのか，そしてそのときやる必要があることは何かをどうやって決めるのか，についてもコーチを受けた．怒りの兆候と試してみる技術のリストは，「怒りの手がかりカード」として印刷され，いつも財布の中に入れて持ち歩いた（図11.3）．

これらの訓練と同じ時期に，セラピストはジェリーの妻に会い，ABIと後遺症としての怒りに関する問題について情報を提供した．妻は助けを求めており，そして彼の爆発を無視すること，対決を避けること，彼の不快の高まりの兆候に気づくことを学ぶことで援助された．家庭や公共の場で彼が怒りの兆候に気づくためには，妻がどのような合図を彼に送ればよいのかを決めることができるように，2人は一緒に支援された．週に2回の治療を3ヵ月続けた後，ジェリーはかなり怒りをコントロールできるようになったと感じていた．彼は再び仕事に戻った．損傷を受ける前よりは容易に欲求不満になったり苛立ったりしたが，彼はこ

れらの感情をコントロールでき，仕事と婚姻関係を続けることができた．ジェリーは，「怒りの手がかりカード」をいまでも持ち歩き，使っている．

## 家族とスタッフへの教育と訓練

　問題行動にかかわる家族，専門スタッフ，他の介護職等とともに働くときの第1段階では，多くの場合，そうした行動の原因についての教育が必要である．回復の初期の段階で，損傷を受けた人が混乱や興奮したりしたときに示す共通の行動上の兆候や症状については，専門職はよく理解しているだろう．しかし家族は多くの場合，ショックを受けたり，混乱したり，恐怖を感じたりする．正常な回復の過程と，観察される行動や起こることが予想される行動についての教育は重要である．しかし，回復の後期の段階においては，家族と同じように，専門職でも問題行動を間違って解釈することがよくある．繰り返し質問することは，嫌がらせをしているとか注意を引こうとしているとみなされがちであるが，脳損傷を負った人は質問したことを本当に覚えておらず，また注意を引きつけるような技術も持ってはいない．日によって記憶が変動する脳損傷を負った人は，努力しないとみなされたり，「病的行動」を誇示しているとみなされがちであるが，そのような変動は回復の過程では実に正常なことである．なぜなら記憶は，周囲の気を散らすものや注意，あるいはその記憶が本人にとって重要であるか関連があるかといったことから影響を受けるかもしれないのである．介護者が，問題行動の原因についてより正確な見方ができるときに，多くの場合，より一貫して適切に，そして否定的な情動をもたずに対応できる．

　行動は，家族と専門職（看護師，セラピスト，助手，教師を含む），その他の援助者を含む全ての重要な人々に対して行動管理計画についての教育と訓練が提供され，それだけでなく，計画が立てられる段階から実行される段階においてこれらの全ての人々がかかわるときに，最もよく管理できるだろう．これらの人々全員が，可能な限り効果的に問題行動を防止することができる環境を構成すること，問題行動を引き起こす先行刺激を特定することを学ぶこと，その行動が起こったときに一貫して適切な反応やフィードバックを提供することができるようにかかわらせるべきだろう．課題要求をいつも無理のない一定なものにすることによって，問題行動の起こる可能性を低くする方法を全ての援助者が学ぶ必要がある．また援助者には，問題行動を乗り越え，危機的行動に対処する技術についても教える必要がある．これは，脳損傷を負った人が攻撃行動や自傷行為をするときに特に重要となるだろう．

　行動介入について記述していくことは有効な第1段階であるが，家族やスタッフ，その他の介護者が，その脳損傷を負った人とかかわっている様子を実際に観察することは，多くの場合に重要（そして実は不可欠）である．彼らは，知らず知らずのうちに問題行動を強化する手がかりや反応を与えていることがあるだろうし，あるいは望ましい行動を強化する機会を見逃してしまっていることもあるだろう．さらに，問題行動に対処することは，欲求不満を高め，ストレスが強く，恐怖を感じさせることさえあると伝えておくことが重要である．言語的な攻撃をしてくる脳損傷を負った人や他者に身体的な攻撃をしてくる脳損傷を負った人とかかわることは，そのことを知っていても知らなくても，きわめて不安をかき立てるものである．介護者は，そのような脳損傷を負った人とかかわる前から，非常に強い予期不安や恐れを抱いていることがある．脳損傷を負った家族の一員が怒りや攻撃を爆発させるのはいつなのか，そして一見それほどたいしたことではない誘発刺激が

何なのかがわからないので，家族はよく，まるで自分たちは「卵の殻の上を歩いている」様な気持ちであると言う．自分たちがこれから何をしようとしていて，そしてもし問題行動が起こったときにはどのように反応するのかを思い出すことで，もしかするとストレスがかかるかもしれないやりとり（例：脳損傷を負った人のベッドや衣服の交換）に介護者が心構えをするのは，役立つことが多い．難しいやりとりを行っているときには，問題行動は脳損傷の二次的なものであること，その人のコントロールを超えていること，個人攻撃と捉えるべきではないことを繰り返し思い出すことが助けになることがある．補足的にストレス低減法やストレスコントロールの教育を行うこと，その他の治療的援助を行うことは，行動管理計画にとって貴重な追加支援となる．介護者の行ったことに対するフィードバック，行動障害に取り組む際の別の方法についての建設的な提案，状況をうまく取り扱ったときの賞賛も同様に非常に大切なことである（Meichenbaum, 1985）．

　介護者は，介入計画の全ての段階に慣れておくべきであろう．この計画には，予防的方略の使用，問題行動に取り組んでいくための計画，危機管理技術の訓練と練習が含まれている．介護者は，実際に行動管理計画の実施直後には，標的行動が増加することを知っておく必要がある．多くのしっかりとした行動計画が，介入後に標的行動が増加すると非常に早く破棄されている．しかしこのパターンはよくあることなので，よく考えられた計画を粘り強く続けることで，通常，標的行動の減少に繋がる．望ましくない行動や怒りや攻撃のエピソードが単発で起こったとしても，それは管理計画の失敗ではなく，むしろいかにその計画が作用しているのか，そして変更あるいは改善するとしたらどのようにすれば良いのかを知る機会なのである．

　SohlbergとGlang, Todis（1998）は，脳損傷を負った人の通常の生活環境や職場において，訓練を受けた介護者が適切な認知的援助を提供することによる効果を調べる研究を計画した．元来の研究計画の目的は，対象者と援助者の相互作用における協働の形態を評価することであった．介護者と対象者が，介入法を計画・実施し，データ収集に協力した．援助者には，介入を試みる前に注意深く測定する必要があることが伝えられた．ベースライン期間中に，3つの対象者・援助者グループのデータは全て，標的行動の改善を示していた．1つのケースでは，教師は学生の宿題の出来具合を評価するように依頼された．宿題が戻されたときには，非常に高いレベルに評価されていた．しかしこれは，研究前にはずっと問題視されていたものであった．事後面接から教師は，研究者から面接を受けて自分の行動を修正していたことが判明した．面接を受けることで，教師は学生が宿題を理解しているかどうかの確認をはっきりと，また慎重に行うようになっていた．もう1つのケースでは，職場での行動が測定された．標的行動は，クライエントの同僚たちがこの研究計画に参加するように連絡を受けた後に，劇的に改善した．同僚たちは，それまで脳損傷を負った同僚に何をすればよいのかわからなかったという気持ちを述べた．しかし，研究者から援助を受けると約束されたことで，彼らは脳損傷を負った同僚により多くの援助をするようになり，その同僚が必要としていることによく気づくようになった．Sohlbergら（1998）は，脳損傷を負った対象者の行動を測定するという，まさにその行為が援助を提供する人々の行動を変え，結果としてベースライン段階で改善を示したと述べている．この著者は，クライエントの日々の活動の最も近いところにいる人々による援助行為を評価することの必要性と，一貫した行動観察と行動変化を図示することが，実際の行動を変化させる力をもつことを強調している．またこの研究結果の分析において非常に重要なことは，両方向のアプローチという考え方である．この介入のなかには主体となる専門家がいない．この介入では，介護者は本来的に熟練者であるとみなされ，クライエントや家族，他の

介護者,専門家による協働作業が奨励されている.

## 要　約

　行動の変化と行動の自己制御にかかわる問題は,ABI 後に最もよく起こり,壊滅的な結果を引き起こす危険性を孕んでいる.神経学的要因,社会的要因,情動的要因,その他の要因全てが,行動障害の原因となる.行動障害を管理するための様々なアプローチは,損傷後の異なる段階に応じて,そして個人によって異なる認知,情動,行動,パーソナリティに応じて使い分ける必要がある.環境調整,あるいは環境からの要求の調整,様々な介護者コミュニケーション法の実施,行動介入法の採用(前向きプログラミングを含む),自己制御法の訓練・実行などを強調してきた.行動障害に対する介入を成功させるためには,教育と訓練,そして家族や専門家や他の介護者を巻き込むことが重要である.

## 文　献

Alderman, N., Fry, R. K., & Youngson, H. A. (1995). Improvement of self-monitoring skills, reduction of behavior disturbance and the dysexecutive syndrome: Comparison of response cost and a new programme of self-monitoring training. *Neuropsychological Rehabilitation, 5*(3), 193–221.

Alderman, N., & Ward, A. (1991). Behavioral treatment of the dysexecutive syndrome: Reduction of repetitive speech using response cost and cognitive overlearning. *Neuropsychological Rehabilitation, 1*, 65–80.

Blake, G., Bogod, N., & Newbigging, T. (1995). *Establishing stimulus control over the attention seeking behaviors of a memory impaired, brain injured adult*. Paper presented at the meeting of the International Applied Behavior Analysis Conference, Washington, DC.

Burgess, P. W., & Alderman, N. (1990). Rehabilitation of discontrol syndromes following frontal lobe damage: A cognitive neuropsychological approach. In R. L. Wood & I. Fussey (Eds.), *Cognitive rehabilitation in perspective* (pp. 183–203). London: Taylor & Francis.

Cicerone, K. D., & Wood, J. C. (1987). Planning disorder after closed head injury: A case study. *Archives of Physical Medicine and Rehabilitation, 68*, 111–115.

Donnelan, A. M., LaVigna, G. W., Negri-Shoulz, N., & Fassbender, L. L. (1988). *Progress without punishment: Effective approaches for learners with behavior problems*. New York: Teachers College Press.

Davis, J. R., Turner, W., Rolder, A., & Cartwright, T. (1994). Natural and structured baselines in the treatment of aggression following brain injury. *Brain Injury, 8*(7), 589–597.

Feeney, T. J., & Ylvisaker, M. (1995). Choice and routine: Antecedent behavioral interventions for adolescents with severe traumatic brain injury. *Journal of Head Trauma Rehabilitation, 10*(3), 67–86.

Graham, S., & Harris, K. R. (1989). A component analysis of cognitive strategy instruction: Effects on learning disabled students' compositions and self-efficacy. *Journal of Educational Psychology, 81*, 353–361.

Hanlon, R., Clontz, B., & Thomas, M. (1993). Management of severe behavioural dyscontrol following subarachnoid haemorrhage. *Neuropsychological Rehabilitation, 3*(1), 63–76.

Harris, K. R. (1990). Developing self-regulated learners: The role of private speech

and self-instructions. *Educational Psychologist, 25,* 35–50.
Hersen, M., & Bellack, A. S. (Eds.). (1988). *Dictionary of behavioral assessment techniques.* New York: Pergamon Press.
Jacobs, H. E. (1993). *Behavior analysis guidelines and brain injury rehabilitation: People, principles, and programs.* Gaithersburg, MD: Aspen.
Lawson, M. J., & Rice, D. N. (1989). Effects of training in use of executive strategies on a verbal memory problem resulting from closed head injury. *Journal of Clinical and Experimental Neuropsychology, 11,* 942–954.
Levin, H. S., Goldstein, F. C., Williams, D. H., & Eisenberg, H. M. (1991). The contribution of frontal lobe lesions to the neurobehavioral outcome of closed head injury. In H. S. Levin, H. M. Eisenberg, & A. L. Benton (Eds.), *Frontal lobe function and dysfunction* (pp. 318–338). New York: Oxford University Press.
Lezak, M. (1978). Living with the characterologically altered brain damaged patient. *Journal of Clinical Psychology, 39,* 592–598.
Mateer, C. A. (1997). Rehabilitation of individuals with frontal lobe impairment. In J. Leon-Carrion (Ed.), *Neuropsychological rehabilitation: Fundamentals, innovations and directions* (pp. 285–300). Delray Beach, FL: GR Press/St. Lucie Press.
McGlynn, S. M. (1990). Behavioral approaches to neuropsychological rehabilitation. *Psychological Bulletin, 108,* 420–441.
Meichenbaum, D. (1985). *Stress inoculation training.* New York: Pergamon Press.
Prigatano, G. (1992). Personality disturbances associated with traumatic brain injury. *Journal of Consulting and Clinical Psychology, 60,* 360–368.
Prigatano, G., Fordyce, D. J., Zeiner, H. K., Roueche, J. R., Pepping, M., & Wood, B. C. (1986). *Neuropsychological rehabilitation after brain injury.* Baltimore: Johns Hopkins University Press.
Sbordone, R. (1990). Psychotherapeutic treatment of the client with traumatic brain injury: A conceptual model. In J. S. Kreutzer & P. Wehman (Eds.), *Community integration following traumatic brain injury* (pp. 125–138). Baltimore: Paul H. Brookes.
Sohlberg, M. M., Glang, A., & Todis, B. (1998). Improvement during baseline: Three case studies encouraging collaborative research when evaluating caregiver training. *Brain Injury, 12,* 333–346.
Stuss, D. T., & Benson, F. D. (1986). *The frontal lobes.* New York: Raven Press.
Stuss, D. T., Delgado, M., & Guzman, D. A. (1987). Verbal regulation in the control of motor impersistence. *Journal of Neurological Rehabilitation, 1,* 19–24.
Wood, R. (1987). *Brain injury rehabilitation: A neurobehavioral approach.* London: Croom Helm.
Ylvisaker, M., & Feeney, T. (1998). Everyday people as supports: Developing competencies through collaboration. In M. Ylvisaker (Ed.), *Traumatic brain injury: Children and adolescents* (pp. 429–464). Newton, MA: Butterworth-Heinemann.

# 付録 11.1
## 怒りの管理尺度の例

| 行動と行為 —— あなたがどれくらい怒っているか、あるいは欲求不満か | 尺　度 | 行動が許容される範囲 |
|---|---|---|
| 怒りも欲求不満もない，リラックスしている，筋緊張がない，声が大きくない，楽に呼吸している | 0 | 全ての状況で許容される |
| 少し欲求不満，呼吸が少し荒い，声が少し太い，早口になる，姿勢が変わる | 1 | 全ての状況で許容される |
| 欲求不満が高まる，少し熱くなる，呼吸がさらに荒くなっている，声がうわずる，心拍数が少し上がる | 2 | 職場で許容される上限 |
| 欲求不満の増大，大声，貧乏ゆすり，指さし，動き回る，興奮している，拳を挙げはじめる | 3 | 家庭や公共の場で許容される上限 |
| 欲求不満・怒りの増大，顔が赤い，大声，怒りの表情，相手につめよる，拳を握る，目を見開く，攻撃的 | 4 | タイムアウトとリラクセーションが必要 |
| 欲求不満・怒りの増大，悪口を言う，短く早い呼吸，三言に一言，悪口を言う，膝・テーブルを拳で叩く | 5 | 治療場面で許容される上限 |
| 鉛筆を折る，大声で早口，歯ぎしり，顎を引く，速い心拍数 | 6 | 全ての状況で許容されない |
| 机や物を殴る，物を投げる，心臓がドキドキしはじめる，非常に興奮している，怒り | 7 | 全ての状況で許容されない |
| 大声をあげる，短く，速い呼吸，非常に興奮し，威嚇する，はっきりと考えることができない，非常に熱い | 8 | 全ての状況で許容されない |
| 人目をひくほど罵る，汗をかいている，極度に興奮している | 9 | 全ての状況で許容されない |
| 壁，物，人を殴る，口が渇く，叫ぶ，コントロールが効かない，無謀な運転 | 10 | 全ての状況で許容されない |

# 12

# 抑うつと不安の管理

　脳損傷リハビリテーション分野が発展するにつれて，地域社会へうまく再統合することを妨げる最も重大な障壁を特定し，それを最小にすることに関心が集まるようになってきた．脳損傷による情動的，行動的，心理的影響が，多くの場合地域社会への再統合に際して，最も持続する扱いにくい障壁になることは広く知られている（例：Ben-Yishay & Daniels-Zide, 2000; Lezak, 1987; Rosenthal & Bond, 1990 を参照）．このような重要性にもかかわらず，脳損傷後の気分の変化や不安の強さを評価する理論や技術はまだほとんどない．生理学的，心理学的，環境的変数が複雑に入り混じっていることが，この領域を理解・評価し，変化を管理することを難しくしている．

　この章では，後天性脳損傷（ABI：Acquired Brain Injury）後に現れる，より共通な心理情動的問題のいくつかを管理するための治療法に焦点を当てる．脳損傷に苦しむ多くの人が，反応性抑うつ（例：抑うつ気分を伴う適応反応）や不安反応（例：心的外傷後ストレス障害，パニック障害）あるいはその両方を経験している．彼らはまた，情動の不安定さ，易刺激性，怒りといった情緒調節の難しさも示す．情動の変化は重症の脳損傷後に生じることが知られているが，脳損傷後12ヵ月までは，脳損傷の重症度と情動障害の程度との間にほとんど相関がないことも見出されている（McCleary et al., 1998）．さらにその脳損傷を負った人は，脳損傷と影響し合い，予後に重大な影響を及ぼすような，病前のパーソナリティ特性やパーソナリティ障害をすでに持っていたのかもしれない．

## 基本用語

　**気分**（mood）は通常，気持ち，あるいは人の情動の状態——すなわち感情の内的体験と理解されている（Hinsie & Campbell, 1970）．普通は行動として表面に現れるものではなく，心の内的状態として定義され，一般的に自己報告尺度によって測定される．

　それに対して**情緒**（affect）は，感情，気分，情動の行動や外的表現を意味する．情緒は，行動と気質の広範囲で持続的な特徴であり，あるいは移り変わる情動状態の一時的または急速な変化の表現でもある．表情，声の調子，ボディー・ランゲージの特徴に情緒が現れているとみなされる．これらは内的な感情が外面に表現されたものであり，観念形成や認知が強く関連することもあるし，しないこともある．観察されている情緒がその人の気分と一致しないことがときどきあるという事実はよく知られており，特に多くの神経学的障害で見受けられる．例えば気分と情緒の解離は，仮性球麻痺（Lieberman & Benson, 1977）や右半球の脳血管障害（Bryden & Ley, 1983）に顕著な症状で

ある．

　**情動**（emotion）はさらに定義が難しく，この用語はしばしば幅広く，あいまいに用いられている．通常，強い，あるいは興奮した心的状態または気分の状態（例：喜び，悲しみ，恐れ）が経験されている内的な情緒の状態とみなされている．情動は，情緒的行動反応を根底にある思考や感情と結びつけるものであり，覚醒状態に影響される．

　**パーソナリティ**（personality）は通常，ある個人を唯一無二なその人自身として特徴づけている特性や特質の総体であると考えられている．パーソナリティは，個人のなかに現れるある程度予測可能な行動−反応パターンである．このパターンは，それぞれの個人が内的・外的な要求に反応して，意識的・無意識的に引き出すものである．「パーソナリティは，その人が環境との間に，安定的な相互関係を維持できるように機能する」（Hinsie & Campbell, 1970）．

　**心理社会的行動**と**対人関係スキル**は，社会状況において他者とのやりとりのなかで示されている行動とみなされている．これには，言語的・非言語的コミュニケーション，社会規範に従うこと，他者に対する通常の態度や接し方も含まれる．

## 脳損傷により生じる心理社会的問題の評価

　ABIは，直接的には脳の情緒調整にかかわっている部位の損傷の結果として，また間接的には損傷による後遺症の結果として，気分に影響を与える．不安と抑うつに関する評価と管理について書かれているものは多いが（Beck, 1991），これらの問題を示すクライエントが脳損傷を伴っている場合には，さらに配慮が必要となる．Lewis（1991）は，4つの構成要素からなる心理社会的評価モデルを提唱している．

- **神経学的徴候**　これは，特定の神経学的障害，それに関連する認知・行動障害である．
- **脳損傷の心理的影響**　これには，その人にとっての障害の意味や影響の強さが含まれる．また例として挙げれば，罪，恐れ，喪失，恥，社会保障などの潜在的要因も含まれる．
- **脳損傷とは関連のない心理的要因**　これには脳損傷を受ける前のパーソナリティの特徴や特性，家族内力動，他者との関係の取り方が含まれ，これらはその人が脳損傷にどのように反応するかに影響を与える．これには脳損傷前の適応，自己充足，自己アウェアネス，動機，目標志向性，ライフステージ，対処スキル，**統制の所在**（自分の生活や環境をコントロールできると感じている程度，locus of control）といった構成概念が含まれる．
- **脳損傷の社会的文脈**　これには，クライエントの家族，仲間，職場組織の構造だけでなく，クライエントの脳損傷とその帰結に対する周囲の人々の反応の仕方も含まれる（例：こうした集団の人々が，どれほど共感的，保護的，拒否的であるかなどである）．

　このモデルと第11章で述べたSbordone（1990）のモデルとの間には，明らかに重なるところがある．どちらのモデルも，脳損傷に特有な神経学的および神経心理学的要因，脳損傷前の要因，家族の役割，仕事・余暇活動・社会環境に関連する地域社会の要因を考慮して，介入計画を立てることを臨床家に奨励している．同様にどちらの分類法も，神経学的事象に対する反応は個人によって変動することを想定している．これらの4つの構成要素を考慮することによって，臨床家の評価とそ

の後の心理社会的介入計画が決定されるだろう．これから述べる脳損傷を負ったクライエントのプロフィールは，このモデルの用い方を示している．

□ルイス（Lewis）評価モデルを適用した症例

31歳の高学歴の女性であるジャネットは，自動車事故で中等度の脳損傷を受ける前には，ペースの速いインターネット技術の世界で働いていた．彼女のアイデンティティは，彼女の専門的職業と仕事における業績に非常に強く結びついていた（重要な**損傷とは独立の心理的要因**）．彼女は常に有能な学生であったし，損傷を受ける前には，週に平均50時間働いていた．この情報は，面接と教育・仕事・社会経歴の概要，質問紙式パーソナリティ検査によって収集された．彼女の医学的記録の概要からは，関連性のある**神経学的徴候**の変数が示唆された．つまり40分間の意識消失があり，その後に事故現場で意識を取り戻していた．彼女は数日間，少し苛立っており，また少し派手な作話を示していた．このことは，遂行機能障害の可能性を示唆している．損傷後15ヵ月後の神経心理学的評価からは全般的に非常に大きな回復が示されていたが，分割的注意，作動記憶，遂行機能には障害が残っていることが明らかとなった．ジャネットとの面接からは，さらに次のような重要な**社会的文脈の変数**が示唆された．彼女はできるだけ早く仕事に戻る必要があると感じており，5日間病院に入院した後2ヵ月も経たないうち，フルタイムの仕事に（それまでの職務内容やスケジュールを変更することなく）戻ろうとした．最後に，医学的記録の概要や彼女の雇用主・家族との電話によるインタビューから，彼女が脳損傷後に頭痛，集中力の低下，苛立ちを訴えているといった，**関連性のある心理的影響の変数**が明らかになった．ジャネットは仕事で何度か他者に「爆発」しており，これまでのキャリアのなかではじめて仕事上で否定的な評価を受けていた．彼女は医学的なケアを求めたが，医師からは神経学的には事故の後遺症はないと言われ，症状はおそらくストレス管理がうまくいっていないからだと言われていた．面接と抑うつの質問紙によって，ジャネットが抑うつと落胆を感じていることが明らかとなった．

評価結果をまとめる枠組みとして，ルイスの評価モデル（1991）の4つの構成要素を系統的に考慮した結果，このクライエントは，傷つきやすい障害前のパーソナリティとライフスタイル（彼女は非常に競争の激しい仕事の分野で，常に高い業績を保っていた）だったことが明らかとなった．このことが，彼女が脳損傷に対して非機能的で長引く反応を起こしてしまう危険性を高めたのだろう（Kay, Newman, Cavallo, Ezrachi, & Resnick, 1992）．第2に，医学的記録には明らかな脳損傷の証拠があったが，彼女の神経学的回復は非常に顕著で，医師が彼女の訴えの原因には脳損傷は関連がないとみなすほどであった．第3に，彼女の回復までの時間は非常に短く，脳損傷から短期間で仕事と家事に完全に戻っていた．このことも彼女が困難を経験する可能性を高め，それによってさらに悪い情動（emotional）反応を引き起こしてしまうことに繋がったのだろう．最後に，事故後に重大な「失敗」を経験し，それが（支えとなるような教育や介入がなかったために）自信を失わせ，アイデンティティを動揺させ，抑うつに陥らせることになった．これらの知見を基にすると，治療計画は，脳損傷に対応した教育と支援を行い，アイデンティティの問題に応え，そして同時に注意・集中，記憶，体系化における実際の変化や知覚される変化を管理するための方略（例：スピードを落とすこと，ノートをとることなど）を奨励すること，となるだろう．

気分や他の精神医学的障害の評価のための診断技術や検査に関する詳細な議論はこの章の範囲を越えているが，治療は常に，何が情動的な症状で，何が脳損傷による神経学的症状なのかを区別したうえで行うべきであることは強調されなければならない（**表12.1参照**）．それゆえ油断のない臨床家は，ABIを負った人を正確に特徴づける診断を慎重にしなければならない．気分や他の精神障害の診断は，適切な訓練を受けた，経験豊富な医師によってのみなされるべきである．

表12.1 混同するおそれがある脳損傷の「情動」症状

| 心因性・精神医学的症状 | 神経性症状 |
| --- | --- |
| 否認 | 病態失認（障害へのアウェアネスの欠如） |
| 怒りや易怒性 | 欲求不満，破局反応，情報処理速度の低下，怒りの閾値低下 |
| 抑うつ | 発動性の欠如，情動表出の障害，泣くことの閾値低下，疲労 |
| 堅く強迫的・警戒心過剰な症状 | 転動性，2つ以上の課題を同時に処理できない，外からのコントロールへの依存 |
| 情動の不安定さ（感情状態の急速な変動） | 情動表出の不安定さ（情緒の急速な変動，しかし，根底にある感情状態とは必ずしも一致しない） |
| 社会的引きこもり | 発動性の欠如 |
| 未来の喪失感 | 計画性の障害 |
| 思考障害 | 失語，失名詞，作話，混乱 |
| パーソナリティ障害，行為障害 | 衝動性，社会的抑制障害 |

## 後天性脳損傷に共通な情動反応

　脳損傷後に起こる様々な情動的変化については，その人が環境や能力の変化に対して起こした正常で理解できる反応であるとみなすことが最も望ましい．脳損傷に対する最も共通の反応は，特に急性期以後では，抑うつ，不安，自尊心の低下，依存性，困惑である．

- **抑うつ**（depression）　ABIを負った人の心理社会的状態を評価する臨床家は，大うつ病エピソードの診断を下すことについては非常に慎重でなければならない．これらの人々にこの病気の徴候が見られたとしても，うつ病の症状とそれ以外の脳損傷後の心理社会的・認知的後遺症との間には非常に多くの重複がある．症候学的に重複する例としては，活力の低下，発動性の低下，易怒性，判断障害，集中力と記憶の障害，外見への関心の欠如，性欲の低下，睡眠障害，自己批判，情緒の平板化である．さらに前頭円蓋部（外側皮質表面）に損傷を受けた場合，発動性の低下と思考形成の欠如を伴う仮性うつ病に至るとも言われてきた（Blumer & Benson, 1975）．抑うつの症状のほとんどは抑うつ気分を伴う適応反応の結果であるとみなされるべきである．これは，損傷による喪失によって引き起こされる（例：自立，普通の活動を行う能力，仕事を効率よく行う能力等の喪失）．抑うつ気分を伴う適応反応は，受傷以前にうつ病の病歴がなくても起こることがあるが，それに対して大うつ病エピソードは，通常うつ病の病歴と関連していることが多い．特に反応性抑うつの患者には抗うつ剤が過度に使われてしまうことが多いので，正確な診断が重要である．

- **不安**（anxiety）　不安は典型的には，神経質，不安定感，恐れとなって現れる．不安の高い人は，外見的には緊張，警戒心過剰，動きの堅さを示す．また，声や動作の震え，神経質的な繰り返し，速い喋り方，速い心拍数，速い呼吸を示すこともある．不安は典型的には，ストレスのかかる状況への対処が困難であることを反映している．パニック発作やストレスによって引き起こされる「神経学的事象」もこのカテゴリーに含まれるが，器質的な要因もこのような症状を引き起こすことを知っておくべきである．これらの症状には，指先やつま先のピリピリするような主観的な感覚や感覚喪失，仮性発作，発汗，蕁麻疹のような皮膚の反

応が含まれる．脳損傷を負った人では，機能的な能力が低下したと実際に感じること，あるいは失敗経験の増加，未来がどうなるかということについての漠然とした恐れや心配によって，不安が喚起される．

- **自尊心の低下**（decreased self-esteem） 脳損傷を負っていない人々が自尊心の低下に関連のある問題で心理療法に訪れる場合，その根底にある原因は，一般的にはその人自身やその人の行動に対する周囲の人々の反応についての誤解や抑うつ，あるいは自己卑下に陥るような生育歴である．ABIを負った人々の場合では，彼らは実際に機能低下を経験し，そして自らの能力低下に関してかなり正確に認識している．この認識は間違いなく，本人の自己イメージに強いダメージを与える．一般的には現実的な自己評価が脳損傷の回復において重要であるとみなされているので，治療では支持や激励，障害の客観的側面や残存能力，または回復した能力に焦点を当てることが必要である．

- **依存性**（dependency） 依存性と無力感は元来学習される．脳損傷を負ってない人の場合，無力感は自分自身を能力不足であると感じるときや，自分ではコントロールできないと感じるときに生じる．心理療法は，そのような人たちの能力感を高めるように計画される．脳損傷を負った人々の無力感は，環境をコントロールしたり管理したりする能力が実際に非常に低下していることから生じる．このことは，特に急性期において生じる．脳損傷を負った人の多くは，できるという感覚やコントロール感が増すにつれて，援助が必要だという主観的な気持ちが少なくなる．その他の患者では，他者への過度の情動的，身体的依存が強まり，孤立することや，ある人から離されることに対する誇大な恐れや苦痛として表現される．あるいは，絶えずもしくは不必要な励ましや手伝いを他人にしてもらうという依存の形で表現される．繰り返すが，脳損傷を負った人が最大限に自立し，安全にかつ支援を受けながら生活や就労ができるように援助する際には，スキルや能力，実際の必要性に対する現実的な見方ができるようになることが重要なステップである．

- **当　惑**（perplexity） ABIを負った患者の多くが，低下したり頼りにならなくなった自分の能力やスキルについて混乱や困惑を経験する．この現象は，よく**当惑**と言われる．そのような人々は，会話中に簡単な単語でさえ忘れていることに突然気づいたり，たったいま話していた会話の重要なポイントを思い出すことができなかったり，簡単なトランプゲームのときに数字の足し算ができなかったりする．これらの問題は特に，予想される問題が伝えられておらず，周囲の人々からはよくできるように見える軽度の頭部損傷を負った患者を混乱させることになる．

最近のいくつかの大規模な研究において，ABIの後に発生する，気分とその他の精神医学的障害について報告がなされている．HibbardとUysal, Kepler, Bogdany, Silver（1998）は，100人の外傷性脳損傷（TBI: Traumatic Brain Injury）を負った成人に見られる**精神疾患の診断・統計マニュアル第4版**（DSM-IV; American Psychiatric Association, 1994）の障害とエピソードの発生率，合併症，消失のパターンを調査した．TBI以前，TBIからの回復の急性期，亜急性期における診断を決定するために，DSM-IV用の構造化臨床面接（SCID: Structured Clinical Interview for DMS-IV）が用いられた．TBI以前では，有意なパーセンテージの人々が物質使用障害を示した．TBI後では，最も多かった診断は大うつ病エピソードと物質使用障害で，次が限定的な不安障害（すなわち心的外傷

後ストレス障害，強迫性障害，パニック障害）であった（**付録12.1**を参照）．合併率は高く，44％の人々が2つかそれ以上のDSM-IVの診断名をもっていた．TaylorとJung（1998）も同様に，気分障害と気分エピソードは，TBI後には一般の人々より高い頻度で起こることを報告しており，概算では25～50％が大うつ病エピソード，15～30％が気分変調性障害，9％が躁病エピソードであった．これらは全て，最近の他の研究（Bowen, Chamberlain, Tennant, Neumann, & Connor, 1999; McCleary et al., 1998; van Reekum, Bolago, Finlayson, Garner, & Links, 1996）と同じように，TBIは間違いなくその後の精神医学的障害の危険因子であることを示している．特にこれらの領域の問題は回復と地域社会への再統合に悪影響を及ぼす恐れがあるので，脳損傷を負った人々のこれらの問題をあらかじめ評価し，タイミング良く介入するのは当然のことである．

　TBIに関連する脳損傷が，通常，脳内の気分の調整に重要であるとみなされている領域に影響を及ぼすことを考えれば，その後に精神医学的障害・情動障害が発生しやすいことは驚くべきことではない．その領域とは，背外側皮質と眼窩前頭皮質，大脳基底核，扁桃核，側頭葉である．しかし，心理的そして心理情動的機能に影響を及ぼすTBIに関連する損傷の変わりやすい性質とその他多くの障害前後の変数を考慮すると，TBI後に特有の精神医学的障害を説明する神経解剖学的モデルを構築できるほど十分な情報はまだ得られていない．

## 心理療法的介入の原理

### 治療関係の基礎を作る

　全ての心理療法と同じように，臨床家は脳損傷を負ったクライエントと関係を築き，クライエントが選択できるように必要な情報を全て提供していくことが不可欠である．臨床家は，最終的にはクライエントが自らの情動障害を管理できるようにするために，必要なスキルを教えていく必要がある．これには次のような段階が含まれる．ラポールを形成する，クライエントの体験を確認する，心理教育を行う，リラクセーション法を教える，である．

#### ■ラポールを形成する

　心理療法とは，クライエントに多くの信頼を寄せることが必要とされる共同作業である．臨床家にとっては，クライエントが自由に情動や思考を感じ表現できると感じるような，安全な環境を作り上げることが非常に重要である．良好なラポールは，クライエントが，自分は尊敬されている，治療関係が心地良く満足のいくものであると感じられるように臨床家が常に配慮することによって，維持することができる．特に，心理学者のところに行くということは，あるクライエント（そして家族）にとっては，精神医学的に何かが悪いということを意味する．ラポールを形成するためには，最初は情動に関する話題から離れ，その人を知ることに焦点を当て，仕事や家族，興味のあることについて尋ねることが役立つだろう．より打ち解けて「繋がり」ができた後には，クライエントは，自分から進んで情動に関することを話すようになり，感じ方について尋ねられてもあまり防衛的ではなくなっている．

　専門家は自分の症状を受け入れてくれないとみなすクライエントもいる．そのため自分の症状に

対する警戒心を高め，援助を求める気持ちを増大させることになる（Cicerone, 1991）．クライエントが，自分の訴えの正しさを臨床家に「納得させる」ことを強いられていると感じなくて済むような雰囲気のなかで，症状について話すことができる面接から治療同盟をはじめていくことは，その後，心理社会的な問題に対応していくうえできわめて有効なやり方である．このような雰囲気は，(1)クライエントが訴える身体的・認知的症状について可能性のある心理情動的構造に，クライエントを早期から直面させないこと，(2)症状を説明するために，可能性のある器質的原因も含んだ選択肢を提供すること，(3)臨床家が改善に対して楽観的であること，そして本当に改善を期待していること，しかし，クライエントが「治る」と信じてしまわないような控えめな態度であること，によって形成されていく．損傷後の比較的早い時期のクライエントに会う場合には，多くの予防的な処置を行う必要がある．それは，クライエントが仕事・学校・家庭の活動に少しずつ戻るようにカウンセリングを行うことや，症状回復について現実的な時間的見通しを立てられるようにすることである．このアプローチについては，特に軽度外傷性脳損傷（MTBI：Mild Traumatic Brain Injury）に関連して，より詳細な考察と研究の裏づけが第15章に示されている．

## ■クライエントの体験を確認する

クライエントの体験や症状の訴えを確認していくことは，治療同盟を構築することと，心の根底にあるアイデンティティに関する問題を抱えるクライエントを援助することの双方にとって重要である．この問題はクライエントに「ぐらついた自己意識」や自信喪失（例：Cicerone, 1992; Kay, 1992, 1993; Sohlberg, 2000 を参照）を生じさせることもある．臨床家は，クライエントの体験を建設的な態度で確認していくことが必要である．すなわち，クライエントの障害にばかり焦点を当てるのではなく，共感を示しながら，しかし保護的ではない態度によってである．

最も困っている症状のリスト（**付録12.2**を参照）を用いて，クライエントを励ましながら，症状のなかから日々の活動を最も妨げているものに優先順位をつけてもらい，それにどのように反応しているかを思い出してもらうことは，面接過程に役立つであろう．既成のプロトコルを用いることも，クライエントの「意識の流れ」を避け，訴えを構造化していくのに役立つであろう．そのような「意識の流れ」からは，必要かつ特徴ある情報を識別することが難しいからである．多くの場合，クライエントに自分で用紙に記入してもらうよりも，面接形式で情報を集めるほうが好まれる．悩み事や問題についてのオープンエンドの面接のほうが，障害のなかで最も差し迫った領域を特定するチェックリストよりも通常望ましい．

## ■心理教育

クライエントが自分が認められていると感じるように援助することと，また同時に脳損傷とその影響についての彼らの知識を増やすことへの効果的な方法は，教育的な資料を検討していく系統的な機会を提供することである．目標は，クライエントが個人的に直面している問題について「専門家」が書いているということを，クライエントに示すことである．臨床家は，クライエントにとって役に立つ情報を含んだ文書，または視覚的資料を選んでもよい．例としては，脳損傷を負った当事者・家族あるいは専門家に対して書かれた脳損傷に関する記事，米国脳損傷協会から出されてい

る脳損傷の様々な側面に関するビデオ，クライエントに関係のある症状について書かれている本の中の1節のコピー，適切なインターネット上の情報などである．それから臨床家はクライエントと一緒にその資料を検討し，次の方法を1つ以上用いて，確認体験を増やす活動を組み立てていく．

- 文書の中で特にそのクライエントに関係のある箇所を色つきのペンで目立たせる．
- (1)情報を要約する，(2)自分に関連のある部分にアンダーラインを引く，(3)読んで生じた質問を書き出す，(4)自分に関連のある部分を読んでさらに詳しく書き足す，といった宿題を与える．
- その情報をグループ療法のなかで，他のクライエントや家族・介護者に対して「発表」させる（脳損傷後のアウェアネスをいかに促進するかについては第9章を参照）．
- 家族のために参考文献を収集する（Holland & Shagaki, 1998, 同様に，家族との協働についても第13章を参照）．
- インターネット情報サイトのリストを提供するか，あるいはクライエントに探させる．

どの方法を選択するかは，それぞれのクライエントの必要性によって異なる．クライエントの心理社会的プロフィールや治療段階によって，どのような教育的アプローチが最も適しているが決定される．

### ■リラクセーション技法を教える

緊張や不安が，身体的，知的，情動的健康に対して悪い影響を及ぼすことについて，クライエントと話し合うことは有効なことが多い．過剰な筋緊張は，痛みを悪化させ，集中を困難にし，疲労の原因となる．臨床家は一対一の訓練で，緊張の原因，どのようにそれに気づくか，どのようにリラクセーションを行うかについて伝える．そして，リラクセーション技法の習得には練習が必要である．リラクセーション練習用のテープを聴くことが有効なことが多い．クライエントには，少なくとも毎晩そのテープを聴き，1日のなかで何度もリラクセーション技法を練習するようにと勧める．よく行われるリラクセーションの方法としては，漸進的筋弛緩法（例：「腕を緊張させ，そして緩める」），自律訓練法（例：「あなたの左腕が重く温かい」），視覚化訓練（例：「暖かい浜辺に横たわっているところを想像してください」）などがある．どの方法が一番効果的かはクライエントによって異なるので，様々な方法を試してみるのが良い．例えば，筋力が低下しているクライエントは，最初に筋緊張をさせるとリラックスすることが難しくなることがある．その他の身体的・心理的リラクセーションの方法としては，身体運動（例：ストレッチ，ジョギング，犬の散歩），入浴，ゆったりとした音楽を聴く，しばらく横になるなどがある．緊張を緩和させるためにアルコールや薬物を使用することの弊害は強調しなければならない．薬物は，ABIを負ったクライエントに対して予測できない作用を及ぼし，回復を遅らせる．あまり障害が重くないクライエントには，瞑想のトレーニングが役に立つだろう．

対する警戒心を高め，援助を求める気持ちを増大させることになる（Cicerone, 1991）．クライエントが，自分の訴えの正しさを臨床家に「納得させる」ことを強いられていると感じなくて済むような雰囲気のなかで，症状について話すことができる面接から治療同盟をはじめていくことは，その後，心理社会的な問題に対応していくうえできわめて有効なやり方である．このような雰囲気は，(1)クライエントが訴える身体的・認知的症状について可能性のある心理情動的構造に，クライエントを早期から直面させないこと，(2)症状を説明するために，可能性のある器質的原因も含んだ選択肢を提供すること，(3)臨床家が改善に対して楽観的であること，そして本当に改善を期待していること，しかし，クライエントが「治る」と信じてしまわないような控えめな態度であること，によって形成されていく．損傷後の比較的早い時期のクライエントに会う場合には，多くの予防的な処置を行う必要がある．それは，クライエントが仕事・学校・家庭の活動に少しずつ戻るようにカウンセリングを行うことや，症状回復について現実的な時間的見通しを立てられるようにすることである．このアプローチについては，特に軽度外傷性脳損傷（MTBI：Mild Traumatic Brain Injury）に関連して，より詳細な考察と研究の裏づけが第15章に示されている．

### ■クライエントの体験を確認する

　クライエントの体験や症状の訴えを確認していくことは，治療同盟を構築することと，心の根底にあるアイデンティティに関する問題を抱えるクライエントを援助することの双方にとって重要である．この問題はクライエントに「ぐらついた自己意識」や自信喪失（例：Cicerone, 1992; Kay, 1992, 1993; Sohlberg, 2000を参照）を生じさせることもある．臨床家は，クライエントの体験を建設的な態度で確認していくことが必要である．すなわち，クライエントの障害にばかり焦点を当てるのではなく，共感を示しながら，しかし保護的ではない態度によってである．

　最も困っている症状のリスト（付録12.2を参照）を用いて，クライエントを励ましながら，症状のなかから日々の活動を最も妨げているものに優先順位をつけてもらい，それにどのように反応しているかを思い出してもらうことは，面接過程に役立つであろう．既成のプロトコルを用いることも，クライエントの「意識の流れ」を避け，訴えを構造化していくのに役立つであろう．そのような「意識の流れ」からは，必要かつ特徴ある情報を識別することが難しいからである．多くの場合，クライエントに自分で用紙に記入してもらうよりも，面接形式で情報を集めるほうが好まれる．悩み事や問題についてのオープンエンドの面接のほうが，障害のなかで最も差し迫った領域を特定するチェックリストよりも通常望ましい．

### ■心理教育

　クライエントが自分が認められていると感じるように援助することと，また同時に脳損傷とその影響についての彼らの知識を増やすことへの効果的な方法は，教育的な資料を検討していく系統的な機会を提供することである．目標は，クライエントが個人的に直面している問題について「専門家」が書いているということを，クライエントに示すことである．臨床家は，クライエントにとって役に立つ情報を含んだ文書，または視覚的資料を選んでもよい．例としては，脳損傷を負った当事者・家族あるいは専門家に対して書かれた脳損傷に関する記事，米国脳損傷協会から出されてい

る脳損傷の様々な側面に関するビデオ，クライエントに関係のある症状について書かれている本の中の1節のコピー，適切なインターネット上の情報などである．それから臨床家はクライエントと一緒にその資料を検討し，次の方法を1つ以上用いて，確認体験を増やす活動を組み立てていく．

- 文書の中で特にそのクライエントに関係のある箇所を色つきのペンで目立たせる．
- (1)情報を要約する，(2)自分に関連のある部分にアンダーラインを引く，(3)読んで生じた質問を書き出す，(4)自分に関連のある部分を読んでさらに詳しく書き足す，といった宿題を与える．
- その情報をグループ療法のなかで，他のクライエントや家族・介護者に対して「発表」させる（脳損傷後のアウェアネスをいかに促進するかについては第9章を参照）．
- 家族のために参考文献を収集する（Holland & Shagaki, 1998, 同様に，家族との協働についても第13章を参照）．
- インターネット情報サイトのリストを提供するか，あるいはクライエントに探させる．

どの方法を選択するかは，それぞれのクライエントの必要性によって異なる．クライエントの心理社会的プロフィールや治療段階によって，どのような教育的アプローチが最も適しているが決定される．

### ■リラクセーション技法を教える

緊張や不安が，身体的，知的，情動的健康に対して悪い影響を及ぼすことについて，クライエントと話し合うことは有効なことが多い．過剰な筋緊張は，痛みを悪化させ，集中を困難にし，疲労の原因となる．臨床家は一対一の訓練で，緊張の原因，どのようにそれに気づくか，どのようにリラクセーションを行うかについて伝える．そして，リラクセーション技法の習得には練習が必要である．リラクセーション練習用のテープを聴くことが有効なことが多い．クライエントには，少なくとも毎晩そのテープを聴き，1日のなかで何度もリラクセーション技法を練習するようにと勧める．よく行われるリラクセーションの方法としては，漸進的筋弛緩法（例：「腕を緊張させ，そして緩める」），自律訓練法（例：「あなたの左腕が重く温かい」），視覚化訓練（例：「暖かい浜辺に横たわっているところを想像してください」）などがある．どの方法が一番効果的かはクライエントによって異なるので，様々な方法を試してみるのが良い．例えば，筋力が低下しているクライエントは，最初に筋緊張をさせるとリラックスすることが難しくなることがある．その他の身体的・心理的リラクセーションの方法としては，身体運動（例：ストレッチ，ジョギング，犬の散歩），入浴，ゆったりとした音楽を聴く，しばらく横になるなどがある．緊張を緩和させるためにアルコールや薬物を使用することの弊害は強調しなければならない．薬物は，ABIを負ったクライエントに対して予測できない作用を及ぼし，回復を遅らせる．あまり障害が重くないクライエントには，瞑想のトレーニングが役に立つだろう．

## 伝統的な心理療法

　歴史的には，脳損傷に苦しむクライエントに伝統的な心理療法を薦めることは躊躇されてきた．脳損傷を負った人々の心理情動的問題に対して，応用行動分析，行動的介入，認知行動療法（CBT：Cognitive-Behavioral Therapy）を支持する人たちは，認知機能に障害を持った人々へ個人心理療法を実施することの難しさに言及している．実際，脳損傷後によくある認知障害は，情報処理や記憶に影響を及ぼし，伝統的な「対話を中心とした」心理療法の効果を弱めてしまう可能性がある（Bock, 1987）．臨床家に神経学的な観点から行動や情動の変化を理解していくための脳損傷に関する十分な知識がないと，伝統的な心理療法を用いるときにさらに支障が生じる（Sbordone, 1990）．

　ただ実際には，脳損傷を負った人々は心理療法的支援から得るものがない，という意見を支持する実証的根拠はほとんどない．情動面では，最適な学習を喚起したり維持したりするために，希望，自信，信頼を生み出したり，失望，不安定感，恐れ，疑心に立ち向かっていく心理療法が不可欠なものとなる．認知面では，心理療法によってクライエントが自分の問題について，新しく，より正確な理解と対処法が得られるように援助することが可能になる．行動面では，クライエントは行動変化をもたらすような病院以外での活動に繰り返し参加するように援助される．Prigatano（1991）は，脳損傷を負った人々への心理療法は「体験の仕方を学習すること」であるとみなしている．すなわち，クライエントに，仕事や対人関係に対する誠実でまじめな取り組み方，個性の育み方について教えるのである．脳損傷を負った人々は重大な喪失に苦しんでいる．そこで心理療法は悲嘆の過程を支え，また「新しい自己」や彼らが直面する新たな問題を受け入れることについても援助することができる．

　脳損傷を負った人々への心理療法に対する懐疑論と悲観論に対する反論は，次第に増えてきている．Lewis（1991）は，脳損傷を負ったクライエントを治療することへの臨床家のためらいは，クライエントに特有の要因よりも臨床家自身の不快感によるものだと言っている．彼女は，神経学的障害を持ったクライエントと健常なクライエントの差異が強調され過ぎてきたと主張している．彼女らの文献調査の中では，ChristensenとRosenberg（1991）やBen-YishayとDaniel-Zide（2000）も，心理療法が脳損傷リハビリテーションにとって不可欠な要素であることを支持する顕著な事例を報告している．Judd（1999）は，彼が**神経心理療法**（neuropsychotherapy）と呼ぶものを説明・推奨している．その介入の形式は伝統的な心理療法に基づいたものであるが，脳損傷を負った人々の必要性に合わせて修正されている．彼は，脳損傷を負っていない人々との心理療法の場合よりも，状況内と状況間の両方でより多くの反復と構造化を行うことが重要であり，また学習と記憶を援助するために，情報を書き出すこと，ノートを利用すること，頻繁な要約や練習を行うことが必要であると強調している．

　ある程度まで，行動療法，認知行動療法，伝統的な個人心理療法は1つの連続線上にあるとみなすことができる．損傷後の早い時期で，洞察やアウェアネスは低い状態にあり，患者が環境にきわめて依存しているときには，環境調整や行動療法的介入が最も有効であろう．患者が改善するにつれて，認知行動療法に含まれる自己制御の訓練がきわめて有効になってくる．その後の段階で，患者が自分自身の能力がもしかしたら永続的なものであると理解しはじめると，喪失や自尊心や自己概念の変化を取り扱うために，心理療法的アプローチが有効になるだろう．脳損傷を負った人々の行動的，情動的，心理社会的障害に取り組む臨床家のほとんどは，数多くの異なった治療哲学や伝

統から生み出された方法を使用している．実際に，脳損傷による障害が均一ではないことから，臨床家は行動療法，カウンセリング，神経心理学，心理療法からの手法に精通し，利用できる必要がある．

ABI後に生じている機能障害の原因を突き止めることが，治療計画の作成上で最も難しい部分であろう．心理社会的問題は，脳機能の器質的変化から生じているかもしれないし，あるいはいくつかの能力の実際の変化，もしくは自覚された変化に対する反応として生じているかもしれない．例えば，ある人が衝動コントロールに関係する脳機構にダメージを受けたことから怒りの管理に問題を呈しているときには，臨床家は第11章で述べられたような行動療法的介入や認知行動療法の技法を実施するだろう．あるいはまた，怒りの問題が主にアイデンティティの問題や損傷前と損傷後の自分の違いを自覚することから発生しているときには，アウェアネス訓練や教育，カウンセリング（第9章参照）を組み合わせて用いることが最も適切であろう．どちらの場合でも，臨床家は伝統的なカウンセリングの方法と同様に，脳と行動の関係，脳損傷の性質についての基礎知識を身につけておく必要がある．

## 行動療法

　行動療法は，行動の変化は気分の変化をもたらす，という考えに基づいている．ABIを負った人々は孤立することがよくあり，また，以前に楽しんでいた活動を再開したり参加することが難しくなることがある．行動的治療は，日記をつけることと併せて，活動レベルへのアウェアネスを向上させ活動を促進することに焦点を当てる．これは，クライエントに，以前に楽しかった活動や現在楽しめると思われる活動を特定・計画させ，取り組ませることである．例として，散歩，水泳，その他の運動，公園・ショッピングモール・映画に行く，友人と朝食や夕食に外出するなどである．

## 認知行動療法

　認知行動療法は，脳損傷後の問題の管理に次第に頻繁に用いられるようになってきた（Raskin & Mateer, 2000）．実際，認知行動療法は，一般の人々と病気をもつ人々の双方において，幅広い範囲の心理的状況や障害に対する根拠に基づく治療効果の議論のなかで，非常に成功を収めている（心理学的方法の促進と普及に関する特別委員会：Task Force on Promotion and Dissemination of Psychological Procedures, 1995）．認知行動療法は，その人の持つ信念（あるいは認知）やその人が行う自己陳述の特徴は，その人の行動に大きく影響するという前提に基づいている（Dobson, 1990）．例えば，抑うつの人の多くは，無価値，失敗，無能力といった感情を表現する．抑うつ的思考の内容は，これまで**抑うつ認知の3大徴候**と呼ばれて分類されてきた．これは，(1)自己（例：「私は役立たずだ」），(2)現在の経験（例：「私に何かをさせようとする人はいないだろう」）(3)未来（例：「私は決して良くならないだろう」）についての歪んだ，否定的な見方である．このような否定的で軽蔑的な自己陳述や信念は，通常習慣化して自動的かつ無意識的に行われており，そして実際に抑うつ気分を引き起こし持続させ，消極性と引きこもりの悪循環を助長することになる（**表12.2**参照）．

　否定的な信念や陳述は，多くの場合，非常に極端で非現実的である（例：「まったく生きる意味がない」「私は決して再び何かできるようにはならないだろう」）．部分的には，認知行動療法はこのように極

**表12.2　よく見られる認知の歪みの例**

**過度の一般化**：ある1つの出来事の結果が，必ず将来の出来事や似たような出来事でも起こると予測する．
「私はメーターをチェックし忘れた．私は何も正しくやることができない」

**選択的注目**：自分の経験の中で悪い面だけを選んで注目する．
「今日は少しも楽しい時間がなかった」

**二分法的思考**：極端に考える．
「私がそれを以前と同じようにできないなら，それをやる意味はちっともない」

**恣意的推論**：不十分な証拠にもかかわらず結論にとぶ．
「私は昨夜また怒ってしまった．この治療は決して自分には効かないだろう」

**破局化**：自己陳述，思考，イメージで，最悪の出来事や最悪の状況を予想する．
「私は決して新しい仕事に就くことはできないだろう」

**個人化**：自分にはほとんど関係がない，あるいはまったく関係のないことに責任を感じる．
「私の言語聴覚士が異動した．彼女はきっと私を嫌っているに違いない」

---

端で非現実的な信念を特定し，修正することに焦点を当てる．治療では，クライエントにこのような信念が極端で非現実的で非機能的であることを理解できるように援助し，それに代わって，より適応的で対処的な信念や考え方をもつことができるように手助けする．認知行動療法のもう1つの重要な側面は，日常生活状況での現在の行動を強調することである．この治療の重要な要素は，特定の行動を同定，数量化，観察することであり，もちろんその行動に先行したり，随伴したり，あるいは後続する潜在的な非機能的思考と自己陳述についても同様である．これは具体的には，非機能的思考の日常記録用紙（例が記載されている**付録12.3を参照**）を用いて行われる．もう1つの重要な治療要素は，良い出来事や活動を計画したり観察したりすることである．この行動観察を重視するところは，直接的な行動介入と似ている．しかし異なる点は，行動に関連する思考や信念の影響を取り入れ，強調するところである．行動療法と似ているもう1つの点は，過去の要因や，行動や思考の最初の発端にあまり重きを置かず，その代わり「いま，ここで」に焦点を合わせるところである．

### ■クライエントが現在の機能レベルを受け入れる援助をする

　ABIを負ったクライエントの多くが，後遺症を抱えながら生活していくために，非常に困難な学習課題に直面する．多くのクライエントが，自分が何者かという古い感覚を選び，新しい自己を拒絶する．例えば，クライエントの多くが「古い私」と「新しい私」について語る．より現実的でバランスのとれた自己感覚を発展させる治療活動の2つの例を以下に述べる．

- 臨床家は，クライエントに，事故によっても**変わっていない**良い個性のリストを作らせる．同時に，臨床家とクライエントは，変わっていない中心的な特性のリストを作る．この特性は，算数や書字といった特定の能力やある分野に関する知識，そしてもちろん「思いやりのある人」といったパーソナリティの特徴である．この課題の目的は，症状に注目するのでは

なく，現在持っている強みを伸ばしていけるように，クライエントを励ますことである．「対処スキル」について同じようなリストを作ることも，同様に価値がある．これによってクライエントは，使うことのできる有効な方略を特定することができ，必要なときには自分は新しいスキルを身につけることができると思えるようになる．
- 症状に対して非常にこだわりをもつクライエントの場合，持続している症状を「治療」しようとする，あるいは「管理」する話題に触れることさえ，逆効果になることがある．このようなクライエントには，報告される問題についての彼らの欲求不満を確認することと，現在の症状の苦しみを認めることが最も効果があるだろう．治療を進めるうえでは，（続いている問題を取り上げる代わりに）将来の目標を達成するために現在の能力をいかに活用するかを話し合うように治療を方向づけていくことが，役に立つやり方である．**付録12.4**は，このようなクライエントの過去と現在と未来における自己と能力についての認知を融和させるときに使用する表である．強みに焦点を当てることによって自信は増していく．しかしときどき，矛盾した反応が生じることがある．実際にクライエントが，症状は管理できると臨床家を納得させようとしはじめるのである．

## ■歪んだ思考・非機能的思考に取り組む

　認知行動療法では，深刻な苦痛や内的な動揺は歪んだ思考や非機能的思考によって引き起こされる，とみなしている．これらの多くは，過ちや失敗を強調した思考，行為や対人的なやりとりが悪い結果になるだろうとばかり考えるような思考である．いかなる種類であっても重大な喪失の後には，その人が絶望感を抱き，自分の状況を最も陰気な見方のみで見るようになることはよくあることである．この現象は，脳損傷を負った人，特に遂行機能障害の症状を示す人ではいっそう悪化する．このような人々は多くの場合，考えや行動が非常に頑固で融通が利かず，物事を1つの見方でしか見ることができない．彼らはまた，ある考え，アイデア，あるいはテーマが「頭から離れなくなる」傾向があり，それらが繰り返し頭に浮かんでくる（保続）．実際に，脳損傷を負った人々は，適応や回復を制限したり妨げたりするような非常に多くの否定的な思考や感情を抱きやすい．

　否定的な信念や期待に対処するためのアプローチ法の1つは，1週間の進歩を振り返るように奨励することである．そのなかでクライエントは，その週でうまくできた機能や治療の様子を記録する．もちろん，まだうまくいかないことや問題となっていることも記録する．もう1つのアプローチは，これはよくグループ療法のなかでうまくいくやり方であるが，「バランスのとれた見方」を話し合う練習をすることである．グループメンバーが挙げたものや練習用の本の中から極端な陳述や否定的な陳述を選び出し，参加者は，より現実的で，合理的で，肯定的な陳述を（頭の中や紙の上に）考え出すように求められる．我々は，逃避，否認，権利，罪，無価値感といった多くの種類の非機能的思考を見出してきた．いくつかの例を以下に示す．

- 権利と犠牲者化
   **極端または非機能的な陳述の例**
   「私はこんな風には生きていたくない！　こんなのまったくフェアじゃない！」
   「彼らは私に借りがある！　私は苦しんだ，だから私は，手に入れられるものは全部手に入

れてやる！」

**合理的な取り組み方の例**

「私に起こったことはフェアなことではなかったし，私がそれを好きにならなければならない理由もない．でも世界はフェアではないし，私に残された道は，私ができることに最善を尽くすか，投げ出すかだ」

「私が何を得たとしても，起こってしまったことを消し去りはしない．私の人生は，私が意味のある現実的な目標を選択し，それを達成できるように努力すれば，最も満足が得られるだろうし，最もコントロールできるだろう」

● 罪悪感

**極端または非機能的な陳述の例**

「私の損傷は（私の悪い行いに対する）罰だった」

**合理的な取り組み方の例**

「私は受傷前は――他の人々と同じように――完璧ではなかった．でも悪いことの報いを受けなくて済むような，良い人間だった．悪いことは良い人間にも起こる」

● 自尊心低下

**極端または非機能的な陳述の例**

「私はもう何もうまくできない．私はまったく駄目だ」

「私は価値のあることは何もできない」

**合理的な取り組み方の例**

「私には以前と同じようにできないことがある．しかし，私にはまだ何かをやれる能力があるし，進歩していく可能性もある」

「私は，自分の価値を測る基準を変えることで，いまの自分自身を受け入れていくことができる．私は新しい可能性と目標に対してオープンだ」

「進歩はどんなレベルでも，どんな程度でも重要だ．私は日に日に少しずつ，習熟しているし，コントロールできるようになっている」

　クライエントが自分の非機能的思考に気づきはじめたならば，それを毎日記録するよう勧められる．この流れのなかで，非機能的思考とある特定の状況，気分，行動，およびその結果を結びつけていくことが役に立つ．これまでにも述べたように，**付録12.3**に非機能的思考の日常記録例を掲載している．この様式には，状況，それに関連した情動の種類と程度，自動思考（非機能的思考），合理的反応，結果が記録できるようにスペースが作られている．もう少しレベルの高いクライエントには，それぞれの感情の強さを評価させたり，特定の陳述の「確信度」を評価させたりすることも有効である．

### ■思考停止法とその他の自己制御法

クライエントが，彼ら自身の自己対話や保続的思考がいかに自分を害するか，を理解できるように援助することは有益である．クライエントに次のような提案をすることが役立つかもしれない．「ある考えが頭から離れないことに気づいたら，その考えを追い払うために，何かを考えたり，声に出して言ってみてください．あなたに効く，何かの決まり文句や合図を使ってください」．決まり文句の例を以下に示す．

- 「ちょっと待て！　私はこのことで，いますぐにできることは何もない．私も少しは考え続けたい部分もあるが，それは生産的ではないし，私にはそんな余裕はない」
- 「落ち着け！　私の考えよ，静まれ！」
- 「私は，考えから離れなくなりはじめている．そうだ，いまこそ別のことを考えよう」
- 「精神コントロールのために休憩をとろう．そのことは昼食後に考えよう」
- 「あわてるな．いま，私は何をしているんだ？　いま，私がすることになっていたのは何だろう？」

自ら「心配する時間」と呼ぶ，毎日の一定の時間を用意しておくのが有効だと気づくクライエントもいる．彼らが，自分が何かを思いめぐらしていることに気がついたときには，決めた時間まで心配することを先送りする．するとクライエントは，その時間が来るまでに，心配する必要性や心配したいという気持ちが消えていることに気づくのである．

### ■非機能的思考と行動を管理するための計画書を作成する

情動や感情をコントロールするために計画書を作ることは，多くのクライエントにとって役に立つ．これは心理療法のなかで作られ，クライエントは必要なときにこれを使う．欲求不満や混乱の真っ只中にあるとき，何をすればよいのかがわかる文書ガイドを参照できるのは非常に有効である．例えば，脳損傷後に重い健忘症になったある若い女性クライエントは，自分の記憶補助用ノート（メモリーノート）の中に「怒ったときに」と名づけた欄を作っていた．そこには，彼女が怒りや欲求不満を感じたときに行うことができる活動がいくつも挙げられており，そのほとんどは彼女が考えたものだった．それは，友だちに電話する，犬の散歩に行く，ヘッドフォンで音楽を聴く，紙切れを破く，枕を叩く，などであった．計画書は容易に参照できてはじめて有効となる．そのため，計画書はメモリーノートやスケジュール帳の中に入れたり，財布の目につきやすい場所に貼りつけたり，あるいは（ベッドに入った後にくどくど考える傾向の人の場合には）ベッド脇のテーブルに常に置いておくべきである．計画書は長すぎたり，複雑であったりしてはいけない．そうでないと必要なときに使わなかったり読まなかったりするだろう．むしろ，クライエントにとって明確な意味をもった，簡単で具体的なキーワードやフレーズにすべきである．また，どのくらい非機能的思考，感情，情動が起こり，そしてそれにどのように対処したかを記録するための日誌やその他の方法を併用するのも有効である．興味深いことに，そのような思考を単に書き出すことは，繰り返される思考を増加させず，実際には減少させる．この種の「行動計画」は必要なときに加えられれば

よい．このような方法は，リストに加えられるキーワードやフレーズを脳損傷を負った人が主体的に考え出したときに最も効果を発揮し，また使用されやすい．

■エンパワーメントと自己充足感を促進する

　損傷の犠牲者であると感じている人々や，誰かに依存しなければならなくなり，しかし再び自立しようと試みている人々は，無力感を感じ，他者からコントロールされていると感じている．治療的なかかわりにおける重要な要素は，自己統制感と自己効力感を増すことである．例えば，どのようなことが注意の誤りを引き起こし，そのような誤りとその影響を減らすためにはどのような手順を踏めばよいかについて理解することは，おおいに自立心を与えることになる．このような自覚を深めることや自己制御力を強化する同様のアプローチは，気分状態や情動，行動といった幅広い範囲においても応用することができるだろう．この目標を達成するためのもう1つの方法は，自己と他者に対する責任感を育むことである．例えば，決まった日課や1週間に1時間でもボランティア活動をすることは，抑うつと孤立感を減少させ，自尊心を高める．1週間に1つの「楽しみなこと」を選択し，計画することに責任をもたせることでさえも，自立心を与えることに繋がる．そしてこの方法は多くの場合，抑うつの認知行動療法の主要な構成要素である．

## 介入の流れ

　これまでに論じられた技法は，ストレス，恐怖，欲求不満，易刺激性，怒り，衝動性，不安定さ，痛みといった幅広い種類の情動的・心理社会的問題に対応するために，修正されて用いられる．最も効果的なアプローチは，カウンセリングの支援を受けながら行動のグラフ化と技術のモニタリングを同時に行うことである．基本的な治療の流れを以下に挙げる．

1. **治療の標的とする問題行動や感情を特定する**　この段階では，クライエントと重要な他者への面接が不可欠である．もちろん問題の性質，頻度，先行事象と結果事象を決定するための行動観察を行う必要がある．
2. **問題に対応する選択肢のリストを作る**　この時期には臨床家はクライエントと一緒に，特定された問題に対処するのに有効な様々な介入の選択肢を書き出し，列挙する．これには，問題に対する反応を管理するための技術（例：混乱したときのためのストレス管理技術）と，もちろん特定の代償技術（例：混乱のはじまりを減少させるための言語媒介法）が含まれる．この活動そのものが，「ブレインストーミング」技術を訓練する好機である．
3. **クライエントは最も望ましい選択肢を選ぶ**　この段階の考え方は，クライエントは選択肢のリストを見渡し，自分の状況に最も適していると思われる治療法を選ぶ，というものである．重要なことは，選択肢にかける思いを強めるために，また方略の成否は自分にかかっていると感じるようにするために，選択権をクライエントに与えることである．この過程では，治療の選択肢を修正することも必要かもしれない．
4. **臨床家は治療法を実行するための訓練と支援を提供する**　クライエントは，選択肢から選んだ方略をいつ，どこで，どのように実行するかを教えられる．この時期の治療には，クラ

イエントや重要な他者が，問題に関する記録や報告を行うこともある．また臨床家は，方略を実施するタイミングにクライエントが気づけるようにするためのある種の構造化された手がかりシステムを考え出すこともある（例：スケジュール帳に書いておく，携帯電話のリマインダー機能を使う，冷蔵庫に付箋を貼る，など）．

5. **臨床家の支援からクライエントを離していく**　最終段階の目標は，治療環境以外でも方略使用の維持・般化を確実にしていくことである．臨床家は少しずつ手がかりの量と種類を少なくしていき，もちろん治療頻度も少なくし，最終的には，「フォローアップ」でやっていけるようにしていく．

このような治療的アプローチは，認知行動療法はもちろん，応用行動分析の原理に基づいている．重要な治療要素は，明確な治療方略を考え，選択する過程にクライエントを関与させることと，問題行動や感情のモニタリングや記録にも関与させることである．こうすることで，治療方略の成否についてクライエントに責任をもたせることに繋がる．クライエントが，自分のライフスタイルやパーソナリティ，能力に合うものかどうかを確認していく自己評価のアプローチを治療方略に組み込んでいくことは，損傷後期に情動症状が持続しがちな心理情動的問題に対して非常に効果がある．

## 障害前のパーソナリティの特徴を知り，対処する

受傷前のパーソナリティの特徴やスタイルは，脳損傷による後遺症の影響を強めることがあり，また治療的な取り組みとも影響し合うかもしれない．人によっては，損傷の結果として生じる感情と他者の反応が，脆弱性，犠牲者化，見捨てられ不安，コントロール喪失といった以前からの未解決であった情動的問題を誘発することがある．これらの感情や反応が認識されず治療計画で考慮されなければ，治療成果はわずかなものとなり，あらゆる場面で欲求不満を生じさせることになる．高い達成欲求や完全主義的傾向，誇大性や自己愛的特徴，境界性パーソナリティ特性や反復性の抑うつといった性格傾向をもつ人は，特に障害を長引かせる特有の危険性があり，治療への反応性は乏しい（Kay et al., 1992）．RuffとCamenzuli, Mueller (1996) は，TBIのアウトカムに特に影響を及ぼすいくつかの情動的危険因子と，その介入に関する有用な示唆について非常にうまく説明している．

### ■誇大性と自己愛的特徴

定義によれば，病前から自己愛的特徴を伴う誇大性傾向の人は，自分は重要であると感じ，かつ周囲の人々からそう見られることに対して強い欲求をもっている．そのようなクライエントは，以前に持っていた「最高の」スキルについて話をし，以前の自分の素晴らしい業績を検査者に印象づけようとするだろう．彼らは，自分の交友関係について熱心に語る．しかし，検査が進むにつれて，根底にある障害とコントロールの問題が明らかになってくる．彼らは，膨大な量の情報を収集し，新たに覚えた技術を操り，医療従事者とは同僚であるかのようにやりとりをする．彼らは自分の問題を，非常に独特で，大多数の人々にはとうてい理解できないものだとみなす傾向がある．医

療従事者に対して非常に批判的になりやすく，簡単に離れてしまいやすい．どこか他者を操作するようなところがあり，頻繁に約束を破ったり変更しようとし，特別なサービスを期待する．彼らは言葉のうえでは損傷とその後遺症が重大であることを認めるが，いかなる制限や制約の提案も拒絶する．

　このような人に対しては，喪失がどれほどクライエントの根底にある自己イメージを傷つけたかを判断することが重要である．臨床家は，自分が「偉い専門家」とか「障害について知っている唯一の人物」という風にクライエントに映らないようしなければならない．なぜならこのことが，クライエントの特別で独特でありたいという欲求を助長するからである．クライエントは特別な治療や「魔法の薬」を期待しているので，非現実的な期待が表面化してくるだろう．それ以上に臨床家は，もしそれが非現実的であるならば，クライエントの過剰に肯定的な見通しを受け入れないようにすることが重要である．自己愛的傾向をもつ人は，最も調子の良いときでも，他者の要求に関心をもたない傾向がある．そしてそのような症例の場合には，脳損傷の影響の1つはいくぶん「利己的」になりやすいことだとクライエントが理解し，他者への共感について考え，練習する必要性があることを話し合えるように取り組むことが有効だろう．

## ■境界性パーソナリティ特性と反復性抑うつ

　障害を持つ以前に境界性パーソナリティ特性を持っていた人は，非常に不安定な自己観をもっている．彼らは極端に，空虚感や無価値観から自信過剰まで急速に変動するだろう．さらに彼らの自己観は非常に脆く，壊れやすく，すぐに見捨てられたと感じてしまう．彼らは，感情的で不安定な人間関係を作る傾向にあり，理想化（人の良い面だけを見る）とこき下ろし（人の悪い面だけを見る）をする．そのうえ，情緒的に非常に不安定な傾向もあり，抑うつと易刺激性と不安の間を変動する．怒りのコントロールも同様に脆いだろう．

　例えば，我々が治療した若い女性は，脳損傷による軽度認知障害だけでなく，右側の神経損傷による腕と手首の障害を持っていた．彼女は学校に戻った．その学校では彼女は医学部の1年生のクラスで成績が上位10人の中に入っていた．しかし，試験でBの評価を1つ受けたとき，彼女は完全に失敗したと感じ，学校を辞めた．すぐに彼女は，自分の失敗は他人のせいだと責めた．しかし同時に落胆していた．彼女は，これまで目指していた心臓外科医としての道を続けることができないならば，生きている意味はないと感じていた．評価から，彼女には情動的に攻撃的な人間関係の経歴があり，また過食と嘔吐の経歴があることがわかった．

　このようなクライエントの場合，事実の歪曲が起こることを予想し，クライエントの全か無の思考様式を認識し，その考えを取り入れないようにすることが重要である．損傷と後遺症は，クライエントの不安定な自己観をいっそうかき乱し，過去の失敗の感情を引き出してしまう．衝動性を監視することもまた重要である．境界性パーソナリティ特性を持つ人は，いくぶん衝動的な行動をとったり，予想外の行動をとったりすることがある．この傾向は，脳損傷による遂行機能障害によっていっそう悪化するため，自殺を含む自傷行為の危険性を高めることになる．治療的援助は，基本的には，気分反応性を取り扱うことになる．それに加えて臨床家は，リハビリテーションチームの中でこのようなクライエントを治療するときには，クライエントの特性が作り出すスタッフ間の分裂に注意する必要がある．そのような分裂は，特にクライエントの予想できない医療従事者に

対する理想化とこき下ろしの間の変動によって生み出される．ある日「本当に理解してくれる」とみなされていたチームの中の唯一の人を，別の日には，完全に突き放してしまうだろう．チームが，ともにこのような心の動きを理解しながら仕事を進めることによって，成果が得られるだろう．

### ■完全主義的傾向のがんばり屋

　長い期間，高い達成欲求と完全主義的傾向，ストレスを持ち続けていた人々においては，脳損傷からの回復は複雑になるだろう．これはちょっとした認知的失敗と完全主義的傾向とストレスの高まりとの悪循環が，頻繁に起こりはじめるからである．彼らは以前から仕事中心であり，アイデンティティの大部分は自分の職業から成り立っているだろう．彼らはまた，仕事のなかで少しでも不完全な点を見つけると強い否定的反応を起こしてしまう傾向にある．このような人々は，ストレスを身体症状（例：疲労，頭痛，めまい，視力の変動）としてよく経験する傾向がある．また多少情緒表出が制限されているようなところがあり，融通の利かなさと頑固さを示すだろう．

　このような人を治療する際に大事なことは，リハビリテーションの観点からすれば，その人が経験しているストレッサー（ストレスを感じる要因）を評価・分析することである．次に臨床家は，ストレッサーが現在どのようにクライエントに影響し，ストレスがどのように現れているかを判断するべきである．次の段階は，いかに完全主義がストレスを助長するか，そしてストレスと否定的思考がいかに認知的失敗，頭痛，疲労を悪化させるかをクライエントが理解できるように援助することである．ストレス管理訓練には，長期に渡ってストレッサーへの対処がうまくいかないことを考慮する必要があるだろう．臨床家は，以前から日常にあるストレッサーが，現在は損傷に関連したストレッサーと混ざり合っていることを理解する努力もすべきだろう．重要な治療要素は，完璧な仕事が求められておりその必要性がある，という頑なな見方から離れられるように援助し，より多角的で相対的な考え方ができるようにしていくことである．

　以上に述べてきたような病前のパーソナリティは，症状の原因とみなすべきではなく，脳損傷によくある症状への反応とそこからの回復との間で相互作用する要因であるとみなすべきである．機能の喪失それ自体に加えて，喪失に対してその人が抱いている意味も回復に甚大な影響を及ぼす（Ruff et al., 1996）．損傷によって引き起こされる感情やもちろん周囲の人々の反応も，未解決の情動問題を引き起こし，その人の対処能力を弱め，その人が元来自尊心の拠り所にしていたものを損なう．これらの要因の相互作用を理解し，回復の過程で生じる可能性のある障壁を予期できるようになることが，心理療法的介入の重要な治療要素である．同じような特性と行動反応は，家族成員にも見られるだろうし，リハビリテーションチームにとって同様に問題となるだろう．

## 要　約

　心理社会的治療がうまくいくかどうかは，脳損傷後によくある様々な情動的・認知的後遺症と，現在の要因と病前の要因とがどのように関連し合うかを，どれほど理解しているかにかかっている．脳損傷前後の，その人のパーソナリティと情動の機能の仕方，損傷そのもの，そしてその人が役割を果たさなくてはならない状況，これら全てがリハビリテーションに対する反応とアウトカム

第12章 抑うつと不安の管理

に影響を及ぼす．治療関係を形成すること，行動的介入法や認知行動療法，その他の心理療法を理解し実行することなどを含む幅広いスキルが，効果的な介入をするために不可欠である．パーソナリティの特徴や特性は回復に良くも悪くも影響を与えるので，治療を最大限効果的にするために，ひとり一人のこれらの側面を考慮しなければならない．

## 文　献

American Psychiatric Association (1994). *Diagnostic and statistical manual of mental disorders* (4th ed.). Washington, DC: Author.

Beck, A. T. (1991). Cognitive therapy. *American Psychologist, 46,* 368–375.

Ben-Yishay, Y., & Daniels-Zide, E. (2000). Examined lives: Outcomes after holistic rehabilitation. *Rehabilitation Psychology, 45,* 112–129.

Blumer, D., & Benson, D. F. (1975). Personality changes with frontal and temporal lobe lesions. In D. F. Benson & D. Blumer (Eds.), *Psychiatric aspects of neurologic disease* (pp. 151–170). New York: Grune & Stratton.

Bock, S. H. (1987). Psychotherapy of the individual with brain injury. *Brain Injury, 2,* 203–206.

Bowen, A., Chamberlain, M. A., Tennant, A., Neumann, V., & Connor, M. (1999). The persistence of mood disorders following traumatic brain injury: A 1 year follow-up. *Brain Injury, 13*(7), 547–553.

Bryden, M. P., & Ley, R. G. (1983). Right-hemisphere involvement in the perception and expression of emotion in normal humans. In K. M. Heilman & P. Satz (Eds.), *Neuropsychology of human emotion* (pp. 6–44). New York: Guilford Press.

Christensen, A., & Rosenberg, N. K. (1991). A critique of the role of psychotherapy in brain injury rehabilitation. *Journal of Head Trauma Rehabilitation, 6*(4), 56–61.

Cicerone, K. D. (1991). Psychotherapy after mild traumatic brain injury: Relation to the nature and severity of subjective complaints. *Journal of Head Trauma Rehabilitation, 6*(4), 30–43.

Cicerone, K. D. (1992). Psychological management of post-concussive disorders. In *Physical medicine and rehabilitation: State of the art reviews* (pp. 129–141). Philadelphia: Hanley & Belfus.

Dobson, K. S. (Ed.). (2000). *Handbook of cognitive-behavioral therapies* (2nd ed.). New York: Guillford Press.

Hibbard, M. R., Uysal, S., Kepler, K., Bogdany, J., & Silver, J. (1998). Axis I psychopathology in individuals with traumatic brain injury. *Journal of Head Trauma Rehabilitation, 13*(4), 24–39.

Hinsie, L. E., & Campbell, R. T. (1970). *Psychiatric dictionary* (4th ed.). New York: Oxford University Press.

Holland, D., & Shagaki, C. L. (1998). Educating families and caretakers of traumatically brain injured patients in the new health care environment: A three phase model and bibliography. *Brain Injury, 12,* 993–1009.

Judd, T. (1999). *Neuropsychotherapy and community integration: Brain illness, emotions, and behavior.* Norwell, MA: Kluwer Academic.

Kay, T. (1992). Neuropsychological diagnosis: Disentangling the multiple determinants of functional disability after mild traumatic brain injury. In *Physical medicine and rehabilitation: State of the art reviews* (pp. 109–127). Philadelphia: Hanley & Belfus.

Kay, T. (1993). Neuropsychological treatment of mild traumatic brain injury. *Journal of Head Trauma Rehabilitation,* 8(3); 74–85.

Kay, T., Newman, B., Cavallo, M., Ezrachi, O., & Resnick, M. (1992). Toward a neuropsychological model of functional disability after mild traumatic brain injury. *Neuropsychology, 6*(4), 371–384.

Lieberman, W. A., & Benson, D. F. (1977). Pseudobulbar palsy. *Archives of Neurology, 34,* 717–719.

Lewis, L. (1991). A framework for developing a psychotherapy treatment plan with brain-injured clients. *Journal of Head Trauma Rehabilitation, 6*(4), 22–29.

Lezak, M. D. (1987). Relationships between personality disorders, social disturbances, and physical disability following traumatic brain injury. *Journal of Head Trauma Rehabilitation, 2*(1), 57–69.

McCleary, C., Satz, P., Forney, D., Light, R., Zaucha, K., Asarnow, R., & Namerow, N. (1998). Depression after traumatic brain injury as a function of Glasgow Outcome Scale score. *Journal of Clinical and Experimental Neuropsychology, 20,* 270–279.

Prigatano, G. P. (1991). Disordered mind, wounded soul: The emerging role of psychotherapy in rehabilitation after brain injury. *Journal of Head Trauma Rehabilitation, 6*(4), 1–10.

Raskin, S. A., & Mateer, C. A. (Eds.). (2000). *Neuropsychological management of mild traumatic brain injury.* New York: Oxford University Press.

Rosenthal, M., & Bond, M. R. (1990). Behavioral and psychiatric sequelae. In M. Rosenthal, E. Griffith, M. R. Bond, & J. D. Miller (Eds.), *Rehabilitation of the adult and child with traumatic brain injury* (2nd ed., pp. 179–192). Philadelphia: F. A. Davis.

Ruff, R. M., Camenzuli, L., & Mueller, J. (1996). Miserable minority: Emotional risk factors that influence the outcome of a mild traumatic brain injury. *Brain Injury, 10*(8), 551–565.

Sbordone, R. J. (1990). Psychotherapeutic treatment of the client with traumatic brain injury: A conceptual model. In J. S. Kreutzer & P. Wehman (Eds.) *Community integration following traumatic brain injury* (pp. 125–138). Baltimore: Paul H. Brookes.

Sohlberg, M. M. (2000). Psychotherapy approaches. In S. A. Raskin & C. A. Mateer (Eds.), *Neuropsychological management of mild traumatic brain injury* (pp. 137–156.) New York: Oxford University Press.

Task Force on Promotion and Dissemination of Psychological Procedures. (1995). Training in and dissemination of empirically validated psychological treatments. *The Clinical Psychologist, 48,* 13–23.

Taylor, C. A., & Jung, H. Y. (1998). Disorders of mood after traumatic brain injury. *Seminars in Clinical Neuropsychiatry, 3*(3), 224–231.

van Reekum, R., Bolago, I., Finlayson, M. A., Garner, S., & Links, P. S. (1996). Psychiatric disorders after traumatic brain injury. *Brain Injury, 10*(5), 319–327.

## 付録12.1
## 脳損傷を負った人によく見られる精神障害とエピソードの簡単な記述

| 障害／エピソード | 特徴 | 期間 |
| --- | --- | --- |
| 適応障害 | はっきりと確認できるストレス因子に対して，臨床的に著しい情動的もしくは身体的症状が出現する．主要な症状は抑うつ，不安，あるいは両方 | 急性（6ヵ月未満）もしくは慢性 |
| 大うつ病エピソード | 抑うつ気分，すべての活動における喜びと興味の喪失，体重減少または増加，不眠または睡眠過多，精神運動性の焦燥または制止，疲労，罪責感と無価値観，集中困難，自殺念慮 | 2週間以上持続 |
| 気分変調性障害 | 抑うつ気分，食欲低下，不眠または睡眠過多，疲労，自尊心低下，集中困難，絶望感 | 2年以上持続 |
| 躁病エピソード | 持続する異常に高揚したまたは易怒的な気分，誇大性，睡眠欲求の減少，しゃべり続けようとする，観念奔逸，注意散漫，精神運動性の焦燥，まずい結果になる快楽的活動への熱中 | 1週間以上持続 |
| パニック障害 | パニック発作が繰り返される，発作またはその結果が持つ意味についていつも心配している，発作が起こるのではないかと心配している，発作が起こりそうな行動を回避する | 発作が起こるのではないかという心配が1ヵ月持続 |
| 全般性不安障害 | コントロールできないほどの過剰な心配や不安，落ち着きのなさ，疲労，集中困難，易刺激性，筋肉の緊張，睡眠障害 | |
| 強迫性障害 | 持続的な強迫観念（苦痛を引き起こす思考の侵入）または強迫行為（強迫観念に対して行われ，不安や苦痛を中和するために行われる反復的行動や心の中の行為） | 1日1時間以上 |
| 心的外傷後ストレス障害 | 自分や他人の身体の保全を脅かすような危険を，体験したり目撃するといった外傷的な出来事に暴露される．その人の反応は強い恐怖または無力感である．外傷的な出来事が再体験され続ける．外傷的な出来事を思い出させるものを避ける．過度な警戒心が持続する | 1ヵ月以上 |
| 物質依存 | 物質（麻薬・アルコール等）使用による認知的，行動的，身体的症状，持続的使用による効果の減弱，離脱症状，物質を手に入れるための強迫的行動，生理的依存を伴う場合も伴わない場合もある | |
| 物質乱用 | 物質の反復的な使用の結果，仕事，学校，家庭の重要な役割義務を果たすことができなくなる；身体的危険のある状況で物質を反復使用し続ける；物質の反復使用に関連する法律的問題；物質使用の結果，社会的または対人関係の問題が引き起こされているにもかかわらず，物質使用を継続する | 12ヵ月以内に少なくとも1つが起こる |

註：資料は，米国精神医学会（American Psychiatric Association）(1994) より引用．

## 付録12.2
## 最も問題となっている症状のリスト

| 症　状 | いつ起こるか？ | その症状が起こったとき<br>何をするか？ |
|---|---|---|
|  |  |  |
|  |  |  |
|  |  |  |
|  |  |  |
|  |  |  |

## 付録12.3

### 非機能的思考の書き込み式記録表の例

| 日付 | 状況 | 情動 | 自動思考 | 合理的反応 | 結果 |
|---|---|---|---|---|---|
| | 何をしていたか？<br>何を考えていたか？ | どのように感じたか？<br>どれくらい強かったか（0-100）？ | あなたの考えは何だったか？それをどれくらい確かであると信じていたか（0-100%）？ | 自動思考に対する合理的な答えは何か？それをどれくらい確かであると信じるか（0-100%）？ | 1. いまは自分の考えをどれくらい確かであると信じているか（0-100%）？<br>2. どう感じているか（0-100%）？<br>3. いま、何ができるか？ |
| 4/11(土) | テレビを見ていた | 悲しみ 70<br>むなしさ 90<br>淋しさ 90 | 誰も私には電話しない。みんな私に会うと困っている。もう二度と友だちはできない。人生は退屈だ（90%）。 | 私が事故にあったという事実を、私は変えることはできない（100%）。<br>私だって友だちに電話していない。彼は私が今出かけることができるかどうか知らないだろうし、私がそうしたがっていることも知らないだろう（80%）。<br>少なくともいま、私は杖や装具がなくても歩ける。今夜はショッピングモールに行くことはできる（70%）。 | 1. 60%<br>2. 悲しみ 50<br>　 むなしさ 70<br>　 淋しさ 60<br>3. 昔の友だちに電話することを計画し、週末出かけることを計画する。 |

註：Dobson (2000) より引用．

## 付録12.4
## 過去と現在と未来の自己と能力の認識を調和させる

| 活動名 | 現在の行動 | 損傷前の行動 | 損傷直後の行動 | _____ヵ月後の予想される行動 | 特徴／傾向 |
|--------|-----------|-------------|---------------|------------------------------|-----------|
|        |           |             |               |                              |           |
|        |           |             |               |                              |           |
|        |           |             |               |                              |           |
|        |           |             |               |                              |           |
|        |           |             |               |                              |           |
|        |           |             |               |                              |           |

# 13

# 家族との協働

> 私がここに来てあなたと話しはじめ，実際に自分が言っていることを聞いて，はじめて理解できました——私はそれをアハ感覚と呼んでいる．話を聴いてくれて理解してくれる誰かに自分の思いを声にして話す機会があると，自分の抱える問題の解決方法を見つけ出しやすくなります． ——脳損傷を負った子どもの母親

## なぜ家族との協働を増やすのか？

　以下に示す認知リハビリテーションの目標は，注意深い認知評価の結果を踏まえて，セラピストがクライエントおよびその家族と協力の基に作成したいくつかの症例のものである．家族やクライエントとの相談はあったが，認知リハビリテーションの取り組みを般化させようと計画されたこれらのプログラムの目標は，失敗に終わった．

- **長期治療目標：クライエントがスケジュールに沿って行動できるようにスケジュール帳を利用する．**　しかし，クライエントの妻は，合意したはずのスケジュール帳を使う習慣づけのためのプログラムを家庭で実行していない．彼女はむしろ，衝動のコントロールに問題を抱える夫が示す，公共の場での恥ずかしい行動のほうを気にかけている様子である．クライエントが，審判や教師，コーチに向かって叫ぶため，クライエントの子どもたちが社会的に孤立してしまうのではないか，と心配していることを彼女は相談したいと思っている．
- **長期治療目標：子どもたちがいてもクライエントが簡単な食事を準備できるようになる（選択的注意を高める）．**　しかし，注意を引くための視覚的な手がかりは置き間違えられたり，貼られていなかったりしている．彼女の夫は，約束したことをちゃんとしていない点を正当化しようとして，彼女が食事の準備中に苛立ち，子どもたちにガミガミ言うのを聴かなくて済むように，子どもたちをベビーシッターに長く預けておいたほうが簡単だと言う．
- **長期治療目標：クライエントが家でも余暇活動を自主的にはじめる．**　しかし，クライエントは母親からの多くの直接的な促しなしには「テレビを観る以外に私のできること」というラベルが貼られた食器棚に行くことはない．母親は日々格闘する価値はないと言い，促すことを諦めたと言っている．母親は，絶え間なくついているテレビと暮らすことを学んでいると言っている．

本書で説明されているとおり，認知リハビリテーションの目標の成功を実現するためには，認知障害を調整し，クライエント個人に関係する環境要因を考慮に入れた，計画的かつ系統的な治療にかかっている．最近になって，リハビリテーションの成功はクライエントと家族あるいはクライエントの生活における重要な他者との真の**協働** (collaboration) にかなり依存する，と我々は理解しはじめた．前述された治療目標は，家族の専門的知識，必要性，悩み事を考慮して作り上げられたものではない．この章では，家族のエンパワーメントと治療的パートナーシップの構築の手法を取り上げる．

家族との協働の進展は，脳損傷を負った人たちへの制限されたリハビリテーションサービスの暗雲の間に射す1つの希望の光かもしれない．数ヵ月の介入による集中的な治療プログラムの時代は医学的歴史となっている (Bontke, 1997)．限られた外来治療は，認知的・行動的回復を維持，般化，促進するために家族への依存を深めていく．認可されたサービスの量に関係なく，明らかに，治療過程において家族は重要である．しかしながら管理医療は，家族の持つ治療的な力を役立たせる方法を明らかにするよう我々に働きかけてきた．

## 協働技術が脚光を浴びるようになってきた経緯

家族と協働する傾向は1970年代にはじまり，当時は患者の変化を説明するといった情報提供者として家族を扱うことに集中していた．1980年代に入り，焦点はストレスとうつなどの家族が示す反応へと移り，そして家族システムアプローチを脳損傷リハビリテーションに適応しなければならないという認識を広めた (Kay & Cavallo, 1991)．さらに近年，リハビリテーションにおける家族の役割も，治療目標を選択する過程に参加するというように広がりを見せている（例：Horwitz, Horwitz, Orsini, Antoine, & Hill, 1998 を参照）．しかしながら，リハビリテーションや教育の現場において協働的なパートナーシップを作り上げることは，実践ではなく理想として存在している．

おそらく，家族と協働的に動くための技術は脳損傷リハビリテーション以外のサービスで良い形で構築されており，複数の非常に優れた介入モデルを提供している．例えば，LucyshynとAlbin, Nixon (1997) は，包括的な生態学的アプローチを重度の発達障害の子どもをもつ家庭への介入で説明している．彼らの研究は，家族背景のなかでの問題行動の機能的な評価を行うことの利点と，その評価から導き出された支援計画を実施することの利点を調べた．結果は，家族との協働による利点，および適切な支援・介入を明らかにするために家族自らの専門的見解を利用する利点を示したのである．

家族療法の一般的領域では，協働を促す技術はよく知られている．脳損傷リハビリテーションに特に関連するのは，クライエントの問題は**絶えず**起きているわけではないという認識に基づいた技術であり，セラピストが問題のない時間に焦点を当てる手助けをしたら，彼らは一緒に解決の筋道を立てることができるのである (de Shazer, 1985, 1988)．解決志向型のセラピストは次の基本理念をもっている．

> 人は能力を備えており，そしてその能力を経験できる環境を与えられると，人間は自分自身の問題を解決することができる．……進行役の人間（ファシリテーター）は，自分の意見をリーダーとしてではなく，ツアーガイドや問題解決の共同発見者，共同考案者と考えるだろう．進行役の人間がより大きな役割をもってしまうと，クライエントが自分自身に力量があると思

える機会が少なくなってしまう（Metcalf, 1998, p.40）．

　後の節で説明するように，SohlbergとGlang, Todis（1998）は，いくつかの家族療法の原理を脳損傷の影響と向き合う家族への介入で採用している．

　脳損傷を負ったクライエントとその周りで支える人々へのエンパワーメントを行う治療的アプローチが，文献の中で見られるようになってきている．例えばHorwitzら（1998）は，急性期における家族，医療スタッフ，ケースマネジャーの協働の事例研究を説明している．娘の怪我によって，見当識検査の実施や被害妄想と興奮の時期にはなだめるなどのケアに，家族が直接かかわるようになった．スタッフは，ケアの優先順位や目標を達成するための方法を決定する過程に家族を参加させたのである．著者らは協働作業によって得られた利点として，予想より短い期間で退院し，娘と家族の不安を大幅に軽減することができたことであると結論づけた．しかし，著者らはこのケースに関して，両親がともに権利擁護の専門家であり，その職業的効果がスタッフ間のコミュニケーションの増加を促し，良い結果を生じさせたことを認めている．リハビリテーションの過程に詳しくない家族とも協働する必要がある．

　LucyshynとNixon, Glang, Cooley（1996）は，日常生活の行動支援計画を作成するときに，脳損傷の影響を受けている家族との協働的パートナーシップを構築するための要素を説明している．本当の協働作業は，脳損傷を負った人についての家族の持つ知識を重視し，家族の強みと資源を認識する必要があると彼らは強調している．彼らの手法は，評価から介入過程を通して家族と協働するというものである．家族は介入にも介入技術を選ぶ過程にも参加する．さらに，家族は進歩と介入の妥当性を評価し，いつ介入を止めるかまたは変更するかも決定するのである．

　YlvisakerとFeeney（1998）は，脳損傷を負った人とかかわるうえで最も包括的な協働モデルを提案している．リハビリテーションサービスの利用が限られてくると，「協力関係」を創り出すための脳損傷を負った人の支援ネットワーク（例：家族，世話人，または専門職補助など）の関与が必要になってくると指摘している．変化は典型的なリハビリテーションスタッフや施設よりも，日常触れ合う人々や状況のなかで起きる．専門家は，観察者であり，脳損傷を負った人と介助者の協働者として対応し，介入への機能的かつ文脈的なアプローチを採用している．著者らは，日常でかかわりのある人々の脳損傷を負った人のコーチやパートナーという役割を強調している．すなわち著者らは，こうした日々かかわる人々に介入者としての役割を託しているのである．

　若者にリハビリテーションを行う場合，協働は特に重要なものとなる．YlvisakerとFeeney（1998）は，思春期の患者にとっては力による衝突やその衝突に関連するコントロールの典型的な悪循環を避けること，それと同様に，参加と選択が重要であると強調している．例えば彼らは，生徒の目標や選択，決定，問題解決，自己評価などを強調する教育的な対話を奨励している（例：「ここで何を達成しようとしているの？」，「それは役に立ちますか？」，「これがどのように役立つと思いますか？」，「それがあなたの決断です．その方略があなたの役に立ちますか？」など）．さらに彼らの研究は，脳損傷を負った生徒の教育的対応について学校のチームの相談を受けるリハビリテーション専門職が実践できる，協働のための枠組みを紹介している．相談を受けた専門家は，教職員や家族，生徒が発する問題を仮説としてとらえること，そしてその競合する仮説を評価するための効率的な方法を考案することを助けることができる．例を挙げると，障害児学級に移ることがためになるのかどうかで意見が食い違う場面があるとする．相談を受けた専門家は，特定の問題に利点があるかを評

価するために1ヵ月間試験的に障害児学級に移してみる，というような検証可能な仮説を立てることで援助することができる (Ylvisaker & Feeney, 1998)．

## 家族との協働がどのように研究を改善できるのか

ますます増える文献の研究報告では，家族との協働が治療アウトカムを高めるということを示している．家族との協働を増やすことで，我々の研究実践が改善するということを示す初期の研究報告もある．研究の独立変数と従属変数を明らかにするために，家族が参加する，研究過程の重要なパートナーとしての役割を務める，といった協働的家族介入研究における利得を，Lucyshnら (1997) は説明している．

Sohlbergら (1998) も同様に，介入の標的を決めるために研究者が脳損傷を負った人の家族や介護者とパートナーとなることを奨励している．彼らは，もともとは対象者と介護者間の相互作用の協働状態を評価するために行われた3つの症例研究を示した．それら3つの症例全てにおいて，ベースライン期で標的行動に改善が見られた．介護者がクライエントを観察し成績を記録することで，介護者の行動を変化させ，結果的にクライエントの行動に肯定的変化をもたらしたのである．ベースライン期での家族とのパートナーシップは重要な文脈変数の理解を深めるもので，そのうえで研究者としての臨床家と対象者が継続的に参加し，より統制された実験的分析を行うことができる，と著者らは示唆している．

## 協働を増やす理由の要約

我々はこの章を，「なぜ家族との協働を増やすのか」という質問で書きはじめた．たいていの臨床家は，現実には，人々の自宅や職場，学校環境などの場面で十分な時間を割くことはできないのであり，それゆえ有意な変化を生み出すためにもクライエントおよび彼らに関係する支援者とパートナーシップを構築しなければならない．協働は，(1)脳損傷に影響された人にとって重要である治療目標を明らかにすることに役立つ，(2)介入が現実世界の文脈で実際に生活する人のためになるような介入過程を形成する，(3)損傷を負った人だけでなく，家族も支援が必要であることを認識する，(4)効果的な介入を開発・評価するためのリハビリテーション研究過程を向上させることができる．

建前としては，ほとんどの臨床家は，クライエントおよびその支援者とのパートナーシップを促進させる利得について意見が一致する．しかし，いざ**実行しようとすると**，考えていたよりも難しいのである．協働関係を構築するには，臨床家は自分の態度，理念，訓練を吟味すること，そしてそれぞれの状況の制約のなかで協働をどのように推し進めるかを創造的に考えることが必要となる．

# 家族への脳損傷の影響

## ストレスと障害

協働するときの最初のステップは，家族への脳損傷の影響を正しく理解することである．後天性

脳損傷（ABI：Acquired Brain Injury）に伴う認知，行動，パーソナリティの変化は，家族に深刻な悪い影響をもたらすことはよく理解されている（Kreutzer, Gervasio, & Camplair, 1994; Prigatano, 1986; Wallace et al., 1998）．20年以上もの間研究は，脳損傷を負った人の親族のうつや不安，ストレスについて記録してきた（Linn, Allen, & Willer, 1994; Mintz, Van Horn, & Levine, 1995）．研究によると，家族負担の時間による変化は様々である．耐え難い苦悩を最初の1年以内に感じ，結婚生活も最初の12ヵ月のうちによりいっそう悪くなるということが示唆されている（Perlesz, Kinsella, & Crowe, 1999）．

家族は身体的または認知的変化よりもパーソナリティの変化とそれに続く情動的後遺症によってかなり苦痛を感じる，という知見が比較的一致して報告されている．脳損傷を負った人のいる家族の情動的機能と行動的機能は，家族機能のアウトカムを決定する重要な要因である（Kosciulek & Lustig, 1999）．

いくつかの研究は，脳損傷を負った人の配偶者や両親，子どもといった特定の家族の心理社会的なアウトカムを調べようと試みてきた．Perleszら（1999）は，異なる家族関係（配偶者か親など）では，異なる種類の苦痛に繋がるということを明らかにしている．脳損傷を負った人の配偶者は，役割の変化や苦しくなる一方の経済的ストレス，愛情行為の減少，パートナーとの共感的なコミュニケーションの欠落，社会的孤立といったことに困難を感じることが多い．一方，親の場合，脳損傷を負った子どもの将来，地域支援の擁護者の必要性，子どもが回復したときの自立の問題の管理の必要性を考えるとストレスを感じると報告している．

脳損傷を負った親をもつ子どもや兄弟への影響を調べた研究はほとんどない．リハビリテーションの専門家や両親，研究者は，兄弟の欲求を無視しがちだと指摘した文献がある．兄弟は入院期間には孤立しがちで，危篤のときには知らされないだろう．Perleszら（1999）の報告は，脳損傷を負った本人と主な介護者だけでなく，家族**全員**が脳損傷の影響を受けているのである，という総合的な知見をあらためて強調している．**付録13.1**は，我々が実際の治療現場で，脳損傷を負った親をもつ年長の子どもたちにどのような情報を提供するのが最も有益かを見極めるために使用する質問紙である．類似の質問紙を兄弟などの他の家族に対して使うこともある．これらの質問紙は教育過程の指針となり，また専門職が家族支援サービスを進めるうえでも役に立つ．

Perleszら（1999）は，ABI後の家族のアウトカムを調べた37の研究論文を注意深く検証した．おそらく彼らの重要な発見は，前向きで適応的な家族のアウトカムに焦点を当てた研究がないということである．脳損傷後の家族の回復力や対処力に寄与する要因を規定し，またこうした家族の能力から学ぶためにいっそうの研究が必要であると彼らは訴えている．以下に，前向きな適応力に関する予備情報を提供するいくつかの研究を説明する．

## 前向きな適応力

KosciulekとLustig（1999）の研究では，脳損傷を負った人のいる76家族が評価された．彼らの研究では，その家族を「安定」，「中間」，「極端」の3つのタイプに区分した．これらの家族を最も明らかに区別している要因は，脳損傷を負った人が経験する情動的・行動的・認知的な障害の重症度，家族の適応力（どのようにしてストレスに対処しているか），主介護者の年齢（極端タイプの家族は，介護者が比較的若い傾向にある）である．安定タイプの家族のストレス対処法を研究すれば，実

りの多いものとなるだろう．

　KarpmanとWolfe, Vargo（1985）は，10組の脳損傷を負った人とその親の一方に徹底した面接を行った．彼らは前向きな適応力についていくつかのテーマを見出した．それは，希望を持ち続けること，信仰心，内面的強さの認識，家族の親密さと協働の増加，外部支援の利用である．

　Man（1998）は，香港の中国人家族とのかかわりのなかで，脳損傷を負った人のいる家族へのアンケート調査に基づいてエンパワーメント質問紙を作成した．**エンパワーメント**（empowerment）とは，その力によって家族が無力感を克服し，その人の目標を達成しようと試みること，と定義されている．アンケート調査の結果から，4つのエンパワーメント要因が提起された．すなわち，(1)有効性（脳損傷を負った人のケアに関する問題を解決するために使う方略），(2)支援（対処に役立つ介護者の態度と信念）(3)知識（情報とその入手方法），(4)意欲（将来起こりうる問題の予測と対処計画）である．211家族の回答によれば，香港在住の中国人家族は，脳損傷の問題に直面したとき，実用的な情報を必要とすることと，家族が精神的でなくむしろ身体的な手助けを通しサポートする姿勢を見せる傾向があることを示した．家族の必要性を特定することでエンパワーメントプログラムの作成がしやすくなる．

　文化，重症度，受傷からの時間といった様々な要因によって，脳損傷によって生じた負担に家族がどのように対処するかが決まるだろう．KarlovitsとMcColl（1999）は，重度の脳損傷を負った11名の成人が新しい地域にとけ込む重要な時期に経験したストレスと対処法について記述している．より大きな家族単位を対象としなかったが，その質的研究において対象者たちがストレスに対処するために活用した対処法には，以下のように3つの異なる種類があることを彼らは明らかにした．

- **問題焦点法**は，ストレスを生む状況を何とか変えようとするための行動的な努力などである．問題焦点法には4つのカテゴリがある．すなわち，問題状況を回避する（例：休憩をとる，他者との距離をとる），別の方法で取り組む（例：車を運転する代わりにバスに乗る），参加する（例：就労準備の訓練に参加する），援助を求める（例：問題について他者と話をする，助けが必要であると打ち明ける）．
- **認知焦点法**は，ストレス経験の意味づけをコントロールする認知的試みである．このタイプには3つのカテゴリがある．すなわち，無視すること（ストレスに注意を払わないと決める），自分を信頼すること（自分自身の決定事項に従う），問題に耐えること，である．
- **情動焦点法**は，ストレスに対する情動的な反応をコントロールしようと試みることである．薬物とアルコール使用がこの種の方法の唯一の例である．

　KarlovitsとMcColl（1999）は，問題焦点法による対処の場合に，より良いアウトカムを期待でき，脳損傷を負った人に最もよく活用されたと結論づけた．この研究と解決志向的治療の研究を考慮すると，セラピストがクライエントがすでに行っている良い対処法を明らかにする働きかけをして，そのうえでそれらの対処法の使用を広げる手助けをすれば，リハビリテーションの作用はさらに高まることが示唆される．

　家族との協働を行う最初のステップは，脳損傷が家族全員とコミュニティに与える広く多様な影響に対して共感を示し，深めていくことである．次の段階は，真のパートナーシップに基づく各患者とその家族に働きかけることである．

## セラピストとクライエント，家族の真のパートナーシップの構築

　どのようなパートナーシップも，パートナー相互の適切な理解に基づくものである．家族は自分たちの置かれている状況の専門家であるため，この専門性を活用することは，臨床家とクライエント，家族がリハビリテーションのパートナーとなるうえで重要な部分である．脳損傷による変化によって影響を受けたほとんどの人たち（例：当事者や家族，その他の主な介護者，学校または在宅サービススタッフ）は，彼らが直面する問題に対する効果的な解決方法を生み出し，実行していることが多い．介護者にとって気になる問題を計画的に観察し，データを記録する機会を増やすような治療は，それらの人々の行動により良い変化を促すことができる（Sohlberg et al., 1998）．**表 13.1** は，特定の気がかりな問題について集めたデータに対して，2 人の介護者がそれぞれどのように有用な方法で反応したのかを示している．

　Sohlberg らは，リハビリテーションの専門家が脳損傷を負った人とその家族との間でパートナーシップを構築したときの潜在的な治療力を調査し続けてきた．いくつかの重要な概念が彼女らの現在継続中の研究から明らかになっている[*]．第 1 に，臨床家は単に「聞き上手」となって不安を認めるだけでは，家族が持つ全ての問題への解決方法を発見するうえで役に立つことはできないということである．第 2 に，もし個々の状況を考慮することなく，そして家族やその他の介護者を巻き込むことなく，臨床家がクライエントの必要とすることを決定してしまえば調査は失敗するだろうし，よくても短期間の利得でしかないことをパートナーシップは暗示している．臨床家がクライエントや家族と**真の**パートナーシップを構築し，一緒に問題に優先順位をつけて悩み事に対応する方法について議論すると，家族とクライエントのどちらもが生活機能の著しい改善を報告する．秘訣は，このようなパートナーシップを構築する過程をうまく操作できるようにすることである．これがこの章の残りの部分の目的となっている．

　しばしば協働過程の開発に参加している臨床家は，家族への働きかけに自分たちは協働モデルをすでに活用しているという感想を述べる．しかしながら，臨床家が自分たちの仕組みを分析しはじめると，パートナーシップのある決定的な特徴が足りないことに気づく．そうしてようやく，彼らはこうしたスキルを伸ばす機会の価値を認めるのである．同様に臨床家たちは非指示的で，より協働的なアプローチを採ることで，クライエントに対して十分に**対処していないように**最初は感じるだろう．しかし，彼らが介護者のために目標を設定し，それぞれの状況で役立つ計画を実行する助けになり，成果を享受すれば，不快感は減少していく．他の章で紹介されている認知リハビリテーション技術の多くは，協働的な相互作用を通じて最もよく成し遂げられる．例えば，家族が注意の強化を重要な目標と決めた場合には，家族は注意過程訓練を提供できるように訓練を受けることもできる（第 5 章参照）．家族に選択肢や手法に関する情報を提供することは，家族が自分たちの必要性にぴったり合うアプローチを選択することの手助けとなる．

---

[*] この章で紹介される専門家と家族の協働を増加させるように作られた臨床的資料は，米国国立障害・リハビリテーション研究所（National Institute on Disability and Rehabilitation Research）に認められた『オレゴン脳損傷モデルシステム（Oregon Brain Injury Model System）』の一部として，米国教育省より助成を受けた現在進行中の実証研究を発展させたものである．

表13.1 支援者によるデータ収集とそのアウトカムの2例

| 介護者 | 問題点 | 介護者による<br>データ収集または観察 | 結果 |
| --- | --- | --- | --- |
| 教師 | 生徒が宿題を提出しない | 教師は，生徒が宿題範囲を書き写したか，そして生徒が宿題のプリントをどこにしまったか（例：バインダーの中，コートのポケットの中）を観察した． | 生徒は宿題を提出するようになった．教師がデータ収集を行うようになって，教師がより明確に宿題のことを生徒が理解したかどうかを確認するようになったと生徒と教師は実感した． |
| 支援グループを指導している専門職の助手 | クライエントがグループ活動中に妨害行動をする | 1時間続くグループ活動中に起きた妨害行動の回数が記録された． | 妨害の回数は減少した．データ収集をするようになり，スタッフはクライエントにより多くの支援を提供し，妨害行動に繋がる話題を避けていることに気づいた． |

SohlbergとGlang, Todis（1998）より引用．

## 臨床家にとっての基礎的な要件

様々な目標に取り組む家族-専門家のパートナーシップの分析からは，成功する協働には以下の5つの臨床家のスキルと特徴が挙げられる．

1. 臨床家は優れた傾聴スキルと面接スキルを練習する必要がある．これは，多くの臨床家にとって簡単なことではなく，努力が必要な計画的な訓練を要する．家族とのパートナーシップを構築するには，以下の要因を理解するために，臨床家は面接スキルと傾聴スキルを使う必要がある．
   - それぞれの家族の悩み事と，取り組みたいと思っている問題のなかでの優先順位
   - 関係する家族の家庭と地域での日課と役割
   - 介護者とクライエントが経験している重圧と欲求不満
   - これまでの介護の経過，特に，これまで受けてきたサービスについて家族が役立つと感じたことと役に立たなかったと感じたこと
   - 家族内の観点の違い
   - 家族がクライエントに抱く夢や希望，目標
2. 医療的協働は，臨床家が脳損傷に関する最新の情報をもっている場合に最も効果的である．クライエントと家族は，脳損傷のリハビリテーションの経験と知識のある臨床家から質問の答えを聴くことが役に立つと気づいている．例えば，家族が見てきた問題の器質的作用や特定の問題に役立つかもしれない方略の選択肢のリスト，他の症例の話などの説明を聞くことが家族には役立つのである．
3. 臨床家は，観察スキルを磨く必要がある．セッション中に家族・クライエントが報告する内容やクライエントの実際の行動から読み取れる傾向に基づいた臨床家の意見に，家族は良く反応する．「鏡に映す」過程によって，家族は臨床家が観察したことをよく考えるよう

になる.それは,臨床家の臨床的理解の検証と確認を行ううえでの手段にもなる.
4. 臨床家は柔軟である必要がある.しばしば,問題や優先事項が進展するとともに,治療の焦点が変わるだろう.ときには,現実の日々の生活のなかで,家族が実際に取り組んでも計画はうまくいかないこともある.臨床家は,家族,そして家族のひとり一人で,能力と目標に違いがあることを受け入れることも必要である.治療の構造と支援を提供しつつ,臨床家がコントロールしようとしなければ,臨床過程はさらにうまくいく.家族が「やり遂げられない」ことについて,言うことを聞いてくれないと解釈するのではなく,治療計画の問題,すなわち計画が合っていないとみなすほうが,臨床過程はより治療的になる.
5. 臨床家は,家族に固有の必要性に合わせ,家族が問題を軽減させるためのシステムや方略を実施するうえで役立つように,治療計画を組み立てる必要がある.(脳損傷の当事者を含めた)ほとんどの家族には,次のことが役に立つ.
    - ひとり一人の言い分をすべて伝える
    - 臨床家による観察に対応する
    - 具体的な悩み事の行動の記録をつけ(または体系的な観察を行い),臨床家と一緒に振り返る
    - 質問する
    - 彼らの状況を考慮して,どれくらいよくできているかを聞く
    - メッセージが伝わりやすくなるように臨床家を通して,家族の他の者に「話しかける」
    - 直面している問題を理解している専門家と一緒に笑ったり泣いたりする

これら5つの臨床家のスキルは治療過程のなかで実施される.重複する周期的な3つの段階に治療を分けることで,こうした重要な協働的行動を進展させることができる.その3つの臨床段階とは,(1)面接,(2)目標の特定と優先順位づけ,(3)変化のモニタリングと目標の見直し,である.面接技術は主に最初のセッションで使われるが,全てのクライエントと接する場面で重要である.これらを次の節で論じる.

## 良好で建設的な面接

協働的な取り組みの鍵は,セラピストが常に正しい答えをもっているかではなく,適切な質問をしているかにある.前述の通り,注意深い面接を行うことは,効果的な協働を構築し維持するために重要である.あいにく面接は,リハビリテーション専門家の養成で習得される中心的なスキルではないことが多い.3つの異なる種類の質問を考えることが役立つだろう.

1. **開かれた質問またはテーマ** 開かれた質問(open question)は,幅広い領域を扱え,返答によって様々な方向の議論へと導くことができる.
    開かれた質問の例:「普段一日をどのように過ごしていますか?」

2. **閉ざされた質問** 閉ざされた質問(closed question)は,特定の情報を尋ねる質問であり,

それらの質問によって家族が臨床家に詳細を伝えるのに役立つ．**誘導しない質問**であれば，価値判断（例：状況が困難であるか，良いか悪いかということを含む）を含まない．しかしときには，前の反応に基づいた**誘導する**質問をすることには意味がある．例えば，家族がすでに問題を抱えていると述べたら，臨床家はその問題について尋ねるだろう．

　　閉じた，誘導しない質問の例：「どんなリハビリテーションサービスを受けましたか？」
　　閉じた，誘導する質問の例：「あなたがこれまで受けた治療で直面した問題は何ですか？」

3. **印象質問**　印象質問（impression question）は，臨床家自身が家族と共有してきたことの理解を明確にしたり確認したりするために，定期的に挟む質問である．こうした質問に対する回答は，臨床家が自分の理解が正しいかどうかを見極める機会を作ることになるのと同様に，言われたことに隠された本質を展開しやすくすることも多い．

　　印象質問の例：「いま現在の最も厄介な問題はあなたの息子さんの不適切な社会的交流にある，という理解で合っていますか？」

　面接のガイドを**付録13.2**に示した．そこには，次の鍵となる領域での面接時の表現例を示した．すなわち，家族構成，脳損傷，現在の状況，家族機能，サービスの経験，地域での支え，目標といった領域である．面接の質問は，家族が問題をよく考え，うまく実践できるような方略を明確にするのに役立つよう選ばれている．**表13.2**には，具体的な面接の秘訣のリストを載せている．前述の通り，面接スキル自体が全ての段階で重要ではあるが，面接は最初の臨床段階である．そして，目標の特定と優先順位づけが次の臨床段階を構成しており，それはリハビリテーション専門家とクライエント，その家族，またはその他の主な介護者との間の協働によって最もうまく実行される．

## 目標の特定と優先順位づけ

　臨床過程の第2段階において，臨床家と家族およびクライエントが取り組みたいと思う目標を決定する．この過程では，家族は抱えている問題と自分たちの強みを共有し，家族だけでうまくいっていることとうまくいっていないことを検討する．リハビリテーションの専門家は，家族のコミュニケーションスタイルと彼らとかかわる最も良い方法を身につけている．そして専門家は，家族の優先事項を理解するようにも働きかけ，そして目標に役立つことの選択肢を作成するために，現在の状況で家族の専門的知識をどのように活用するかということも考慮する．さらに，臨床家は脳損傷とその影響についての家族からの質問を書き留めて，こうした質問に役立つように対応する．

　悩み事の領域を明らかにしていく過程のなかで，家族は，問題や成功が生じている文脈を観察・測定するためのシステムを作り上げていけるように助けを受ける．**表13.3**は，標的となる領域を明らかにし，優先順位づけができるよう家族を助ける過程をまとめたものである．こうした臨床活動は，面接過程の間に行われるものもあれば，実際は初回面接とその診断後のセッションで実施されるものもある．

　家族が悩み事を明らかにする手伝いを臨床家が行うのは，たいへん重要なことである．しかし家族の悩み事は，臨床家が選択した治療目標と異なることが多い．例えばある母親は，目標を特定する過程において一番の問題は，息子が入所している生活支援施設で働く看護助手が息子が行動をコ

**表 13.2　面接の秘訣**

**面接を計画する**
- 症例に特に関係する点に焦点を当てた質問項目を含む面接ガイドを利用する．
- 面接に十分な時間をあてられるかを確認する．
- 家族の異なる見解をどのように組み込むかを計画する．
    ときには，彼らがよりくつろぎ，自分たちの状況について思った通りに言えるように，面接を別々に行うことが最も役に立つことがある．もしそうしたら，彼らを呼び戻して，あなたの受けた印象を共有することが大切である．

**よく聴き，あまり話さない**
- 黙っていることと積極的に聴き入ることが最も大変な作業ということがある．我々の多くは，自分の話したいという気持ちを抑えなければならないことに気づく．
- 沈黙に耐える．

**3つの全てのレベルで聴く**（多くの注意と集中を必要とする——面接とはそれだけ努力を要すべきものである）
- レベル1：ひとり一人が話していることを聴き，彼らの言葉に集中する．
- レベル2：内なる声（言葉の裏に隠されていること）を聴く——「こうした経験から自分はおおいに成長した」と言ったとすれば，その人は「この経験は大変つらいものであった」とも言っているのだろうか？　その人が言っていることの背後にあるとあなたが判断する本人の感情を反射することで，これを実行できる．
- レベル3：時間的制約に注意を向けておく．どのくらい話をすることができたのか，あとどれくらい話があるのか．必要に応じて前に進められるように面接の進展に注意を向けておくこと．閉ざされた質問は面接を進めるのに役立つだろう．

**反射と要約**
- 面接を通して聴けたことを反射した後に，あなたの感想を家族と共有する．家族の歴史，強み，課題などについてあなたが知り得たことの要約をする．家族に追加情報を提供してもらったり，誤解を訂正してもらったりする．
- 治療目標の特定に繋がると考えられる重要なポイントは定期的に要約を行う．

**検　証**
- もしはっきりと言われていないが，ほのめかされている意見が推測されたならば，その推測が正しいかどうか検証しなければならない．例：「家族はより大きな進展を期待しているようだ」

**確　認**
- 家族が困難な課題に直面している，前進している，お互いを大切にしている，などと確認する．

**明確化**
- 置かれている状況をより良く理解する助けになるように，家族に脳損傷について教える機会を探しておく．例：「脳損傷を負った人にとって，1つのトピックから『離れられなく』なることは珍しいことではないのです．これは，保続と呼ばれています．前額部裏の脳領域に損傷がある場合は特によくあることです」
- できるときはいつも，家族が使う語彙を使用する．例えば，もし家族がクライエントの「気力」に問題があると述べていれば，あなた自身が使っている語彙に置き換えたり，「発動性」を使ったりせずに，そのままこの言葉を使い続けたほうがうまく伝わるだろう．
- 理解できないときには質問し，わからないままにしておかないようにする．例えば，もし出来事の順序や状況について混乱してきたら，言われたことはわかっているということを示すために，「もう一度お願いします」と言い，確認のために訊き返すことができる．
- もし，クライエントがはっきりしない言葉を使用するのであれば，さらに説明するように頼む．例えば，「あなたが，仕事が『難しい』と思うというのは，どういうことですか？」と訊いたらどうだろうか．

**表 13.2** 面接の秘訣（続き）

**脱線させない**
- もし話題から逸れたり話題に長く留まったりする場合は，状況の具体的な詳細（閉ざされた，誘導しない質問）を聞くことによって，家族を面接に集中させるのに役立つ．

**極力中断を避ける**
- もし誰かが話をしている最中にあなたが重要な質問を思いついたとしたら，その質問を書き留めておき，後で質問する．彼らが思っていることを全部言えれば，それが彼らにとってためになるのである．

**適切な注意を向ける行動をとる**
- 相手の言うことを本当に聴いているということを示すために，個人的・文化的な配慮を前提として，適切な行動をとること．例えば，北米のほとんどの人々では，微笑む，目を見て話す，節目に頷く，その人のほうに身を乗り出す，など．
- 興味を示す話題を続ける．

これらのポイントのいくつかは，Ivery and Ivery (1999), Seidman (1991) より抜粋した．

ントロールできないということを理解していないことだということがわかった．その母親は，看護助手たちが彼女の息子の障害である衝動性を煽るような対応をしていると感じていた．そのため母親は言語聴覚士との会議の内容を使って，息子に携わる看護助手に対する提案のリストを作成した（**付録 13.3** にこのリストを示してあり，衝動性コントロールの問題を管理するためのたくさんの良い提案が示されている）．

（クライエントを含めた）家族が問題を明らかにし，悩み事の問題を扱う計画を立てはじめたら，治療過程は次の段階に移り，変化の監視と目標の再評価を行う．

## 変化のモニタリングと目標の再検討

治療の第3段階では，家族・クライエントと臨床家が悩み事の問題に対処する方略のアイデアを出し合う．家族は，方略がどのくらいうまくいっているかという情報を（口述か記録シートのどちらかの方法で）提供する．臨床家は適切なタイミングで進展を強化するときに，データ収集シートの設計を助ける．臨床家は，悩み事の問題が改善に向かっているのか，あるいは同時に他の問題が現れていないかも確認する．臨床家はセッションを通じて観察を行い，家族が提供するデータの分析を自分で行えるように手助けする．問題解決支援は必要に応じて臨床家が提供する．臨床家は，掲げられた目標と家族の行動の間に矛盾を指摘するかもしれない．これまで議論されてきた面接と協働のスキルが，こうした家族との全てのやりとりで使われる．**図 13.1** は，この段階に関係する過程を要約している．

一般に，家族が脳損傷に関する多くの情報を必要としていることは明らかになっている．協働の一環として（家族から）情報が求められたときには，役に立つ．その場合には，家族が入手した情報を活用する可能性が最も高くなることを示している．代わりに，臨床家が特に具体的な必要性があると考えるときには，家族に特定のトピックについてより多くの情報をほしいと思っているかを尋ねてもよい．家族に対して情報を提供することの重要性と有効性は，文献からも明確である（Wallace et al., 1998）．効果的な教育の準備としては，臨床家が情報源を入手する機会をもつこと，クライエントの興味のあるトピックを臨床家**自身**が理解すること，誰もが理解できるように情報を噛み

**表13.3　目標の明確化と優先順位づけの留意点**

**クライエントと家族が伝えたいと思う目標や優先事項について，面接や前回のセッションでの観察を確認しましょう．例：**
- 「座って何もしようとしないというあなたの夫の傾向に一番関心があるように思いますが，それで合っていますか？」
- 「家族が最も悩んでいるのは，怒りの爆発ということでよいでしょうか？」
- 「短時間，夫をひとりにできることがあなたの最優先事項の1つですか？」
- 「ほとんどの領域で，状況はかなり厳しいようですね．どんなサービスを受けることができるのかをはっきりさせることを最初の目標にしませんか？」

**良き観察者となれるように家族に自信をもたせましょう．例：**
- 「我々は，家族に最も役に立つことについては，家族が一番の専門家であることに気づいてきました．あなたの状況をわかっているのはあなただけです．問題が生じたときに［　　　］について観察を行うことができれば，本当に役立つでしょう．家族に状況の観察を行う機会を作ってあげれば，問題を扱う方法を理解しているのは多くの場合家族自身だと思います．観察していただけませんか？」（［　　　］に関心事を記載する）

**多くの家族は当を得た観察のポイントについての具体的な例を必要とします．追跡記録したり集中したりするうえで重要なポイントは何かを家族に尋ねることで，家族が以下の事柄に集中できるようになります．**
- 問題が生じた直前や直後に何が起きたのか
- 周りの人間がどの程度適切にその問題に対応したのか
- 発生時間
- 疲労の度合い，ストレスレベル，脳損傷の当事者あるいは家族それぞれの理解度
- 状況と他の環境要因
- 服薬の頻度
- その他（必要に応じて）

**家族やクライエントがすでに活用している方略・調整に注意を払いましょう．**
- 新しい行動を導入しようとするより，すでに行っている方略のうえに作り上げるほうが簡単です．
- 「良好な管理」のあなたの見解を家族と確認し，それらが家族の見方に合っているかを調べましょう．

**協働的にデータ収集のシステムを設計するか，家族がどのように観察をするかについて同意しましょう**（対応可能な問題を軽減する方略や環境調整を明らかにするために，家族には問題点よりも成功例を観察させたいと考えたらいかがでしょうか）．**例：**
- データ収集プロトコルを一緒に設計しましょう（記録表または日誌）．
- 次回セッション（口頭の面接）で家族に聞く予定の質問について合意を得ましょう．
- 家族が観察したい具体的な状況・行動について，できる限り全て話してもらいましょう．
- 「日誌」をつけてもらうか，関心のある状況・行動を説明する自由記述をしてもらいましょう．
- 家族に，関連情報を記録するためのカレンダー形式の用紙を提供しましょう．
- ボイスレコーダーに向かって話しかけることで，情報を提供しましょう．

**データ・情報の収集システムを試用し，フィードバックしてもらいましょう．**
- 家族は観察を行いましたか？　もし行っていなければ，なぜそうしないのでしょうか？
- 家族は，そのシステムは役に立ち，扱いやすいと感じていますか？
- 関心事により注意を払うことで，家族が状況をより理解していると感じることに役立っていますか？

**家族のフィードバックを基に修正する．例：**
- あまりわずらわしくない方法を開発しましょう（例：家族だけで情報を記録するのではなく，毎回クライエント・家族に面接する）．
- 家族に，よりわかりやすいシステムを提供しましょう（例：指示の書かれた記録用紙）．

350　第Ⅲ部　行動的，情動的，心理社会的問題への介入

セッションをはじめるときは、悩み事に関する開かれた質問ではじめる――例えば、「　　」に関してあなたが気づいていることについて話をしましょう。気づいたことは何ですか？（「　　」に悩み事を記載する）

**家族は観察を行ったか？**

→ はい

**観察したことについて話し合う**
- 努力を強化する
- 注目すべきことで、驚いたことは何かを家族に尋ねる
- あなた自身の見解を加え、その正確さを家族と確認する

**ブレインストーミング**
- 観察後に、何らかの方略やアイディアが生まれたか？
- あなたの脳損傷の理解と各家庭の状況に基づいた提案をする

**方略は決まったか？**

「はい」の場合
- 時間をかけてよく考えるよう家族に頼む：何が変わったのか？
- 現在のセッションと過去のセッションを比べ、あなたの観点を家族に言及し確認する
- 焦点に言及する：「あなたが息子の自立を促進させることで満足すると私は捉えていますが、それで合っていますか？」
- 焦点の変化に言及する：「最初の問題は怒りでしたが、それは治まり、今ではあなたは社会性を向上させることに集中している。それでいいですか？」

**方略はうまくいっているか？**

「はい」の場合
- データを記録する最も良い方法を決める

→ いいえ

**問題はまだ優先事項か？**

「はい」の場合
- なぜ観察されなかったのか？
- 観察計画を変更する（新しい方法、時間の延長）
- 可能であれば、家族に回顧的な記録を作成してもらう

↓

観察のための新しい計画や方法に合意する

「いいえ」の場合
- 新しい優先事項を決める
- 観察の計画を立てる
- 可能であれば、前週のことについて回顧的な記録を作成してもらう

↓

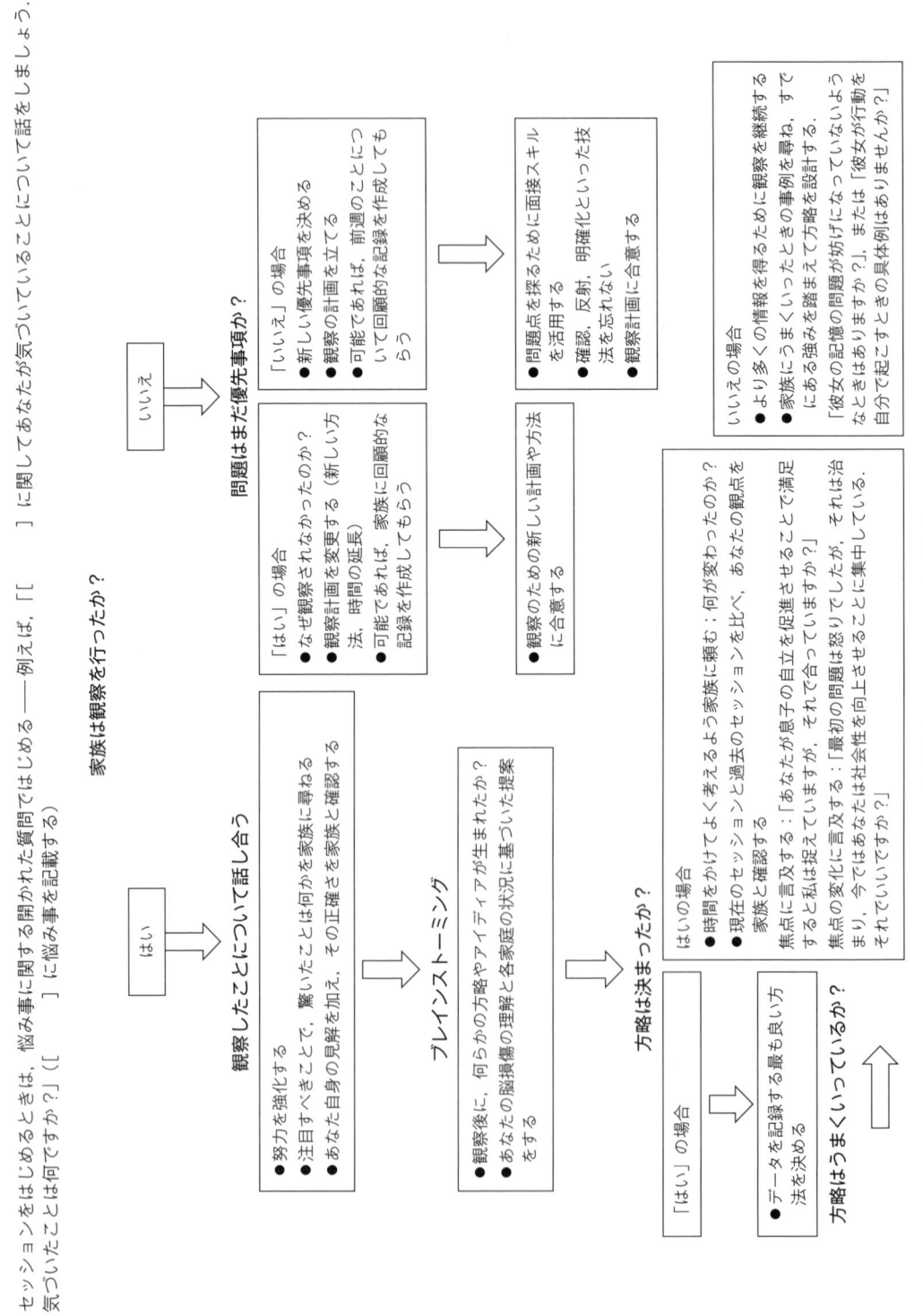

- 問題点を探るために面接スキルを活用する
- 確認、反射、明確化といった技法を忘れない
- 観察計画に合意する

「いいえ」の場合
- より多くの情報を得るために観察を継続する
- 家族にうまくいったときの事例を尋ね、すでにある強みを踏まえて方略を設計する
「彼女の記憶が妨げになっていないようなときはありますか？」または「彼女が行動を自分で起こすときの具体例はありませんか？」

**図13.1　モニタリングの過程**

砕いて教えるスキルをもつこと，が要求される．

　HollandとShigaki（1998）は，家族に対する教育的な必要性の3段階モデルを説明している．すなわち，(1)集中治療室または急性期段階，(2)入院中のリハビリテーション段階，(3)外来・地域復帰段階である．またこの研究者らは，広範囲の参考文献一覧を提供している．教育的支援は様々な形で提供されているだろう．例えばBrownら（1999）は，（電話での）遠距離形式と従来の現場形式で介護者支援グループの教育を比較し，その両者が同じように効果的であることを示した．

## 真のパートナーシップの形成：要約

　治療を管理するために家族や患者の専門性を使う臨床の力は，リハビリテーション関係者の間では受け入れられていることである．各家族は，異なる対処方略を採用し，家族の脳損傷に対する反応に影響する固有の価値と状況を抱えている．家族をリハビリテーションの目標設定とその達成に関する専門家としてみなすことは，家族固有の文脈において，継続的な改善に直接影響する．

　リハビリテーションの専門家と家族・クライエント間の真のパートナーシップは，治療を3つの治療段階に分けることで促進される．すなわち，面接，目標の特定と優先順位づけ，継続的なモニタリングである．この過程の間に家族は，自身の悩み事に集中し，自らの機能を評価する助けを受ける．相互作用の高いレベルの協働状態のなかで既存の強みに基づき，ときには新しいより機能的パターンの行動や環境調整を採用することを家族は学習するのである．2家族に実施したこの過程の例を**表13.4**に示す．

表13.4　2家族への協働過程の実践

| クライエント・家族 | 面接・目標設定過程 | モニタリング |
|---|---|---|

### 家族1

| 受傷後2年の成人の息子で,家族と同居.彼は離婚しており,計画は,必要な限り親の介護のままである. | 両親は息子の発動性の欠如を一番の悩みだとわかっている.両親は彼が十分に刺激を受けていないのではないかと心配している.息子は「ただ座っているだけ」になるので,両親は彼をひとりにしない.息子は従順で,発動性の改善は良い目標であると同意している. | 両親と息子は,自発的に行動するとき・しないときの事例を記録することに同意した.母親は彼の発動性に関する出来事を書き記したノートを最初のセッションに持ってきた.臨床家は,家族が傾向に気づけるよう助けた.例えば,彼が自発的に行動するのは,彼の子どもたちが訪れたときであることに気づく.その発動性の記録は,息子がどのくらいの助けが必要か必要でないかの議論にも繋がった.そして両親は,息子が自分の朝食を準備するための計画をした.モニタリングの焦点は,父親がどのくらい息子を手助けするかになってきた.父親は彼自身が必要以上に手助けしていることに気づきはじめた.家族は一緒になって,息子がひとりでできることや好きなことに焦点を当てはじめた.最終的に,家族は,発動性が一番の悩みではなくなったと報告したのであった. |

### 家族2

| 高校生,受傷1年後,重度でコントロール不能の痙攣により脳へのダメージがある.原因は不明(おそらく脳炎)だが,「病気」は2年に渡って2回(2つの別の時期に)起こっている. | 娘は「普通」でありたいと言う.車の運転やデート,友人と遊ぶなどの年齢相応の特権をもちたいと思っている.母親は,認知リハビリテーションの可能性や娘のできることとできないことに関するアウェアネスの改善があるかを見極めたいと思っている. | 母親は娘の機能に関する心配と想いを書き記すことからはじめた.母親が構造的な記録を記す時間がなかったため(彼女には他にも2人の幼い子どもがいる),臨床家は情報を毎週の面接のなかから引き出すことにした.この過程は,母親に対して前頭葉の脳損傷の影響を教える機会となり,母親がいくつかの娘の行動を理解する助けになったようである.娘はいくつかの認知的治療を受けはじめ,母親は臨床家とひとりで面接していた.臨床家は,母親が娘にやらせたことの報告に,徐々にできるようになってきていることを見出した.娘は,病気になって以来はじめて,友人宅に泊まりに行った.そしてデートに出かけ,地域の大学へ通うための受験を母親が手伝った.この臨床家との面接過程は,母親が手を放すことと,脳損傷の理解を助ける支援に焦点を当てていた. |
| 母親が一番の介護者である. | 母親は,娘がまた病気になるのではないか,そしてまた一から回復の過程をはじめなければならないのではないかという絶え間ない恐怖のなかで生活しているということを吐露した.母親は,回復が続くのか,病気が再発するのではといった強い不安があると言った | 母親は,臨床家との面接時間をさらに要求していたが,時間とともに,質問があるときは電話で確認したいと言うようになった.娘は,自由な行動と練習を重ねるとともに,機能レベルと自立度を上げている.しかし,アウェアネスに関しては制限があるままであった. |

# 文 献

Bontke, C. F. (1997). Managed care in traumatic brain injury rehabilitation: Psychiatrist's concerns and ethical dilemmas. *Journal of Head Trauma Rehabilitation, 12,* 37–43.

Brown, R., Pain, K., Berwald, C., Hirschi, P., Delehanty, R., & Miller, H. (1999). Distance education and caregiver support groups: Comparison of traditional and telephone groups. *Journal of Head Injury Rehabilitation, 14*(3), 257–268.

de Shazer, S. (1985). *Keys to solutions in brief therapy.* New York: Norton.

de Shazer, S. (1988). *Clues: Investigating solutions in brief therapy.* New York: Norton.

Holland, D., & Shigaki, C. L. (1998). Educating families and caretakers of traumatically brain injured patients in the new health care environment: A three phase model and bibliography. *Brain Injury, 12*(12), 993–1009.

Horwitz, R. C., Horwitz, S. J., Orsini, J., Antoine, R. L., & Hill, D. M. (1998). Including families in collaborative care: Impact on recovery. *Families, Systems and Health, 16*(1–2), 71–83.

Ivey, A. E., & Ivey, M. B. (1999). *Intentional interviewing and counseling: Facilitating development in a multicultural society.* Pacific Grove, CA: Brooks/Cole.

Kay, T., & Cavallo, M. M. (1991). Evolutions: Research and clinical perspectives on families. In J. M. Williams & T. Kay (Eds.), *Head injury: A family matter* (pp. 121–150). Baltimore: Paul H. Brookes.

Karpman, T., Wolfe, S., & Vargo, J. W. (1985). The psychological adjustment of adult clients and their parents following closed head injury. *Journal of Applied Rehabilitation Counseling, 17*(1), 28–33.

Karlovits, T., & McColl, M. (1999). Coping with community reintegration after severe brain injury: A description of stresses and coping strategies. *Brain Injury, 13*(11), 845–861.

Kosciulek, J. F., & Lustig, D. C. (1999). Differentiation of three brain injury family types. *Brain Injury, 13*(4), 245–254.

Kreutzer, J. S., Gervasio, A. H., & Camplair, P. S. (1994). Primary caregivers' psychological status and family functioning after traumatic brain injury. *Brain Injury, 8*(3), 197–210.

Linn, R. T., Allen, K., & Willer, B. S. (1994). Affective symptoms in the chronic stage of traumatic brain injury: A study of married couples. *Brain Injury, 8*(2), 135–157.

Lucyshyn, J. M., Albin, R., & Nixon, C. (1997). Embedding comprehensive behavioral support in family ecology: An experimental, single case analysis. *Journal of Consulting and Clinical Psychology, 65,* 241–251.

Lucyshyn, J. M., Nixon, C., Glang, A., & Cooley, E. (1996). Comprehensive family support for behavior change in children with ABI. In G. H. S. Singer, A. Glang, & J. M. Williams (Eds.), *Children with acquired brain injury: Educating and supporting families* (pp. 99–131). Baltimore: Paul H. Brookes.

Man, D. W. K. (1998). The empowering of Hong Kong Chinese families with a brain damaged member: Its investigation and measurement. *Brain Injury, 12,* 245–254.

Metcalf, L. (1998). *Solution focused group therapy.* New York: Free Press.

Mintz, M. C., Van Horn, K. R., & Levine, L. J. (1995). Developmental models of social cognition in assessing the role of family stress in relatives' predictions following traumatic brain injury. *Brain Injury, 9*(2), 173–186.

Perlesz, A., Kinsella, G., & Crowe, S. (1999). Impact of traumatic brain injury on the family: A critical review. *Rehabilitation Psychology, 44,* 6–35.

Prigatano, G. (1986). *Neuropsychological rehabilitation after brain injury.* Baltimore: Johns Hopkins University Press.

Seidman, I. E. (1991). *Interviewing as qualitative research: A guide for researchers in education and the social sciences*. New York: Teachers College Press.

Sohlberg, M. M., Glang, A., & Todis, B. (1998). Improvement during baseline: Three case studies encouraging collaborative research when evaluating caregiver training. *Brain Injury, 12*(4), 333–346.

Wallace, C. A., Bogner, J., Corrigan, J. D., Cinchot, D., Mysiw, W. J., & Fugate, L. P. (1998). Primary caregivers of persons with brain injury: Life change 1 year after injury. *Brain Injury, 12*(6), 483–493.

Ylvisaker, M. (1998). *Traumatic brain injury rehabilitation: Children and adolescents*. Boston: Butterworth–Heinemann.

Ylvisaker, M., & Feeney, T. J. (1998). *Collaborative brain injury interventions: Positive everyday routines*. San Diego, CA: Singular Press.

## 付録13.1
## 年長児用の質問（開かれた質問への回答例つき）

1. あなたのお父さん（お母さん）の頭の怪我のことを言えますか？
    A. 怪我は重かった？
    B. 怪我は中位だった？
    C. 怪我は軽かった？

2. 怪我の前と比べて，どれくらい変わったと思いますか？
    A. すごく変わった
    B. 何となく変わった
    C. 少し変わった
    D. まったく変わっていない

3. 怪我の後，お父さん（お母さん）への接し方は変わりましたか？
    A. はい．とても変わった
    B. いくらかは
    C. いいえ

4. もし，接し方が変わったのなら，例を挙げてください．
   【脳損傷を負った父親をもつ女子高校生の質問への回答】
   以前のように父と座って話すことができなくなりました．全てのことをもっと母に頼らなくてはならなくなりました．父には頼れません．
   【脳損傷を負った父親をもつ男子中学生の質問への回答】
   僕がバスケットボールをしに外へ出るとき，お父さんはいつも行きたがらない．お父さんに聞くとすごくイライラするみたいだから，何かあればお母さんにだけ頼んでいる．

5. お父さん（お母さん）はあなたを困らせることがありますか？
    A. しょっちゅう
    B. ときどき
    C. ごくたまに
    D. まったくない

6. 頭の怪我が原因だと思うお父さん（お母さん）の変化をいくつか書いてみてください．
   【脳損傷を負った父親をもつ女子高校生の質問への回答】
   お父さんは何でもすごく遅くなったし，自信もずいぶんなくしている．気分をコントロールするのも大変そう．お父さんはひどいことを言うたびに謝るけど，ひどいことをたくさん言う．何か言おうとするたびに長い時間がかかる．繰り返していることや昔からの友だちを覚えていないことがよくある．
   【脳損傷を負った父親をもつ男子中学生の質問への回答】
   お父さんはすぐ怒る．お父さんは話をするけど，言いたいことがわからない．

## 付録13.1（続き）

7. 回復したと思うことを何でも書いてみてください．
   【脳損傷を負った父親をもつ女子高校生の質問への回答】
   最初に病院から出てきたとき，お父さんは私たちには助けを求めようとしなかった．良くなろうとさえしなかった．いまでは，お父さんも自分に問題があるってわかってる．障害があることも受け入れてるし，それで前よりはしんどくないみたい．
   【脳損傷を負った父親をもつ男子中学生の質問への回答】
   お父さんはソリティアで遊ぶ．かなり怒らなくなった．

8. 以下のうち，あなたがさらに知りたいものにチェックしてください．
   ＿＿＿　あなたのお父さん（お母さん）の脳に起きたこと
   ＿＿＿　あなたのお父さん（お母さん）がここで受けている治療
   ＿＿＿　現在，あるいは過去にあなたのお父さん（お母さん）がとった行動の理由
   ＿＿＿　あなたのお父さん（お母さん）が怒ったり，いらついたりしたときの対処法
   ＿＿＿　その他 ＿＿＿＿＿＿＿＿＿＿＿＿＿＿＿＿＿＿＿＿＿＿＿＿＿＿＿＿＿＿＿＿＿＿＿＿

# 付録13.2
# 面接ガイド

**面接導入例**:「最大限,力になれるよう,あなたの状況についてできるだけたくさん知りたいと思います.あなたの状況に関する専門家はあなた自身ですし,ご自身の経験から多くのことを学ばれています.私にできるのは,リハビリテーションにおける知識や経験から貢献することです.最初のステップは,あなたの状況についてあなたを通してもっと理解していくことです.いくつかの質問をすることからはじめたいと思います」

1. **家族構成**:「ご家族について話していただけますか?」
   - 誰と暮らしていますか?
   - 近親者(子ども,祖父母,兄弟等)の性格はどんな感じですか?
   - 他にどんな人々が当事者にかかわっていますか(友人,施設等)?
   
   **印象質問の例**:つまり,あなたとご主人はその介護施設ではほとんど単なる訪問者のようなのですね?

2. **脳損傷**:「脳損傷の性質とその症状について話してくださいますか?」
   - 怪我の原因は何ですか?
   - 事故(事件)直後の出来事を話してください.
   - 初期にどんなタイプの問題がありましたか? 医学的な合併症を説明してください.
   - (受傷部位,手術,昏睡期間,外傷後健忘の長さ,入院期間,服薬状況といった脳損傷に関連する情報を聞く)
   - その他の脳損傷に関して我々が知っておくと役に立つ情報はありますか?
   
   **印象質問の例**:……という理解で合ってますか?
   　脳損傷は比較的[重度・軽度]でしたか?
   　医者には予後は厳しいと言われたが,かなり改善したのですね?
   　脳損傷に関する情報を[十分に受けましたか・あまり受けませんでしたか]?

3. **現在の状況**:家族にいま,何が起きていますか?
   - [あなた自身・損傷を負った方]の現在の機能はどうでしょうか?
   - 家族を取り巻く状況はどのように変化しましたか?
   - 損傷を負った人と一緒に暮らすとはどんな感じですか?
   - 損傷を負った人には,どんな問題・成功・ストレス要因がありますか? ご家族の場合は?
   - 損傷を負った人が,いまうまくいっていることはありますか? ご家族の場合は?
   - 家族の典型的な一日もしくは一週間はどんな感じですか? 損傷を負ったご家族の場合は?
   
   **印象質問の例**:
   　一番大きなストレス要因は,……のようですね.
   　つまり,一日がうまくいくときは,…….

## 付録13.2（続き）

4. **家族機能**：家族がうまく行くように一緒にどのようにしていますか？
   - あなたの家族が楽しめるのはどんな活動や日課でしょう？（どうしたら損傷を負った人は最も満足しますか？）
   - どの活動や日課が，難しいですか，避けていますか？
   - あなたの家族は，どんな形で問題やストレスに対処していますか（例：笑い，逃避，平静を保つ）？それは，家族が皆同じですか？

   印象質問の例：あなたの家族が現在の状況に適応する方法の1つは，……のようですね．

5. **サービス提供者の経験**：サービス提供者や専門家などからサービスを受けるにあたり，あなたが経験したことを説明してください．
   - どんな機関や専門家，介護施設とかかわりましたか？（例：急性期医療やリハビリテーション，介護，学校から社会への移行，継続中の外来受診・リハビリテーション，経済的支援）
   - あなたに協力した人・専門家を振り返って考えて，良かった経験は何ですか？

   印象質問の例：
   　あなたは，[　　　　　]で大変よい経験をしたようですね？　そこでは彼らが行った何が良かったですか？（[　　]内にはサービスの種類を記入する）
   - これまで嫌な経験はありますか？

   印象質問の例：
   　あなたは[　　　　　]に対して苛立ちを感じる経験をされたのですね．そこではどうしてほしかったのですか？（[　　]内にはサービスの種類を記入する）
   　つまり，あなたと同じ状況下にある家族にアドバイスできるとしたら，彼らに……と伝えるのですね．

6. **地域支援**：あなたの地域で，受けることができた，または受けることができなかったサービスは何ですか？
   - 他のどんな支援を探しましたか，または受けましたか？（例：自助グループ，宗教団体，12段階プログラム［Twelve-step program］*）
   - 周りはどのようにあなたを助けようとしますか？　どのように助けるべきだと考えますか？

7. **目　標**：あなたが思っている目標を教えてください．
   - いま，どんな仕事がしたいですか？　それはなぜですか？
   - 私たちがその目標に向かって取り組むためにはどうする必要がありますか？
   - これからの6ヵ月でどんな改善・変化を期待しているか教えてください．

   印象質問の例：
   　つまり，これから私たちが一緒に活動する最初の段階に［　　　　　　　］に気持ちを固めたいと思っているのですね．（[　　]内には方略の種類を記入する）

私が尋ねていないことで，我々が知っている必要があると思うことはありますか？

---

\* 訳註：アルコール・薬物依存や問題行動からの回復のためのプログラム．

## 付録13.3
## 目標の確認過程に対する母親の反応：支援のためのリスト

私の息子（以下T）にとって問題となる事柄を扱う効果的な方略のリスト

1. Tには，すべきことを言うのではなく，肯定的な選択肢を与えてください．Tは，プレッシャーをかけられていると感じたり，生活を自分でコントロールできないと感じたりすると，非常に興奮し，非合理的になってしまうのです．

2. ユーモア——Tには不思議なくらいに効果があります．

3. 怒りの爆発——Tの行動を止めさせ，毅然とした態度で安全な場所（彼のアパートの部屋や複合施設の散歩）へと向かわせます．いったん，Tが怒り出すと，全く抑えがきかなくなります．Tには，刺激を減らすことが必要です．しばしば，彼自身は自分が怒ったことすら憶えていないこともあります．これはTにとって危険なときです．一対一の対立は状況をいっそう悪くするかもしれないことを憶えておいてください．

4. 変化——Tにとって変化は対応しにくいものです．彼が居心地の良さを感じるには，決まった手順が重要な要因です．彼はかなり柔軟性に欠けるので，できるだけ物事の変更を避けてください．

5. 社会的行動——Tは抑制が効かず，社会的に不適切なことがよくあります．この点が彼の障害の重要な領域であり，これまでごくわずかしか進展しませんでした．彼の行動についてフィードバックを受けると，彼は非常に防衛的になります．なぜ不適切なのかを理解する能力が彼にあるとは思えません．変化しないと思うので，周囲の人間がこのことに耐える必要があるでしょう．Tのような人に，彼が壊れていると見なすことができないものを，彼になおしてくれといつも頼んでいるような状況を考えてみてください．

# Ⅳ

## 特定の層への対応

# 14

# 後天性認知障害を持った子どもたちのリハビリテーション

　外傷性脳損傷（TBI: Traumatic Brain Injury）はいまではよく研究されている領域であり，特に成人のTBIにおける認知と情動，行動の後遺症についても同様である．しかしながら，TBIを負った人々のリハビリテーションに関する米国健康コンセンサス開発委員会全国協会（The National Institute of Health Consensus Development Panel, 1999）は，TBIの発生率には3つのピークがあることを示した．それは，5歳以下の児童，思春期から青年期前半の15～24歳，そして75歳以上の高齢者であった．したがって，TBIを負った人々のかなりの割合に思春期の子どもや乳幼児が含まれているのである．小さな子どもたちや思春期の青年たちは，無酸素・低酸素の事故，脳腫瘍の放射線照射治療，呼吸器の問題，そして神経系の病気や障害を含めた原因によって二次的に引き起こされた脳損傷を負っていることもある．さらに，多くの発達障害のなかでも，注意欠陥多動性障害（AD/HD：Attention-Deficit/Hyperactivity Disorder）や胎児性アルコール症候群といった，特に前頭葉の構造の障害とみなされているものも認知障害に関連づけられるのである．

　成人期における脳損傷による認知障害の改善や補完のための様々な方法や技法の効果を示す，数多くの治療報告と研究がなされている．しかしながら，幼児のための認知リハビリテーションの効果に関する研究は，数が乏しいのである．幼児期や思春期における高い発症率と，脳損傷がもたらす学校や家族，職業の可能性に与える影響の大きさを鑑みると，より多くの研究を必要としている重要な領域である．

## 子どもと成人における脳損傷の影響の比較

　子どものTBIは，交通事故や転落，運動時の怪我，虐待などが原因となっている．子どものTBIの病態生理学は成人のTBIのものと似ており，成人と同じように前頭葉や側頭葉が外傷性の損傷に最も傷つきやすい部位である．小児のTBIは，び漫性軸索損傷（DAI：Diffuse Axonal Injury，脳が急激な加速や減速，そして回転するときに生じる力によって，広範囲における軸索が伸びたり裂かれたりして起こる損傷）にも関連している．似かよった外傷のメカニズムにもかかわらず，子どもたちが意識不明になることは同様の程度の外傷を負った成人より少ない．さらに，子どもたちの運動機能と感覚機能，言語機能の回復は成人に比べ急速であり，損傷の影響が隠れているにもかかわらず，事故後すぐに回復したように見えることがある．

　近年になるまで，子どもの脳は成人の脳よりも「可塑性がある」または順応性がある，それゆ

え，永続的な損傷の影響を受けにくいと信じられていた（Kennard, 1942）．この考えは，いわゆる**ケナードの原則**（Kennard Principle）と広く呼ばれていた．すなわち，もし脳損傷を負うならば，早い時期に負いなさい！ということである（この問題については第3章に詳しく述べている）．しかしながら，多くの研究が児童期における TBI によってもたらされた顕著な障害を示している（Knights, et al., 1991; Levin, et al., 1993）．そして複数の研究は，検査を行った一番年齢の低いグループにも大きな障害があることを示したのである（Brink, Garrett, Hale, Woo-Sam, & Nickel, 1970; Ewing-Cobbs, Thompson, Miner, & Fletcher, 1994）．同様に，Taylor と Alden（1997）の小児期の非局所的脳損傷の研究において，小さいころに負った脳損傷は認知能力および行動能力の発達に悪く影響することが示されたのである．機能的な代償作用の許容量は脳の部位と認知領域よって異なり，多くのシステムにかかわる脳損傷はさらに大きな障害を生じさせるのである．乳幼児期の子どもたちは，脳を覆う膜と反対の半球の相応する部位にかなり可塑性があるために，局所的な脳卒中や脳を突き抜ける怪我というような早い時期の局所的な損傷からは比較的良く回復しているように見える．脳の部位はまだ特定の機能に区分されていないが，拡散し，広範囲に渡る損傷，または両側性の損傷であるとすれば，同様の可塑性は望めない（Kolb, 1995）．Levin と Benton, Grossman（1982）は，「未成長というものが，拡散した大脳皮質への損傷に耐えられる優位性をもっていることを示す根拠はない」と述べている（p. 190）．Finger と Almli（1985）は，（TBI 後の）脳の成長が通常の段階の通り進むという根拠はなく，また明らかな行動の回復に脳構造における受傷後の再構成や成長が必ずあるという根拠もないと述べている．

　理論上，これらの発見については数多くの説明が挙げられる．その1つは，検査されたサンプルによる産物であるかもしれないというものである．幼い子どもたちは虐待によって損傷を負うことが多く，そして子どもを乱暴に揺する行為はび漫性軸索損傷に繋がることが特に例示されている．1歳未満の子どもたちの最重度の負傷の原因は虐待であると判断されており，また虐待による負傷は5歳以下の子どもたちの負傷総数の10%を占めているのである（Johnson, 1992）．Ewing-Cobbs と Duhaime, Fletcher（1995）は，いくつかの研究報告における発見は，虐待を受けている子どもたちが複数回の負傷と虐待を経験する傾向にあることと，その子どもたちがその他のネグレクトや不適切な待遇にも苦しんでいることから生じていると仮定したのである．

　他の説明は，幼児期の脳損傷に関連した重大な障害は幼児期における重要なスキルの急速な発達に影響するというものである．Ewing-Cobbs ら（1994）は，スキル習得の割合は年齢によって異なるために，重要なスキルは異なる年齢ではより脳損傷の影響を受けやすくなることを示している．Thompson ら（1994）も，急速に現れるスキルが脳損傷の影響を最も受けやすいと提議している．成人の脳損傷は，定着したスキルに影響をもたらすし，それらは再度学習することが必要になる．子どもたちのケースでは，もし子どもの認知構造が発達していないとすれば，脳損傷後の新しい学習活動は古い学習の土台なしで行われなければならないのである．多くのスキルは幼児期に急速に発達する．したがって，その時期の TBI または他の脳損傷は，子どもの発達にとって壊滅的であるかもしれない．さらに，認知機能の領域において，早期の受傷は後の発達の大切な基盤となる基礎的能力の習得の妨げとなる可能性もある．

　成人の場合と同様に，子どもの認知障害は TBI 後に最もよく報告される症状であり，それは注意や集中力，記憶，遂行機能の障害を含んでいる（Anderson, Fenwick, Manly, & Robertson, 1998; Donders, 1993; Kaufmann, Fletcher, Levin, & Miner, 1993）．原因，病態生理学，認知障害が同じで

あっても，TBIを負った子どもと成人の間には多くの重要な相違点が存在している．保護者や教育者がよく知っているように，子どもは小さな大人ではない．MateerとKerns, Eso（1997）は，認知障害の長期的な影響が活発な発達過程に重なり，成人とは異なる回復パターンを子どもに生じさせると提言している．発達と脳損傷の相互作用は，**障害への発展**として知られている現象を引き起こす可能性がある．これは，TBIや他の脳損傷から適度に回復したと見受けられる子どもは，ある程度成長するまで特定の認知や行動の障害を示しはじめないというものである．

前頭葉は，脳の中では最後に発達する部位である．本書で述べてきた通り，前頭葉は計画，体系化，行動の開始，反応の抑制，自己モニタリングと制御，認知的柔軟性などの多岐に渡る遂行機能に寄与する部位であると考えられている．これらの能力が現れ安定するという思春期前期に，脳損傷を負った子どもはこれらの能力を適切に発達させることができないかもしれないのである．思春期における学業と社会的環境の複雑性の増加と遂行機能の発達の遅れあるいは障害が組み合わさることで，幼児期に完全に回復したように見受けられた青年に障害が現れることになるかもしれないのである．この現象は，子ども時代の後半に前頭葉に損傷を受けた子どもたちの複数の報告によって明らかにされている（Eslinger, Grattan, Damasio, & Damasio, 1992; Marlowe, 1992; Mateer & Williams, 1991; Price, Daffner, Stowe, & Mesulam, 1990; Williams & Mateer, 1991）．

現れ出てくるスキルと確立されたスキルには異なる構造が寄与することは，もっともなことである．Goldman（1974）による古典的研究では，背外側前前頭皮質に損傷を受けたサルは，ある年齢に達するまで遅延見本合わせ課題において障害を見せることはなかったが，それに対して，前前頭皮質の眼窩前頭領域に欠損があるサルはすぐに障害を示したことを報告している．もし，事故時にある領域が機能的に未発達であるとすれば，その機能が損傷した領域に依存するようになるまでは障害は観察されないのである．AndersonとDamasio, Tranel, Damasio（1999）は，生後16ヵ月までに前頭葉に限局した損傷を受けた青年2人の事例を報告している．神経学的検査は正常で，神経心理学的検査では大体において平均の範囲内という結果にもかかわらず，両者に意思決定の障害，行動コントロールの障害，著しい社会的機能の障害，そして異常な情動反応といった注目すべき経歴が存在したのである．残存する前頭葉への損傷は画像診断によって確認された．特に前前頭領域への損傷がある場合では，示された障害の性質がとても進展しやすいこともあり，この問題はTBIを負った子どもたちの長期的モニタリングの必要性を明らかにしたのである．

## 継続した評価の重要性

TBIまたは他の脳損傷を負った子どもたちの評価は複雑である．脳損傷の結果としての**障害**（永続的な障害）か，**発達の遅れ**（子どもが「追いつく」であろうと仮定できることを意味する）かを見分けるのが重要である．脳損傷は，スキルの習得時期（おそらく遅れる），スキルが現れる順序，スキルの発達の割合，そしてスキルの発達の程度に影響を及ぼす．幼児期の脳損傷後の知能の標準的検査における成績の進展は良い例である．通常，IQスコアは子どもがすでに身につけた能力とすでに学んだ知識やスキル（例：言葉の意味や基本的な社会的推論）を評価するものであるため，受傷直後の検査では，子どもは平均的なIQスコアを示すだろう．問題解決の手法と早さを要求されるため，非言語的な成績のほうがより影響を受けているかもしれない．したがって子どもは，学校に復学するには十分な知能をもっているように見えるだろう．しかし，もし注意や記憶に問題が残っていると

すれば，子どもはおそらくクラスメイトについて行くことができず，さらに数年経てばIQ検査や学力検査の上でもだんだんと格差が広がりはじめていくことになる．スキルは急激に変化し，そして発達と損傷の影響の間には重要な相互作用があるため，特に子どもに対しては，能力の測定を頻繁に行っていくことが大切である．後天性脳損傷（ABI：Acquired Brain Injury）を負った幼児の評価に関する詳細な議論は本章の目的ではないが，その点に関するいくつかの教科書や論文が入手可能である．

## 子どものリハビリテーションの状況

　伝統的に見て，脳損傷を負った成人のリハビリテーションは，いくつもの異なる様相を含んでいる．職業的な機能や家族的な機能に加え，認知，言語，そして運動機能の改善を目的として，脳損傷を負った人々の治療に携わる専門職がいる．たいていの場合，成人が置かれる主な状況は仕事場である．そのためリハビリテーションのベクトルは，その人の職場復帰または支援者つきの職業体験をさせるという方向に向くのである．対照的に，急性期を越え，病院でのリハビリテーションを終えたTBIや他の脳損傷を負った子どもたちの場合は，学校への復帰が中心となる．

　学校とは大変複雑な環境であり，成功を収めるために，学問的スキル，社会的スキル，そして行動的スキル等が要求される場である．脳損傷を負った多くの子どもたちはそれらの全ての領域で困難を経験し，しばしば学問的スキルや社会的情動的発達において他のクラスメイトに追いついて行くことができなくなってしまうことがある．このことが，子どもがフラストレーションを感じたり自尊心を下げることに繋がり，行動的爆発や心理社会的障害を伴うかもしれない．何ヵ月もしくは何年もの失敗が続いた後では，下へ向かう発達の軌道を上へと向かわせることは容易ではないのである（Ylvisaker, 1998）．TBIや他の脳損傷を負った子どもたちの教室へのスムーズな復帰には，教師に対する適切な教育が鍵となる．

　長期的リハビリテーションの大部分は学校で行われる必要がある．脳損傷を負った子どもたちにとって復学が成功することが最も重要な目標であり，そして学校での成功がその後の社会的もしくは職能的適応に繋がることが多い．CrowleyとMiles（1991）は，そのような子どもたちが大人になってからの生活を計画するときには，生存に必要なだけの学問的スキルには精通していなければならないと論じている．基礎的な社会スキルと学問的スキルの修得は，最終的な自立生活のために重要な意味をもっているのである．

　また，脳損傷を負った子どもたちのリハビリテーションにとって重要なのは家族である．数多くの研究でも，特にTBIを負った子どもたちのケースでは，子どもたちの予後を緩和させる主な変数が家庭環境であることが指摘されている．Rivaraら（1992）は，TBIの程度に関係なく事故以前の子どもの能力と家族の機能が，受傷の1年後の行動を予測する最も良い指標であることを見出している．その後の研究にてRivaraらは，学業成績と認知機能検査の成績の両方が，外傷の程度と同様に家族機能によっても予測されることを突き止めたのである（Rivara et al., 1994）．同様に，Taylorら（1999）も，受傷前の子どもと家族の機能状態と，受傷後6ヵ月時点の子どもと家族の機能状態の間には強い関連があることを報告している．最近のTaylorらの研究では，脳損傷受傷後1年間の回復が吟味された．その結果，受傷後の回復は，受傷前の因子，TBIの程度，受傷後の家庭環境によって予測されることが明らかとなった．重度のTBIのケースにおいては，受傷前または受傷後の

家族の苦労や機能不全が強い場合，後遺症も著しく重くなったのである．

したがって，脳損傷を負った子どもたちへのリハビリテーションでは，病院での治療や学校環境，家族を巻き込んだうえで，認知的，行動的，そして社会的問題に照準を合わせるのである．子どもたちへのリハビリテーションプログラムを構成する訓練や活動は，個々の子どもと家族の持つニーズによって決定されるが，同様に，リハビリテーションチームや教育スタッフの持つ理論的背景や訓練経験からも決定される．リハビリテーションの活動は，子どもが1つの段階から次の段階に上がるときや，受傷後の時間が経つとともに変化していく．

## 子どもの認知障害に対するリハビリテーションアプローチ

脳損傷を負った子どもたちのニーズと，この領域に対する幅広い関心に対応しなければならないという必要性があるにもかかわらず，子どもたちの低下した認知機能に対するリハビリテーション方法の効果について検証した研究はまだ少ない（Mateer, Kerns, & Eso, 1996を参照）．後天的な認知障害の管理は，児童・成人ともに様々に概念化できる．ほとんどのアプローチは以下の3カテゴリーに分けられる．

- 専門的な指導法および学習サポートの適用
- 代償的手段と方略の導入
- 基礎的認知能力の再訓練

### 専門的な指導法および学習支援の適用

おそらく脳損傷を負った子どもたちを教育する際に最も一般的に普及しているアプローチが，教室内やカリキュラム内の教育者，教師あるいは支援スタッフによる専門的な指導方法と学習支援だろう．後天的な脳損傷を負った生徒たちは，他の生徒たち同様，明確な指導，適切な実践，明確で一貫性のあるフィードバック，そして継続的評価が提供される教育場面でこそ，最善の学びができる．加えて，他の障害を持つ生徒たちに効果的とされる指導技法は，脳損傷を負った生徒たちにも同様に効果的であるということがわかっている．これまでに，こうした生徒たちへの教室内での指導法についての情報をまとめた多くの書が出版されているが，そのほとんどがこういった基本的な技法を詳細に説明している（Begali, 1991; DeBoskey, 1996; Glang, Singer, & Todis, 1997; Mira, Tucker, & Tyler, 1992; Pollock, Fue, & Goldstein, 1993; Savage & Wolcott, 1995）．

指導には，生徒の学習能力を必ず考慮に入れなければならない．学校での伝統的な評価は，年度ごとに集団で実施する標準化された尺度で構成されている．脳損傷を負った生徒たちには，指導プログラムの指針のためにも，さらに個別化された評価のほうが望ましい．きちんとした学習評価は，神経心理学的評価の際の補足材料になる．そのような検査は，学習能力の残存している分野や低下した分野を実証するのに役立つ．特にABIを負った子どもは，外傷の程度や位置，受傷した年齢によってむらのあるプロフィールを示しやすい．その子どもの受傷前のプロフィールを確認することも有益である．

子どもの能力レベルを指導者が評価してはじめて，指導計画やカリキュラムを策定したり，適用

したりできる．その時点で，生徒の必要性に適合するための個別アプローチがはっきりしてくるだろう．注意や記憶，言語，遂行機能に障害を持った子どもたちに対応するために通常推奨されている方法のリストをThomsonとKerns（2000）から編集して**付録14.1**に表記した．

　指導者の指針となるような実際のデータは少ないものの，子どものレベルに合わせて反復作業を行う個別指導が望ましいと言われることが多い．CrowleyとMiles（1991）は，受傷後18ヵ月経った14歳の思春期の少年を対象にした事例研究を行った．彼らは数学の能力を対象にし，数学の試験を効果測定の検査として利用した．神経心理学的検査は，この少年の障害には敏感に反応しなかった．少年のための治療努力の指針とするため，彼らは綿密なエラー分析を実施した．合計40時間に渡る一対一のセッションが実施された．個別指導の過程には，数学技能の反復練習，注意深いチェック，そして日々の達成表の記入が含まれていた．治療期間終了時に数学の試験の結果は向上していたが，有意なものではなかった．しかしながら，日々の宿題の正答率は大幅に向上し，他の分野の試験中には，自己モニタリングの力が向上している様子を示していた．つまり，学んだ方略をある程度般化できていることを示唆していた．著者らは，個別にプログラムされた柔軟な介入方法の重要性を訴えている．

　Ann Glang（Glang, Singer, Cooley, & Tish, 1992）らは，**ディレクト・インストラクション**（direct instruction）の手法をABIを負った生徒に使用することを推奨している．1960年代初期にBereiterとEngelmannが発展させたディレクト・インストラクションは，基本的な学習スキルを身につけ，維持するためのカリキュラムをデザインし実践するための，最もシステマティックな方法として多くの教師らの間で知られている．ディレクト・インストラクションの明らかな特徴は，小グループでの教示，生徒の常習的な応答反応，そして積極的参加活動を中心としたクラス環境である．新しい概念を効果的に教えるために，教師は以下の項目に沿った授業を計画する．

- **導　入**　新しいスキルまたは方略は，まず教師によって手本を示し，また，活動中に要求される内的スキル（思考力）は明確なラベルづけをする．
- **ガイドつきおよび単独練習**　学習障害を持たない子どもたちの研究でも，新しいスキルの獲得を確実にするため，学習過程の全てのステップで十分な練習時間を確保することが重要であるという結果が報告されている．記憶や学習力に障害を示すABIを負った子どもたちにとって，新しいスキルや概念を獲得させるため，十分な練習時間を与えることは必要不可欠である．
- **ガイドつき補助**　このステップでは，生徒がスキルや方法を他の問題に利用できるようにするため，教師は徐々に助言の量と促しの回数を減らしていく．
- **累積的復習**　獲得されたスキルは，維持のためにも意図的に復習を行い，練習を繰り返さなければならない．累積的復習は，新しく獲得されたスキルと以前に学習された情報との統合を確実にするためのものである．

　授業デザインの重要な項目を明らかにすることに加え，ディレクト・インストラクションは最も効果的な管理と伝達の技法を明確にしている．授業中，教師はきびきびとした指示出しのペースを維持し，生徒に頻繁な応答を要求し，生徒に回答させるときには考える時間を十分に与え，生徒の反応を観察しながら，生徒が答えを間違えたときには正答に導くためのフィードバックを行わなけ

表14.1　ディレクト・インストラクション：日々の指導スケジュール例

|  | 構成内容 | 声かけ例 |
|---|---|---|
| <u>導　入</u> | | |
| 注　意 | 生徒の注意を集める | 「ありがとう．でははじめましょうか」 |
| 復　習 | 前回の知識の復習を行う | 「前回の授業では…」 |
| 期待されること・目標 | 今日の授業のなかで期待されることや目標を説明する | 「今日は，〜について学ぶことにします」 |
| <u>展　開</u> | | |
| モデル（教師が行う） | 生徒のためにスキルや方法をやってみせる． | 「今日は，〜について学びます」 |
| プロンプト（教師・生徒が行う） | 生徒がスキルを実践する際に同時にやってみせる，あるいは言葉での合図を送る． | 「一緒にやってみよう」 |
| 確　認（生徒が行う） | モデルで見た，あるいは合図を受けたスキルや方略を生徒が実践するところを注意深く観察する． | 「次は君がやる番だよ」 |
| ガイドつき練習（教師が行う） | 同じスキル・方略を使って他の例を示す．合図を送って練習するのを確認したり，クラスメイト同士で練習させたりする． | 「ではみんなで一緒にやってみよう」 |
| <u>終　結</u> | | |
| 復　習 | 今日の授業で学んだスキルや方略を改めて説明する． | 「今日は，〜について学んだね」 |
| 予　告 | 今日のスキルや方略を次回の授業内容に繋げておく． | 「明日は〜について勉強します」 |
| 単独練習 | 今日のスキルを振り返る内容の宿題を与える． | 「宿題で，みんなは〜をしてきてください」 |

Archer et al., (1989) より引用．Copyright 1989 by the Council for Exceptional Children. Reprinted by permission.

ればならない．授業デザインの例を**表14.1**に示す．

　Glangら（1992）は，ディレクト・インストラクションの効果測定を重度のTBIを負った3人の小学生を対象に行った．3人とも受傷後最低1年以上経過していた．

- 1人目の参加者は8歳の少年で，家庭教師とのセッションを週に2回，6週間強実施した．ターゲットにした領域は，推論，算数の文章題，足し算および引き算であった．全領域に渡る多層ベースライン実験法が採用され，いったんベースラインでの成績が安定したところから指導を開始した．測定はセッションごとに行われ，全ての領域において改善が認められた．
- 2人目の参加者は，重度の言語表出の障害，軽度の言語理解の障害と視覚運動能力の障害を持つ6歳の少女だった．彼女は週2〜3回のセッションを計12回受けた．彼女に対する指導プログラムの効果測定のため，ABデザインを採用した．担任による自発的発語の増加の様子の観察中に，文理解や音声認識の改善も見られた．
- 最後のケースは，学習や認知スキルよりも行動スキルに集中した．学習指導場面で暴力行為

のある10歳の少年に，ディレクト・インストラクションを通して行動自己管理法を指導した．彼の認知能力の障害は，重度の視空間認知障害と手先の不器用さ，構音障害であった．適切な行動に対して報酬（ポイント）を与えるというプログラムが，ベースラインでも使用された．ディレクト・インストラクションによる介入期には，彼の欲求不満に対処するための自己管理方略を指導した．彼の行動を変えるにはポイントシステムだけでは不十分であるという結果が示されたが，自己管理方略が定着すると，彼の作業行動が増加したうえ，他の領域への般化も起きたことが示された．著者らはこの結果を，脳損傷を負った子どもたちへの教科学習と行動スキル指導の両方に，ディレクト・インストラクションの手法が活用できる証拠だとした．

ディレクト・インストラクションの手法は，Glangら（1997）によって，他の効果的な実践方法とともに，ABIを負った子どもたちへの指導法として詳述されている．そのなかでディレクト・インストラクションテクニックは，構造化と反復練習により，子どもたちがスキルを獲得するまで合図などを送り，失敗を減らすことができると述べている．また，学ぶ楽しさと自尊心をも増加させるのである．全ての要因を鑑みても，脳損傷を負った子どもたちがディレクト・インストラクションから得られるものは大きいと言える．

## 代償的手段と方略の導入

代償的なアプローチでは，脳損傷を負った子どもたちが持つ認知活動上の障害を軽減するツールを開発し，それを使えるよう子どもたちに訓練を行う．ツールには，チェックリスト，学習ガイド，メモリーノートやあらゆる体系化方略などを含む．どの方法を選ぶとしても，まず学習原理を考慮する必要がある．学習内容を簡略化したり，反復したりする必要があるだろう．ディレクト・インストラクションの手法に取り入れている，誤りなし学習も非常に有益である．

KernsとThomson（1998）は，ABIを負った13歳の少女の事例を，記憶代償アプローチの成功事例として挙げている．彼女の視交叉と視床下部にできた星状細胞腫は，第三脳室まで侵していた．放射線治療の結果，記憶と新規学習に悪影響が出て，障害が残った．著者らはその少女にメモリーノート使用の訓練を施し，その過程を詳述した．彼らが使ったのは，我々が他著で推奨しているもの（Sohlberg & Mateer, 1989）と類似の，3段階行動訓練アプローチである．その少女は，包括的システムの使用方法を学ぶことはできたものの，それを使っても学校での速いペースにはついて行けなかった．その結果，彼女のために細かく作られた日常のチェックリストとその記憶システムを併用することになった．最初の評価から2年後，フォローアップの評価を実施したところ，記憶の神経心理学的な評価のうえでは，ほとんど変化はなかった．しかし教師やスクール・カウンセラーたちの観察によると，彼女はメモリーノートを使用し続け，課題提出を忘れたり，授業に遅れたりすることがなくなり，良い結果に繋がっていた．損傷された記憶システムの復元機能の研究ではごくわずかしか成功しておらず，この著者らもその点についてはほとんど言及していない．しかしこの研究は，メモリーノート使用の効果的訓練と持続的使用が学校環境に良い結果をもたらすことを明らかにしている．

YlvisakerとFeeney（1998）は，認知障害を持った子どもと青年に働きかけるためのアプローチ

として，構造と日課を確立することを通して外部から支援することに焦点を当てる方法を推奨している．彼らは，毎日の日課を支援するために工夫されたシステム手帳や視覚的補助具の活用を推奨している．また，彼らは同時に，個別対応と選択肢を与えることの必要性も強調している．

## 認知能力の再訓練

　子どもへのもう1つのリハビリテーションのアプローチとして，直接再訓練法がある．このアプローチには，注意のような基礎的な認知機能を訓練するように課題が計画されている．成人に対する注意過程訓練の効果を調べる研究は多く行われているが，TBIを負った児童や青年に対するこの種のアプローチの効果についての報告はわずかしかない（Thomson, 1995; Thomson & Kerns, 2000）．

　Thomson（1995）は，受傷後最低12ヵ月以上経過したTBIを負った高校生6人に対して，アテンション・プロセス・トレーニング（APT）プログラムの材料を用い，注意の再訓練を実施した．研究は被験者間多層ベースライン・デザインを使用し，被験者のうち3名は4回のベースライン評価後にAPTを受け，残り3名は8回のベースライン評価をAPTを受ける前に実施した．APTは1回30分のセッションを週3回，12週に渡って実施した．効果測定には，子ども用聴覚性定速連続加算課題（CHIPASAT：Children's Paced Auditory Serial Addition Task；Johnson, Roethig-Johnson, & Middleton, 1988），注意欠陥障害評価尺度（ADDES：Attention Deficit Disorder Evaluation Scale；McCarney, 1989）の学校用評価用紙，分析的読書質問表（ARI: Analytical Reading Inventory；Woods & Moe, 1995），そして数学のワークシート2種を使用した．改善はCHIPASAT，ARI，そしてワークシートで見られた．このように計量心理学的検査上では注意能力の改善は見られたものの，ADDESで測定された不注意または衝動性の行動面では変化は見られなかった．注意にかかわる認知過程の障害が常に明白な不注意の行動と関連しているわけではないので，これらの変化は必ずしも期待されていたわけではなかった．しかしながらThomson（1995）は，成人向けの訓練材料が思春期の生徒たちの興味を引くものではなかったことに言及している．

　ThomsonとKerns（2000）は，注意訓練のアテンション・プロセス・トレーニングの材料を使った2つの単一事例研究を報告している．軽度外傷性脳損傷（MTBI: Mild Traumatic Brain Injury）を負った9歳の少女に週1回1時間のセッションに8回参加してもらったもので，彼女の両親も脳損傷についての講義を受けた．彼女は注意検査でかなりの向上を示した．家庭での彼女の注意と集中力の改善は，両親によっても観察された．この子どもは受傷後12ヵ月以上経ってから処遇を受けており，研究者らはこの成果を，おそらく処遇の作業内容に依るものだろうと考えている．17歳のMTBIを負った少女が，類似のセッション（週1回1時間のアテンション・プロセス・トレーニング・セッションを8週間）を受けた．彼女は記憶システムによる代償訓練も併せて受けた．さらに，本人と母親が一緒に心理カウンセリングを受け，彼女の損傷をもって生活に適応していくうえでの問題点などについて話し合った．事後検査では，注意や集中力，遂行機能，学習，記憶の面に向上が認められた．その少女はまた，代償的記憶システムもうまく活用できるようになった．その著者らは，これらのデータが，子ども向けに改良されたアテンション・プロセス・トレーニング材料の効力を示す証拠となると述べている．

　これらの成功にもかかわらず，子どもや若者層に対して成人用のリハビリテーションツールを活用する際には，いくつかの問題がある．最も重要なことだが，課題のなかで基本的に要求されてい

ること（文字や数字を操作するなど）が，子どもや若者のなかで十分に発達していないことがあり，特に小さい子どもにこれが当てはまる．したがって，このようなツールを用いた訓練は注意のスキルには本質的に作用しない．これらの懸念材料に対応して，注意を直接的に刺激し訓練する教材は，幼い子どもに活用できるよう修正されつつある（Kerns, Eso, & Thomson, 1999）．成人の治療過程のようにプログラムの活動は異なる領域にまたがり階層的に体系化されており，子どもは難易度が増していく課題を完成させるためには，低いレベルの課題に成功していなければならない．しかしながら，求められる基礎的認知スキルが子どもの能力の範囲内でできるよう，使用される教材もより子どもたちにとって興味を引くものであるように，課題の内容が修正されている．例えば，特に小さい子どもに対して使用できるように開発された「注目して！（Pay Attention!）」というタイトルの活動は，「家族」の写真や年齢・性別・髪の色，帽子や眼鏡，家族の関係などといった，小さい子どもにとって身近で理解できる概念を使用している．この活動の課題には，形によるカードの分類，抹消課題，家にある物を探す，オーディオテープから聞こえてくるものの聞き分け，そして，妨害を伴う課題の完成などが含まれている．Kernsら（1999）は，AD/HDの子どもたちを対象にした研究において，「注目して！」を用いた訓練を受けた子どもたちは注意や学力を測る検査において，特別なプログラムではない普通のコンピュータ・ゲームで同じ時間を過ごした子どもたちよりも大きな改善を示した，と報告している．これらの研究結果は，訓練する機能の対象を定めることによって根底にある認知能力を改善させるという発想を支持するものとなっている．

　BrettとLaatsch（1998）は，実際の教育現場で子どもの教育プログラムの一部として取り入れられた，認知リハビリテーションの研究結果を報告している．10名の高校生が隔週で行われる認知訓練の20回のセッションに参加した．認知訓練のセッションは訓練を受けた学校の教師により実施され，その活動内容は主にコンピュータ課題と一対一の活動であった．この研究では，神経心理学的検査が実験の前後で実施されている．この認知訓練プログラムは，認知リハビリテーションにおける(1)警戒・注意・集中力，(2)知覚認知と記憶力，(3)問題解決などの遂行能力，という3つの発達段階を踏まえている．この研究で，言語記憶スキルに関しては「わずかながらも顕著」な改善が見られたが，注意・集中力や問題解決，遂行機能に関する検査の成績や自尊心に関しては顕著な改善は見られなかったとその著者らは報告している．質的には，ほとんどの生徒が大人から与えられる気配りに対して肯定的に反応したとこの著者らは述べている．

　直接的に訓練される対象となるもう1つの領域は，**語用論**（pragmatics）として知られるコミュニケーションの一側面である（第10章参照）．Wiseman-HakesとStewart, Wasserman, Schuller（1998）は，一般に販売されている『頭部損傷を負った人の語用論スキルの改善（Improving Pragmatic Skills in Persons with Head Injury）』（Sohlberg et al., 1992）を修正して使用した，ピアグループによる語用論の再訓練について研究を行っている．この研究には，14～17歳の受傷後4ヵ月から9年になる6名が参加した．このプログラムは6週間に渡り，週に4回，1日1時間と定められ行われた．グループ訓練は言語聴覚士により進められた．効果測定のための検査は，シカゴ・リハビリテーション協会語用論スキル評価尺度（Rehabilitation Institute of Chicago Rating Scale of Pragmatic Communication Skills; Burns, Halper, & Mogil, 1985）とコミュニケーション行動尺度（Communication Performance Scale; Ehrlich & Sipes, 1985）を使用した．結果として，2つの検査においてプログラム前とフォローアップの間で有意な変化が見られたことが報告されている．また通常の生活場面においても，同様の変化が観察されていたと述べている．例えば，適切なコミュニケーション行動が，

何も設定されていない場面・時間でも行われていたことが，両親や教師やセラピストによって観察されていた．

## 小児介入研究の概説

　小児期の認知リハビリテーションは，未だ限定的ではあるがすでに取り組みがはじまっており，将来の展開が期待できる．これまでに検討してきた論文では，様々なコミュニケーションや学力，記憶，注意における問題に取り組むための異なるアプローチが示されている．治療や対象者間の差異により，あらゆる研究報告をまとめて一般化することは大変困難な作業である．これまでに検討してきた研究は，そのほとんどが単一事例デザインもしくは小グループ実験デザインで行われている．また，現在における多数の研究は，思春期前期の年齢層または高校生を対象とし実施されてきた．したがって将来的には，思春期とは異なる年齢層に対する治療技法を検証することが重要となってくる．なぜなら思春期における研究結果をそのまま一般化し，6〜7歳の子どものリハビリテーションに適用するのは現実的ではないからである．同様に，5歳以下の年齢層がTBIの3番目に高い事故件数となっているにもかかわらず，小さい子ども（5歳以下の年齢層）に対する実践報告は非常に少ない．小児のABIのリハビリテーションに関して我々が行ってきた最近の研究は欠点もあるが，これまでに示されてきた内容は肯定的である．研究結果は概して勇気づけられるものとなっている．すなわち研究の大多数は，リハビリテーションの究極のゴールである自然な生活状況での改善へと繋がるように訓練対象が定められた治療によって，認知機能が改善することを示している．

## 家族および学校への支援

### 家族への影響

　前述した通り，家族は脳損傷を負った子どものリハビリテーションの過程において重要な役割を担っている．近年では，脳損傷を医療上の問題として見るのではなく，家族が直面する困難と捉えるように変化してきている（Conolley & Sheridan, 1997）．家族の誰かが重度の脳損傷を負うと，家族全体のシステムが混乱する．脳損傷を負った本人と同様に，家族も損傷に対する適応の段階を経験する．最初の段階であるショックと恐怖は，子どもが危篤状態から脱し安定した状態になると，安堵と幸せの気持ちへと変化する．しかし，未だ脆弱なままでいる我が子を目の前にして何をしてよいかわからずに，親は混乱状態になるかもしれない．そして，我が子の思考や行動に障害があることや，以前とはおそらく「同じ人間」ではないことが明らかになったとき，怒りや落胆を経験する．その後，喪失に対する悲嘆を経験するだろう．子どものスキルの喪失や，子どもが成長するときに節目となる出来事（車の運転を学ぶことなど）の喪失を親は嘆き悲しむだろう．「以前の我が子」の喪失にも親は悲嘆するだろう（Waaland, 1998）．ConolleyとSheridan（1997）は，この適応過程の期待される最終段階は，家族の立て直しであると述べている．

　特にTBIは，介護者に多大な精神的負担をかけることになる．WadeとTaylor, Drotar, Stancin, Yeates（1998）は，家族の持つストレスレベルと精神的負担を，TBIを負った子どもの家

族と整形外科的な外傷を負った子どもの家族とで比較している．その結果，TBIを負った子どもの介護者のほうが，精神的負担，外傷に関連するストレス，親が抱える心理的症状が顕著に高いことが明らかになった．他の外傷を負った子どもたちの家族と比べたときに，TBIであることが介護者にとって大きなストレスであることを彼らは示唆している．同様に，ConolleyとSheridan（1997）は，主観的な精神的負担感は，身体的な障害よりも社会的攻撃性や認知障害との関係が強いことを報告している．脳損傷を負った子どもと暮らしていくという適応過程で生じる感情的なストレスに加え，しばしば家族は，リハビリテーションの費用や休職による収入減，そして医療費や法的手続きにかかる費用などによって生じる経済的ストレスを受ける．Waaland（1998）は，望ましくないアウトカムは家族の発達段階や子どもの障害の程度，家族にのしかかる逆境やストレスに影響を受けやすいと述べている．一方では，望ましいアウトカムや回復力は，子どものリハビリテーションを支える支援機関との家族の繋がりや役割への柔軟性，問題解決，健全なコミュニケーションを行えるような個々の性格特徴といった，多様な要因に影響を受けている．

## 専門的支援

脳損傷を負った子どもにかかわる専門職は，いろいろな方法によって新しい状況に適応していく家族を援助することができるだろう．最初に家族にとって，子どもの外傷と回復に関する教育を受けることがメリットとなる．一般的に家族は，子どもの急性期後に受けるケアよりも，急性期の医学的ケアのほうが満足度の高いことが報告されている（Conolley & Sheridan, 1997）．家族に提供する情報は，家族が理解できるように簡単でわかりやすい言葉を使う必要がある．家族は一度に与えられた情報を吸収し理解できないこともあるので，必ず何回かの機会を確保し，情報を提供すべきである．外傷に関する情報やこれから直面する行動や障害に関する情報に加え，教育関係の社会資源や地域の社会資源に関する情報が両親にとって役立つことになる．精神保健の専門家は，家族を社会資源に繋げていく過程で，自分たちのなかに擁護者としての役割を認識することもあるだろう．脳損傷を負った子どもとその家族を支援するうえで，その家族の住む地域にどのようなサービスがあり，どのようなサポートグループがあるのかを熟知していることが重要である．また，学校へのコンサルテーションもリハビリテーションを成功させるための重要な仕事の1つである．学校への情報提供と，家族と学校の間にしっかりとした繋がりを築くことが不可欠である．表14.2は，保護者が子どもの脳損傷へ対処することや我が子のより良い擁護者になるための援助を行うときに，専

**表14.2 脳損傷を負った子どもの親に提供する効果的な手法**

- 親に脳損傷とその影響について説明する
- 親が脳損傷についての情報収集をする際に支援する
- 地域と全国区の支援団体を繋ぐ
- 行動管理方略の指導とモニタリングを行う
- 学校における権利擁護について，親に説明する
- ストレスと不安を減らすための対処技術を教える
- 必要に応じて正式な心理学的サービスを紹介する
- 必要に応じてレスパイト・サービスを利用するよう促す

門職が活用できる手法を示したものである．

　精神保健の専門家たちは，家族に対して情報を提供したり，複雑化した教育や法の体系を進んでいけるように手助けしたりすることに加え，治療的介入を施すことも求められるだろう．この場合，治療的介入とは，家族の生活が悪化する前に予防的手段として行われるか，あるいは家族が自分たちでは対処できなくなってしまった問題を改善することを援助するために行われるものである．家族カウンセリングでは，いくつもの異なる視点が考えられる．子どもの深刻な行動に対応する方法を教えることも1つの有効な手段である．もし，家族のなかに兄弟がいるのであれば，同様に，行動管理法を実施することも必要となるであろう．自分の兄弟が怪我を負ったとしたら，特に脳損傷の場合では，その子どもは苦悩を経験することが多い（Orsillo, McCaffrey, & Fisher, 1993）．いうまでもないが，親は損傷を負った子どもばかりに注意を向けがちになる．すると兄弟は，親の注意を損傷を負った子どもから引き離し，自分に向くよう何かをしでかすかもしれない．カウンセリングは，燃え尽き感，抑うつ，あるいはその他の有害な心理的反応を経験している親に，有効な対処スキルを教えることもできる．セラピストは，親が適切な対処スキルを学べるように，また，子どもの状態に対する彼ら自身の独特な反応ができるように，援助することができる．ときどき，結婚生活・カップルの問題にも注意しなければならない．両親は，損傷を負った子どもへの対応方法に関して大きく異なった意見をもつことがある．ひとりは過保護にするという立場をとり，もうひとりは事故前の学習や行動の成績レベルを要求し続けるかもしれない．この状態では，意見の食い違いは勿論のこと，お互いを支え合うことも困難にする．家族カウンセリングや結婚・カップルカウンセリングでは，お互いの考え方を十分に理解することを学び，心を開いたコミュニケーションスタイルを構築していくことを援助することができるだろう．

　近年，子どものリハビリテーションに積極的に親を巻き込む風潮が出てきている．YlvisakerとFeeney（1998）は，子どもの生活に「日々かかわる人々」がリハビリテーションを行うべきであると主張している．Hostler（1999）は，TBIを負った子どもや青年のリハビリテーションサービスの計画や提供，評価を行ううえで，家族が完全なパートナーとして育つようにするという哲学をもった**家族中心型ケア**について述べている．この哲学は，家族は子どもの人生において「不変」であるが，その一方で健康管理システムとその専門職は一時的とみなし，家族－専門職間の協働を育成するものである．このモデルは，家族の持つ個別性や独特な力，対処のメカニズムを尊重している．また，偏見のない情報の共有が専門職と家族の間で行われることを奨励している．そして，家族は脳損傷を負ったその子どもの「専門家」として存在し，医療に従事する専門職らは脳損傷の「専門家」なのである．その目指すべき目標は，これら2つの異なる専門家の融合がその子どもにとって最良のリハビリテーションプログラムを創り上げることである（家族との協働的作業に関する議論は，本書の第13章を参照）．

　SohlbergとGlang，Todis（1997）は，脳損傷を負った中高生のニーズを特定するため，生徒中心の体系的なチームアプローチとして，生徒中心の教育管理と擁護（SCEMA：Student Centered Education Management and Advocacy）と呼ばれるプログラムを開発した．このプログラムには，生徒本人と教師たち，生徒の親が参加する．SCEMA教材の例として，本人が宿題をする際に直面する困難や問題点を親が見つけやすくするための，宿題モニタリング用紙がある．

　先に述べたように，どのような子どもにとっても学校はとても重要な場所であり，脳損傷を負った子どものリハビリテーションプログラムを計画するうえで考えに入れなければならない場であ

る．リハビリテーションは，学校で教師たちによって行われる活動などを通して実施することもできるし，特別なリハビリテーションセンターなどで実施することもできる．どのような場合でもリハビリテーションは，その子どもを学校に戻し，学習面，情動面，行動面での育ちの機会を伸ばすことに焦点を当てる．学校という場での成功は，リハビリテーションによる介入の成功の基準としてとても重要である．

　家族同様，学校にも脳損傷や個々の生徒特有の状況やニーズについての教育が必要である．Ylvisaker（1998）は，脳損傷を負った子どもと先天性の学習障害を持つ子どもとの違いについて，いくつかの要点を示している．第1に，脳損傷の子どもは，学習障害の子どもよりもばらつきがある．第2に，もし以前に学んだ事柄に対しての試験であれば，学力試験の結果は正確ではない可能性がある．脳損傷を負った子どもは実際よりも認知的によく見えるかもしれない．第3に，脳損傷を負った生徒は，学習障害の生徒には見られない，急性の心理社会的障害を示すことがある．以前のその子からは考えられないような行動などで驚かされることがある．最後に，脳損傷を負った子どもは，遅発性の障害のため，損傷を負って何年も経ってから予想外の問題を抱えることがある．脳損傷を負った子どもはひとり一人特有の認知能力の長所・短所のパターンをもっているため，脳損傷の診断だけでは適切な教育計画を立案するのには不十分である．学校はこのような要素の1つ1つと全てを理解することが重要である．

　リハビリテーションの過程に親たちがよりいっそうかかわるよう励まされるように，神経心理学的評価に基づくかかわり方を実施するために学校職員が採用されることがある．親や教師たちは，脳損傷を負った生徒のセラピスト的立場に立たされることがよくある．前述したようにBrettとLaatsch（1998）は，特別な訓練を受けた養護教諭たちによって公立高校で実施されているリハビリテーション活動について行った研究について述べている．この研究では，成功例についてもいくつか報告されているが，生徒の学校環境でリハビリテーションを実施する際の数多くの障壁についても詳述されている．第1には，特殊なニーズをもつ生徒と一対一で指導する時間を作れないほどの慢性的な職員不足が問題に含まれていた．リハビリテーション活動を行ったり，検査を行ったりするための邪魔の入らない個室が十分にないという，学校の物理的な側面も障壁の1つだった．さらにBrettとLaatschは，この対象者特有の，目標達成のための周囲からの支援が欠落していたことも述べている．学校側の，制約と経済的現実に対する柔軟で繊細な対応が，学校におけるリハビリテーションの成功を期待でき，実現可能な計画にするために必要である．

## 要　約

　脳損傷を負った子どもの認知機能向上を狙った介入の有効性を支持する研究データは増え続けている．しかしながら，多くの問いはいまだにその答えを待っている状況である．研究はさらに，実験課題によって得られた結果の般化の可能性についても取り組まなければならない．リハビリテーションの究極の目標が日常生活における機能向上である限り，このような結果の数々が現実の世界で通用するものなのかどうかは非常に重要である．もう1つの重要な課題は，治療効果の持続である．長期間に渡るフォローアップを実施した研究によって，リハビリテーションで獲得した機能が時間が経っても持続するかどうかが明らかになっていくだろう．TBIや他のタイプの脳損傷を負った成人に対する認知的後遺症や障害の改善についての研究も進行中である．しかしながら，子ども

を対象としたリハビリテーション専門家を導くような知識はあまりにも少ない．例えば，私たちは将来培われるスキルの土台となる「基礎的な」スキルを向上させたり，治したりできるのだろうか？

　子どもの認知リハビリテーションの技法の効果を確かめようとする研究の数は，前述のように少ないのが現状である．しかしながら，先行研究では常に肯定的な結果が出ている．この分野を研究しようと考える者にとっては，多くの答えの出ていない問いが残されている．上記に述べた効果の持続と般化に加えて，子どもに特有の問題がある．子どもは大人と同様の回復曲線を描くのだろうか？　そして介入に最適なタイミングはいつだろうか？　というような子どもたちの回復の本質を，私たちは様々な年齢において研究する必要がある．多くのリハビリテーション教材は，成人向けに開発されたものを改良したものである．こういった教材は，どのような年齢層に，どれほど役に立つのだろうか？　学校におけるリハビリテーションは可能だろうか？　そのためにどのような支援が必要だろうか？　子どもの家族の機能が，その子の受傷後の機能に重要であることが明らかにされてきた．どのような支援がこういった家族を支えるために最適だろうか？　どのようなリハビリテーション活動と家族介入の組み合わせが，望ましい成果を得るうえで最も効果的だろうか？

　こういった問いの数々が，リハビリテーション臨床実践家のために，きちんとした研究によって答えが出される日を待っている．連続的な発達過程に重ね合わされた脳損傷の複雑さを見せる子どもたちは，私たちにとって最も大変なクライアントであるとも言えるだろう．脳損傷は彼らの機能の全ての側面に影響を与え，それは一生続くものかもしれない．その意味で，子どものリハビリテーションは，21世紀を迎えた神経心理学研究の分野で最も重要なものの1つである．確たる研究基盤が作られることによって，私たちは以前よりも多くの支援を，脳損傷を抱える子どもたちとその家族に提供できるようになるだろう．

## 文　献

Anderson, S. W., Damasio, H., Tranel, D., & Damasio, A. R. (1999). Impairment of social and moral behavior related to early damage in human prefrontal cortex. *Nature-Neuroscience, 2,* 1032–1037.

Anderson, V., Fenwick, T., Manly, T., & Robertson, I. (1998). Attentional skills following traumatic brain injury in childhood: A componential analysis. *Brain Injury, 12*(11), 937–949.

Archer, A., Isaacson, S., Adams, A., Ellis, E., Morehead, J. K., & Schiller, E. P. (1989). *Academy for effective instruction: Working with mildly handicapped students*. Reston, VA: Council for Exceptional Children.

Begali, V. (1991). *Head injury in children and adolescents: A resource and review for school and allied professionals*. Brandon, VT: Clinical Psychology.

Brett, A. W., & Laatsch, L. (1998). Cognitive rehabilitation therapy of brain-injured students in a public high school setting. *Pediatric Rehabilitation, 2*(1), 27–31.

Brink, J. D., Garrett, A. L., Hale, W. R., Woo-Sam, J., & Nickel, V. L. (1970). Recovery of motor and intellectual function in children sustaining severe head injuries. *Developmental Medicine and Child Neurology, 12,* 565–571.

Burns, M., Halper, A. S., & Mogil, S. I. (1985). *Clinical management of right hemisphere dysfunction*. Rockville, MD: Aspen.

Conolley, J. C., & Sheridan, S. M. (1997). Pediatric traumatic brain injury: Challenges and interventions for families. In E. D. Bigler, E. Clark, & J. E. Farmer (Eds.), *Childhood traumatic brain injury: Diagnosis, assessment, and interven-

*tion* (pp. 177–189). Austin, TX: Pro-Ed.

Crowley, J. A., & Miles, M. A. (1991). Cognitive remediation in pediatric head injury: A case study. *Journal of Pediatric Psychology, 16*(5), 611–627.

DeBoskey, D. S. (1996). *An educational challenge: Meeting the needs of students with brain injury.* Houston, TX: HDI.

Donders, J. (1993). Memory functioning after traumatic brain injury in children. *Brain Injury, 7,* 431–437.

Ehrlich, J. S., & Sipes, A. L. (1985). Group treatment of communication skills for head trauma patients. *Cognitive Rehabilitation, 3*(1), 32–38.

Eslinger, P. J., Grattan, L. M., Damasio, H., & Damasio, A. R. (1992). Developmental consequences of childhood frontal lobe damage. *Archives of Neurology, 49,* 764–769.

Ewing-Cobbs, L., Duhaime, A. C., & Fletcher, J. M. (1995). Inflicted and non-inflicted traumatic brain injury in infants and preschoolers. *Journal of Head Trauma Rehabilitation, 10,* 13.

Ewing-Cobbs, L., Thompson, N. M., Miner, M. E., & Fletcher, J. M. (1994). Gunshot wounds to the brain in children and adolescents: Age and neurobehavioral development. *Neurosurgery, 35,* 225–233.

Finger, S., & Almli, C. R. (1985). Brain damage and neuroplasticity: Mechanisms of recovery or development? *Brain Research Reviews, 10,* 177–186.

Glang, A., Singer, G., Cooley, E., & Tish, N. (1992). Tailoring direct instruction techniques for use with elementary students with traumatic brain injury. *Journal of Head Trauma Rehabilitation, 7*(4), 93–108.

Glang, A., Singer, G. H., & Todis, B. (1997). *Students with acquired brain injury: The school's response.* Baltimore: Paul H. Brookes.

Goldman, P. S. (1974). An alternative to developmental plasticity: Heterology of CNS structures in infants and adults. In D. G. Stein, J. R. Rosen & N. Butters (Eds.), *Plasticity and recovery of function in the central nervous system* (pp. 149–174). New York: Academic Press.

Hostler, S. L. (1999). Pediatric family-centered rehabilitation. *Journal of Head Trauma Rehabilitation; 14*(4), 384–393.

Johnson, D. A. (1992). Head injured children and education: A need for greater delineation and understanding. *British Journal of Educational Psychology, 62,* 404–409.

Johnson, D. A., Roethig-Johnston, K., & Middleton, J. (1988). Development and evaluation of an attentional test for head injured children: I. Information processing capacity in a normal sample. *Journal of Child Psychology and Psychiatry, 29*(2), 199–208.

Kaufmann, P. M., Fletcher, J. M., Levin, H. S., & Miner, M. E. (1993). Attentional disturbance after pediatric closed head injury. *Journal of Child Neurology, 8,* 348–353.

Kennard, M. A. (1942). Cortical reorganization of motor function. *Archives of Neurology and Psychiatry, 48,* 227–240.

Kerns, K. A., Eso, K., & Thomson, J. (1999). Investigation of a direct intervention for improving attention in young children with ADHD. *Developmental Neuropsychology, 16*(2), 273–295.

Kerns, K. A., & Thomson, J. (1998). Implementation of a compensatory memory system in a school age child with severe memory impairment. *Pediatric Rehabilitation, 2*(2), 77–87.

Knights, R. M., Ivan, L. P., Ventureyra, E. C. G., Bentivoglio, C., Stoddardt, C., Winogron, W., & Bawden, H. M. (1991). The effects of head injury in children on neuropsychological and behavioral functioning. *Brain Injury, 5,* 339–351.

Kolb, B. (1995). *Brain plasticity and behavior.* Mahwah, NJ: Erlbaum.

Levin, H. S., Benton, A. L., & Grossman, R. G. (1982). *Neurobehavioral conse-*

quences of closed head injury. New York: Oxford University Press.
Levin, H. S., Cuihane, K. A., Mendelsohn, D., Lilly, M. A., Bruce, D., Fletcher, J. M., Chapman, S. B., Harward, H., & Eisenberg, H. M. (1993). Cognition in relation to magnetic resonance imaging in head-injured children and adolescents. *Archives of Neurology, 50,* 897–905.
Marlowe, W. B. (1992). The impact of a right prefrontal lesion on the developing brain. *Brain and Cognition, 20,* 205–213.
Mateer, C. A., Kerns, K. A., & Eso, K. L. (1996). Management of attention and memory disorders following traumatic brain injury. *Journal of Learning Disabilities, 29*(6), 618–632.
Mateer, C. A., Kerns, K. A., & Eso, K. L. (1997). Management of attention and memory disorders following traumatic brain injury. In E. D. Bigler, E. Clark, & J. E. Farmer (Eds.), *Childhood traumatic brain injury: Diagnosis, assessment, and intervention* (pp. 153–175). Austin, TX: Pro-Ed.
Mateer, C. A., & Williams, D. (1991). Effects of frontal lobe injury in childhood. *Developmental Neuropsychology, 7,* 359–376.
McCarney, S. B. (1989). *Attention Deficit Disorder Evaluation Scale: School Version Rating Form.* Columbia, MO: Hawthorne Educational Services.
Mira, M. P., Tucker, B. F., & Tyler, J. S. (1992). *Traumatic brain injury in children and adolescents: A sourcebook for teachers and other school personnel.* Austin, TX: Pro-Ed.
National Institutes of Health (NIH) Consensus Development Panel on Rehabilitation of Persons with Traumatic Brain Injury. (1998, October). *Consensus conference: Rehabilitation of persons with traumatic brain injury.* [Online]. Available: http://www.odp.od.nih.gov/consensus/
Orsillo, S. M., McCaffrey, R. J., & Fisher, J. M. (1993). Siblings of head-injured individuals: A population at risk. *Journal of Head Trauma Rehabilitation, 8,* 102–115.
Pollock, E., Fue, L. D., & Goldstein, S. (1993). *A teacher's guide: Managing children with brain injury in the classroom.* Salt Lake City, UT: Neurology, Learning and Behavior Center.
Price, B. H., Daffner, R. R., Stowe, R. M., & Mesulam, M. M. (1990). The compartmental learning disabilities of early frontal lobe damage. *Brain, 113,* 1383–1393.
Rivara, J. B., Fay, G. C., Jaffe, K. M., Polissar, N. L., Shurtleff, H. A., & Martin, K. M. (1992). Predictors of family functioning one year following traumatic brain injury in children. *Archives of Physical Medicine and Rehabilitation, 73,* 899–910.
Rivara, J. B., Jaffe, K. M., Polissar, N. L., Fay, G. C., Martin, K. M., Shurtleff, H. A., & Llao, S. (1994). Family functioning and children's academic performance and behavior problems in the year following traumatic brain injury. *Archives of Physical Medicine and Rehabilitation, 75,* 369–379.
Savage, R. C., & Wolcott, G. F. (1995). *An educator's manual: What educators need to know about students with traumatic brain injury.* Alexandra, VA: Brain Injury Association.
Sohlberg, M. M., Glang, A., & Todis, B. (1997). *Student Centered Education Management and Advocacy (SCEMA) project.* Eugene, OR: Teaching Research.
Sohlberg, M. M., & Mateer, C. A. (1987). Effectiveness of an attention-training program. *Journal of Clinical and Experimental Neuropsychology, 9,* 117–130.
Sohlberg, M. M., & Mateer, C. A. (1989). Training use of compensatory memory books: A three stage behavioral approach. *Journal of Clinical and Experimental Neuropsychology, 11,* 871–891.
Sohlberg, M. M., Perlewitz, P. G., Johansen, A., Schultz, J., Johnson, L., & Hartry, A. (1992). *Improving pragmatic skills in persons with head injury.* Tuscon, AZ:

Communication Skill Builders.
Taylor, H. G., & Alden, J. (1997). Age-related differences in outcomes following childhood brain insults. *Journal of the International Neuropsychological Society, 3*, 555–567.
Taylor, H. G., Yeates, K. O., Wade, S. L., Drotar, D., Klein, S. K., & Stancin, T. (1999). Influences on first-year recovery from traumatic brain injury in children. *Neuropsychology, 13*(1), 76–89.
Thomson, J. B. (1995). Rehabilitation of high school-aged individuals with traumatic brain injury through utilization of an attention training program. *Journal of the International Neuropsychological Society, 1*(2), 149.
Thomson, J. B., & Kerns, K. A. (2000). Mild traumatic brain injury in children. In S. A. Raskin & C. A. Mateer (Eds.), *Neuropsychological management of mild traumatic brain injury* (pp. 233–251). New York: Oxford University Press.
Thompson, N. M., Francis, D. J., Stuebing, K. K., Fletcher, J. M., Ewing-Cobbs, L., Miner, M. E., Levin, H. S., & Eisenberg, H. M., (1994). Motor, visual–spatial, and somatosensory skills after closed head injury in children and adolescents: A study of change. *Neuropsychology, 8*(3), 333–342.
Waaland, P. K. (1998). Families of children with traumatic brain injury. In M. Ylvisaker (Ed.), *Traumatic brain injury rehabilitation: Children and adolescents* (pp. 345–368). Newton, MA: Butterworth–Heinemann.
Wade, S. L., Taylor, H. G., Drotar, D., Stancin, T., & Yeates, K. O. (1998). Family burden and adaptation during the initial year after traumatic brain injury in children. *Pediatrics, 102*(1, Pt. 1), 110–116.
Williams, D., & Mateer, C. A. (1991). Developmental impact of frontal lobe injury in middle childhood. *Brain and Cognition, 20*, 196–204.
Wiseman-Hakes, C., Stewart, M. L., Wasserman, R., & Schuller, R. (1998). Peer group training of pragmatic skills in adolescents with acquired brain injury. *Journal of Head Trauma Rehabilitation, 13*, 23–36.
Woods, M. L., & Moe, A. J. (1995). *Analytical Reading Inventory: Assessing reading strategies for literature/story, science, and social studies* (5th ed.). Old Tappan, NJ: Simon & Schuster.
Ylvisaker, M. (Ed.). (1998). *Traumatic brain injury: Children and adolescents*. Newton, MA: Butterworth–Heinemann.
Ylvisaker, M., & Feeney, T. J. (1998). Everyday people as supports: Developing competencies through collaboration. In M. Ylvisaker (Ed.), *Traumatic brain injury rehabilitation: Children and adolescents* (pp. 369–384). Boston: Butterworth–Heinemann.

# 付録 14.1
# 後天性認知障害を持つ子どもの教室内指導方法

A. 注意散漫
- 重要な情報に注意を向けるよう合図を送る．
- 休憩を頻繁にとらせる．
- 情報は短く的確に与える．
- 集中力が切れることを考慮に入れて，情報は何度か繰り返す．
- 話すときはゆっくり，はっきり，子どもと向かい合って，定期的に話しを止めて，重要なポイントを要約する．
- 重要なことはポイントポイントで流れを止めて要約する．
- エアコンの吹き出し口や時計のような音を出すもの，窓やドアから離れた前列近くの席など，注意をそらすようなものがない場所に子どもを座らせる．
- 個別作業の時間には，子どもに耳栓やヘッドホンの使用を許可する．
- 子どもの机や作業場所の整理整頓を心がけ，散らかさないようにする．
- なるべく他の生徒に注意を引かれないように，可能な限り小グループで作業させる．
- 子どもが新しい状況に直面する際には，早めに準備をさせておく．
- 課題と課題の間には十分な時間をもたせる．
- 一度に1つの作業に集中するよう子どもに指導する．

B. 多動状態
- 作業中に子どもが立っていたがる場合は許可する．
- 黒板を消したり，プリントを配ったりするなど，活動的な仕事を与える．

C. 発話・言語処理の問題
- 言い換えや繰り返し，要約などを活用する．
- 具体的で簡潔な言語情報を与える．
- ジェスチャー等，非言語的なコミュニケーションの活用を勧める．
- 答えを考えるために必要な時間を子どもに与える．
- 小グループ内で言語表現をする機会を与える．
- 反応するための別の選択肢を与える．
- 指導内容を口頭だけでなく，書面や写真，地図などの視覚情報で補完する．

D. 記憶と学習の障害
- 「3つのR」と呼ばれる，繰り返し（repetition），振り返り（review），練習（rehearsal）を活用する．
- 新しい情報を学ぶ前に，以前学んだ情報が時間が経っていても思い出せるようになっているかを確認する．
- 必要ならばイメージ法やその他の記憶術を活用する．
- 以前の経験に新しい学びをつなげる．
- 足場作りや過剰学習を活用する．

## 付録14.1 （続き）

- 誤りなし学習技法を活用する．例：語や綴りや数学のルールに関して子どもが「推測する」のを避けるようにする．
- 複数の手順からなる指導を口頭で行うのを避け，代わりに指導内容のプリントを渡す．
- 子どもの理解を確認するために，すぐに情報を繰り返させる．
- 新しい単語リストに以前学んだ単語を混ぜたり，同じ内容を違う場面で説明したりするなど，教材の「再指導」をする．
- メモリーノート，手帳，チェックリスト・システムの使い方を指導する．
- 宿題のスケジュールなど，覚えなければならない事柄を見えるところに貼る．
- クラスメイトにノートをとる手伝いをしてもらう．
- 宿題や授業内容を録音するためのテープレコーダーを提供する．

E. 遂行機能と問題解決スキル
- 一貫性があり，ルーチンワークなどでスケジュールがはっきりしている環境を作る．
- きちんと定義された目標や方針を設定する．
- 意義のある選択肢を提供する．
- 適切な解決策を選ぶことを手伝う．
- 解決策の変更を手伝う．
- 必要であれば作業を短くしたり，単純化したりする．
- 宿題を細かく分け，1つ1つにどれくらい時間がかかるのか予測することを手伝う．
- 混乱したり問題に直面したりしたときに手伝ってくれる教室「パートナー」を決める．

註：Thomson and Kernes (1999), Neuropsychological Management of Mild Traumatic Brain Injury by Sarah Reskin and Catherine Mateer より引用．Copyright 1999 by Oxford University Press. Used by permission of Oxford University Press, Inc.

# 15

# 軽度外傷性脳損傷のための管理方法

　第2章で示したように，外傷性脳損傷（TBI: Traumatic Brain Injury）の重症度は，非常に軽い脳震盪から命にかかわるような重度まで，幅広い連続上にある．TBIの大多数は軽度から中等度の範囲である．事実，TBIの約75％は軽度外傷性脳損傷（MTBI：Mild Traumatic Brain Injury）に分類される．TBIに加え，他の様々な神経・精神疾患は軽度から中等度の認知障害と関係する．多発性硬化症，脳腫瘍，電気ショックによる怪我，軽度の低酸素エピソード，脳血管疾患の一部，統合失調症などがその例である．この章に書かれた，軽度の認知障害やそれに伴う行動的，情動的，社会的後遺症へのアプローチは，様々な病因を持つクライエントに適応できるだろう．しかし疾患のメカニズム，後遺症，治療のほとんどの文献はMTBIに基づいているので，この領域についての議論がこの章の主眼となる．

　TBIの重症度の分類は，臨床，研究の両方の分野で大きな問題となっている（最近の総説に関してはBinder, 1997; Kibby & Long, 1996を参照）．Alexander（1995）は，受傷後のランダムな時期の重症度ではなく，急性期の損傷の特徴を基に定義することの重要性を主張している．この主張の理論的根拠としては，初期の身体的，行動的，認知的特徴は外傷の重症度の最も良い指標であるというものである．その一方で後期の徴候は，直接的な受傷の影響だけではなく，情動的な反応や受傷に関する要因への適応も含めた幅広い連続した要因を反映している．

　MTBIの定義については多くの論争がなされてきた．打撃や加速・減速力，あるいはその両方といった，頭部に対するある種の外傷の事実が診断には必要である，ということに関しては意見が一致している．RimelとGiordani, Barth, Boll, Jane（1981）は，MTBIの特徴を，意識喪失が20分以下，グラスゴー・コーマ・スケール（GCS：Glasgow Coma Scale）が13点以上，脳出血がないこと，その後も神経学的状態に低下がないこと，そして48時間以下の入院と定義している．これはMTBIの定量化としてははじめての試みであったが，この定義には，さらに重症度の高い損傷の長期的回復の指標として鋭敏であると示されている，外傷後健忘（PTA：PostTraumatic Amnesia）の推定を組み入れていない．さらに，特に前頭葉などの皮質組織が損傷した場合には，意識喪失がなかったとしても影響がないというわけではないので，意識喪失はMTBIの必要条件ではないと考える研究者もいる（Alexander, 1995; Berrol, 1992）．

　米国リハビリテーション医学会の頭部損傷専門部会の軽度外傷性脳損傷委員会（Kay, Newman, Cavallo, Ezrachi, & Resnick, 1992）は，MTBIを，以下の条件を1つ以上満たす症状がある外傷による脳機能の生理的破壊，と定義している．

1. 意識喪失の期間
2. 事故の直前か直後の何らかの記憶の喪失
3. 事故の際の精神状態の何らかの変化（例：ボーっとする，見当識障害，混乱など）
4. 一過性にかかわらず，局所性の神経学的障害

さらに意識喪失があった場合，意識喪失は30分を超さず，受傷後30分以内のGCSは13点以上であり，PTAが24時間以内である．また実施された場合には，CTやMRIなど標準的な放射線検査でも健常でなくてはならない．

この定義はかなり受け入れられたが，一部からは同意を得られておらず（例：意識喪失の必要性など），GCSとPTAのどちらも軽度頭部損傷の分類には限界があるということは広く理解されている．GCSは重症度が低い頭部損傷を区別する際の鋭敏性に限界がある（Jennett, 1998）だけでなく，GCSが受傷後の様々な段階（例：事故現場や搬送中，救急施設到着時，入院期間中）に実施されているので，この尺度の信頼性は臨床上でも研究上でも問題がある．PTAは形式的に評価され，あまり一貫性がない．一貫性があったとしても，受傷後にその人が思い出す回想報告から持続期間を正確に判断するのは難しいことが多い．連続した記憶ではなく，点在する記憶である**記憶の島**（islands of memory）に頼るPTAは，過小評価されがちである．もしPTAの回復が時間と場所といった基本的な見当識だけに基づいているのであれば，当てにはならない．事実，受傷から見当識を正確に答えられるようになるまでの期間と，それらの質問がされたことをその後で思い出せるようになるまでの期間では，相関関係はほとんどない．逆に，PTAは見当識障害のある期間を含めたり，受傷前後に投薬やアルコール，薬物摂取による興奮した期間を含めたりすると過剰評価になる．それにもかかわらず，PTAは，GCSが正常に回復した後でも続くことはよくあるうえに，精神状態の微妙な変化を反映することができ，MTBIの最も鋭敏な指標と考えられている．

全てのケースではないが，MTBIを負った人の多くは，受傷直後か受傷から数日以内に救急外来や一般外来で診察を受けるだろう．通常，初期の脳震盪後の症状群は受傷してから数日から数週間で報告される（Binder, 1986; Evans, 1992, 1994）．これには，頭痛や目眩，耳鳴り，かすみ目，複視，また音や光に対する過敏性，疲労感，あるいは同時に睡眠障害といった身体症状を含むことが多い．認知的な症状も多くあり，集中困難や注意障害，記憶障害，情報処理速度の低下といったものがあるが，こうした症状は十分に認識されなかったり，仕事に復帰するというような受傷前の生活に戻るまでわからなかったりする．また，情動の変化，特に苛立ちや感情の起伏なども，受傷後によく見られる症状である．通常，うつ症状や不安症状などといったその他の感情変化は，受傷後しばらく時間が経ってからでないと見られない．これは，本人があらゆる面で受傷前と同じような生活に戻っていないと，特に言えることである．つまり，感情起伏，苛立ちは生物学的な原因が考えられることが多く，反対にうつや不安症状は受傷による身体機能，認知機能への影響へ対処しなくてはならないことへの反応を反映していると解釈されることが多い．

重要なのは，MTBIを負った多くの人は素晴らしい回復をするという事実を認識することである．故意に選択されていないMTBIを負った患者の縦断的研究では，70％の患者が受傷後3～6ヵ月で症状が解決し（Kraus & Nourjah, 1998），85％の人は受傷から12ヵ月までに通常症状を感じていない（Alves, Macciocchi, & Barth, 1993; Mateer, 1992）．しかしながら，8～15％くらいの少数派だが相当数の人が，MTBI受傷から1年以上経過しても何かしらの症状を報告し，問題を抱えている．さ

らに，年齢，脳損傷の既往歴などの様々な要因が，慢性的な障害に対する否定的な予後要因になるという根拠もある（Binder, 1986; Evans, 1992）．Richards（2000）は，MTBIを負った高齢対象者は，MTBIを負った若い対象者や同じ年代の健常者と比較すると，神経心理学的検査上でさらに成績が良くないということ，そしてMTBIの受傷と年齢は認知機能の低下に加算的効果か相互作用を及ぼす，ということを明らかにした．無症状であったり，非常に良い回復があるように見えても，わずかな認知機能障害を示し続けるだろうし（Stuss et al., 1985），これらの認知機能に不利な状況下では，さらに脆弱な状態が続くだろう．

MTBI受傷後1年以上経過してもこれらの症状が引き続きある場合には，通常**脳震盪後症候群**（PCS: Post Concussive Syndrome）という用語が適用される．PCSの基本的な性質についての意見の相違は長年続いている．持続する症状は受傷による神経系の異常や非効率を反映していると考える臨床家や研究者もいれば，何らかの継続的な器質的異常に懐疑的な者もいる．持続的な症状は，受傷以前の問題の反映や，うつや不安のような情動要因の結果，あるいはその両方であると彼らは考えている．さらに，保険医療の専門家がクライエントに「脳が損傷され」永続的な傷を受けたと信じ込まされたために慢性的な症状を永続化させたり，疾病利得のために病状と神経心理学的検査の成績の悪さを誇張や詐病する，あるいはその両方の結果だと考える人たちもいる．

PCSは通常1つの症候群として考えられているが，研究者によってはMTBIの後遺症はそれぞれの症状により多因子グループに分類できると主張されている（Bohnen, Twijnstra, & Jolles, 1992b; Levin et al., 1987; Lishman, 1988）．例えば，CiceroneとKalmar（1995）は，MTBIとその後にPCSを負った患者37人の症状を判別分析にかけ，4つの要因（認知，身体，感情，感覚）を確認した．これらの要因を基に，患者を (1)最小限の症状しかない者，(2)主に認知，感情症状のある者，(3)主に身体的症状のある者，(4)広範囲に渡り症状のある者，の4つの分類に分けた．CiceroneとKalmarは，異なる症状分類によって異なるメカニズムがあり，心理的要因と器質的要因の両方をMTBIの包括的モデルに組み込む必要があると提案した．

実際に，MTBIとPCSを理解するためには，症状の進展における生理因性，心因性要因の両方，そしてそれらの要因の相互作用を認めた生物心理社会モデルが，おそらく最も有用で生産的なアプローチと言える（Alexander, 1995; Karzmark, Hall, & Englander, 1995; Lishman, 1988; McClelland, 1996）．次の節では，MTBIとPCSの進展と発現における生理因性（すなわち神経学的，生理学的）要因と心因性（すなわち心理社会的，情動的）要因の根拠を概説する．

## 軽度外傷性脳損傷における生理因性要因と心因性要因の根拠

### 生理因性要因の根拠

一次的な意識喪失や脳震盪は純粋に一過性の現象でしかなく，「ショート」したようなもので，神経細胞には永続的な損傷を残さないものと考えられてきた．しかしながら現代の画像技術では，長期に渡る影響の可能性の証拠が示されている（Newberg & Alavi, 1996）．CTでは検出できないMTBIの局所的な脳損傷が，MRIを使うことで明らかになる．損傷は，灰白質，白質，そして灰白質と白質の交わる部分に現れる（Yodoto, Kurokawa, & Otsuka, 1991; Zasler, 1993）．TBIを負った50人の患者のうち，40人はMTBIであると分類され，そのうち80%の患者がMRIによって損傷が明

らかになり，CTにより損傷が明らかになったのは20％の患者のみであった（Levin, Williams, Eisenberg, High, & Guinto, 1992）．またMTBIでは，び慢性軸索損傷が存在するという証拠もある．Mittlら（1994）は，CT上では異常がなかったMTBIの患者の約30％にび慢性軸索損傷があったと報告している．

CTやMRIでは構造的に異常がなかったとしても，機能的にはさらに鋭敏な指標で異常を示していた．RuffとCrouch, Troster（1994）は，CTとMRIでは異常のなかった脳震盪後症候群の9人全員が，ブドウ糖の代謝を計測する陽電子放出断層撮影（PET：Positron Emission Tomography）上では，側頭葉と前頭葉の前部に異常が観察されたと報告している．脳の同部位は，より重症のTBIで広範に影響を受ける．同様にHumayanとPresty, Lafrance（1989）は，対照群の参加者と比べ，MTBIを負った患者は側頭葉内側部，側頭葉後部，前頭葉後方領域において代謝が減少していることを報告している．VarneyとBushnell, Nathan, Kahn（1995）も，社会的・就労的アウトカムが乏しいMTBIを負った一連の対象者で，CTやMRIでは異常を示さなかったが，側頭葉正中前部と眼下面が低灌流であったと報告している．さらに，Strich（1961）とGennarelli（1993）は，別の理由で亡くなった患者の死後検査で，MTBIの神経変化についても説明している．つまり，脳震盪は完全に一過性の事象であるという考えは，全ての状況に言えることではないようである．

## 心因性要因の根拠

MTBI後の持続的な問題として情動的要因や心理社会的要因がある，ということの根拠は十分にある．何人かの研究者が，脳震盪後の症状の頻度，強度，持続時間と日常のストレスレベルとの間の深い関係性を見出している（Gouvier, Cubic, Jones, Brantley, & Cutlip, 1992; Radanov, Stefano, Schnidrig, & Ballinari, 1991）．同様にCicerone（1991）は，客観的な評価と訴えの度合いにはほとんど関係がないと報告している．むしろ，主観的なアウェアネスや制限の報告のほうが主観的な苦痛の他の指標に深くかかわっている．その一方で，MTBI後のアウトカムを予測できる事故前のパーソナリティや社会機能的パターンは明確ではない（Fenton, McClelland, Montgomery, MacFlynn, & Rutherford, 1993）．

訴訟が絡んでいると，それが症状の重症度や持続期間に深くかかわってくるという報告もある．しかしながら，正式な研究では訴訟にかかわっていない人も似かよった症状をもっており，訴訟が終結したからといって症状が解決するわけでもないと報告されている（Fee & Rutherford, 1988）．それにもかかわらず，特にリハビリテーションの文脈で，受傷した人，その家族，弁護士はダメージに対する慰謝料が発生するのだから症状が残るに違いないと考える点で，訴訟が何かしらの役割を果たすということには，ほとんど疑いようのないことである．さらに，訴訟はストレスになるということ，訴訟は当事者の回復の進展や成功，達成よりも，障害や制限に焦点を当てる傾向にあるということに間違いはない．

## 生理因性要因と心因性要因の考えられる相互作用

生理学的要因と社会・情動的要因の相互作用を明確にするために，多くの研究者らがストレスコーピングの仮説の観点から，MTBIの長期的影響について議論してきた（Kay et al., 1992; Kay,

1993; Marsh & Smith, 1995; Raskin & Mateer, 2000). おおよそこの仮説に基づいたものの多くは，継続する症状は主として受傷後の低下した認知機能への対処がうまくできなかったために引き起こされる，と提案している．不安やうつのような症状は，MTBIを負った患者が障害を克服しようとしたり代償しようとしたりした，長期に渡る努力の結果とみなされている．個人が家庭や仕事での通常通りの責任を再び果たしはじめようとしたときに増大するストレスが二次的要因となり，問題はより悪化することが多い．この観点から考えると，継続的な疼痛や疲労感と同様に認知障害は欲求不満感やコントロール喪失感に繋がり，うつや不安をさらにかき立てることになる．

　別の仮説では，うつや不安症状のある人は受傷やその後遺症とうまくつき合えず，その結果，認知機能の成績低下を招いていると言われている．どちらの要因が先かという問いには明確な答えは出ていない．Barthら（1983）は，ミネソタ多面人格目録（Minnesota Multiphasic Personality Inventory）のうつスケールにおいて計測した，MTBIを負っている患者のうつの重症度は，ハルステッド障害指標（Halstead Impairment Index）と深い関係があることを見出した．Atteberry-NennetとBarth, Loyd, Lawrence（1986）は，うつの重症度（ベックのうつ評価尺度［Beck Depression Inventory］）と言語性知能，言語学習とトレイル・メイキング・テスト（TMT：Trail Making Test）の成績に有意の関連があると報告している．それとは対照的にRaskinとMateer, Tweeten（1998）は，MTBIを負っている患者では，うつと認知機能の成績の間に相関関係はないと報告しており，Ruttan（1998）は受傷後1年以上経過したMTBIを負っている患者においては，うつは認知機能とはほとんど関係性がないとも報告している．ReitanとWolfson（1997）はこの分野の文献を総括し，情動障害単独の存在だけでは神経心理学的検査上の成績の不振に繋がることを示唆する指標としては信頼性がない，と結論づけている．ここで重要なのは，相関作用は因果関係を意味せず，因果作用は双方向ということがあると認識することである．

　一般的には，PCSの進展の原因と脆弱性は身体的，心理的両方から生じるということは，共通の理解としてさらに受け入れられているものであり，これらには社会的期待との相互作用がある．受傷の変数と人口統計学的変数，認知的変数，情動的・パーソナリティ的変数間の相互関係は，すでに多く観察・計測されている．因果関係や関係しているメカニズムは複雑なうえに，おそらく個々によっても非常にばらつきがある．現時点では，生物心理社会モデルが最も包括的であり，最も支持されている．

## 神経心理学的傾向

　ここでは，MTBIにおける認知機能への影響にかかわる研究報告を概説する．検査全般について述べた第4章に，個々の神経心理学的検査の説明や参考文献が書かれている．さらなる重症な損傷と同様，MTBIを負った患者における最も一般的な神経心理学的問題は，注意や情報処理速度，学習効率，遂行機能にある．

### 注意障害

　受傷後2～3ヵ月の間は，数唱の順唱，抹消課題，符号，TMTのパートAのような単純な焦点的注意にかかわる成績も低下することがあるが，通常は元に戻る（Cicerone, 1996; Dikmen, Machamer,

Winn, & Temkin, 1995; Leininger, Gramling, Farrell, Kreutzer, & Peck, 1990; Raskin et al., 1998).

一方MTBIを負った患者は，健常者と比べると，長時間に渡って複数の情報に注意を維持し連続的な刺激に反応しなくてはならない外的に速度が決められた課題で，成績が低下することがよくある（Cicerone, 1997; Gronwall & Wrightson, 1974; Raskin et al., 1998). TMTのパートBでは，文字と数字を交互に探しつつ反応することが要求される．Raskinら（1998）は，受傷後1年以上経過しても，MTBIを負った対象グループの28％がこの課題でつまずくことを見出した．同様に，OgdenとWolfe（1998）は，TMTのパートBにおいて，受傷後2年経ったMTBIを負った群と対照群に有意な差を見出した．

「同時に2つ以上のことをするのが難しい」という頻繁に聞く訴えに一致して，二重課題パラダイムを利用した研究では，相対的にMTBIを負った対象者は，そうした課題で対照群よりも比較的成績が悪いことを示している．例えばCicerone（1996）は，対象者に5秒ごとに出される単純な算数の課題を順々に解かせながら，抹消課題に取り組ませた．二重課題は対照群とMTBIを負った人々の群の両方が遅くなったが，その度合いは後者のほうがさらに大きかった．同様に多くの研究者は，MTBIを負った患者に対する定速聴覚性連続加算課題（PASAT: Paced Auditory Serial Addition Task）の感度を再現している（Cicerone, 1997; Leininger et al., 1990; Ponsford & Kinsella, 1992).

## 記憶障害

MTBI後の言語学習能力についてはあまり研究されてこなかった．いくつかの研究は，単語リストのはじめの学習が悪いと示しているが（Leininger et al., 1990），この機能低下の持続期間については論議され続けている．一部の研究者らは受傷後1〜3ヵ月の間に記憶障害は解決すると主張しているが（Dikmen et al., 1995; Levin et al., 1992），その一方で，別の研究では受傷後1年を経過しても継続して問題があると報告している（Bohnen, Jolles, & Twijnstra, 1992a; Ruff et al., 1994). おそらくこの研究結果の差は，選択されていない場合（救急外来から継続している場合）と選択された場合（持続する症状を訴えて医療機関を訪れた場合）の違いと言ってよいだろう．受傷後1年間の間に85〜90％の患者が回復することを考慮すると，選択されていない対象者は選択された対象者よりもより良い成績を示すはずである．こういったことは，PCSのような相対的に発生頻度が低い現象を研究するには，常につきまとう問題である．

研究結果の相違は，学習のどの面について研究されたかにもかかわってくる．MTBIを負った対象者は単語リストを1回のみ提示した後の再生（カリフォルニア言語性学習検査［CVLT : California Verbal Learning Test］）が低下することを，Raskinら（1998）は示した．しかし，再生能力は5試行目までにはめざましく改善し，時間が経ってもその学習効果は保持した．同様にMateer（1992）は，MTBIを負った対象者はコントロールや中等度から重度のTBIを負った患者と比較してもレイ聴覚性言語性学習検査（Rey Auditory Verbal Learning Test）において第1試行の再生の成績はより低いが，第5試行や短期／長期遅延再生は対照群と差がなかったと報告している．これらの結果は，注意や自発的な学習情報の符号化方法に問題があるのであって，学習材料の維持に問題があるのではないということを示唆している．

## 遂行機能障害

　遂行機能（詳しくは第8章を参照）は，開始，計画性，複雑な行動の制御，そして課題遂行の効率性と適切性を管理する認知能力である．広く使われている遂行機能検査であるウィスコンシン・カード分類検査（WCST：Wisconsin Card Sorting Test）の成績は，中等度から重度のTBI受傷後では通常低下する．Mateer（1992）は，MTBIを負った人の群は対照群に匹敵するカテゴリー数を達成することができるが，セット維持困難は有意に多いと報告している．彼女は，このような問題は課題の概念的側面と関係があるのではなく，課題に必要とされる注意や作動記憶に関係があると主張している．子音トリグラム検査（CTT：Consonant Trigrams Test）は，様々な長さの妨害（逆に数を数える）間隔の間，3文字を覚えておかなくてはならないという遂行機能を測定するために頻繁に利用される，もう1つの検査である．StussとStethem, Hugenholtz, Richard（1989）は，CTTの成績は対照群と比べてTBIを負った患者が明らかに異なり，PTAや昏睡の時間が長ければ長いほどCTTの成績が悪いことを見出した．しかしこの議論と関連して，CTTの成績は，対照群の参加者と軽度脳震盪後の患者を分類するに十分に鋭敏である．

　言語流暢性課題は，長期記憶からの再生と持続的注意，検索過程の遂行コントロールを必要とする．機能的神経画像研究では，言語流暢性での両側前頭・側頭葉領域の賦活が示唆されている．RaskinとRearick（1996）は，頭文字（FとAとS）とカテゴリー（動物）の言語流暢性課題において，MTBIを負った対象者と対照群を比較した．対象グループのように音韻と意味の両方の検索方略を採用していたが，MTBI群はどちらの課題でもより少ない単語しか産出できなかった．またMTBIを負った参加者は，対照群に比べ，より多くの誤りをした．これは，自己モニタリングの遂行に問題があると示唆される．

## 神経心理的知見の要約

　MTBIの認知機能への影響を調べた文献の結果は，それぞれで異なる検査を使うことや，選択されている対象者と選択されていない対象者を使うことによって，複雑になっている．Dikmenら（1995）のような選択されていない対象者を使った研究は，MTBIの影響のこれまでの経過を確認するうえではきわめて価値があるが，個々の症状の認知的なパターンを把握するうえでは限界がある．Raskinら（1998）は，受傷1年以上経過しても症状や機能的な問題を訴えている患者の多数からなる標本群から情報を提供した．しかしながら，一致させた対象者と比較したのではなく，検査の標準化データと比較した．最近の研究ではRichards（2000）が，幅広い注意，記憶，遂行機能課題でMTBI（症状が1年以上継続している）を負った若年・高齢患者を若年・高齢対照群と比較した．数唱の逆唱，文字抹消課題，TMTのパートAとB（順番と転換エラー），符号（オミッションとコミッションエラー），CVLT（5試行総合の再生単語数），言語流暢性，CTT（オミッションとコミッション），そしてWCSTにおける保続反応に，MTBIの影響が見られた．他の研究結果に一致してRichardsは，MTBIの影響ではなく，年齢の影響がCVLTの遅延再生における情報保持の割合とWCSTの達成カテゴリー数にあると報告した．

　全体として，複雑な注意と作動記憶，新規学習の効率性，情報処理速度，流暢性，自己モニタリングにおいて，MTBIは一部の患者には長期に渡る影響がある，とその文献は示唆している．単純

な注意と学習した情報の保持，言語的スキル，そして概念能力への負の影響はずっと少ないと言える．

## 各段階と状況に合わせた介入方法

　MTBIの原因と結果，そして関連する短期的・長期的症状への興味の大きさに比べ，このような人に対する効果的な介入方法に関しての研究はほとんどない（Raskin & Mateer, 2000）．この節では，まず受傷直後の早期介入方法に焦点を当て，その後継続した症状をもつ人への方略とアプローチについて説明する．また，特別な状況を配慮する必要性についても触れる．

### 早期の介入・教育の役割

　脳震盪やMTBIを負った患者の最も一般的な体験は，受傷直後もしくは受傷から1〜2日以内に，救急外来もしくは一般外来で診察を受けることである．通常，標準的な神経学的検査を受けたうえで，特に悪いところはない，完全に回復するだろうと思うと安心させられる．慣例的に外科医は，このような損傷を負った人に，しばらくの間は悪い症状があるかもしれないと伝えることに消極的である．それは，おそらく起こらないであろう症状をほのめかしたり吹き込んだりすることを嫌うためと，通常は完全な回復が期待できるためである．確かにMTBIによく見られる症状の情報を提供することで，医原性の症状の進展や維持あるいはその両方をもたらすことに関心がもたれている．しかし，このような考えや早期介入の効果の根拠は一般的にどのようなものがあるのだろうか？

　この問題について特化した初期の研究の1つで，Kelly（1975）は，患者が症状について何の説明を受けなかった際に，受傷数ヵ月後に計測すると，脳震盪後の症状の割合は実際に高かったと報告している．同様にMinderhoudとBoelens, Huizenga, Saan（1980）は，障害についての性質，原因，期待される回復の経過について印刷された冊子を受け取った対象者は，このような情報を受け取らなかった対照群に比べて，受傷6ヵ月後の脳震盪後の症状が有意に少なかったと報告している．Gronwall（1986）は，早期に情報を与えることで脳震盪後の症状の低減に有効かどうかを調べた．対象者の1群は，様々な脳震盪後の症状はよくあり，頭部外傷後の一過性の影響であると元気づけられ，これらの症状にどう対処したらよいかを説明した小冊子を与えられた．彼らは受傷前にしていた活動を徐々に再開するように奨励され，ストレス管理のための技術が指導された．受傷から3ヵ月後，何の指導も受けなかった（情報が与えられなかった）患者は，「介入」を受けた患者と比較して，9倍も症状が発現していた．Alvesら（1993）は，情報提供することで6ヵ月後のフォローアップではPCSの持続の危険性が低減すると報告している．

　MittenbergとTremont, Zielinski, Fichera, Rayls（1996）も，早期の教育的介入の効果を調べた．この研究には，MTBIを負った対象者29人を含んでいた．平均GCSスコアは14.86だった．介入群は『軽度頭部外傷からの回復：患者のための治療マニュアル』（Mittenberg, Zielinski, & Fichera, 1993）という10ページの冊子が与えられた．その一方で，対照群の参加者は標準的な治療と退院時の情報しか与えられなかった．介入を受けた患者は，受けなかった患者に比べて症状の持続期間が有意に短く，その他にも6ヵ月後の症状数はより少なく，症状の出現日数が少なく，平均重症度は

表15.1 初期の情報の有無と受傷6ヵ月後に症状が残っていたMTBIを負った患者の割合

| 症　状 | 対照群<br>（情報なし） | 治療群<br>（情報あり） |
| --- | --- | --- |
| 頭　痛 | 86% | 44% |
| 疲労感 | 82% | 47% |
| 記憶障害 | 80% | 38% |
| 集中困難 | 80% | 29% |
| 不　安 | 58% | 38% |
| 抑うつ | 56% | 27% |
| めまい | 50% | 36% |

Mittenberg, Tremont, Zielinski, Fichera, and Rayls (1996) より引用.
Copyright 1996 by Elsevier Science, Inc. Adapted by permission.

表15.2 MTBIの急性期の初期に重要なメッセージ

- 初期の身体的，認知的，情動的な脳震盪後症候群は正常に戻る
- 症状の原因について現実的な説明をする
- 生活スタイルを制御する方法と問題を軽減したり避けたりする環境を提案する
- ストレスの徴候を教え，ストレスを軽減する方法を提案する
- 回復していく間はとりあえず代償手段の使用を奨励する
- 完全回復の可能性が高いと強調する

より低かった．表15.1は，初期に症状があり，受傷6ヵ月後にも特定の症状を訴え続けた患者の割合である．情報を与えられた患者は，標準的な治療を受けた患者に比べて，幅広い一般的な症状が有意に良くなっているということが明らかである．

初期の効果的で重要なメッセージは，脳震盪後の症状を正常化し，それらの症状の基盤となる実際的な説明を与える情報を含んでいるようである（Lawler & Terregino, 1996）．この情報が与えられない場合や，大きな症状はほとんどありそうにないという情報が与えられる場合，人は，MTBIの影響を別の理由に帰属するようになることや，「何か間違ったことをしている」，「怠けている」，「正気を失ってしまった」と心配する，あるいはその両方の傾向が強まる．問題を低減させたり避けたりするために，生き方や環境を人が制御するのに役立つ情報も重要である．仕事を数週間休む，復職は就業時間を減らしたところからはじめる，しばらくその他の責務を辞退する，単純に休憩し気が散る原因を減らす，というような簡単な対処はとても役に立つ．MTBIを負った人は，ストレスの初期の徴候を認識する，そのような感情をコントロール・軽減する処置をするためにも，教育を受けるべきである．最後に，回復期間には，日記やその他の記憶補助具を利用するなどの様々な代償方法を編み出すことを奨励するべきである．表15.2には様々なメッセージをまとめた．

## 症状が持続するときに利用する対処方法

まだ十分に確認されていないものもあるが，いくつかの変数は，一部の人の問題を持続させる危険性を高め，あるいは同時に問題の持続に影響を与えることがあるようである（Conboy, Barth, &

Boll, 1986; Ho & Bennet, 1997). こうしたもののなかには，損傷にかかわる変数，年齢に関する変数，受傷前の認知機能や情動，社会，パーソナリティ，行動的機能といったものが含まれる．個々人の受傷後の経験に関係する変数も重要であり，それは仕事や家族，あるいは同時に社会機能に対する影響などである．その人が受傷したことをどう考えるかという解釈も，別の重要な変数だろう．

臨床家がMTBIの持続的影響を表す人にかかわるときに，我々は多くのステップを踏むことを推奨する．まず，受傷前と現在の両方の認知的な長所と短所を確認するためと，MTBIの一般的に知られている影響に適合しているかを確かめるために，神経心理学的検査を実施することは重要である．評価には，その人の背景，受傷に関する経過，受傷後の臨床経過の初期効果も含めるべきである．情動状態や現在の機能的適応レベルの評価も重要である．こうした情報を収集したうえで，臨床家は持続している症状や低下している機能の別の原因を調べることができる．治療の第1のステップは，通常MTBIの一般的な影響についての情報を与えることである．これは患者自身の体験を認める結果となり，安心感を与えることが多い．原因として情動要因やパーソナリティ要因に焦点を当てなくても，セラピストは認知機能の低下や非効率に対して情動的な反応がどのように影響するかの説明をはじめることができる．そのうえで，基盤となる認知スキル（注意など）の改善や，効果的な代償の方法（例：代償的記憶システム）の開発・使用を手助けすることに焦点を当てた治療を考慮するべきである．MTBIを負った人に対して認知リハビリテーションは「全く役に立たない」と言われてきたが（Alexander, 1995），我々の経験からはそうとは言えない．事実，多くのMTBIを負った人々は認知指向の介入に非常に良く反応し，彼らの機能も素晴らしく改善した（Mateer, Sohlberg, & Youngman, 1990; Raskin & Mateer, 2000）．介入のもう1つの重要な目標は，欲求不満や認知機能の低下に対する情動反応の自己制御を促すことである．MTBIを負った多くの人々は，認知的問題が突然起こった，どうにもならないと感じている．環境や自分自身を支配している感覚を育成・再構築することが重要である．表15.3は，持続するMTBIを管理するためのいくつかの一般的な臨床ガイドラインを示している．

## 特別な状況を考慮する必要性

MTBIを負った患者のなかには，受傷による影響ではあるものの，認知的ではない別の介入が必要な症状や行動の原因があるかもしれない．このような症例では，認知の非効率性の改善や代償に関して介入するだけでは，効果がなかったり十分でなかったりする．症状に関する別の原因は，一次性の疼痛障害（例：外傷後偏頭痛），睡眠障害，合併する内科的，精神医学的問題などである．次の事例研究は，このような状況を説明したものである．

**表15.3 持続的なMTBI管理のための一般的臨床ガイドライン**
- その人の経験を確認する
- 何よりも早いうちから情動的な要因に直面させない
- ぐらついた自己意識を回復する
- 家族を巻き込む
- 認知的な問題と一緒に情動的な適応に焦点を当てる
- 二次的障害から一次的障害を区別する

□MTBI後の睡眠障害の事例

　カールは43歳の男性で，不動産抵当貸付企業で会計士として働いていた．結婚して16年が経ち，2人の幼い子どもがいる．彼は自動車事故に遭い，トラックに運転席側からぶつけられた．その際に，シートベルトをした状態でエアバッグが作動した．彼は，逆向性健忘はなく，短期間の前向性健忘だけがあったと報告した．GCSスコアは15点であった．カールの負傷は，鎖骨の骨折，左側の頭蓋骨基底の傷，肋骨2本の骨折，膝の小さな損傷であった．2週間後に職場復帰したが，その際に，注意と記憶に不安があると報告した．また，かなりの睡眠障害も報告し，眠らないようにするために，1日に何度も妻に職場に電話をしてもらわなければならないほどだった．神経心理学的検査ではIQが優秀の範囲（97パーセンタイル）であったが，言語性記憶は平均に止まり（ウェクスラー記憶検査第3版　一般的記憶 – 45パーセンタイル），非言語性記憶は彼の背景とIQから期待されるものより遙かに下であった（Reyの図形再生，Rey Figure Recall – 15パーセンタイル，Rey Visual Design Learning – 18パーセンタイル）．あまりにひどい睡眠障害のために，睡眠障害の評価が勧められた．それは2晩の睡眠検査で，脳波，眼電図，筋電図，複数回の睡眠潜時検査が行われた．この検査の結果，カールは周期的な四肢の動きが予想よりも多く，もちろん睡眠中のα波の活動の分布が乱れているということがわかった．睡眠妨害と睡眠効率の低下ための過眠症と診断された．トラゾドンの服用をしばらく試してみることを勧められ，その結果，睡眠障害がかなり改善しただけではなく，注意も集中力も改善した．完全に「元に戻った」と感じているわけではなかったが，いくらか調整して，職場と家庭での活動の全ての範囲を再開することができた．

　この例では，最も影響が大きい睡眠障害に焦点を当てることにより，この人の日常機能に非常に肯定的な効果があった．実際に睡眠困難・障害はMTBI後にきわめてよくあり，包括的な睡眠検査は，問題を正確に記述し，適切な介入方法を見つけるうえで役立つことが多い．MTBI後の行動や適応に影響するその他の非認知的な要因は，関連する疼痛問題や精神的障害などだろう．我々のひとりが診た別の事例では，受傷1年以上経ってから，予測していなかった精神障害が現れた．

□MTBI後の精神障害の事例

　大学の文学部の講師であったダニエルは，夏に自動車事故に遭い，MTBIを負った．秋に職場復帰する際に，疲労感と講義をするのに影響するようないくらかの記憶障害と体系化能力の低下を経験した．秋には担当を減らしたが，冬には全ての仕事を再開した．全てがうまくいっているように見えたが，学生の答案用紙にひどく無礼で傷つくコメントを入れたことを示され，大学の総長のオフィスで解雇の危機にさらされた．ダニエルはいつも非常に肯定的な講義評価を受け，ほとんど不平不満も聞かれなかったので，このようなコメントをしていたことに率直にショックを受けた．さらに調査すると，彼の妻も彼がとても早口になり，睡眠時間が減り，大げさにものを言い，非現実的な計画を語る時期（受傷16ヵ月後からはじまった）があると認めた．躁のエピソードが疑われ，TBI後何ヵ月も経過してから躁病エピソードが起きるという明確な報告を，文献の総説は明らかにしている（Taylor & Jung, 1998）．このようなエピソードは，家族歴や受傷前の精神機能，損傷の重症度には関係なく，通常前頭葉後部と側頭葉前部の損傷と最も関係がある．

## 軽度外傷性脳損傷を負った人にかかわるための具体的な技術

　MTBI後の認知障害を扱うための具体的な技術は，注意と記憶，遂行機能の管理について触れたこれまでの章で示したことと似ているか同じである．例えば，注意障害を扱うアプローチには，環

**表15.4　持続的なMTBI管理のための一般的臨床ガイドライン**

- 環境調整
- 注意スキルを改善し，般化を促す
- 注意と記憶のメタ認知的なアウェアネスを高める
- 時間制約管理（TPM）訓練
- 具体的な記憶介入・代償手段
- 記憶と情動の機能の自己管理と自己制御を向上させる
- 認知行動的介入
- 対処有効性訓練とうっかりミスに対する準備

境調整や方略，注意過程訓練，高いレベルの変化に対する適応や自己制御，自己コントロールを達成するための心理社会的支援が含まれる．実際の介入を開始する前に，患者に自己報告型の注意評価尺度（Ponsford & Kinsella, 1991）に記入してもらい，日常生活のなかで問題になっている認知機能関連の問題のリストを作ることが有用だと我々は感じている．患者は，運転が難しい，食事の支度に問題がある，職場で処理速度の低下やミスがある，気が散るものに対処しづらい，疲れやすさなどを報告するだろう．疲れやすさは，他の問題と重複して報告されることもある．問題のリストは，個人のアウェアネスや機能障害の範囲と性質，問題への現在の対処の仕方についての洞察をもたらす．機能的観点からの目標は，互いに話し合い，同意することである．**表15.4**には，MTBIを負った人にかかわるためのいくつかの有用な技術を挙げた．後の節で詳細に説明する．

## 環境調整

クライエントには，環境要因が認知的な行動にどのように影響するかについての情報が与えられる．セラピストとともに，彼らは環境をどう変えたらよいかを探求することができる．これらの方法には，夕食を準備する間や宿題をする間はラジオやテレビを消すといったことや，より小規模の店や静かな時間に買い物をするように制限するといったことなどを含むだろう．

## 基盤となる注意スキルの改善

多くの研究で，注意過程訓練後にMTBIを負った人の注意スキルに肯定的な効果を示している．高度の作動記憶と自己モニタリングが要求される課題を繰り返し練習することで，類似した能力や関連した能力が要求される，練習していない課題の成績改善に効果があるようである．別のところで我々（Mateer et al., 1990）は，注意過程訓練と外的記憶補助具の使用，心理社会的適応を含んだ包括的な治療プログラムの結果を報告した．MTBIを負った5人の参加者は，いくつかの認知尺度で有意な改善を示した．TMTのパートAとBの実施時間の短縮，聴覚言語性学習検査（Auditory-Verbal Learning Test）での5試行後の再生の改善と遅延再生の改善，ランド記憶検査（Randt Memory Test）での学習と再生の改善といった有意な改善を示した．訓練効果だけから予想される以上の改善があったが，彼らは皆，効果的な対処スキルに焦点を当てた認知リハビリテーションや心理社会的支援，職業的介入を含んだ学際的プログラムに参加した．そのため，どの要因が変化を引き起こしたのかを判断することが難しかった．しかしながらある報告では，（遠距離という制約のため

に）認知訓練だけを実施した人が，TMTのパートB，ストループ検査，そして言語流暢性において実質的な改善を見せた（Mateer, 1992）．受傷16ヵ月になってから訓練をはじめたこの男性は，経済学部の教授としてフルタイムで職場復帰することができた．実際に，この層に対応するために特別にデザインされたプログラムを実施したMTBIを負った参加者の大多数は，職場復帰や職業上の生産性に改善を報告している（Mateer et al., 1990）．

## 注意のスキルと方略の般化の育成

1994年に我々（SohlbergとJohnson, Paule, Raskin, Mateer）は，あまり重症ではない人に施行するために構成された訓練キットである，注意過程訓練II（APT-II: Attention Process Training II）を開発した．持続的，選択的，転換的，分割的注意を含む一連の訓練内容（第5章で説明）を多く含んでいるのに加えて，APT-IIにはさらに訓練の般化に対応するためのより整然とした方法を組み込んだ．具体的な個別の般化訓練を作成し，家庭や職場で実行できるようにした．さらに活動の性質，状況，時間帯，活動の継続時間，難易度，成功したかどうかの尺度に関する具体的な媒介変数を用意した．クライエントが自身の活動成績を記入し，治療の一部としてアクティビティシートについて話し合い，治療を加減していく．持続的注意の般化の例としては，様々な時間での読書や持続した電話での会話，そして（学生の場合には）宿題への取り組みなどである．選択的注意の般化活動のためには，具体的な作業をしている間に様々な気を散らすものや妨害するものを訓練に入れる．分割的注意の面では，比較的単純で機能的な課題を組み合わせ，それぞれの課題の成績・成功率を計測する．認知機能が必要となる課題に対する情動的反応はよくあることなので，採点・評価尺度にはストレス，苛立ち，欲求不満といった主観的評価を組み込むことが多い．少しの間休憩をとったり，気が散る原因を取り去ったりというような対処法の情報も説明する．分割的注意に焦点を当てた般化訓練の例を次に示す．

□注意の般化訓練を利用した事例

ジルは大きな自動車部品輸送会社の大都市にある支社の事務であった．彼女は自動車事故に巻き込まれ，短時間の意識喪失とおよそ5時間の外傷後健忘があった．数ヵ月後に職場復帰した際，頭痛に悩まされ，「圧倒」され，多くのミスをするようになり，早退することが多かった．ジルは分割的注意課題（APT-II）の訓練を受けることになった．組合の代表と協力して，職場で般化のための練習をすることになった．彼女の仕事のほとんどは，忙しい事務所での請求書の作成，注文の梱包，カタログから部品の商品番号と値段を調べることであった．時間制限のなかで特定の情報を探し出すという練習を，一連の訓練として開始した．それから，請求書に何か記入漏れがなかったどうかを確認するという，さらに難しい課題に取り組んだ．その次のステップとしては，輸送部品番号と値段のコードを探し出すことであった．はじめは静かな部屋で，それから気が散る要素になるように同僚と電話しながら，さらに，忙しいカウンターで電話に出ながらといった具合であった．彼女は，訓練を通して自分のストレスレベルを監視し，定期的な休憩やリラックスするための呼吸法を学んだ．何度かのセッションを経て，課題に対して一度に費やす時間を増やすことができるようになり，休憩の回数を減らせるようになった．一度成功すると，家での夕食準備や運転の間にもこのような対処を率先して利用した．はじめは仕事を辞める寸前であったにもかかわらず，受傷前のフルタイムの仕事に戻ることに成功した．

## メタ認知的介入

　APT-IIの1つの要素として，メタ認知的介入がある．そこには，注意の失敗日誌と成功日誌の使用が含まれている．これらの日誌は，クライエントが家庭や職場で記録する．注意の失敗日誌は，はじめはクライエントとセラピストの両方が，どのくらい注意にかかわる失敗をするのかを監視するのに役立てるために使われる．この記録用紙を使って，クライエントは注意に対処するために何をしたか，そしてそのときに問題を回避するため，もしくは行動を改善するためにできたかもしれないことを，クライエントが確認するよう求められる．こうすることで，セラピストは注意にかかわる間違い（例：時間帯や状況）のパターンを見つけ出せるようになり，同様に治療の般化の効果を調べることができる．そしてクライエントにとっても，失敗の発生をある程度コントロールすることは可能であるということと，失敗へ対応することは多かれ少なかれ効果があるという考え方の強化もしはじめる．治療は，失敗と情動的な反応の相互作用へのアウェアネスの形成と自己コントロールの感覚を高める手助けをすることを試みる．そして注意の成功日誌は，失敗ばかりに注目させないようにし，成功を強調し，成功している・コントロールしている感覚を形成するために導入する．クライエントは，難しかったけれどもうまく対処できた状況や出来事を記録し，そこから，何がうまくいったことへ繋がったのか考えてみる．この過程の目標は，成功を導くために，クライエントがおおいに状況や自分自身に影響を及ぼしたり，コントロールしたりすることができるということの理解や洞察，自信を築き上げることである．記入済みの注意の失敗日誌と成功日誌の例を**付録15.1**と**15.2**に示す．

## 時間制約管理の訓練

　MTBI後の一般的な欲求不満の原因としては，時間制限があるなかで課題をやりくりする難しさである．情報処理の遅さや体系化の障害は，頭部外傷によくある後遺症である．MTBIを負った多くのクライエントは，以前は簡単にできた日常の課題に「情報が多すぎて負担」を感じる．FasottiとKovacs, Eling, Brouwer（2000）は，**時間制約管理**（TPM: Time Pressure Management）と呼んでいる技術を説明している．これは，目前の課題を行うのに十分な時間を自分に与えられるようにするために計画された一連の認知訓練である．これらの方法には，アウェアネスを高めることや計画と体系化の最適化，課題で要求されているもののリハーサル，あるいは同時に課題の環境を修正することなどを必要とする．TPM訓練で推奨されている主な認知方略を**表15.5**に挙げた．1つの群は，時間制限がある課題に取り組むことを焦点としたTPM訓練を受けた．もう1つの群は，「焦点を当てられるように」，そして「関係のない音」や「自身の無関係の思考」に惑わされないようにするための合図を出す集中力訓練を受けた．両グループともに時間制約下での一組の複雑な課題に改善が認められたが，TPM訓練に参加した群は訓練の後，訓練前に比べて，または対照群と比べて，「手順を管理する」ようになった．しかしながら彼らは，「問題を予防する方略」を積極的に使っているようには見えなかった．

**表15.5** 時間制約管理における認知的方略 – 目的

1. 目前の課題の時間制約を**認識**するために
   - 同時に2つ以上のことをしなくてはならないか？
   - 両方を取り組むのに使える十分な時間があるのか？

2. できるだけ時間制約を**感じないでいられる**ようにするために
   - 実際に課題をはじめる前に，どれから行っていくか簡単に計画を立てる
   - 気を逸らされる刺激やする必要のない行動を取り去る

3. できるだけ早くかつ効果的に時間制約を**扱う**ために
   - 課題を行うのに踏むべき手順を確認する
   - 定期的に計画を見直す
   - 時間制約に圧倒されてしまったときの緊急時計画を作っておく

Fasotti, Kovacs, Eling, and Brouwer (2000) より引用．Copyright 2000 by Psychology Press, Ltd. Reprinted by permission.

## 記憶への具体的な介入

MTBIを負ったクライエントに対する効果的な記憶介入には，外的・内的の体系的な方法（キーホルダー，ノート・システム手帳，ミニコンピュータ，多機能時計，録音機器，ポケベルなど）を使った記憶補助具の使用促進が含まれる．抽象性や発動性，アウェアネスの必要性が高いので，内的な記憶術の訓練と使用は，中等度から重度の損傷を負った患者には通常推奨できないが，それほど重症ではない人はこのような方法を利用してうまくいくことがよくある．例えば，我々がかかわった看護師は，MTBI後に元の職場である認知的に要求の多い救急外来に復帰できず，ホスピスでの看護職に就く機会を得ようと決心した．そのために彼女は，一般的な悪性腫瘍のための薬とその副作用に関しての筆記試験を受ける必要があった．彼女は，脳神経などのまとまった情報を覚えるために，一般的に使われるものに似た一連の記憶術を使って情報を学習した．これらの技術は，狭い範囲内の比較的変化しない決まった情報を覚えるのに有用である．多くのMTBIを負った人々は，おそらく自分自身でできなくなったことに気づいている傾向があるので，通常は外的記憶補助具や方略を導入することに特に構えることなく受容的である．多くの認知的スキルを維持しているために，彼らの内的な方略はもちろん，かなり洗練されかつ強力な外的システムを難なく効果的に学習することができる．

## 記憶の自己効力感の改善

MTBIを負った人に対して有用であると我々が気づいた別の領域は，メタ記憶と記憶の自己効力感の領域である．これは前に説明した注意の自己効力感に類似している．**自己効力感**（self-efficacy）とはこの文脈で，自分自身の記憶能力や記憶がどの程度変わったのか，記憶の能力がどの程度自分のコントロール下にあるのか，についての個々人の確信に関係する．自己効力感に対する認識が，課題において意欲的に力を発揮する努力のレベルに影響することは知られているので，それは重要である．そして高い処理努力はより良い成績を生み出すことも知られている．(Lachman, Steinberg, & Trotter, 1987; Lachman, Weaver, Bandura, Elliott, & Lewkowicz, 1992)．自己効力感に対する認識

が，様々な形で行動に影響があるということはすでに研究によって示されている．記憶に関しての認識は，記憶にまつわる行動だけでなく，参加者が自らどれだけ労力を費やそうとしているかについても予測することができる．認知障害を経験する可能性についての認識は，ストレスとともに変化することが示されている．神経学的には健常でも自分の記憶をコントロールできていないと思っている対象者は，自分自身の記憶をより高く見積もっている対象者に比べて，記憶の成績がより悪い．全体としてこれらの結果が示すことは，自分自身で記憶が優れないと認識することは，他者依存や記憶が要求されることからの逃避，記憶障害に直面して無力感や自信喪失のパターンが増加させるだろうということである．したがって，認知的な自己効力の感覚がより前向きであるということが，認知機能や情動的適応の全般的なレベルを改善するはずである．我々は，よりいっそう前向きな記憶の自己効力感の自己教示に働きかけることが，適応や自信，進んで新しい行動を試してみようとする気持ちを高めることに役立つということを見出した．

## 情動機能の自己管理と自己制御の育成

　認知機能の非効率性や機能障害に直接働きかけることも重要だが，認知機能に影響を及ぼす社会的，行動的，情動的問題を考慮することも重要である．MTBIが様々な消極的な情動や認識を引き起こし，これらが人の行動や機能適応へ大きく影響することはよくある．苛立ちやすぐに怒ってしまうなどといった重大な問題が，MTBIを負った多くの人々とその家族によって報告されている．これらの感情は欲求不満の二次的な産物として表れやすく，ストレスによって悪化する．損傷の状況によるが，MTBIを負った人は，犠牲になったとか，不当に扱われているとか，不平等だという感情をもっていることもあるだろう．受傷したのは自分自身に責任がないと考えているときにそのような感情をもつのは最も一般的であり，訴訟が長引くことや受傷後に職場や人間関係が変わることによって悪化する．不安感もよくあり，コントロールの喪失や不確かな感覚に多くの場合関係している．MTBIを負った多くの人々は，自分自身がどう機能するか，たいていどのようにしてより神経質や興奮しやすくなるのかを予測できないことで，特に欲求不満になる．他のよくある情動には，喪失感やうつが含まれる．これらの感情は最も一般的には，欠点，失敗，内的目標や期待を達成もしくは維持できないといった，受傷後の認識に関係している．このような情動の全てが，ストレスの増大の一因となっている．興味深いことに，ストレス自体が記憶の良し悪しに影響するだけではなく，海馬の生理学的変化にも影響するだろうということが提案されている（Bremner, 1999; Gould & Tanapat, 1999）．

　MTBI後には，様々な要因が情動的な補償に影響する．前に示したように，自尊心が傷つけられたり，損なわれたりすることはよくある．それは部分的には認知障害に付随し，また部分的には情緒の制御がうまくできないことや，脆いコントロール感覚の影響である．また，受傷前の傾向が強くなることもあるだろう．例えば，ヘルスケアの専門家によるMTBIの症状についての疑念や拒否は，虐待やネグレクトの経歴がある人や受傷前からの脆い自我の人では，受傷前からあった無価値感や虐待，あるいは同時に拒絶の感情を呼び起こすだろう．興味深いが不穏な最近の報告のなかで，ReevesとBeltzman, Killu（2000）は，性的虐待の経歴をもつ2人の患者が，軽度から中等度の脳挫傷の後に過去の虐待に関連した侵入的な後遺症の再発を体験したと報告している．総合的症状としては，心的外傷後ストレス障害と関連してよく見られるものであった．こうした症状には，

過去の性的トラウマの激しく鮮明で侵入的なフラッシュバックや，行動的・情緒的な障害，悪夢，過覚醒といったものが含まれる．このようなタイプの激しい記憶を何年もの間体験していなくても，これは起きる．特に受傷の結果としての低下した抑制コントロールに関連づけて，この現象の説明が可能であると著者らは提案している．彼らは，神経学的外傷を負った患者の臨床面接の一環として，虐待の履歴に関する繊細な質問も検討されるべきだと提案している．

他の病前の心理的スタイルが，比較的軽度の受傷に「壊滅的に」反応することもあるだろう．コントロールの強い欲求があったり，完璧主義的傾向があったりする人は，自分の行動により寛大な態度の人に比べて，能力のわずかな変化にさえ激しく反応しやすい．非常に依存的なパーソナリティの持ち主は，わずかな認知的症状でさえ「無力」になったと感じ，できないと感じる閾値が下がってしまい，その結果として恐怖や不安などを増加させることになるだろう．これらの反応があると，外見上の重症度から予測される以上に脳の中の処理は影響されるので，さらに認知障害を悪化させてしまう．それは，捉えがたい認知障害と現在の重大な社会的ストレス要因，内在する情動的な欲求と葛藤の相互作用であり，高い機能の潜在能力があるにもかかわらず引きこもりや補償喪失にまでなってしまうこともある．RuffとCamenzuli, Mueller (1996) は，もともとのパーソナリティの特徴が回復のパターンとリハビリテーションに対する反応にどう影響するかといった，いくつかの面の素晴らしい説明と考察をしている（この問題の詳しい考察は第12章にある）．

我々も，MTBIの持続する症状を経験している人々について大規模に研究しているCiceroneとKayらと以下の点で同意見である（Cicerone, Smith, Ellmo, & Mangle, 1996; Kay et al., 1992; Kay, 1993; Raskin & Mateer, 2000）．心理社会的療法の主目標は，機能と行動に基づいた能力の患者自身の評価，受傷前のアイデンティティと現在の能力，機能が将来良くなるという主観的な期待と現実といった様々な食い違いを埋めることである．MTBIを負った人の**体験**を確認することは重要であるが，症状に関して適宜別の**解釈**をすることを勧めるのもきわめて重要である．情動的な要因は重要ではあるが，情動的な要因に直面させるのが早すぎるのは賢明ではない．同時に治療の主目標は，ぐらついた自己意識を再生することと，自己効力感と自己制御を構築・補強することであるべきである．

MTBIの情動的後遺症がある人に対するアプローチには，教育的アプローチや認知行動的介入，ストレスとその対処法の介入，時間管理訓練，その他の伝統的な形式の心理療法を含む（認知行動的介入と対処法の介入についての詳細は次に説明する）．教育的なアプローチの例としては，欲求不満や苛立ちなどといった様々な問題に対処するためのアプローチを提案したり教えたりすることなどである．例えば，患者が欲求不満をうまく扱っていけるように援助するうえで，過多の欲求不満は良くないが，人は進歩するためにおおいに努力するので少々の欲求不満は良いことである，とクライエントに教えることもある．あきらめたり，落ち着かせたり，再度挑戦するのも良いと教えることもあるだろう．また，いつ休憩をとったらよいかを覚える手助けをしたり，疲労や欲求不満の兆候を学習する援助をしたり，さらに自分で選んで挑戦するのを励ましたりすることもあるだろう（Judd, 1999）．

## 認知行動的介入

　第12章でより詳しく説明したが，認知行動療法は，認知と思考，認識が情動と行動に影響することと，そして自己教示が感情や行動に強力に媒介しているという仮定に基づいている（Dobson, 2000）．罪悪感や自尊心の低下，否認，拒絶，権利といった感情を抱く人は，否定的感情と無力感を永続させる，極端であったり，否定的であったり，あるいは同時に非機能的な様々な信念を持ち合わせていることが多い．これらの認知的歪みは，前述して定義づけした，二分法的思考，過度の一般化，選択的注目，恣意的推論，個人化，破滅化といった様々な形をとって現れる．認知行動的介入の目標は，非機能的信念を特定・修正する手助けをすることである．これは，様々な状況に応じてその個人の信念と独り言の内容を特定することを通じて行われ，それからそれぞれの状況を検討し，それに対するその人の行動をさらに論理的で前向きな方法にする手助けをする．治療は，典型的には非機能的思考の日常的な記録をとり続けさせることによって個人の信念体系を理解し，それから肯定的な自己教示を促す．うつや社会的孤立や引きこもりに対する認知行動的介入も役に立つことが多いが，いずれについても，活動や社会参加を増やす取り組みも併せて行わなければならない．楽しめるイベントや社会的活動を確認し，予定に組み込むことが，治療のなかの貴重な付加的要素である．

## 対処有効性訓練とうっかりミスに対する準備

　別のアプローチ法は，**対処有効性訓練**（coping effectiveness training）として知られている．KingとKennedy（1999）は，脊髄損傷を負った患者での対処有効性訓練モデルの利用について説明し，こうした人々のうつや不安が明らかに軽減したことを示した．このプログラムは75分のセッション7回からなり，評価訓練，問題解決，対処スキル，社会的支援の育成を含む．我々は最近このアプローチをMTBIを負った人のグループに行ったところ，報告された自己効力感と主観的ストレスに改善が認められた．この介入の鍵となる要素は，自己コントロールした肯定的な発言を促すことである．参加者の発言例としては，「私は，感情や認知障害に左右されるのではなく，コントロールするつもりである」，「再びコントロールできるようにするための方略を学習・使用できるし，そうしていこう」，「自分の頭と身体に真っ先に感情に反応しないように教えこもう」などであった．

　これらの多くの方法は自信を取り戻させるのに役立つが，誤りに備えておくことも重要である．対処できるようになってくると，思いもよらない，あるいは懸念していた誤りを起こしたり，失敗に気づいてしまったりするために，愚痴っぽくなり，認知的歪みを増大させ，対処スキルを使わなくなる．この全てがさらに誤る可能性を増加させてしまう．実際に，認知行動療法に関する再発予防について，かなり多くの文献が存在する（例：Dobson, 2000を参照）．クライエントにそのような間違いに備えさせることと，間違いがあっても進歩していないわけではないということを強調することが，我々の議論のきわめて重要な部分である．

## 要　約

　生理因性要因と受傷前後両方の心因性要因を統合した生物心理社会モデルは，MTBIによる長期的予後を理解するために最も適している．認知の非効率性は，欲求不満や怒り，苛立ち，うつに対する否定的な情動反応の環境を作り出してしまうことが多くある．そのため，教育や直接的訓練，調整と代償への取り組みを通じた介入で，認知的要素に対応するのは重要である．認知障害を媒介する情動反応の役割に注意を向けることは，治療に付属する重要な観点である．認知能力に対するひとり一人の認識を確認し，彼らの機能についてのバランスがとれ，論理的な見方ができるように促すことも役に立つ．治療は，自己理解と自己効力感，エンパワーメントを育成すべきである．障害，受傷後の環境と経験，治療といった要因と相互作用することがある受傷前後の情動的な脆弱性と個人要因を理解することは，同様に重要である．

## 文　献

Alexander, M. P. (1995). Mild traumatic brain injury: Pathophysiology, natural history, and clinical management. *Neurology, 45*, 1253–1260.

Alves, W. M., Macciocchi, S. N., & Barth, J. T. (1993). Postconcussive symptoms after uncomplicated mild head injury. *Journal of Head Trauma Rehabilitation, 8*, 48–59.

Atteberry-Bennett, J., Barth, J. T., Loyd, B. H., & Lawrence, E. C. (1986). The relationship between behavioral and cognitive deficits, demographics, and depression in patients with minor head injuries. *International Journal of Clinical Neuropsychology, 8*, 114–117.

Barth, J. T., Macciocchi, S. N., Girodani, B., Rimel, R., Jane, J. A., & Boll, T. J. (1983). Neuropsychological sequelae of minor head injury. *Neurosurgery, 13*, 529–533.

Berrol, S. (1992). Terminology of post-concussive syndrome. In L. J. Horn & N. D. Zasler (Eds.), *Rehabilitation of post-concussive disorders: State of the art reviews* (pp. 1–8). Philadelphia: Henley & Belfus.

Binder, L. M. (1986). Persisting symptoms after mild head injury: A review of the postconcussive syndrome. *Journal of Clinical and Experimental Neuropsychology, 8*, 323–346.

Binder, L. M. (1997). A review of mild head trauma: II. Clinical implications. *Journal of Clinical and Experimental Neuropsychology, 19*, 432–457.

Bohnen, N., Jolles, J., & Twijnstra, A. (1992a). Neuropsychological deficits in patients with persistent symptoms six months after mild head injury. *Neurosurgery, 30*, 692–695.

Bohnen, N., Twijnstra, A., & Jolles, J. (1992b). Post-traumatic and emotional symptoms in different subgroups of patients with mild head injury. *Brain Injury, 6*, 481–487.

Bremner, J. D. (1999). Does stress damage the brain? *Biological Psychiatry, 45*, 797–805.

Cicerone, K. D. (1991). Psychotherapy after mild traumatic brain injury: Relation to the nature and severity of subjective complaints. *Journal of Head Trauma Rehabilitation, 4*, 30–43.

Cicerone, K. D. (1996). Attention deficits and dual task demands after mild traumatic brain injury. *Brain Injury, 10*, 79–89.

Cicerone, K. D. (1997). Clinical sensitivity of four measures of attention to mild traumatic brain injury. *Clinical Neuropsychologist, 11*, 266–272.

Cicerone, K. D., & Kalmar, K. (1995). Persistent postconcussion syndrome: The structure of subjective complaints after mild traumatic injury. *Journal of Head Trauma Rehabilitation, 10*, 1–17.

Cicerone, K. D., Smith, L. C., Ellmo, W., & Mangle, H. R. (1996). The neuropsychological rehabilitation of mild traumatic brain injury. *Brain Injury, 10*(4), 277–286.

Conboy, T. J., Barth, J., & Boll, T. J. (1986). Treatment and rehabilitation of mild and moderate head trauma. *Rehabilitation Psychology, 31*(4), 203–215.

Dikmen, S. S., Machamer, J. E., Winn, H. R., & Temkin, N. R. (1995). Neuropsychological outcome at 1-year post head injury. *Neuropsychology, 9*, 80–90.

Dobson, K. S. (2000). (Ed.). *Handbook of cognitive-behavioral therapies* (2nd ed.). New York: Guilford Press.

Evans, R. W. (1992). The postconcussion syndrome and the sequelae of mild head injury. *Neurologic Clinics, 10*, 815–847.

Evans, R. W. (1994). The postconcussion syndrome: 130 years of controversy. *Seminars in Neurology, 14*, 32–39.

Fasotti, L., Kovacs, F., Eling, P., & Brouwer, W. H. (2000). Time pressure management as a compensatory strategy training after closed head injury. *Neuropsychological Rehabilitation, 10*, 47–65.

Fee, C. R. A., & Rutherford, W. H. (1988). A study of the effect of legal settlement on postconcussion symptoms. *Archives of Emergency Medicine, 5*, 12–17.

Fenton, G., McClelland, R., Montgomery, A., MacFlynn, G., & Rutherford, W. (1993). The postconcussional syndrome: Social antecedents and psychological sequelae. *British Journal of Psychiatry, 162*, 493–497.

Gennarelli, T. A. (1993). Mechanisms of brain injury. *Journal of Emergency Medicine, 11*, 5–11.

Gould, E., & Tanapat, P. (1999). Stress and hippocampal neurogenesis. *Biological Psychiatry, 46*, 1472–1479.

Gouvier, D. W., Cubic, B., Jones, G., Brantley, P., & Cutlip, Q. (1992). Postconcussional symptoms and daily stress in normal and head-injured college populations. *Archives of Clinical Neuropsychology, 7*, 193–212.

Gronwall, D. (1986). Rehabilitation programs for patients with mild head injury: Components, problems and evaluation. *Journal of Head Trauma Rehabilitation, 1*(2), 53–62.

Gronwall, D., & Wrightson, P. (1974). Delayed recovery of intellectual function after minor head injury. *Lancet, ii*, 605–609.

Ho, M. R., & Bennett, T. L. (1997). Efficacy of neuropsychological rehabilitation for mild–moderate traumatic brain injury. *Archives of Clinical Neuropsychology, 12*(1), 1–11.

Humayan, M. S., Presty, S. K., & Lafrance, N. D. (1989). Local cerebral glucose metabolism in mild closed head injured patients with cognitive impairments. *Nuclear Medicine Communications, 10*, 335–344.

Jennett, B. (1998). Some international comparisons. In H. S. Levin, H. M. Eisenberg, & A. L. Benton (Eds.), *Mild head injury* (pp. 22–34). New York: Oxford University Press.

Judd, T. (1999). *Neuropsychotherapy and community integration: Brain illness, emotion and behavior.* New York: Kluwer Academic/Plenum.

Karzmark, P., Hall, K., & Englander, J. (1995). Late-onset post-concussion symptoms after mild brain injury: The role of premorbid, injury-related, environmental, and personality factors. *Brain Injury, 9*, 21–26.

Kay, T. (1993). Neuropsychological treatment of mild traumatic brain injury. *Journal of Head Trauma Rehabilitation, 8*, 74–85.

Kay, T., Newman, B., Cavallo, M., Ezrachi, O., & Resnick, M. (1992). Toward a neuropsychological model of functional disability after mild traumatic brain injury.

*Neuropsychology, 6,* 371–384.
Kelly, R. E. (1975). The post-traumatic syndrome: An iatrogenic disease. *Forensic Science, 6,* 17–24.
Kibby, M. Y., & Long, C. J. (1996). Minor head injury: Attempts at clarifying the confusion. *Brain Injury, 10,* 159–186.
King, C., & Kennedy, P. (1999) Coping effectiveness training for people with spinal cord injury: Preliminary results of a controlled trial. *British Journal of Clinical Psychology, 38*(1), 5–14.
Kraus, J. F., & Nourjah, P. (1998). The epidemiology of mild uncomplicated head injury. *Trauma, 28,* 1637–1643.
Lachman, M. E., Steinberg, E. S., & Trotter, S. D. (1987). The effects of control beliefs and attributions on memory self-assessments and performance. *Psychology and Aging, 2,* 127–271.
Lachman, M. E., Weaver, S. L., Bandura, M., Elliott, E., & Lewkowicz, C. J. (1992). Improving memory and control beliefs through cognitive restructuring and self-generated strategies. *Journal of Gerontology, 47,* 293–299.
Lawler, K. A., & Terregino, C. A. (1996). Guidelines for evaluation and education of adult patients with mild traumatic brain injuries in an acute care setting. *Journal of Head Trauma Rehabilitation, 11*(6), 18–28.
Leininger, B. E., Gramling, S. E., Farrell, A. D., Kreuzer, J. S., & Peck, E. A. (1990). Neuropsychological deficits in symptomatic minor head injury patients after concussion and mild concussion. *Journal of Neurology, Neurosurgery and Psychiatry, 53,* 293–296.
Levin, H. S., Mattis, S., Ruff, R. M., Eisenberg, H. M., Marshall, L. F., & Tabaddor, K. (1987). Neurobehavioral outcome following minor head injury: A three-center study. *Journal of Neurosurgery, 66,* 234–243.
Levin, H. S., Williams, D. H., Eisenberg, H. M., High, W. M., & Guinto, F. (1992). Serial MRI and neurobehavioral findings after mild to moderate closed head injury. *Journal of Neurology, Neurosurgery and Psychiatry, 55,* 255–262.
Lishman, W. A. (1988). Physiogenesis and psychogenesis in the "post-concussional syndrome." *British Journal of Psychiatry, 153,* 460–469.
Marsh, N. V., & Smith, M. D. (1995). Post-concussion syndrome and the coping hypothesis. *Brain Injury, 9,* 553–562.
Mateer, C. A. (1992). Systems of care for post-concussive syndrome. In L. J. Horn & N. D. Zasler (Eds.), *Rehabilitation of post-concussive disorders: State of the art reviews* (pp. 143–155). Philadelphia: Henley & Belfus.
Mateer, C. A., Sohlberg, M. M., & Youngman, P. K. (1990). The management of acquired attention and memory deficits following mild closed head injury. In R. Wood (Ed.), *Cognitive rehabilitation in perspective* (pp. 68–95). London: Taylor & Francis.
McClelland, R. J. (1996). The post-concussional syndrome: A rose by any other name. *Journal of Psychosomatic Research, 40,* 563–568.
Minderhoud, J. M., Boelens, M. E., Huizenga, J., & Saan, R. J. (1980). Treatment of minor head injuries. *Clinical Neurology and Neurosurgery, 82,* 127–140.
Mittenberg, W., Tremont, G., Zielinski, R. E., Fichera, S., & Rayls, K. R. (1996). Cognitive-behavioral prevention of postconcussive syndrome. *Archives of Clinical Neuropsychology, 11*(2), 139–146.
Mittenberg, W., Zielinski, R. E., & Fichera, S. (1993). Recovery from mild head injury: A treatment manual for patients. *Psychotherapy in Private Practice, 12,* 37–52.
Mittl, R., Grossman, R. I., Hiehle, J. F., Hurst, R. W., Kauder, D. R., & Gennarelli, T. A. (1994). Prevalence of MRI evidence of diffuse axonal injury in patients with mild head injury and normal head CT findings. *American Journal of Neuroradiology, 15,* 583–589.

Newberg, A. B., & Alavi, A. (1996). Neuroimaging in patients with traumatic brain injury. *Journal of Head Trauma Rehabilitation, 17,* 65–79.

Ogden, J. A., & Wolfe, M. (1998). Recovery from the post-concussional syndrome: A preliminary study comparing young and middle-aged adults. *Neuropsychological Rehabilitation, 8,* 413–431.

Ponsford, J., & Kinsella, G. (1991). The use of a rating scale of attentional behavior. *Neuropsychological Rehabilitation, 1,* 241–257.

Ponsford, J., & Kinsella, G. (1992). Attentional deficits following closed-head injury. *Journal of Clinical and Experimental Neuropsychology, 14,* 822–838.

Radanov, B. P., Stefano, G. D., Schnidrig, A., & Ballinari, P. (1991). Role of psychosocial stress in recovery from common whiplash. *Lancet, 338,* 712–715.

Raskin, S. A., & Mateer, C. A. (Eds.). (2000). *Neuropsychological management of mild traumatic brain injury.* New York: Oxford University Press.

Raskin, S. A., Mateer, C. A., & Tweeten, R. (1998). Neuropsychological assessment of individuals with mild traumatic brain injury. *The Clinical Neuropsychologist, 12,* 21–30.

Raskin, S. A., & Rearick, E. (1996). Verbal fluency in individuals with mild traumatic brain injury. *Neuropsychology, 10,* 416–422.

Reeves, R. H., Beltzman, D., & Killu, K. (2000). Implications of traumatic brain injury for survivors of sexual abuse: A preliminary report of findings. *Rehabilitation Psychology, 45,* 205–211.

Reitan, R. M., & Wolfson, D. (1997). Emotional disturbances and their interaction with neuropsychological deficits. *Neuropsychology Review, 7,* 221–228.

Richards, B. (2000). *The effects of aging and mild traumatic brain injury on neuropsychological performance.* Unpublished doctoral dissertation, York University, Toronto, Ontario, Canada.

Rimel, R. W., Giordani, B., Barth, J. T., Boll, T. J., & Jane, J. A. (1981). Disability caused by minor head injury. *Neurosurgery, 9,* 221–228.

Ruff, R. M., Camenzuli, L., & Mueller, J. (1996). Miserable minority: Emotional risk factors that influence the outcome of a mild traumatic brain injury. *Brain Injury, 10*(8), 551–565.

Ruff, R. M., Crouch, J., & Troster, A. (1994). Selected cases of poor outcome following minor brain trauma: Comparing neuropsychological and positron emission tomography assessment. *Brain Injury, 8,* 297–304.

Ruttan, L. A. (1998). *Depression and neuropsychological functioning in mild traumatic brain injury.* Unpublished doctoral dissertation, York University, Toronto, Ontario, Canada.

Sohlberg, M. M., Johnson, L., Paule, L., Raskin, S. A., & Mateer, C. A. (1994). *Attention Process Training II: A program to address attentional deficits for persons with mild cognitive dysfunction.* Puyallup, WA: Association for Neuropsychological Research and Development.

Strich, S. J. (1961). Shearing of nerve fibers as a cause of brain damage due to head injury. *Lancet, ii,* 443–448.

Stuss, D. T., Ely, P., Hugenholtz, H., Richard, M. T., LaRochelle, S., & Poirier, C. A. (1985). Subtle neuropsychological deficits in patients with good recovery after closed head injury. *Neurosurgery, 17,* 41–47.

Stuss, D. T., Stethem, L. L., Hugenholtz, H., & Richard, M. T. (1989). Traumatic brain injury: A comparison of three clinical tests and analysis of recovery. *The Clinical Neuropsychologist, 3,* 145–156.

Taylor, C. A., & Jung, H. Y. (1998). Disorders of mood after traumatic brain injury. *Seminars in Clinical Neuropsychiatry, 3*(3), 224–231.

Varney, N. R., Bushnell, D. L., Nathan, M., & Kahn, M. D. (1995). NeuroSPECT correlates of disabling mild head injury: Preliminary findings. *Journal of Head*

*Trauma Rehabilitation, 10*, 18–28.

Yodoto, H., Kurokawa, A., & Otsuka, T. (1991). Significance of magnetic resonance imaging in acute head injury. *Journal of Trauma, 31*, 351–357.

Zasler, N. D. (1993). Mild traumatic brain injury: Medical assessment and intervention. *Journal of Head Trauma Rehabilitation, 8*, 13–29.

## 付録15.1
## 記載済みAPT-IIの注意の失敗記録

名　前　　　DB

セラピストからの指示　　注意に関係する失敗を，家だけでなく，家以外でも記録してください

| 日付／時間 | 注意の失敗の記述 | 失敗をしたときにどうしたか，または防ぐためにはどうすべきだったか |
|---|---|---|
| 3/4　9:00 | ヤカンをコンロにかけ，そのまま忘れてしまった | 確認しないで台所を離れない |
| 3/5　9:30 | ホットケーキを焦がした．煙が出ていた！　コーヒーカップをなくしたと思ったら，電子レンジのなかから見つかった | 台所を離れない　待っているか，電子レンジを確認するようにする |
| 3/6　7:30 | 地下室に何をしにきたのかわからなくなった．何の道具を取りに来たんだっけ？ | 何度も自分に言い聞かせる |
| 3/7　10:00 | トラックの走行距離を記載し忘れた | ダッシュボードに付箋を置いておく |
| 3/7　3:00 | 携帯電話を落とした | 置こうとした場所をよく見るようにする |
| 3/7　9:00 | 浴槽が冷たい水でいっぱいになっていた | 浴槽に水を入れている間は，肩にタオルを掛けた |
| 3/8　8:00 | 薬を飲み忘れていた | テーブルに薬を置いておく |
| 3/8　2:30 | 無理な仕事をやろうとして重荷になり，止めざるを得なかった | 短時間で仕事を細分化する |
| 3/8　6:00 | 夕食のときに煙探知機が鳴った | オーブンのアラームをセットしておくようにする |

註：記録用紙はSohlberg, Johnson, Paule, Raskin, and Mateer (1994) より引用．Copyright 1994 by the Association for Neuropsychological Research and Development. Materials now available from Lash & Associates, 708 Young Forest Drive, Wake Forest, NC 27587. Reprinted by permission.

## 付録15.2
## 記載済みAPT-IIの注意の成功記録

名　前　　　DB

セラピストからの指示　　注意が必要なことをしてうまくいったな，と感じたときの状況
を，家だけでなく，家以外でも記録してください

| 日付／時間 | 注意で成功した記述 | どうしてうまくいったと思いますか？<br>（方法や管理技術を箇条書きに） |
|---|---|---|
| 3/10　10:00 | 電動ノコギリをきれいにして元の場所に戻した | 1つの作業を続け，気がそれるものがないようにした．もちろんラジオも消していた |
| 3/11　9:30 | 把握する限り，請求を全て払い終えた | 目についた封筒は全て一緒にして開封した |
| 3/12　7:30 | トーストと卵，ジュースを作った | 計画を立てて，材料を全て準備してからはじめた |
| 3/13　10:00 | 忘れずに電話をかけ，途中で止めたいと思っても止めなかった | 1日の早いうちに時間を空けておいた．そして電話をかける必要のある人の名前と番号のリストを作っておいた．電話が繋がらなかったときには手帳に記載しておいた |
| 3/14　12:00 | 意識せずに家を掃除した | 雨の日だったので，とにかく家に居なくてはいけなかった．しかし掃除が終わったら映画を観ようと心に決めていた |

註：記録用紙はSohlberg, Johnson, Paule, Raskin, and Mateer (1994) より引用. Copyright 1994 by the Association for Neuropsychological Research and Development. Materials now available from Lash & Associates, 708 Young Forest Drive, Wake Forest, NC 27587. Reprinted by permission.

# 索　引

【数字・欧文】

「3つのP」臨床モデル　207
6要因検査　92
A-B-C（先行事象，標的行動，結果事象）分析　→行動療法を参照
Crossonら，アウェアネスの障害のタイプ　229-230, 231
CT（CTスキャン）　39-40
GiancinoとCicerone，アウェアネスの障害の種類　230-231
Kurt Goldstein　56
LangerとPadrone，アウェアネスの障害の原因　230, 231
Luria　56
　　──と内言　211
Mateer
　　遂行機能のモデル　196, 198
　　──とボトム・アップかトップ・ダウンの課題　201
Meichenbaumの自己教示法　211
MRI　40
　　fMRI　41-42
　　　　──と回復過程の研究　41
　　短所　40
NIH合意形成委員会（外傷性脳損傷を負った人々のリハビリテーションの，治療効果の）　12
NomanとShallice．SASモデル　195-196
P・I・E・Oモデル　285
PCRS　233
PET　40-41
　　制約　41
　　──と回復の研究　41-42
SASモデル（NormanとShallice）　195-196
SPECT　40-41
　　制約　41
Vygotskyと内言　211
WSTC方略　305-306
X線撮影法　38

【あ行】

アウェアネス　236-237　→アウェアネスの障害の評価のための質問も参照
　　回答の情報源　237-238
　　介入と遂行機能障害　202
　　行動のアウェアネスの障害　228
　　コンシャスアウェアネスシステム　228
　　障害の自己アウェアネス面接　93
アウェアネスの障害　→アウェアネス，アウェアネスの障害の管理のためのアプローチも参照
　　──と回復の妨げ　227
　　臨床的な枠組み　227, 229, 230
　　　　神経心理学的理論　228-229
　　　　心理力動的理論　228
　　臨床的モデル　229-231
　　　　重要な特徴　231-232
アウェアネスの障害の管理のためのアプローチ　239, 246
　　介護者への訓練と教育　244-245
　　個別アウェアネス強化プログラム　239
　　　　教育的アプローチ　239-241
　　　　経験的訓練　241-244
　　　　予測-成績パラダイム　242
　　症例　247-249
　　手続き的訓練と環境支援　245
　　──と青年期　246-247
アウェアネスの障害の評価のための質問　236
アウェアネスの測定　232, 235
　　誤りの修正　235
　　クライエントの言語報告　232
　　　　──と他者の報告の比較　233
　　クライエントの予測と実際の成績の比較　234
　　行動の観察　235
アミロイド・アンギオパチー　32
アルコールの乱用と回復　53
維持のための戦略　16
インターネット，社会資源や支援へのアクセス　4
ウィスコンシンカード分類検査（WSCT）　90, 91
ウェクスラー記憶検査第3版（WMS-III）　89

ウェクスラー成人知能検査第3版（WAIS-III） 83
　　語音整列下位検査 84-85
　　記号探し下位検査 84
ウエストミードスケール 143
遠隔機能障害 54, 56
エンパワーメント 342
　　原理 4-5

【か行】

外傷性脳損傷（TBI）
　　医学的診断技術
　　　　CT 39-40
　　　　X線の必要性 38
　　影響 3
　　　　障害の範囲 31
　　　　認知領域への影響 6
　　回復のパターン
　　　　意識消失 28
　　　　見当識の測定 29
　　　　睡眠-覚醒のサイクル（遷延性意識障害） 28
　　　　測定 29-30
　　　　記憶障害のパターン 88-89
　　　　重症度の分類 28, 383
　　　　重症度のレベル 27
　　　　情動症状 316
　　損傷のメカニズム 3
　　長期的影響 29
　　――と外傷後発作障害 24
　　発症率 22
　　メカニズム 22, 26
　　　　加速減速力 22, 23
　　　　機械的な力 22
　　　　多発性外傷の影響 24, 31
　　　　脳血管系の破綻 22, 24, 25
　　　　二次的現象 24
　　モデルシステム（TBI-MS）ネットワーク 13
介入　→治療を参照
回復（神経学的と神経行動学的） 66　→認知リハビリテーション分野，神経の可塑性とシナプスの再構成も参照
　　「用量-反応」曲線 54
　　遅れて生じる痙性 47
　　人口統計学的な変数
　　　　受傷した年齢 47, 49
　　　　受傷した年齢，高齢者 50-51
　　　　受傷した年齢，青年期 50
　　　　受傷した年齢，乳幼児と子ども 47-50
　　　　性別 52
　　　　文化的背景 53
　　　　病前の知能と教育レベル 51-52
　　　　病前または現在の薬物，アルコールの乱用 53
　　　　心理学的要因 55-56
　　損傷と関係する変数
　　　　異なる機能における回復の速さ 55
　　　　受傷からの経過時間 53-54
　　　　範囲と重症度 54
　　　　――と詳細な機能の観察 49-50
　　回復に関する研究
　　　　PETやfMRIを用いての―― 41-42
　　　　新しい方向性 63
顔再認検査 88
学習
　　誤りなし学習 141-142
　　　　――と現行のリハビリテーション訓練 141
　　宣言的学習システム 139-140, 163
　　手続き学習 140
　　非宣言的学習 140
カッツ適応尺度 14, 94
活動，機能制限（WHOモデル） 74-75
カリフォルニア言語学習検査 85
ガルベストン見当識・健忘検査 27, 83, 143
簡易注意検査（BTA） 84
眼窩前頭皮質と反応傾向 197
間隔伸長法（SR）介入方略 151-152
　　学習した行動 152
　　　　嚥下 152
　　　　物の名前の学習 153
監視レベル評価尺度 14, 94
記憶 155　→認知機能の統合，記憶障害，記憶管理技術，記憶の種類も参照
　　干渉（順向・逆向） 136
　　記憶機能評価 36, 90
　　時間タグ付け 137
　　情報源のモニタリング 137
　　段階と神経解剖学的対応関係 135, 138
　　検索 137
　　注意 135
　　貯蔵 136-137
　　符号化 136
　　――と学習の評価・記憶の領域
　　　　記銘 85
　　　　言語性と非言語性の情報 89
　　　　再認 85
　　　　情報の保持 85
　　　　展望記憶 89, 164
　　　　日常生活での記憶機能の評価 89
記憶管理技術
　　回復的，全般的介入アプローチ 145
　　　　記憶術訓練 146-147
　　　　記憶練習ドリル 146-147

　　　　展望記憶訓練　148-149
　　　　メタ記憶訓練　150
　　選択　145-146
　　領域特異的介入アプローチ　145
　　　　個人史の作成　155
　　　　プライミングの利用　153-155
　　　　明確にする特徴　150
　　　　リハーサル間隔の拡張・間隔伸張法（SR）
　　　　　151-152, 155
　　臨床家のためのガイドライン　146
記憶術訓練　147-148
　　――の有効性　148
記憶障害
　　外傷後健忘（PTA）　27, 29, 82, 143
　　　　測定　27
　　　　――と記憶の島　384
　　記銘材料特異の記憶障害　143-144
　　逆向性の記憶の喪失（逆向性健忘・RA）　142-143
　　　　縮小逆向性健忘　142
　　重複記憶錯誤　143
　　前向性の記憶の喪失　142
　　治療方針としての残存している手続き学習　146
　　――と軽度外傷性脳損傷（MTBI）　388
記憶の種類　89, 139
　　作動記憶　104, 104, 106
　　　　――と中央実行系　104-105
　　時間に基づく分類（長期，短期）　138
　　内容に基づく分類（長期）　139-142
　　　　宣言的（エピソードと意味）　139-140
　　　　非宣言的（手続きとプライミング）　140
　　日常　144
　　　　展望的　144
　　メタ記憶　144
技術の進歩とリハビリテーション　6
機能回復に影響する性別　52
機能障害（WHOモデル）　74
気脳図　→気脳造影法を参照
気脳造影法（気脳図）　38-39
機能的再構成　56-57
　　代償的な適応と復元機能　57
局所性損傷　21
グラスゴー・アウトカム・スケール　13, 93
グラスゴー・コーマ・スケール　27
グリオーマ　36
クレイグ社会的不利の評価と報告の技術　14, 94
軽度外傷性脳損傷（MTBI）　383-384, 401
　　介入アプローチ
　　　　早期介入，教育　390-392
　　　　――と持続する症状　392
　　　　――と特別な状況　393-394

　　　　具体的な技術　394
　　　　　環境調整　394
　　　　　記憶への介入　397-398
　　　　　基盤となる注意スキルの改善　395
　　　　　効果的対処訓練　400-401
　　　　　時間制約管理（TPM）訓練　396-397
　　　　　情動機能の自己管理の育成　398-400
　　　　　注意スキルの般化　395-396
　　　　　認知行動的介入　400
　　　　　メタ認知的介入　396
　　心因性要因　386
　　生理因性要因　385-386
　　生理因性要因と心因性要因の相互作用　387
　　――と記憶障害　88
　　――と予後　28, 384-385
　　認知機能への影響（神経心理学的傾向）　387, 389-390
　　　　記憶障害　388
　　　　遂行機能障害　389
　　　　注意障害　388
計量心理学的アプローチ　75
　　基準率現象　79
　　検査結果に影響する認知機能以外の要因　79-80
　　検査の鋭敏性　79
　　検査の選択と解釈
　　　　限界の評価　78
　　　　固定化したバッテリーによるアプローチ　77
　　　　質的解釈　78-79
　　　　柔軟な，過程を重視したアプローチ　77-78
　　考慮されるべき点
　　　　検査の応答性　77
　　　　検査の特性　76
　　　　信頼性の種類　76-77
　　　　妥当性の意味　76
　　　　標準化された，の意味　76
ケーナードの原則　48
血管造影　39
顕在性攻撃尺度　82
健忘　→記憶障害を参照
健忘症絵画検査　143
健忘性失語　259
後天性脳損傷（ABI）　→外傷性脳損傷（TBI）も参照
　　家族への影響　373-374
　　　　ストレスと障害　340-341
　　　　――と家族中心型ケアモデル　375
　　　　前向きな適応力　341-342
後天性脳損傷（ABI）後の行動障害　285, 310
　　家族とスタッフの教育・訓練　308-310
　　共通する障害　286-287
　　行動変化のモデル　285
　　多様な原因　288-289

——と認知機能の重複　7
　　療法，方略　→行動療法も参照
　　　　介護者コミュニケーション法　290, 292-293
　　　　環境管理療法　290, 291
　　　　前向きプログラミング　303-304
　　　　メタ認知自己制御療法　290, 304-308
行動的介入
　　行動管理，修正，プログラミング　290-291
　　——と遂行機能障害　202
行動療法　290, 322
　　応用行動分析　294-295
　　　　症例　295-297
　　逆制止法　300
　　行動のグラフ化　298
　　日常生活への援助　301-303
　　望ましい行動を引き出す，基本テクニック　297
　　弁別訓練　299
　　レスポンスコスト法　300-301
興奮行動尺度　82
コーチとしてのセラピスト　5
子どもと青年の認知リハビリテーション　376-377
　　アプローチ　367　→注意過程訓練，語用論障害も参照
　　　　家族中心ケア　375
　　　　成人用訓練教材の限界　371-372
　　　　生徒中心の教育管理と擁護（SCEMA）　375
　　　　専門的な指導法・学習サポート　367-370
　　　　代償的手段と方略　370-371
　　　　認知能力の再訓練　371-373
　　概要　366-367
　　教室内指導方法　381-382
　　継続した評価　365-366
　　子どもと成人の脳損傷の比較　363-365
　　小児介入研究　373
　　青年　339
　　　　アウェアネスの障害の管理のためのアプローチ　246-247
子どもと乳幼児
　　脳損傷の影響　47-50, 363-365
　　　　——と障害　48
コミュニケーション・プロファイリング・システム　264-265, 269
コミュニケーションに関する問題　259, 275　→失語症，語用論障害も参照
　　脳損傷後の認知機能に基づく言語障害　260
語用論障害　259, 261
　　管理　269, 271
　　　　グループによる介入　270-271
　　　　個別的コミュニケーションスキル訓練　269-270

　　　　社会的ネットワークの構築　274-275
　　　　症例　272-274
　　　　——と子供や青年　372
　　語用論プロトコル　263-264, 269, 279-280
　　——と脳損傷　261-262
　　評価　263
　　　　会話分析　266-268
　　　　系統的観察　263-266
　　　　顕在化させる課題の使用　268-269
　　　　挑戦　262
　　　　不均一性　262-263
昏睡　27
　　測定　→グラスゴー・コーマ・スケールを参照
　　無酸素症後　35

【さ行】

再認記憶テスト　88
参加（WHOモデル）　75
子音トリグラム検査（CTT）　90, 113
視覚記銘検査改訂版　88
時間制約管理（TMP）訓練　396-397
失語症
　　回復に対する研究　58-59
　　　　代償方略　163
　　——と脳損傷　259
　　パラダイム転換　269
疾病影響プロフィール　13, 94
シナプス結合の修正　58
　　細胞発火の原理　58
集中力耐久検査　84
重度頭部外傷用能力障害評価尺度　13, 93
樹状突起の分岐　→シナプス結合の修正も参照
　　ウェルニッケ領域と教育のレベル　51
　　——と新しい研究　4
障害と発達の遅れ　365
障害の自己アウェアネス面接　93, 233
情緒　313
情緒障害　→脳損傷により生じる心理社会的問題，心理療法的介入も参照
　　障害の結果としての——　55-56, 313, 317-318
　　　　依存症　317
　　　　自尊心の低下　317
　　　　当惑　317
　　　　不安　316-317
　　　　抑うつ　316
　　　　認知機能の重複　7
　　　　脳損傷の情緒症状　316
情動　314
処理水準仮説　136
神経回路への影響　59-60

神経行動学的評価尺度　14, 94
神経心理療法　321
神経の可塑性とシナプスの再構成　56
　新たな知見　4, 58
　介入方略のための原理　64
　機能的再構成　56-57
　メカニズム　57　→遠隔機能障害，機能的再構成，半球間の競合，神経回路への影響，シナプス結合の修正も参照
身体の問題と重複する認知機能　7
心理療法的介入
　介入の流れ　327-328
　行動療法　322
　治療関係　318
　　クライエントの体験を確認する　319
　　心理教育　319-320
　　ラポール　318-319
　　リラクセーション技法　320
　伝統的アプローチ　321-322
　——と障害前のパーソナリティの特徴　328
　　完全主義傾向のがんばり屋　330
　　境界性パーソナリティ特性，反復性抑うつ　329-330
　　誇大性，自己愛的特徴　328-329
　認知行動療法（CBT）　322-327
遂行機能　90, 216　→認知機能の統合，遂行機能障害と管理，前頭葉機能も参照
　構造化面接　201
　質問紙
　　遂行機能障害症候群の行動評価（BADS）　92, 200
　　ブロック適応機能質問紙（BAFQ）　93, 108, 200-201, 224
　神経メカニズム　193, 194
　生態学的要因　205
　——と軽度外傷性脳損傷　389
　評価　198-199
　　観察的アプローチ　92, 199-200
　　系統的な評価　92-95
　　遂行機能システム・プロフィール（PRO-EX）　92-93, 199, 220
　　遂行機能ルート探索課題（EFRT）　92, 199-200, 221-223
　評価法・検査　90
　臨床モデル　198
　　アウェアネス（行動のモニタリングと修正）　197
　　課題持続性（行動の維持）　197
　　生成的思考（創造性・流暢性）　197
　　体系化　197
　　発動性と動因（行動の開始）　196-197

　　反応抑制（行動の停止）　197
　　臨床モデルと機能的活動　197
　遂行機能インタビュー　92
　遂行機能管理システム・プロフィール（PRO-EX）　92-93, 199, 207, 220
遂行機能障害と管理　201-202
　環境管理アプローチ　203
　　生理学的要因の操作　204-205
　　物理的空間の体系化　203-204
　機能的アプローチと過程指向アプローチ　201-202
　行動およびパーソナリティの変容　195
　遂行機能障害症候群の行動評価（BADS）　92
　　——と遂行機能障害の質問表（DEX）　108, 200, 233
　治療上の人間関係　202
　治療法の選定
　　治療法　202
　　要因　201
　特定課題ルーチンの教育　205-207
　　臨床モデル「3つのP」　207
　認知的な計画の教育によるアプローチ　207-208
　　お使い課題　209-210
　　計画の立案　208-209
　　時間管理課題　210-211, 225
　ブロック適応機能質問紙（BAFQ）　93, 108, 200-201, 224, 233
　メタ認知（自己教示）ルーチン・アプローチ　211-215
　　症例　215-216
　　目標管理訓練（GMT）　214
　融通が利かない（具体的）思考　195
遂行機能障害の症候群の行動評価　92
　——と遂行機能障害の質問表（DEX）　108, 200, 233
髄膜炎　→脳炎とその他の感染障害を参照
髄膜腫　36
ストループ検査　90, 91
精神障害と脳システム　38
精神的制御　106
星状膠細胞腫　36
成人と回復　363
　高齢者　50-51
　　——と代償スキル　51
　青年期　50
生態学的要因　205
生徒中心の教育管理と擁護（SCEMA）　375
世界保健機構（WHO）モデル（概念定義）　74-75
遷延性意識障害の状態　28
前向性記憶障害　35
選択的想起検査　88
前頭前野の機能　7

前頭葉機能
　研究上の困難　196
　神経解剖学的考察　193, 194, 195
　——とアウェアネス　229
　臨床モデル　195-196
損傷後に機能を低下させる痙性　47

## 【た行】

「体系化革命」　167
対処有効性訓練モデル　400
代償・代償方略　→外的補助具を参照
多発性損傷　21
注意　123　→認知機能の統合も参照
　因子
　　持続　103
　　焦点化・実行　103
　　転換　103
　　符号化　103
　下位要素階層としての　7
　障害の管理アプローチ　109　→注意過程訓練，注意障害の管理のための外的補助具，注意障害の管理のための心理社会的支援，注意障害の管理のための方略の活用と環境支援も参照
　　個別プログラムの作成　123
　焦点的（の検査）　84
　情報処理速度　85
　直接的範囲の評価　83
　認知処理モデル　103
　脳回路の制御　104
　　帯状回前部と視床，標的の選択と競合の解消　104
　　後方領域注意システム，空間的方向性　104
　　右前頭野とノルエピネフリン・システム，警戒と持続的注意　105
　——の評価　106-107, 109
　　評価尺度・質問紙　107-108
　　標準検査　107
　　面接・観察　108-109
　分割的（の検査）　84-85
　モデル（概読）　103
　臨床モデル　105, 106
　　持続的注意要素　105
　　焦点的注意要素　105
　　選択的注意要素　106
　　転換的注意要素　106
　　分割的注意要素　106
注意過程訓練（APT）　110, 146
　訓練内容
　　持続的注意　111
　　選択的注意　111
　　転換的注意　111
　　分割的注意　111-112
　訓練の原則　112-113
　子どもへの使用　371-372
　症例　115-116
注意過程訓練プログラム　110-112, 130-132
　治療の有効性　114-115
　　訓練課題のレベル　113
　　計量心理学的検査　113
　　日常機能　113-114
　——と遂行機能障害への使用　202
　脳損傷教育に対する　114
注意質問紙　108
注意障害管理のための心理社会的支援　110, 121-122
　症例　122-123
注意障害の管理のための方略の活用と環境支援　110, 116-117
　環境支援　119
　　課題管理方略　119
　　環境調整　119
　　——の成功を増やす　119-120
　自己管理方略　117
　　指向手続き　117
　　主要アイディアの記録　118
　　——の成功を増やす　118-119
　　ペース調整　117-118
　症例　120-121
注意評価尺度　128-129
治療
　障害のアウェアネスの概念　14, 55
　　自省する患者と順応する患者　14
　相互関係，相互乗り入れ　7
　統制の所在の概念　14
　人に焦点を当てる介入と訓練法に焦点を当てる介入　8
治療のアウトカム　16, 17
　新しいモデル，根拠に基づくか経験的に確かめられた　14
　情動的・心理学的　14
　測定
　　尺度　13
　　単一事例デザイン　10
　　目標達成スケール（GAS）　11
　　量的観点　11
　調査の目的　10
　治療効果の総説と認知領域　6
　「何が作用しているのか」についての合意（NIH）　12
低酸素・低血圧性脳損傷
　低血圧脳症　34

低酸素脳症
　　タイプ　34-35
　　敏感な脳領域　35
　　リハビリテーション　35
定速聴覚性連続加算課題（PASAT）　85, 113, 114, 115, 388
ディレクト・インストラクション　368-370, 369
手がかり漸減法　153-154
デザイン流暢性検査　91
手続き的訓練と環境支援（PTES）　→アウェアネスの障害の管理のためのアプローチを参照
電気生理学的研究
　　脳波記録法（EEG）　42-43
　　　　コンピュータ脳波，定量脳波（qEEG），脳マッピング　42
展望記憶　10, 144
　　一連の過程としての　144
　　訓練　148-149
　　　　——と遂行機能障害　202
　　展望記憶訓練（PROMPT）　148
　　　　研究　148-149
　　　　有効なクライエント　149
　　展望記憶スクリーニング（PROMS）　89
同側・対側損傷　22
統制発語連合検査　91
特別専門委員会とリハビリテーションの有効性の測定　14
トップダウン処理　→認知リハビリテーションも参照
　　実験的な知見　62
トレイル・メイキング・テスト（TMT）　84, 388
　　パートA　84
　　パートB　80, 84

【な行】

日常注意検査　85, 107
乳頭体の役割　137
認知機能の統合　6-8
　　——と他の領域との重複　7
　　認知能力と他の領域との間の相互依存　6, 135-136, 199
認知行動療法（CBT）　321
　　エンパワーメントの促進　327
　　クライエントが現在の機能レベルを受け入れる援助をする　323-324
　　計画書　326-327
　　軽度外傷性脳損傷のための——　400
　　認知の歪み　323
　　非機能的思考に取り組む　324-325, 335
　　非機能的思考の日常記録　335
　　無考停止法，自己制御法　326

抑うつ認知の3大徴候　322
認知障害，特徴的な障害　74
認知障害に関する神経的疾患　21
　　2つの段階　21
　　医学的診断技術　38, 43
　　　　CT　39-40
　　　　fMRI　41-42
　　　　MRI　40
　　　　PET　40-41
　　　　SPECT　40-41
　　　　X線撮影法（X線）　38
　　　　気脳造影法（気脳図）　38-39
　　　　血管造影　39
　　　　電気生理学的研究　42
　　　　腰椎穿刺　38
　　後天性脳損傷のメカニズム，他の神経学的疾患　37-38　→脳損傷，脳炎とその他の感染障害，低酸素・低血圧性脳損傷，脳卒中，外傷性脳損傷も参照
　　側面（範囲．重症度．損傷原因となる病理）　21
認知症候群と脳システム　38
認知処理のモデル
　　因子分析　9
　　機能的　10
　　神経解剖学　9
　　認知処理　9
　　臨床　9
認知リハビリテーション　→基礎的仮定，子どもと青年の認知リハビリテーション，認知処理のモデルも参照
　　主な要因
　　　　エンパワーメントの強調　6
　　　　技術の進歩　4
　　　　機能性（の重視）　6
　　　　健康管理部門の変化　5
　　　　神経可塑性の知見　4
　　介入方略のガイドライン　64
　　家族との共同　337-338, 340, 351
　　原理　17, 18
　　行動的，神経学的代償　58
　　支援者によるデータ収集　344
　　　　技術　338-340
　　　　研究への利益　340
　　　　症例　352
　　　　変化のモニタリング　348, 350
　　　　面接の秘訣　347-348, 357-358
　　　　目標の設定と優先順位づけ　346-348, 349
　　　　臨床家，クライエント，家族のパートナーシップ　343-344
　　　　臨床家の要件　344-345
　　相互的パートナーシップとしての——　55

——と個人のエンパワーメント　122
　　——と自己教示法　211-215
　ボトムアップ処理とトップダウン処理　56, 61-63, 201
　　　訓練アプローチ　62
　用語的制約　3
認知リハビリテーションにおける外的補助具　161, 187
　訓練準備活動　169
　　アウェアネスの問題　170-171
　　前向きな考え方　169-170
　　要素と場面の記述　171-173
　訓練方法　173
　訓練方法，教示技術　173-174
　　誤りなし教示　175
　　促し（プロンプティング）　175-176
　　学業上のスキルの教育　173-174
　　機能的スキルの教育　174-175
　　訓練チェックリスト　178
　　明確化　176-177
　症例　177-180
　進捗状況のモニタリング　177
　選択肢　167
　　記述式プランニングシステム　167
　　コンピュータシステム　168
　　視聴覚システム　168
　　電子手帳　167-168
　　特定化課題補助具　168-169
　代償活動の特徴　163
　注意障害の管理のための　110, 121
　——と遂行機能障害への使用　202
　必要性評価の実施　164-165
　　器質的要因（認知的・学習的・身体的プロフィール）　165
　　個人的要因　165-166
　　状況要因　166-167, 184-189
　メモリノート訓練手順，問題
　　活用　161
　　習得　161
　　適応　162
　目標
　　代償と回復　162
　　領域特異的使用と汎用的使用　162-163
　理論的背景　163-164
認知リハビリテーション分野
　訓練課程の集中と訓練の文脈への集中　3
　訓練プログラムや介入に関する要因　64-66
　リハビリテーションチーム
　　神経心理士の役割　74
　　リハビリテーション心理士の役割　74
認知リハビリテーションを支える基礎的仮定

折衷主義的管理アプローチ　8
認知心理学と神経心理学からの最新の知識　9
認知は分離できない　8
パートナーシップの形成　9
分類の必要性　9
脳
　損傷教育　114
　マッピング　→電気生理学的研究を参照
　予備能力という概念　51
脳炎とその他の感染障害　35-36
脳血管障害（CVA）　→脳卒中を参照
脳症
　脳出血．脳卒中，脳梗塞を参照　32
　腫瘍　36-37
　治療　37
　無酸素症　→低酸素・低血圧性脳損傷，低酸素脳症を参照
脳震盪後症候群（PCS）　385
脳脊髄液（CSP）測定　38
脳卒中
　——と後大脳動脈　33
　特徴的な身体症状　33
　——と前交通動脈　34
　——と中大脳動脈　32-33, 195
　脳梗塞　32
　脳出血　32
　発生率　31-32
脳損傷により生じる心理社会的問題　314, 330
　Lewis評価モデル　315
　　症例　315
脳のウイルス感染　→脳炎とその他の感染症を参照
能力障害（WHOモデル）　74

【は行】

背側円蓋部と体系化　197
バーセル・インデックス　93
パーソナリティ　314
ハルステッド・レイタン神経心理学検査バッテリー（HRB）　77
　　触覚動作性検査　88
バローナ・インデックス　74
般化　16
半球間の競合　60-61
「パンチドランク」現象（ボクサー認知症）　54
ハンディキャップ　74
独り言
　行動の制御技術としての——　211
　メタ認知自己制御法（WSTC）　305-306
び慢性軸索損傷（DAI）　23-24
び慢性軸索損傷回復段階尺度　30

び慢性脳損傷　21
評価
　　原則　95
　　子ども青年のための継続　365-366
　　適応に影響する要因　73
　　特定の認知機能の　→注意，アウェアネス，遂行機能，記憶と学習も参照　82
　　　　一般的な認知機能，知的能力　83
　　　　見当識と覚醒　82-83
　　——と損傷前の機能に関する情報　74
　　能力と機能障害を測定するためのアプローチ　74-75, 86-87　→アウェアネスの測定，評価・検査のための機能的アプローチ，計量心理学的アプローチも参照
　　　　——とアウトカム　94
　　目標　73
　　リハビリテーション・チーム　73
　　　　協働的なアプローチの重要性　96
評価・検査のための機能的アプローチ　80, 267
　　FAM　93
　　機能的自立度評価表（FIM）　13, 93
　　機能的な等価　265
　　構造化観察　81
　　生態学的に妥当な計量心理学的検査　81
病態生理学（WHO モデル）　74
複数お使い課題　92
符号化　85, 136
プライミング　140, 152-155
プライミングの保存　9
ブラウン・ピーターソン・パラダイム　90
ブロック適応機能質問紙（BAFQ）　93, 108, 200-201, 224, 233
文化的背景と回復　53
米国における健康管理部門の変化，認知リハビリテーションサービスへの影響　6, 29
変化に対する評価質問紙　93
扁桃体の役割　137
放射線療法と記憶　37
ポートランド適応性尺度　14, 94
ボトムアップ処理　→認知リハビリテーションも参照
　　実験的な知験　62

【ま行】

前向きプログラミング　→後天性脳損傷後の行動障害，行動療法を参照
無視　59
メイヨー・ポートランド適応性尺度　14
メタ認知方略　211-215, 304-308
目標設定と家族の関与　6
目標達成スケール（GAS）　→治療のアウトカムを参照

【や行】

薬物の乱用と回復　53
有効性と実効性　15-16
友人関係構築プロセス　274-275
　　段階　275
腰椎穿刺　38
予測‐成績パラダイム　242

【ら行】

ラフ図形描写流暢性検査　91-92
ランチョ・ロス・アミーゴス認知機能レベル尺度　29, 30
リーズ不安・抑うつ自己評価尺度　14
リバーミード行動記憶検査（RBMT）　89
レイ複雑図形描写再生検査　91
ルイス（Lewis）評価モデル　315

**高次脳機能障害のための認知リハビリテーション**
統合的な神経心理学的アプローチ　　　　　　　　　　　定価は カバーに表示

2012年4月27日　初版第1刷発行©
2013年9月12日　　　第2刷発行

著　　者　McKay Moore Sohlberg
　　　　　Catherine A. Mateer

監 訳 者　尾関　誠・上田幸彦

訳　　者　上田幸彦・大宅顕一朗・岡村陽子・
　　　　　尾関　誠・竹内　愛・中島恵子・元木順子

発 行 者　木下　攝
発 行 所　株式会社 協同医書出版社
　　　　　〒113-0033　東京都文京区本郷 3-21-10
　　　　　電話 03-3818-2361　ファックス 03-3818-2368
　　　　　郵便振替 00160-1-148631
　　　　　http://www.kyodo-isho.co.jp/　E-mail：kyodo-ed@fd5.so-net.ne.jp

Ｄ Ｔ Ｐ　Kyodoisho DTP Station
印刷製本　横山印刷株式会社

ISBN 978-4-7639-2132-1

[JCOPY] 〈(社)出版者著作権管理機構 委託出版物〉
本書の無断複写は著作権法上での例外を除き禁じられています．複写される場合は，そのつど事前に，(社)出版者著作権管理機構（電話 03-3513-6969，FAX 03-3513-6979，e-mail: info@jcopy.or.jp）の許諾を得てください．
本書を無断で複製する行為（コピー，スキャン，デジタルデータ化など）は，「私的使用のための複製」など著作権法上の限られた例外を除き禁じられています．大学，病院，企業などにおいて，業務上使用する目的（診療，研究活動を含む）で上記の行為を行うことは，その使用範囲が内部的であっても，私的使用には該当せず，違法です．